编委会

主　编　王秀华　王小清　李乐之
副主编　黄谷香　周乐山　孙　玫
编　者　(以姓氏笔画为序)

王　琼(中南大学湘雅二医院)

王秀华(中南大学湘雅护理学院)

王小清(中南大学湘雅二医院)

孙　玫(中南大学湘雅护理学院)

刘　莉(中南大学湘雅护理学院)

刘民辉(中南大学湘雅护理学院)

李乐之(中南大学湘雅护理学院)

李蒲星(湖南师范大学美术学院)

肖　滔(中南大学湘雅二医院)

陈佳睿(中南大学湘雅护理学院)

杨丽珍(中南大学湘雅二医院)

周乐山(中南大学湘雅护理学院)

郭　佳(中南大学湘雅护理学院)

黄　辉(中南大学湘雅三医院)

黄谷香(中南大学湘雅二医院)

龚素波(中南大学湘雅二医院)

董莉妮(中南大学湘雅二医院)

前　言

　　20多年来，我国护理研究生教育为护理研究、临床护理、护理教育等领域培养了大批高端人才，进一步提升了我国护理国际化水平和护理质量。一些研究生在其学习阶段虽然已有扎实的医学理论基础知识，但他们的临床实践能力还很不足。如何培养学生的临床观察能力、临床思维及创新能力，是近年来医学教育者、临床护理专家等一直探索的问题。中南大学湘雅护理学院为研究生开设的高级健康评估课程，经过几轮的教学改革与不断探索，形成了一套独特的教学方法，取得了较好的教学效果。现将这些教学内容编写成教程，与国内兄弟院校教师及研究生分享，共同探索护理人才培养模式。

　　高级健康评估旨在培养护理研究生对病人整体护理评估的理念与方法，包括良好的观察能力、临床思维能力、操作技能，以及人文关怀精神等。因此，本教材以临床案例为基础，以人体各系统为主线，将健康评估知识和技能有机整合。全书共分为十一课，从接触病人主诉开始，按照临床工作程序进行病史采集，遵循思维提示一步一步厘清问诊思路，全面系统地收集病人身体、心理及家庭社会状况资料，再根据问诊结果初步分析、推断出病人的诊断假设，并提出初步的体格检查内容及检查目的，在此基础上提出必要的辅助检查，根据检查结果进一步分析，形成医疗诊断和护理诊断。病人入院后，根据其对治疗和护理的反应及病情变化，再次评估，提出新的、恰当的护理诊断。本教材中病例均选自中南大学湘雅二医院、湘雅三医院近年来的住院病历。

　　本教材注重理论与实践相结合，主要体现如下几大特色：①强化系统性与整体性。以人体各系统为教学单元，改变以往健康评估知识碎片化，体现学习的系统性和知识的整体性，帮助学生形成人本中心的整体观。②体现高阶性。通过临床真实案例分析，引入思维提示、鉴别诊断、前沿知识拓展、循证支持等，既有深度，又有广度，以拓宽研究生知识面，引导研究生临床思维，提高研究生创新思维能力。③注重技能培养。一方面，强化体格检查操作技能和心电图阅读能力；另一方面，将视觉艺术引入教学中，通过视觉思维训练提升研究生的临床观察力、注意力、思考能力和人文关怀精神，这也是医学与艺术跨学科交叉融合的新尝试。此外，进行健康评估临床情景模拟，以进一步训练研究生的临床技能，从而提升其实践能力。④塑造高尚品德。每堂课都包含医学人文知识和课程思政内容，根据授课内容选取了与此相符的思政案例，旨在激发研究生爱党、爱国情怀，树立正确的人生观和价值观，坚守职业道德，为医学科学发展、民族复兴伟业奉献个人力量。

本教材以培养学生的临床思维、实践操作、人文关怀等综合能力为目的，适合护理研究生、医学生、临床护理人员及护理专业学生阅读。教师可采用讲授、病例分析、主题讨论、情景模拟等方法进行教学。

本教材获得湖南省教育厅"研究生优质课程"项目、中南大学"双一流"建设项目、2022 年中南大学创新创业教育教学改革研究项目的资助。

限于编者的能力和水平，加之时间仓促，书中难免存在不妥和疏漏之处，恳请同行专家及使用本教材的师生、读者、护理界同仁惠请斧正。

编者
2022 年 7 月

目 录

第一课

导 学

第一节 高级健康评估的学习意义

关于研究生培养，教育部曾明确提出：专业学位研究生的培养目标是掌握某一专业（或职业）领域坚实的基础理论和宽广的专业知识、具有较强的解决实际问题的能力，能够承担专业技术或管理工作、具有良好的职业素养的高层次应用型专门人才。对护理专业的研究生而言，即是培养具有扎实的理论基础，并适应护理行业的实际工作需要的应用型高层次专门人才，旨在进一步提升护理服务质量，促进全民健康。

高级健康评估是护理学硕士专业学位研究生的核心课程之一，课程目标是在本科教育的基础上进一步强化和提升学生灵活运用不同评估方法和手段为护理对象进行全面、系统、深入的健康评估，准确判断其现存的及潜在的健康问题的能力，同时，培养研究生具有较强的评判性思维、临床思维及临床决策能力。这个过程需要护理者具备扎实的医学理论知识、良好的沟通能力与观察能力、熟练的临床操作技能、科学缜密的临床思维。为了进一步提升这些综合能力，面向护理专业的研究生开设高级健康评估课程既有必要性，也具有可行性。研究生在本科阶段已经学习过健康评估、循证护理、内科护理学、外科护理学等课程，通过以往的学习，学生们了解了疾病的病理生理基础、临床表现特征、诊断依据与治疗方案、护理问题与护理方法等，已经具备了本专业基本知识、基本理论和基本技能。但作为高水平护理人才，本科阶段所学内容还远远不够，面对复杂的实际临床情况依然存在不少问题，例如，如何针对门急诊就诊病人的症状进行询问并综合分析，进而尽快引导病人正确就诊？针对新入院病人如何从较为复杂的临床表现中判断病人所患疾病及其严重程度？如何从病人的病史资料信息中分析疾病所带来的心理社会问题？等等。这就要求我们通过症状这条主线将所学知识联系起来，甚至要学会拓展我们所学的知识，逐步建立各种诊断和推断，并通过体格检查及相关辅助检查，综合分析、逐步论证自己的假设和推断，这样的过程就是临床思维的训练和实践。这正是目前许多护理专业研究生的薄弱环节，显示出与高层次护理人才要求的差距。随着社会的不断发展，会产生许多新的健康问题，而护理的作用在维护人类健康过程中也将越来越重要，唯有培养高水平的护理人才，方能满足时代的需求。

第二节　高级健康评估的主要学习内容

高级健康评估主要从四个方面加强研究生能力培养：①以临床案例为引导，从病史资料开始逐步剖析，建立临床思维。②从视觉艺术角度进行视觉思维训练，提高对病人的临床观察能力。③强化体格检查操作、实验室和辅助检查相关知识，提升健康评估实践技能。④拓展相关循证知识和思政内容，培养学生良好的思想品德、职业道德素质和创新精神。因此，本课程的学习内容主要包括以下内容。

一、问诊

问诊（interview）即病史采集，是护士通过对病人或相关人员的系统询问，以获取病人病史资料，经过综合分析而作出临床判断的一种诊断方法。问诊是健康评估的首要环节，护士通过问诊可全面了解病人所患疾病的发生、发展、诊治及护理经过，既往身心健康状况，以及疾病在病人生理、心理和社会方面的反应，为发现护理问题、制定护理措施提供依据。病史的完整性和准确性对建立护理诊断有很大的影响，因此，必须掌握好这项基本技能。

（一）问诊的内容

1. 一般项目

一般项目（general data）包括姓名、性别、年龄、民族、籍贯、婚姻、职业、文化程度、医疗费支付形式、住址、工作单位、入院日期、入院方式、资料收集日期、病史陈述者及可靠程度等。若资料来源不是病人本人，则应注明与病人的关系。为避免问诊过于生硬，可将某些一般项目内容如职业、婚姻等放在个人史中穿插询问。

2. 主诉

主诉（chief complaints）是促使病人本次就诊的最主要的症状和（或）体征及持续时间。但主诉不是病人的原话，而是符合病人原意的医学术语。主诉一般很简洁，用一两句话概括，并同时注明自发病至就诊的时间，如"咽痛、高热1天""多饮、多尿、多食伴消瘦1年"。对于病程长、病情复杂的病例，由于其症状、体征较多，或者病人诉说太多，不宜简单地将病人所述的主要不适作为主诉，那么，需要结合整个病史，综合分析以归纳出更能反映其患病特征的主诉。对于病情没有连续性的情况，可以灵活掌握，如"发现心脏杂音20年，心悸、气短1周"。对当前无症状、诊断资料和就诊目的又十分明确的病人，也可以用以下方式记录主诉，如"膀胱癌术后5个月，第3次化疗""B超发现肝脏占位性病变7天"。主诉实际上是对现病史的高度浓缩，所以主诉的内容在症状、体征、时间方面要和现病史一致。

3. 现病史

现病史（history of present illness）是疾病发生发展的全过程，包括疾病的发生、发展、演变和诊治经过，是病史的主体部分，包括下列内容。

（1）起病情况及患病时间。询问病人的起病是急起还是缓起，不同疾病其起病方式不同，有的起病急骤，如脑栓塞、肺炎等；有的起病缓慢，如高血压病、肺结核等。患病的时间长短可用年、月、日、时、分钟描述。与本次疾病有关的病史虽年代已久，仍属于现病史，如应询问风湿性心瓣膜病病人风湿热初发开始时的状况。若先后出现几个症状，应明确症状出现的时间顺序，并按时间顺序询问并分别记录。起病往往与某些因素有关，需要特别注意，如脑出血、高血压危象等常与情绪过于激动或紧张有关，脑血栓形成则常发生于睡眠过程中。

（2）主要症状特点。包括主要症状出现的部位、性质、持续时间、程度、缓解或加剧的因素及伴随症状。这些对于了解是何系统或器官的疾病及其病变的范围和性质有很大的帮助。以腹痛部位为例，中上腹痛多为胃、十二指肠或胰腺疾病，右上腹痛为胆囊疾病，右下腹痛为阑尾炎或妇科疾病，全腹痛可能为急性腹膜炎。症状的性质也要仔细甄别，如绞痛、刺痛、烧灼样痛、隐痛等，对疾病的诊断具有重要价值。

（3）病因与诱因。问诊时尽可能了解本次发病的有关病因（如感染、外伤、中毒）或诱因（如气候变化、环境改变、情绪、运动、饮食失调等），有助于对疾病的诊治和预防。例如胸痛发生在跑步或者骑车过程中，休息即可缓解，诊断为心绞痛的可能性很大。当病人记不清、说不明，甚至提出一些自以为是的因素时，应该结合医学知识，科学分析与判断，不可不加思索地将其作为病因或诱因。

（4）病情的发展与演变。指在患病过程中主要症状加重、减轻或出现新的症状。例如肺结核合并肺气肿的病人常在活动后气促，突然出现胸痛和严重呼吸困难应考虑有自发性气胸的可能。

（5）伴随症状。在主要症状的基础上又出现一系列其他症状即为伴随症状，这些伴随症状常是诊断和鉴别诊断的依据。因为不同疾病可出现相同的症状，因此，单凭一个症状无法判断是哪种疾病，必须问清伴随症状，诊断才有方向，例如急性上腹痛可有多种原因，若病人同时伴有恶心、呕吐、发热，特别是又出现黄疸和休克时，应该考虑急性胆道感染的可能。当按一般规律应出现的伴随症状而实际上没有出现时，也应将其记录于现病史中以备进一步观察，因为这种阴性症状往往具有重要的鉴别诊断意义。

（6）诊治经过。即病人发病后接受检查与治疗的经过，包括检查的医疗机构、方法、时间、结果、诊断名称及治疗方法、时间、疗效。特殊药物应问明药名、剂量、用法、疗程、疗效及不良反应。记录诊断及药名时需要打引号。

（7）病程中的一般情况。询问病人本次患病以来的精神、体力、体重、食欲、食量、睡眠与大小便的情况。

4.既往史

既往史（past history）包括病人既往一般健康状况和曾经患过的疾病史（包括传染病）、预防接种史、外伤史、手术史、输血史，以及食物、药物过敏史和长期用药史，尤其是与现病史有密切关系的疾病，以了解某系统是否发生过疾病。例如患冠心病和脑卒中的病人应询问过去是否有过高血压病、高脂血症等。询问时注意其与现有疾病的关系，并按患病时间顺序排列进行记录。

5. 系统回顾

系统回顾(review of systems)的主要目的是避免问诊过程中遗漏重要的信息,包括了解病人除现在所患疾病以外的其他各系统是否目前尚存在或已愈合的疾病,以及这些疾病与本次疾病之间是否存在因果关系。系统回顾涉及的临床疾病很多,实际应用时,可在每个系统询问2~4个症状,如有阳性结果,再全面、深入地询问该系统症状;如为阴性,一般来说可以过渡到下一个系统。

6. 个人史

个人史(personal history)主要指病人生活及社会经历,包括出生地、居住地、所到地方、居留时间、生活习惯、嗜好、个人职业、有无毒物及疫源疫水接触史,以及有无重大精神创伤史、冶游史,是否患过淋病、尖锐湿疣等。对于烟酒嗜好者,应问明具体时间和量。

7. 月经史

月经史(menstrual history)包括月经初潮年龄、经量及经血颜色、气味,有无痛经、血块、白带,末次月经时间、闭经时间等。有白带者应询问白带的量、气味、性质。记录格式如下:

$$初潮年龄 \frac{每次行经日数}{经期相隔日数} 末次月经时间(或闭经年龄)$$

8. 婚姻、生育史

婚姻史(marital history)和生育史(childbearing history)包括结婚年龄、初孕年龄、妊娠和生产次数,有无流产、早产、难产、死产、产后出血史、围产期感染、避孕措施等。配偶健康状况(若已死亡,应记录死因及日期)。

9. 家族史

家族史(family history)包括父母、兄弟姐妹、子女的健康情况,特别注意是否有与病人同样的疾病,有无与遗传有关的疾病,如白化病、血友病、遗传性出血性毛细血管扩张症等,如已死亡,了解其原因及时间,必要时,追问其祖父母及外祖父母、舅父、表兄等健康情况。

10. 心理社会状况

心理社会状况评估包含病人的认知功能、情绪、应激与应对、价值观与信念、对所患疾病的认识,以及生活与居住环境、家庭社会关系等。

(二)问诊的方法与技巧

问诊是一项技巧性很强的实践活动,涉及仪表礼仪、沟通技能、医患关系、医学知识、逻辑思维、健康咨询与教育等多方面,不同的临床情景有不同的问诊方法与技巧,熟悉这些对于全面、准确地获取病史资料十分重要。

1. 营造宽松和谐的氛围

问诊正式开始前,应先向病人作自我介绍,做简短而随和的交谈,使病人情绪放松;对病人称呼一般不宜直呼其名,可称"某某先生""某某女士",或其他恰当的称谓。说明此次询问的目的与要求,不要当着陌生人询问,注意保护病人隐私,对涉及病人个人和社会背景资料时,做好解释,消除病人顾虑。注意语言亲切、态度友善,使问诊顺利进行；同时，注意仪表和礼节，使病人感到亲切温暖、值得信赖。

2. 按顺序进行问诊

问诊一般从主诉开始，如先问："您这次来就医主要是因为哪里不舒服？""这种情况有多长时间了？"然后耐心倾听病人陈述，在其陈述过程中，可适当地提问，以明确症状发生的具体时间，并跟踪症状自首发至目前的演变过程，以避免遗漏重要的资料，如有几个症状同时出现，必须明确其先后顺序。问诊时注意引导病人按顺序讲述病史，如"以后怎么样了？然后又……"这样在核实所得资料的同时，可以了解病情发展的先后顺序及变化情况。在询问现病史之后，需要了解既往史、家族史等内容时注意使用过渡性语言，如"我们一直在谈论您今天来看病的目的，现在想问问您过去的病情，以便了解是否与您目前的疾病有关"等，以使病人了解即将讨论的新内容及其理由。

3. 避免暗示性提问和重复提问

暗示性提问是一种能为病人提供带倾向性的特定答案的提问方式，很容易使病人为应对提问者而随声附和，如"您的胸痛会放射到左手吗？"恰当的提问应是"除了胸痛，您还有什么地方痛吗？"提问时还要注意系统性、目的性和必要性，避免重复提问，如问诊中已经获知病人无过敏史，再问病人对什么药物过敏，则表明询问者未注意倾听。

4. 避免使用医学术语

术语即外行难懂的专业性用语或隐语。问诊时语言要通俗，避免使用特定意义的医学术语，如鼻衄、隐血、里急后重、湿性咳嗽等，必须用常人易懂的词语或方言代替难懂的医学术语。

5. 及时核实

问诊过程中对病人不确切、含糊不清、存在疑问或矛盾的陈述内容，应及时核实，以提高病史的准确性。常用的核实方法有：①澄清。要求病人对模棱两可或模糊不清的内容进一步解释与说明，如"您说您常有胸痛，请您确切地说明一下是怎样的感受"。②复述。以不同的表达方式重复病人所说的内容，如"您的意思是说您今天早晨起床后有便意，随即解黑大便约 500 mL，便后感头晕、乏力，是这样吗？"③反问。以询问的语气反问病人，以核实其所说内容的真实性，但不可加入自己的观点，并鼓励病人提供更多的信息，如"您说您没有什么顾虑，可为什么您情绪一直不好呢？"④质疑。病人陈述内容前后矛盾或者与问诊者所观察到的情况不一致时，应质疑，如"您说您已经戒烟了，可怎么又抽烟呢？"⑤解析。对病人所提供的信息进行分析和推论，并与其交流，病人可对问诊者的解析加以确认、否认或提供另外的解释等。当病人回答不确切时，要耐心启发，如"请再想一想，能不能再确切些"等，注意给其足够的时间回答。

6. 根据情况采取封闭式提问或开放式提问

封闭式提问是指使用一般疑问句，病人仅以"是"或"否"即可回答。如问"您疼痛是不是好些了？"只要求病人回答"是"或"否"；或者对提供的答案作出选择，如"您的疼痛是绞痛还是刺痛？"封闭式提问直接简洁，病人易于回答，节省时间，但因要回答的内容已包含在问句中，有时难以得到问句以外的更多信息，且这种提问有较强的暗示性。开放式提问是指使用特殊疑问句，病人需要将自己的实际情况加以详细描述才能回答。如问"您到底担心什么？"病人不能用"是"或"否"来回答，而要讲述引起担忧的具体事情才能回答完整。开放式提问因问句中不包含要回答的内容，病人必须提供更为详细的信息，这样可以获得较多的资料，且提问不具有暗示性。但开放式提问要求病人具有一定的语言表达能力，问诊者也要花较多的时间耐心倾听。采取何种提问方式应视情况而定，一般来说，为了获得更多的健康史资料，问诊中宜多采用开放式提问。

7. 恰当运用鼓励、赞扬语言

对病人的陈述给予适当地正面评价，以鼓励病人表达自己的想法和感受，往往能获得更多的信息，特别是对不善言谈的病人或某些难以启齿的隐私，如"那您肯定承受了许多压力，很不容易""您能成功减肥，非常棒""我完全能理解您的感受""您做得很好，请继续"等等，这样能增加病人回答问题的信心。

8. 结束语

问诊结束时，应向病人表达谢意，并告知下一步该做什么、接下来需要哪些准备等；也可利用这段时间，介绍医院环境及入院注意事项，对病人进行健康教育及心理安慰；同时，告知病人遵医行为对其健康的重要性，以及遇到问题如何寻求医护人员的帮助等。

(三)特殊情况的问诊技巧

问诊有时会遇到特殊情况，如病人病情危重、交流困难，或情绪低落、话语极少，或情绪愤怒、语言冲撞，还有老年人、儿童、精神病病人等，这些往往使问诊遭遇很大阻碍，因此，掌握一些问诊技巧很有必要。

1. 危重和晚期病人

病人病情危重时，反应变得迟钝，在简明扼要地询问与重点检查后，应立即实施抢救，经初步处理，待病情稳定后方可详细询问病史；对意识障碍者可通过病人身边相关人员获得病人重要病史资料，如家属、保姆等。重症晚期病人往往对疾病的治疗丧失信心，情绪低落不愿回答，此时应给予特别关心，可一边采用肢体语言同情安慰病人，一边耐心地询问病史。对病人提出的有关诊断、预后等问题，应给予恰当的回应，以免对病人造成伤害。

2. 残障病人

残障病人不但需要更多的同情、关心和耐心，还需要花更多时间收集病史。对听障者，谈话清楚大声、态度和蔼友善，可用简单明了的手势或其他体语，或请病人亲属、朋友解释或代述，同时注意病人表情，必要时作书面提问和书面交流。对盲人，应先向病人自我介绍及介绍现场情况，减轻其恐惧感并获得信任，仔细聆听病史叙述并及时作出语言的应答，使其放心与配合。

3. 缄默与忧伤病人

对缄默不语的病人，首先，问诊者应注意观察病人的表情、反应和躯体姿势，可能从中发现某些护理问题的线索；其次，使用恰当的肢体语言增加病人信任感，鼓励其客观地叙述其病史；再次，要以尊重的态度和同理心，耐心地向病人表明对其痛苦的理解；如病人因病伤心或哭泣、情绪低落，应给予安抚并适当等待，减慢问诊速度，使其镇定后继续叙述，并对病人的回答给予积极的评价。要避免由于问题未切中要害或批评性提问使病人沉默或不悦，或因过多、过快的直接提问使病人惶惑而被动。

4. 焦虑与抑郁病人

焦虑病人往往对自己病情的发展与预后表现出极度关注且十分急迫，询问病史时，一方面鼓励焦虑病人讲出其感受，注意其各种语言和非语言的线索，同时，安慰病人时应注意分寸，切忌不切实际的承诺，如"不要担心，肯定会治好的"，以免适得其反，使病人产生抵触情绪，交流更加困难。疑有抑郁症者应按精神科要求采集病史。

5. 文化程度低下和语言交流障碍病人

文化程度低下的病人其理解力及医学知识相对欠缺，可能影响其问题回答的准确性，问诊时注意语言通俗易懂，语速宜慢，不十分明确的地方需要重复及核实。应特别注意区别病人因为过分顺从和对环境的生疏，在未理解的情况下对提问给予礼貌性回答"是"。语言交流障碍者可用体语、手势加上适当的语言交流，必要时找翻译，注意反复核实所提供的信息很重要。

6. 多话与爱唠叨的病人

多话、爱唠叨的病人，对提出的一个问题往往回答一长串内容，甚至不着边际、不停地讲述，问诊者不易插话及提问，对此，应巧妙地打断病人提供不相关的内容，引导提问回到主要问题上，切勿表现出不耐烦而失去病人的信任；或礼貌地告诉病人问诊的内容及时间限制，或者让病人稍休息后再行问诊。同时，仔细观察其有无精神科的思维奔逸或混乱情况，必要时按精神科要求采集病史。

7. 愤怒与充满敌意的病人

病人因为疾病或就医过程中未满足其要求等，对医院管理、医务人员表现出不满时，易引起愤怒情绪，甚至对医护人员表现出敌意并采取攻击行为，对此，问诊者应冷静对待，尽早发现其发怒的原因，予以恰当的解释说明，并采取措施平复病人的情绪，切忌反复声明自己、同事或院方无任何过错，把责任归咎于病人，以免更加触怒病人。待病人情绪完全安定后再进行问诊，态度和蔼、语速放慢，问诊时注意对病人表达同情、安慰，对医院或医务人员给病人造成的不便表示歉意，及时满足病人合理的要求。

8. 说谎和对医务人员不信任的病人

一般来说，有意说谎的病人比较少，但个别病人因对疾病过于担忧，为了引起重视，会把病情叙述得很重，夸大某些症状，或害怕面对可能的疾病而淡化甚至隐瞒某些病史，有的甚至想考验一下医生、护士的医术水平，对同一个问题给出不一样的回答。问诊者应理解并正确判断，并给予恰当的解释，避免记录下不可靠的病史资料。经历过诊疗效果不佳的病人，缺乏对医务人员的信任。有时明显感觉到病人的不信任和说谎，也不必强行纠正，但若根据观察、询问了解有说谎可能时，应认识到这一问题，待病人情绪稳定后再询问病史资料。病人对某些疾病、有创性检查、手术感到恐惧时，其语言和行为可能会改变，需要加以注意。若有人没病装病或怀有其他非医学上的目的有意说谎时，应根据医学知识综合判断，并遵循相关规章和原则予以处理。

9. 老年人

老年人因体力、视力、听力减退，以及反应缓慢或思维障碍，问诊时会有一定的困难。应先用简单清楚、通俗易懂的一般性问题提问，减慢问诊进度，使之有足够时间思索、回忆，必要时适当重复；采取面对面的交流方式使病人能看清问诊者的表情及口型，注意病人的反应，判断其是否听懂，有无思维障碍、精神失常，必要时向家属和朋友收集资料、补充病史。

10. 儿童

小儿多不能完整清楚地自述病史，须由家长或保育人员代述。问病史时应注意态度和蔼，体谅家长因子女患病引起的焦急心情，认真对待家长所提供的每个与病情有关的信息。6 岁以上的小儿可让其补充叙述一些有关病情的细节，但应注意其记忆及表达的准确性。

11. 精神疾病病人

首选判断病人的意识状态，对有自知力的精神疾病病人，直接问诊病人本人；对缺乏自知力的病人，应对病人家属或相关人员进行询问，以获得可靠病史资料。但由于不是本人的患病经历和感受，或者对病人病情的了解程度不同，家属或相关人员提供的资料可能杂乱无章，需要结合医学知识综合分析、归纳、整理后记录。

二、身体评估

身体评估（physical assessment）即体格检查（physical examination），是护士运用自己的感官或借助听诊器、手电筒、体温计、血压计、叩诊锤等简单的辅助工具，对检查对象进行细致的观察和系统的检查，以了解其身体健康状况的最基本的检查方法。体格检查发现的异常征象称为体征（sign）。体征作为客观资料的重要组成部分，可为最终确认护理诊断提供客观依据。要想熟练地进行全面、有序、重点、规范的体格检查，既需要扎实的医学知识，又需要反复地练习和临床实践。体格检查的过程及基本技能的训练过程，也是临床经验积累的过程。

（一）体格检查的基本方法

1. 视诊

视诊（inspection）是用眼睛来观察病人全身或局部状态的评估方法。全身一般状态检查如年龄、发育、营养、意识状态、面容、表情、体位、姿势、步态等；局部视诊可了解身体各部分的改变，如皮肤、黏膜、头、颈、胸廓、腹形、骨骼、关节外形等。

视诊方法简单、适用范围广泛，可提供重要的健康资料和护理诊断线索，有时仅用视诊就可明确一些疾病的诊断。视诊应注意光源，最好在自然光线下进行，受检部位光线由侧面射入对观察搏动或肿物的轮廓很有帮助；夜间在普通灯光下常不易辨别黄疸、发绀、苍白，皮疹也不易看清楚。

2. 触诊

触诊（palpation）是护士通过手与病人体表局部接触后的感觉或病人的反应，以发现有无异常的评估方法。手的不同部位对触觉的敏感度不同，其中以指腹和掌指关节的掌面最为敏感；掌指关节的掌面对震动亦较为敏感；手背皮肤对温度较为敏感。触诊的适用范围很广，可遍及全身各部位，尤以腹部检查最常用。

触诊时由于触诊目的不同，施加的压力亦轻重不一，因此，触诊可分为浅部触诊法（light palpation）与深部触诊法（deep palpation）。浅部触诊一般不会引起病人痛苦及肌肉紧张，因此，更有利于评估腹部有无压痛、抵抗感、搏动、包块和某些增大的器官等；深部触诊适用于评估腹腔病变和腹部器官情况。触诊时手要温暖、轻柔，避免病人精神和肌肉紧张，影响触诊效果。病人应采取合适的体位，才能取得满意检查效果。通常取仰卧位，双手自然置于体侧，双腿稍屈曲，腹肌尽可能放松。进行下腹部触诊时，可根据需要嘱病人排空大小便，以免影响触诊及检查结果的判断。

3. 叩诊

叩诊（percussion）是护士用手指叩击病人某部位的表面，使之震动而产生音响，根据震动和音响的特点来判断受检部位的器官状态有无异常的方法。叩诊多用于确定肺下界的定位、胸腔积液或积气的多少、肺部病变的范围与性质、纵隔的宽度、心界的大小与形状、肝脾的边界、腹腔积液的有无与多少、子宫及卵巢有无增大、膀胱有无充盈等。另外，叩诊也用于了解肝区、脾区及肾区等有无叩击痛。

由于叩诊的手法与目的不同，叩诊又分为间接叩诊法与直接叩诊法。间接叩诊法是广泛采用的叩诊方法；直接叩诊法适用于胸部和腹部范围较广泛的病变，如胸膜粘连或增厚、大量胸腔积液或腹腔积液及气胸等。叩诊时环境应安静，以免影响叩诊音的判断；叩诊动作应灵活、短促、富有弹性，叩击力量要均匀适中，使产生的音响一致，以便正确判断叩击音的变化。叩击力量的轻重应视不同的评估部位及病变组织的性质、范围或位置深浅等具体情况而定。注意对称部位的比较与鉴别。

4. 听诊

听诊（auscultation）是护士根据病人身体各部分发出的声音判断正常与否的一种检查方法。常用于心血管、肺脏及胃肠道等评估。广义的听诊包括听身体各部分所发出的任何声音，如语音、呼吸、咳嗽、呃逆、嗳气、呻吟、啼哭等发出的声音，以及肠鸣音、关节活动音、骨擦音，这些声音有时可为临床诊断提供有用的线索。狭义的听诊是指借助听诊器或直接用耳从病人体表听取其体内或有关部位所发出的声音。借助听诊器为间接听诊法（indirect auscultation），因听诊器对器官运动的声音可起放大作用，主要用于心脏、肺脏、腹部、血管等听诊，使用范围广泛。直接听诊法（direct auscultation）所能听到的体内声音很弱，目前也只有在某些特殊和紧急情况下才会采用。

听诊时环境要安静、温暖、避风，寒冷可引起病人肌束颤动，出现附加音，影响听诊效果。听诊前应注意听诊器耳件方向是否正确、硬管和软管管腔是否通畅，胸件要紧贴于被听诊部位，避免与皮肤摩擦而产生附加音。听诊时应根据病情，嘱病人采取适当体位，对虚弱不能起床的病人，应减少其翻身的痛苦。

5. 嗅诊

嗅诊（olfactory examination）是通过嗅觉判断发自病人的异常气味与疾病之间关系的一种评估方法。这些异常气味多来自皮肤、黏膜、呼吸道、胃肠道、呕吐物、排泄物、分泌物、脓液等。嗅诊时用手将病人散发的气味扇向自己的鼻部，然后仔细判断气味的性质和特点。嗅诊可为临床护理提供有价值的线索，如呼出来的气有烂苹果味见于糖尿病酮症酸中毒；氨味见于尿毒症；呕吐物出现粪便味可见于肠梗阻。

（二）体格检查注意事项

（1）要以病人为中心，关心、体贴病人，环境应安静，室内应温暖，光线应适当，注意病人隐私保护。检查前准备好所需用物，修剪指甲、洗手，应避免交叉感染。

（2）检查者站在病人右侧，检查病人前，应有礼貌地向病人介绍自己的身份及进行体格检查的原因、目的和要求，便于取得病人的密切配合。

（3）检查病人时检查手法应规范，被检查部位暴露应充分。全身体格检查时应力求全面、系统，同时应注意重点突出。

（4）体格检查要按一定顺序进行，避免重复和遗漏，避免反复翻动病人，力求建立规范的检查顺序。通常首先进行生命体征和一般检查，然后按头、颈、胸、腹、脊柱、四肢和神经系统的顺序进行检查，必要时进行生殖器、肛门和直肠检查。为了避免影响检查结果也要考虑病情轻重等因素，可调整检查顺序，利于及时抢救和处理病人。

（5）在按照一定顺序进行体格检查的过程中，应注意左、右及相邻部位等的对照检查。

（6）体格检查应力求准确，手脑并用，根据病人健康史的信息检查有无异常发现，还可根据病情变化进行复查，有助于病情观察和补充、修正检查结果。

三、视觉思维训练

视觉思维（visual thinking）是指视觉感官对外部刺激进行反应形成"视觉意象"，并以"视觉意象"为中介，在观察、想象、构绘三者间的相互作用中进行的创造性思维。视知觉是一种积极的理性活动，包含思维的成分，临床观察也是视觉思维的呈现。全面、仔细的临床观察为医生提供了关键的诊断信息，也是护理人员发现病人健康问题的基础。随着医学模式的转变，医务人员不仅要关注病人的生理状况，还要关注病人的心理、精神和家庭社会等方面的问题，这就需要提升医务人员对病人非语言表现的观察和感知能力，可见，观察技能在医学实践中有着举足轻重的地位。但是，这一技能却往往容易被忽略，体格检查的技能操作强调的是临床表现和病理生理知识的机械性对应，缺少了"观察"这一过程，不利于医学生对病人的整体观察和评判性思考。因此，国外学者开始尝试让学生们通过对艺术作品的观察训练，来提升他们的临床观察能力，随着干预的效果得到不断的肯定，这种跨学科的教学实践在国外的医学教育中得到了广泛的应用，并取得了较好的成效。

（一）视觉思维训练素材

视觉思维训练是通过对艺术作品观察进行的，对于视觉艺术而言，它的表达形式是将点、线、面、色等最基本的视觉元素以不同的结构方式塑造出的视觉艺术形象。依据艺术形象中具象和抽象成分显现的基本特点，可将视觉艺术作品归纳为：具象、意象、抽象、观念四种基本类型，不同类型的艺术作品会带给学生不一样的视觉思维，因此，有学者提出，利用视觉艺术来提高医学生观察技能时应考虑到教学中使用的艺术作品的基本类型。具象艺术作品使学生能够专注于观察可识别的物像，从而较容易地提炼出艺术作品的主题信息,通过让学生解读肢体语言背后的生理与心理意义,来提升他们的观察和临床共情能力;而抽象艺术是对自然物像的描绘予以简化或完全抽离的艺术,它的美感内容借由线条、形体、色彩的组合来表现,因此,这类作品的物像就具有模糊性,作品的含义也就更具有不确定性,从而能够激发学生从多角度审慎地来思考问题,而不急于得出结论。所以,若要提高学生的证据分析能力时,就可以选择细节丰富的抽象艺术作品,当代艺术家多依靠隐喻和非写实的意象来构造自己的艺术作品,这些作品反映了艺术家的心理状态以及所处的时代特征,常常会产生多样化的解读,使得学生必须通过动态、多角度的视觉观察并结合情感反应、联想、记忆等来收集作品所带来的信息再进行多方面的深入品读,因此,当代艺术作品对于提高医学生证据分析和情绪感知的能力都有着重要的意义。此外,临床图片同样是视觉思维训练的好素材。直接选取一些临床病人的照片作为观察的对象,对照片中人物和场景的整体和局部进行仔细观察,并描述所观察到的内容、元素或病人的体征,这需要有良好的注意力和观察力,同时,认真思考病人的表现及周围的环境带给病人的可能反应,并根据照片表现出来的意境进行综合判断,列出所有可能的临床诊断结果。

(二)视觉思维训练方法

视觉思维训练的教学方法被称为视觉思维策略(visual thinking strategies,VTS)教学法,是一种利用艺术讨论来发展视觉素养、批判性思维和沟通技巧的循证教学方法。其教学场地最初在博物馆或美术馆,随后扩展到教室,多数是由艺术教师来指导课程。授课时,多以小组的形式,学生们聚集在一幅艺术作品前,指导老师通过提问的方式引导教学,典型的起始问题包括:"你看这幅画在说什么事?""你为什么会觉得是这样?""这幅画上你还看到什么其他的东西吗?"指导老师会一直鼓励着每位学生说出自己的观点,并对每个学生的发言进行简单、中立性的总结,引导学生们对作品进行多角度的解读,以及辩证地分析相互之间的看法,再从中不断地反思、调整自己的观点。

视觉思维训练教学法对提升学生的观察力、批判性思维及创新能力的效果得到了肯定,因此,很多学者开始尝试将VTS教学法运用于其他的教学领域,其中,在医学教育中的探索最为深入,研究发现VTS教学法的融入可以提高医学生的临床观察、批判性思维、团队协作、共情能力等。比如,安排艺术教师与医学教师把视觉艺术当中的一些基本概念与体格检查当中的一些特殊体征联系起来进行分析,运用一些视觉艺术的观察方法来区分不同类型的皮疹,然后,学生们进入临床观察相应的病人,进行巩固性训练。在一个以提升学生临终关怀能力的视觉艺术观察训练当中,组建了一个包括医生、护士、社会学家、心理学家和伦理学家在内的多学科团队参与讨论,他们从各自的专业领域出发帮助学生们解读画作,使同学们更加深入地体会到临终关怀当中整体照护的理念。可见,视觉思维训练对学生观察能力及其他综合能力的提升颇有益处。解读美术作品的VTS教学法的基本问题和步骤见表1-2-1。

表 1-2-1 视觉思维训练四步法

阶段	目标	典型问题	学习任务
观察	识别物像	你看这幅画在说什么事 你为什么会觉得是这样 这幅画上你还看到其他的什么东西	记录下所见的物像
解释	对作品的含义进行总结	你认为这意味着什么 你在观察中产生的视觉差异是什么	对作品提出多样的解读
反思	对自己的总结进行评估，并质疑它的正确性	你认为你对作品的解释是有据可依的吗 你的信念是如何使你的观察产生偏见的	思考各种心理、精神、社会因素等对作品解读所带来的偏见
交流	分享观点	有人能在脑海中想象出自己所描述的艺术作品的场景吗	积极参与到小组讨论中

四、辅助检查

辅助检查是指通过医疗仪器设备所进行的实验室检查、心电图检查及影像学检查等。

实验室检查是运用物理学、化学、生物学等实验技术对病人的血液、体液、分泌物、排泄物及组织细胞等标本进行检验，获得反应机体功能状态、病理生理变化等资料，在协助疾病诊疗、护理、病情观察等方面具有十分重要的作用。不同实验室的仪器设备、试剂及检测方法之间存在差异，所采取的参考范围会有所不同。此外，环境等因素的变化也会对正常参考范围产生一定的影响，在分析相关检查结果的临床意义时，应予以注意。若发现检查结果与病人临床表现明显不符时，应结合其他方面的资料进行综合分析。

心电图检查、分析和心电监护是护理工作的重要内容，需要正确掌握心电图描记方法，熟悉各种不同类型(型号)心电图的操作方法，保证心电图描记质量，避免导联连接错误或肌电干扰等因素影响心电图阅读分析及结果的判断。要正确识别临床常见的异常心电图，如心肌梗死、心律失常、长 Q-T 间期综合征等，以便能够及时采取相应的处理措施。除常规的心电图检查外，还需要了解和掌握动态心电图、运动负荷试验等其他心电图检查。

影像学检查是应用 X 线、计算机体层摄影(CT)、血管造影、磁共振成像(MRI)、超声、核医学等各项成像技术使人体内部结构和器官成像，借以了解人体解剖结构、生理功能状态和病理变化。影像学检查主要包括放射学检查、核医学检查和超声检查。不同的影像学检查方法有不同的目的与要求，在病史采集的基础上分析进一步作影像学检查时应考虑检查的必要性和针对性，同时，在对相关结果的判读和分析过程中，应充分考虑到其各自的优势和局限性，以便做出更加科学准确的判断。

五、临床思维与护理诊断

临床思维是运用医学知识和医学实践经验对临床资料进行综合分析、逻辑推理，从而透过纷繁复杂的临床现象看出问题的本质，抓住临床问题的主要矛盾并加以解决的过程。临床思维活动存在于疾病诊断、治疗和护理工作的全过程，因此，一个完整的临床活动，包含多方面的临床思维，如临床诊断思维、临床治疗思维、护理诊断思维等。整体来说，临床思维就是临床工作者对就诊者所反映的不适（主诉与症状）进行分析，采用体格检查获取相关的体征，并通过各种理化手段与检查检测理化数据，使用医学相关的前景与背景知识对症状、体征、理化数据等结果进行分析、整理、归纳和加工，从而得出最可能正确的诊断，运用最可能恰当的手段实施治疗与护理，从而使就诊者达到消除症状、解决痛苦、稳定病情、防止疾病复发、促进心身康复的目的。

（一）临床思维的必要前提

由于临床诊断建立于病史、体格检查、实验室和辅助检查等资料之上，因此，及时获取客观、真实、准确、系统、完整的临床资料是培养临床思维的必要前提，需要具备如下能力。

1. 获取翔实病史信息的能力

获取翔实病史信息必须通过病史采集（问诊）获取病史资料，并通过分析、综合而作出临床判断。病史信息的完整性和准确性对疾病的诊断、评估和处理至关重要，这不仅仅是聆听和记录病人的陈述，更是一门艺术。采集病史应该围绕病人的主诉，重点突出、系统询问、客观翔实，利用已掌握的医学知识，边询问边思考，逐步建立由症状表现到诊断假设的临床思维，培养能透过纷繁临床病症表象看到疾病本质（病因和发病机制）、心理及社会问题的能力。病史采集时，临床情景不同，其目的也不一样，对住院病人要求全面系统的问诊，但对危急重症病人则是重点问诊。病史采集的对象是具有自然属性和社会属性的病人，因而有其复杂性和特殊性，正因为如此，临床思维过程也凸显出艰难性和曲折性，这就要求护理人员不仅要掌握自然科学方面的知识，还要有较高的人文科学、社会科学方面的修养，能够从生物、心理和社会等多方面因素去了解病人、关怀病人、教育病人、护理病人。

2. 实施规范体格检查的能力

规范的体格检查要求检查时手法正确且全面系统。正确的检查手法既可获得客观体征，又能最大限度地减轻体格检查给病人带来的不适，而错误的检查手法不仅给病人带来不适或痛苦，甚至可能造成对体征的掩盖。体格检查应建立在病史采集的基础上，是对病史采集的补充，也是对获得的初步诊断或印象的验证。体格检查时应该边检查边思考，尤其当获得与初步设想不一致的体征时应该多动脑筋。那种认为体格检查不属于护理工作或一味依靠先进仪器设备的观点是极端错误的。因此，护理专业学生必须培养进行规范体格检查的观念与能力。

3. 理解实验室和辅助检查临床意义的能力

考虑实验室和辅助检查时，应该以病史采集、体格检查为基础，选择为明确诊断或做治疗决策所必需的检查,从无创到微创再到有创,并且要有经济学考虑,为病人的配合、诊治提出参考意见,并不是一味求全求贵。实验室和辅助检查的结果具有什么临床意义,作为护理人员同样需要掌握,值得注意的是,任何实验室和辅助检查的结果,都受到病人因素和实验室条件、技术等因素的影响,因此,在判断结果决定其临床意义时就应该全面分析,做到去伪存真,使获得的临床资料为诊疗、护理所用,而不是被动地被实验室和辅助检查结果所支配。另外,许多实验标本的采集(血、痰、粪、尿)和辅助检查前后的各项准备都是由护理人员完成,正确掌握这些方法能使疾病的诊断更具时效性与精准性。

(二)临床思维中的逻辑方法

临床思维有两大要素:临床实践和科学思维。在临床实践中要有所发现、有所建树,就必须学好和运用科学的思维方法。临床思维中常用的形式逻辑方法有定义法、比较法、分类法、类比法、归纳法、演绎法等,下面以其中四个为例简要说明。

1. 定义法

定义法是用一个概念明确另一个概念内涵的逻辑方法。概念是反映事物的特有属性(固有属性或本质属性)的思维形式。特有属性即该事物本身具有,而其他事物不具有的性质。事物的本质属性就是某类事物有决定性的特有属性,而固有属性是某类事物派生的特有属性。概念是思维形式最基本的组成单位,是判断和推理的基础,也是构成判断和推理的要素。如疾病的概念(定义):在一定病因作用下,机体自稳调节紊乱而发生的异常生命活动过程,并引发一系列代谢、功能和结构的变化,表现为症状、体征和行为的异常。其特有属性是异常生命活动过程(不同于健康状态),其本质属性是自稳调节紊乱,即物质代谢异常,因为一切生命活动都是发生在物质代谢(生物分子相互作用)基础上,所以是决定性属性。其固有属性为症状、体征和行为的异常,是由决定性属性派生(物质代谢异常导致)的特有属性。定义在临床思维中有重要意义,它通过确定概念的含义,借以总结、巩固人们对疾病本质的认识。

2. 比较法

比较法是将各种对象或某一对象的组成部分或属性区分出来而确定其异同的逻辑方法。没有比较就不能鉴别,人们在感知客观事物时,往往最先应用比较法,然后在比较的基础上应用其他思维方法来认识疾病发生和发展的规律性。比较法在临床护理中应用非常广泛,如通过正常征象与异常征象的比较,或病人的实验检查结果与正常值比较,可推断病人是否有异常;根据呕血与咯血临床表现的异同点分析可能引发的潜在护理问题等。比较是临床实践中必不可少的步骤,对照是比较的基础,比较是分类的前提,分类则是比较的结果和扩展。如通过评估病人对刺激的反应及生命体征变化等情况,对比意识障碍的分级,分析判断病人处于意识障碍的何种程度。类比是在同类事物或相近事物之间的比较,即利用事物的类似性进行比较的方法。如一位拟行手术治疗的病人诉睡眠不佳,可能首先想到的是担心手术是否顺利,因为这类病人术前常出现类似的问题。上述对照、比较、分类、类比等方法的应用,是以诊断、治疗、护理过程中的相似现象为基础的,这种客观的相似现象经常会反映到评估者的大脑中来,所以人们总是在自觉不自觉地按相似的规律去认识、分析疾病及由此引发的健康问题，这已被临床实践中的大量事实所证明。

3. 归纳法

归纳法是根据一般存在于个别之中的原理来进行推导的。它是从个别的事物或现象中认识该类事物或现象的普遍规律和本质的逻辑方法，从个别到一般是其基本特征。如护士根据一位病人出现活动时气促的临床表现特征，结合体格检查、实验室检查及辅助检查等结果，提出病人是由心力衰竭引起"活动无耐力"的护理诊断。这属于从个别性事实得出一般性结论的过程，即归纳的思维过程。归纳法包括的方法很多，根据考察对象完全或不完全，可以分为完全归纳法和不完全归纳法。不完全归纳法中较为严密的是判定因果联系的方法，它是根据前后相随的现象在特定条件下存在着同一性和差异性的关系，从而归纳出它们之间具有因果联系的方法，这种方法得出的结论比较可靠。

4. 演绎法

演绎法是前提与结论之间有必然性的推理，是从一般原理、概念走向个别结论的思维方法。三段论是演绎推理的经典，即大前提、小前提和结论。如代谢性疾病都是机体内物质、能量代谢异常引起的疾病（大前提），2型糖尿病属于代谢性疾病（小前提），所以2型糖尿病是物质、能量代谢异常引起的疾病（结论）。演绎结论正确与否，取决于前提是否真实，推论的形式是否符合逻辑规则。前提不真实，结论就不正确。在临床上，演绎法是提出临床假说、作出科学预见的一种重要的思维方法。它是以理论命题推导出事实命题，或者解释已知的事实，或者预测未知的事实。

归纳与演绎是对立统一的，归纳是演绎的基础，演绎以归纳得出的结论为前提。演绎法是一种从普遍到特殊、从一般到个别的思维方法，为归纳法提供一般性理论原则，规定归纳活动的方向和目标，单纯用演绎法不能揭示个别事物多样化的属性，而要做到这一点就必须运用归纳法，同时，归纳所得的结论必须靠演绎来修正和补充。值得注意的是，临床思维过程本身就是根据各种客观与主观指标进行整合的过程，因此，将受到思维者的自身知识结构、经验的积累程度、自身掌握知识量、知识的正确性、先进性，以及仪器、设备、试剂的灵敏度、准确性的影响，并且还要受到就诊者的知识水平、表达能力与表达准确性、就诊者的生活习惯、宗教信仰、社会环境尤其是人文环境等多方面的影响。因此，临床思维追求的也只是最可能正确的诊断与最可能恰当的治疗与护理。

（三）护理诊断的步骤

护理诊断是护士关于个人、家庭或社区对现存的或潜在的健康问题或生命过程的反应所作出的临床判断，是护士选择护理措施以达到预期目的的基础，也是健康评估的目的所在。护理诊断的确立是一个对健康评估所获得的资料进行整理、分析、综合、推理、判断，最终得出符合逻辑的结论的过程。这一过程一般包括三个步骤：收集资料、整理和分析资料、确立护理诊断并排序。

1. 收集资料

健康评估资料不仅是问诊所获得的主观资料，还包括通过体格检查、实验室检查及辅助检查所获得的客观资料，涵盖病人生理、心理及家庭社会的各方面信息。全面、真实、准确的资料收集是确立护理诊断的先决条件和基础。要确保资料的质量，就必须熟练掌握不同资料收集的方法与技巧，同时，要有高度负责的态度和丰富的专业知识。病史采集要力求全面、系统，能够反映疾病的进程和动态，以及个体的特征。在问诊的基础上进行全面、系统而又重点深入的体格检查，边查边问、边查边想，以保证资料的真实与准确性。在问诊、体格检查基础上进行实验室及辅助检查，旨在使诊断假设更为准确，但提出的检查要有目的性和针对性。最后，在资料收集完成后，必须对资料的真实性和准确性进行认真核实，如病人的叙述与知情者的叙述不一、主观资料与客观检查结果不符等，都需要进一步核实，同时，也要检查资料的完整性。

2. 整理和分析资料

将病史问诊、体格检查、实验室及辅助检查等所得资料进行整理、综合归纳、分析比较，以便确认病人现存的或潜在的健康问题，并进一步寻找相关因素或危险因素，形成一个或多个诊断性假设。诊断思维的方法包括：①归纳诊断法，根据病人一些具有"定性"意义的症状，通过交叉分析、评估，逐渐缩小疾病可能范围，直到落实到某一疾病。如先确定是哪一系统，再明确是该系统中哪个器官，再确定病变的范围和性质，最后通过进一步检查明确诊断。②经验诊断法，也叫类比诊断法，是将新近的病例与既往确诊病例进行比较而作出诊断的方法，这种方法的逻辑依据为问题的共性，这种推理就是抓住了曾经和现在两个病人的共同特征进行比较分析，如脑出血病人深度昏迷时，因自主运动消失可能会出现压力性损伤，那么，目前的病例同样存在类似的问题。③假设推断法，即推测性诊断，是根据护理人员已经掌握的理论和临床资料，进行假设性护理诊断。此法可以启发思维能力，加速判断推理过程。如病人出现营养失调（低于机体需要量），可能是不能正常进食，也可能是机体消耗增加、营养摄入不足、心理问题引起食欲下降，抑或是多种因素的共同作用等。这些假设推断必须以事实为依据，以丰富的医学理论和经验为指导，不可主观臆断。④排除诊断法，根据现有的资料无法确诊时，提出一组临床表现相似的疾病，然后进一步搜集临床资料，在分析、比较中排除其他疾病，从而间接肯定某一种疾病的存在。排除诊断法必须遵循的逻辑思维原则是，否定某种疾病的依据应当是诊断某种疾病的必要条件而不是充分条件。⑤程序诊断法，是将临床常见的症状、体征等根据临床经验设计成程序，分步骤收集临床资料，与程序比对、分析，对诊断做出肯定或否定。

3. 确立护理诊断并排序

护理诊断是制定护理计划的依据，所提出的护理诊断必须真实、准确、全面地反映病人的护理需求，因此，需要经过反复分析、综合、推理、判断，对所提出的可能护理诊断进行评价和筛选：①充分分析提出的护理诊断是否证据充分，若证据不充分，则需要进一步收集资料，予以确定或排除。②与病人健康有关的各种因素是否已全面地进行了考虑，有无遗漏。③各护理诊断之间是否存在交叉、包含或矛盾等关系。在形成诊断假设的过程中需要注意：①尽可能将有关信息综合起来考虑，而不能根据单一的资料和线索草率地得出结论。②即使有多个资料和线索支持，也要注意是否还需要其他的资料支持。③尽可能全面地提出可能的诊断假设，同时，一定要注意诊断并非越多越好，必须有针对性、体现个体化。

护理诊断需要排序，因为一个疾病反映在病人身上往往会同时存在多个护理诊断和（或）合作性问题，此时，需要按重要性和紧迫性排出主次顺序，把最主要、最威胁生命的护理问题放在首位，并依次提出其他次要问题。排序一般按照首优诊断、次优诊断、其他诊断的顺序排列，同时也应注意排序的可变性。在确定护理诊断的优先顺序时应注意以下几点：①确立护理诊断的过程并非一次性就能完成的，应随着疾病的进展、病情及病人反应的变化调整护理诊断的次序。②危险性护理诊断与合作性问题，虽然目前尚未发生，但并不意味着不重要。③在遵循护理的基本原则的前提下，对病人主观感觉最为迫切的问题可以考虑优先解决。

护理诊断是否正确，还需要在临床实践中进一步验证和评价，以便作出必要的修订和调整。护士需要在护理过程中进一步收集资料、核实数据，客观细致地观察病情变化，随时提出问题，查阅文献寻找证据，对新的发现、新的检查结果不断进行反思，予以解释，以便于明确新的证据是进一步支持还是不利于原有护理诊断，甚至否定原有诊断。此外，随着病人健康状况的改变，其对健康问题的反应也在不断地变化，原有的健康问题可能得以缓解或解决，新的健康问题又可能出现，抑或原来比较次要的健康问题转为较突出的问题。因此，需要通过动态的评估以保持护理诊断的有效性。

第三节　高级健康评估的学习方法与要求

高级健康评估教程建立在医学基础课和临床课，如解剖学、生理学、病理学、内科护理学、外科护理学等学习基础上，为了加深理解，必须花一定时间对以往所学课程进行复习，温故而知新，以了解深透，并进一步拓展相关知识，提升健康评估综合能力。诊断步骤和临床思维方法的训练至关重要，应自觉地训练，认真地模仿，与书本知识反复对照，才能由浅入深地解决临床实际问题。要熟练掌握问诊、体格检查方法、心电图分析，由于这些内容技艺性很强，必须自己反复练习，也可应用模型教具、教学课件以及标准化病人进行学习，只有勤学苦练才会熟能生巧，做到学以致用才能在以后的临床实践中应用自如、得心应手。

高级健康评估主要目标是培养学生的临床综合能力，涵盖对护理对象的沟通能力、观察能力、体格检查操作能力、相关实验室及辅助检查的识别能力、评判性思维能力、人文关怀能力等，它是一门实践性很强的课程，在评估过程中必须体现出以人为本的精神，做到关心、体贴、爱护病人。

课程学习的基本要求如下：

（1）树立良好的医德医风，秉持人本精神，自觉养成规范的行为准则。

（2）积极参与临床实践，主动训练，进一步提升健康评估的综合能力。

（3）熟练掌握临床常见病、多发病的相关理论知识，能运用科学思维进行分析和鉴别，并从中发现患者的护理问题。

（4）保持好奇心和进取精神，关注前沿知识，并努力开拓与创新。

（王秀华）

第二课

呼吸系统评估

学习目标

知识要求：

1. 掌握呼吸系统疾病的常见症状、病史资料收集和评估要点。

2. 熟悉呼吸系统疾病的临床思维方法、护理诊断。

3. 了解呼吸系统疾病诊治与护理的相关进展。

技能要求：

1. 能对呼吸系统疾病病人进行正确的病史资料收集。

2. 具备对病史资料综合分析的能力。

呼吸系统是指人体与外界空气进行气体交换的一系列器官的总称，包括鼻、咽、喉、气管、支气管及由大量的肺泡、血管、淋巴管、神经构成的肺，以及胸膜等组织。临床上以环状软骨为界将呼吸道划分为上、下呼吸道。上呼吸道包括鼻、咽、喉，下呼吸道包括气管和各级支气管。呼吸系统的主要功能是吸入新鲜空气，通过肺泡内的气体交换，使血液得到氧并排出二氧化碳，从而维持人体的新陈代谢。

呼吸系统疾病是危害我国人民健康的常见疾病。近年来，由于吸烟、大气污染、工业经济发展导致的理化因子、生物因子吸入，人口年龄老化等因素，呼吸系统疾病如肺癌、支气管哮喘的发病率明显增加，慢性阻塞性肺疾病（chronic obstructive pulmonary disease，COPD）发病率也是居高不下（40 岁以上人群中超过 8%），我国已成为全球 COPD 发病率非常高的国家之一。提高呼吸系统疾病的诊疗、护理、防控水平，已成为医务界尤其是呼吸专科医护人员的当务之急。对于护理人员而言，掌握高水平的健康评估手段对于尽快确认病人护理问题，为病人提供高质量护理服务至关重要。

呼吸系统疾病病人中主诉最多的症状主要有：发热、咳嗽、咳痰、咯血、呼吸困难、胸痛等，本堂课主要通过病例分析介绍疾病诊断的基本思路，以及体格检查、相关实验室及辅助检查的评估要点，提出护理诊断。

第一节　发热

病例1

病人，男性，65岁，汉族，工人，丧偶。

主诉：发热10天，伴咳嗽、咳痰、右侧胸痛5天。

发热(fever)是指机体在致热源(pyrogen)作用下或各种原因引起体温调节中枢的功能障碍时，体温升高超出正常范围。正常人的体温受体温调节中枢所调控，并通过神经、体液因素使产热和散热过程呈动态平衡，保持体温在相对恒定的范围内。发热是多种疾病进展过程中重要的临床表现之一，临床上可分为感染性发热与非感染性发热两大类，而以前者多见。

一、疾病诊断的基本思路

引起发热的病因很多，可按下列思路进行病因分析。

(一)感染性发热

感染性发热(infective fever)是由各种病原体如病毒、细菌、支原体、立克次体、螺旋体、真菌、寄生虫等引起的感染，无论是急性、亚急性还是慢性，局部性或全身性，均可出现发热。其中以细菌感染引起最为常见，其次是病毒引起。

(二)非感染性发热

非感染性发热(noninfective fever)主要有下列几类病因。

1. 无菌性坏死物质的吸收　①机械性、物理或化学性损害：如大手术后组织损伤、内出血、骨折、大面积烧伤等。②血栓或栓塞疾病：如心肌梗死、肺梗死、脾梗死和肢体坏死等。③肿瘤性疾病：如恶性肿瘤、白血病、淋巴瘤、恶性组织细胞病等，机制包括肿瘤细胞破坏与组织坏死等。

2. 抗原抗体反应　结缔组织病、风湿热、血清病、药物热等

3. 内分泌代谢性疾病　如甲亢、甲状腺炎、痛风和重度脱水等。

4. 体温调节中枢功能失常　①物理性：如中暑、热射病。②化学性：如重度安眠药中毒。③机械性：如脑出血、脑震荡、脑挫伤等，为中枢性发热。上述各种病因可直接损害体温调节中枢，致使其功能失常而引起发热，高热无汗是这类发热的特点。

5. 产热和散热失衡　引起产热过多的疾病，如癫痫持续状态等；引起散热减少的疾病，如皮肤广泛病变、阿托品中毒、心力衰竭伴皮肤水肿时致皮肤散热减少而发热。

6. 自主神经功能紊乱　①原发性：由自主神经功能紊乱所致的体温调节障碍，多为低热。②感染后低热：原有的感染已痊愈，但体温调节功能障碍仍未恢复正常。③夏季性低热：发生于夏季，秋凉后自行退热。④生理性低热：如精神紧张、剧烈运动、月经前

及妊娠初期后可出现低热。

二、病史采集

(一)病史采集要点

该病人主要症状是发热,伴随咳嗽、咳痰、胸痛,病史采集时主要从以下几方面考虑。

1. 发病前有无诱因　是否有受凉淋雨、劳累、情绪激动、醉酒、旅游、空气污染、吸入有害气体、蚊虫叮咬等诱因。

2. 发热的临床表现特点　包括热峰、热型、持续时间,发热前有无畏寒、寒战,退热的方式,发热次数等,发热程度评估可使用水银体温计。

3. 发热的伴随症状

(1)伴畏寒、寒战:可见于大叶性肺炎、急性肾盂肾炎、急性胆囊炎、急性骨髓炎、败血症、疟疾发作初期、钩端螺旋体病、药物热、急性溶血或输血反应等。

(2)伴咳嗽、咳痰:常见于急性上、下呼吸道感染及肺炎、肺结核、支气管扩张并感染等。

(3)伴胸部或腹部疼痛:胸痛常见于肺炎、胸膜炎、肺癌、肺栓塞等,腹痛常见于肝及胆道感染、重症胰腺炎、泌尿系结石并感染、盆腔炎等。

(4)伴结膜充血:可见于麻疹、流行性出血热、斑疹伤寒、钩端螺旋体病等。

(5)伴皮肤黏膜出血:可见于某些急性传染病、重症感染及血液病,如流行性出血热、败血症、急性白血病、嗜血综合症等。

(6)伴口唇疱疹:多见于急性发热性疾病,如流行性感冒、大叶性肺炎、流行性脑脊髓膜炎、间日疟等。

(7)伴皮疹:见于风疹、水痘、猩红热、斑疹伤寒、风湿热、结缔组织病、药物热、淋巴瘤等。

(8)伴淋巴结肿大:见于传染性单核细胞增多症、人类免疫缺陷病毒(HIV)感染、风疹、淋巴结核、化脓性感染、结缔组织病、白血病、淋巴瘤、转移癌等。

(9)伴肝、脾肿大:见于传染性单核细胞增多症、肝及胆道感染、急性血吸虫病、布氏杆菌病、疟疾、结缔组织病、白血病、淋巴瘤等。

(10)伴关节肿痛:见于结缔组织病、风湿热、痛风发作期、感染性心内膜炎、败血症等。

(11)伴昏迷:先发热后昏迷常见于中枢神经系统感染、严重感染引起的中毒性脑病,以及热射病等。先昏迷后发热可见于脑外伤、脑血管意外等。

4. 有无与发热、咳嗽相关的疾病史　是否有呼吸系统病史、症状或家族史。若病人有持续高热不退、咳嗽加剧、气促明显等症状,须考虑病情加重。

5. 诊断、治疗及护理经过　包括有无焦虑、恐惧,对饮食、休息及睡眠、日常活动状况有无影响等;了解家庭及社会因素对病人产生的影响;特别注意评估治疗过程中降温、止咳措施及其效果,进一步分析、掌握院前处置是否合理。

6. 需要重点鉴别的疾病　肺结核、肺部肿瘤、非感染性肺间质性疾病、肺水肿、肺不张、肺栓塞、肺嗜酸性粒细胞浸润症及肺血管炎等。问诊时需要涉及,并加以鉴别。

(二)病史采集结果及病史资料分析

病史采集结果

　　病人10天前淋雨后出现畏寒、发热,体温最高达38.5℃,至社区诊所就诊,血常规示 WBC 10.5×10⁹/L,N 80.5%,Hb 108 g/L,PLT 290×10⁹/L,考虑为上呼吸道感染,予以泰诺林口服退热,头孢克洛口服抗感染。治疗3天后,病人仍有发热,腋温最高达40℃,发热无规律,需要退热药才能降至正常,伴畏寒、寒战,有咽部烧灼感、干咳、肌肉酸痛,无尿频、尿急,无腹痛、腹泻,无关节肿痛,至发热门诊复诊,继续予以泰诺林口服降温,头孢替安1 g Bid、维生素C 2 g Qd,静脉滴注治疗。治疗2天后病人体温热峰不退,腋温最高仍为40℃,持续伴有咳嗽、咳痰、黄脓痰,痰不多,右下胸部疼痛,深吸气和咳嗽时明显,活动后感气短,可平卧,无皮疹,无皮肤瘀点瘀斑,无关节肿胀,复查血常规:WBC 15.21×10⁹/L,N 89%,Hb 99 g/L,PLT 285×10⁹/L,X线胸片提示渗出改变,为进一步诊治收入院。发病以来,精神较差,食欲、睡眠尚可,体重下降约2 kg。否认禽类接触史。

　　既往史:无特殊,近期无特殊化学物接触史,无外出旅游史。

【病史资料分析】

　　1. 发病年龄　老年男性病人,急性起病,发热10天。

　　2. 诱发与缓解因素　病人起病前淋雨,先有发热,随之咳嗽、咳痰、右侧胸痛,深呼吸或咳嗽时加重,提示胸膜炎性疼痛。病人活动后气短,有呼吸道症状,考虑肺源性呼吸困难,提示存在肺部病变或胸膜病变的可能。

　　3. 发热的临床特征　正常人口温为36.3~37.2℃,肛温为36.5~37.7℃,腋温为36.0~37.0℃。该病人短程发热,热峰40℃,发热无规律,需要使用退热药体温才能降至正常。

　　4. 伴随症状　伴畏寒、寒战及咳嗽、咳痰等呼吸道症状,血白细胞升高,X线胸片提示渗出改变。首先考虑为感染性发热,其中以细菌性感染可能性最大。

　　5. 诊治经过　外院头孢类抗生素口服及静脉滴注效果不佳。

(三)初步诊断假设及思维提示

　　病例特点总结:①该病人为老年男性,病程10天,社区发病,淋雨后急性起病。②主要临床表现为发热,伴有咳嗽咳痰、右侧胸膜炎性疼痛,活动后气促,外院头孢类抗生素治疗效果不佳。③辅助检查显示外周血白细胞升高、中性粒细胞百分比升高,X线胸片提示有渗出改变。

　　根据上述病例特点,初步考虑为肺炎,社区发病,即社区获得性肺炎(community acquired pneumonia, CAP)。但需要注意区分肺炎与呼吸道感染,以及其他类似肺炎的疾病。

　　1. 上、下呼吸道感染　有发热、咳嗽咳痰等呼吸道感染症状,但X线胸片或肺部CT显示肺部无异常。

2. **肺结核** 多有全身中毒症状，如午后低热、盗汗、疲乏无力、体重减轻、失眠、心悸等。X线胸片见病变多在肺尖或锁骨上下，密度不均，消散缓慢，且可形成空洞或肺内播散。痰中可找到结核分枝杆菌。一般抗菌治疗疗效不佳。

3. **肺癌** 多无急性感染中毒症状，有时痰中带血丝，血白细胞计数不高。但肺癌可伴发阻塞性肺炎，经抗菌药物治疗炎症消退后肿瘤阴影渐趋明显，或可见肺门淋巴结肿大，有时出现肺不张。若抗菌药物治疗后肺部炎症不见消散，或消散后于同一部位再次出现肺炎，应密切随访。对有吸烟史及年龄较大的病人，必要时做CT、MRI、支气管镜和痰液脱落细胞等检查，以免贻误诊断。

4. **肺血栓栓塞症** 多有静脉血栓的危险因素，如血栓性静脉炎、心肺疾病、创伤、手术和肿瘤等病史，可发生咯血、晕厥，呼吸困难较明显。X线胸片示区域性肺血管纹理减少，有时可见尖端指向肺门的楔形阴影。动脉血气分析常见低氧血症及低碳酸血症。D-二聚体、CT肺动脉造影、放射性核素肺通气/灌注扫描和MRI等检查可帮助鉴别。

5. **其他** 需要排除其他非感染性肺部疾病，如间质性肺炎、肺水肿、肺不张和肺血管炎等。

（四）心理、社会评估

心理社会评估结果对于了解病人整体情况、制定个体化护理方案十分重要，因此，需要全面评估病人的认知水平、情绪情感、健康行为、价值观以及文化背景、角色适应、家庭经济状况等，特别是精神价值观，这是影响病人就诊、治疗方案的选择及治疗效果的重要因素。重点评估病人有无焦虑、压力源及应对情况等。采用抑郁自评量表（SDS）、焦虑自评量表（SAS）、社会支持评定量表（SSRS）评估病人心理、社会状况。

心理、社会评估结果

病人性格憨厚，妻子10年前去世，育有一儿一女，儿女均已成家，与父亲相处时间很少。自诉在外地工地打工，较孤单。此次"感冒"后，希望尽快治愈，但服药治疗未见好转，也担心患病治疗会增加经济负担，因此情绪焦躁。

一般情况：病人在家属陪同下步行入院，年貌相符，衣着整洁，意识清晰，时间、地点、人物定向力较准确，接触交谈被动合作，语速、音量中等，语量少，自知力完整，能主动讲述自己病情。

认知活动：否认错觉、幻觉及感知综合障碍。无思维内容及思维形式障碍，注意力尚集中，记忆力及智能正常。

情感反应：情感反应协调，情绪低落，面容显愁苦，自感不开心，对疾病及经济负担表示担心。

意志行为活动：意志行为正常，日常生活能自理，提不起精神、疲乏。否认存在自伤、自杀及冲动伤人毁物行为。

SDS评定：标准分62分，轻度抑郁。

SAS评定：标准分69分，中度焦虑。

SSRS评定：总分35分，社会支持水平较低。

【思维提示】

病人独自居住，儿女很少回家，平素独自打工。性格内向，缺少亲人陪伴，丧偶后情绪更加低落。病人家庭经济状况一般，可利用的社会资源不足，病程加重后，担心花费较大，这些都会使得病人产生不良情绪，需要考虑其护理问题。

三、体格检查

(一)检查要点

该病人发热，呼吸道症状比较明显，主要考虑肺部感染性疾病，体格检查要重新评估生命体征、全身一般状况，注意有无神志改变、浅表淋巴结肿大、皮疹或出血点、四肢关节肿痛等体征。重点是肺部体格检查，按照视诊、触诊、叩诊、听诊的步骤完成。早期肺部体征无明显异常，重症者可有呼吸频率增快，鼻翼扇动，呼吸困难，甚至发绀。肺实变时有典型的体征，如语颤增强、叩诊实音、支气管呼吸音等，也可闻及湿性啰音。并发胸腔积液者，患侧胸部语颤减弱，叩诊浊音，呼吸音减弱。心脏体格检查注意心界有无扩大、心脏各瓣膜有无杂音。腹部查体注意肝脾有无肿大、叩痛等。

(二)体格检查结果

体格检查结果

T 40.2℃，P 95 次/min，R 28 次/min，BP 118/68 mmHg，血氧饱和度(指脉氧)88%(未吸氧)。急性病容，神志清楚，气促，口齿清晰。全身皮肤无黄染，无皮疹及出血点，全身浅表淋巴结未扪及肿大。颈软，无抵抗，颈静脉无充盈。气管居中，胸廓对称，右下肺呼吸运动稍减弱，右下肺语颤增强，右下肺呼吸音增强，右下肺少量湿啰音。心率：95 次/min，律齐，未闻及明显杂音。腹部平软，无压痛及反跳痛。双下肢无水肿，神经系统检查未见异常。

【思维提示】

体格检查结果首先排除了肺外疾病和全身性疾病。心脏体检阴性，患者发热不支持感染性心内膜炎；无皮疹、浅表淋巴结及肝脾肿大，关节无肿痛，不支持血液系统疾病、结缔组织病、传染病等全身性疾病的诊断。病人神志清晰，问答对题，没有意识障碍；呼吸频率>20 次/min，未吸氧，指脉氧88%，提示缺氧；右下肺语颤增强，右下肺呼吸音增强，提示肺实变体征，胸腔积液体征不明显。结合病史与体格检查，目前考虑肺部感染性疾病可能性大。需要进一步完善相关实验室和肺部影像学检查，以排除肺结核、肺癌、肺间质病变，以及其他非感染性肺部疾病。

四、实验室及辅助检查

(一)检查项目及目的

1.血、尿、便常规　明确血白细胞、血红蛋白、红细胞、中性粒细胞、淋巴细胞、大小便等有无异常。

2. 血生化　肝肾功能、心肌酶、电解质、凝血功能、免疫功能、肝炎、HIV、梅毒等，以了解其功能状态，以评价病情及指导用药。

3. 炎性指标　红细胞沉降率(ESR)、C反应蛋白(CRP)、降钙素原(PCT)、白细胞介素-6(IL-6)等，以协助诊断。

4. 动脉血气分析　以了解是否存在呼吸衰竭，具体情况及其类型。

5. 痰病原学　涂片、革兰氏染色、抗酸染色、结核PCR、痰培养等，以明确病原体、指导用药。

6. 胸部X线检查　了解肺部情况。

7. 肺部HRCT　是诊断肺炎或胸腔积液的重要方法，对判断病变部位、病变形态学表现、范围，推测可能的病原学有重要意义。

(二)检查结果

实验室及辅助检查结果

1. 血常规　白细胞 $15.63×10^9/L$，红细胞 $5.8×10^{12}/L$，血红蛋白 92 g/L，中性粒细胞比率 91%，淋巴细胞比率 10%。

2. 肝功能　总蛋白 65.8 g/L，白蛋白 25.5 g/L，球蛋白 33.3 g/L，谷丙转氨酶 79 IU/L，谷草转氨酶 70 IU/L，总胆红素 7.6 μmol/L。

3. 肾功能　尿素氮 8.25 mmol/L，尿酸 233 μmol/L，肌酐 72.5 μmol/L。

4. 心肌酶　乳酸脱氢酶 439 IU/L，肌酸激酶 322 IU/L，肌钙蛋白、BNP 正常。

5. 电解质　钠 143 mmol/L，钾 3.5 mmol/L，氯 103 mmol/L。

6. 动脉血气分析(鼻导管 3 L/min)　pH 7.485，$PaCO_2$ 29.8 mmHg，PaO_2 66 mmHg，SaO_2 94.6%，HCO_3^- 22.3 mmol/L，BE 2.8 mmol/L，氧合指数 200。

7. 炎性指标　ESR 59 mm/h，CRP 111 mg/L，PCT 0.56 ng/mL，IL-6 120 pg/mL。

8. 胸部X线检查　右下肺大片实变(范围较前扩大)，右侧膈面抬高。

9. 肺部HRCT　两侧胸廓对称，气管居中，纵隔无移位。右肺中叶、下叶见多发斑片状渗出及实变影，其内可见细支气管影。两肺门未见明显增大，右侧胸腔可疑少量胸腔积液，纵隔内多发小淋巴结，心影不大(图2-1-1)。

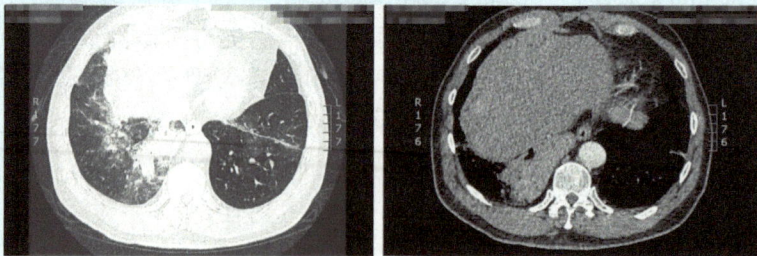

图 2-1-1　肺部 HRCT 影像图

【思维提示】

重要的检查结果有 3 项：①炎性指标明显升高；②血气分析提示Ⅰ型呼吸衰竭；③肺部检查提示右肺中叶、右下肺大叶性肺炎，右侧胸腔少量胸腔积液。

结合病人起病情况及临床表现特征，该病人诊断为 CAP，同时，需要评估 CAP 的严重程度。目前我国推荐使用 CURB-65 作为判断 CAP 病人是否需要住院治疗的标准。CURB-65 共 5 项指标，满足 1 项得 1 分：①意识障碍；②尿素氮>7 mmol/L；③呼吸频率≥30 次/min；④收缩压<90 mmHg 或舒张压≤60 mmHg；⑤年龄≥ 65 岁。评分 0~1 分，原则上门诊治疗即可；2 分建议住院或严格随访下的院外治疗；3~5 分应住院治疗。同时应结合病人年龄、基础疾病、社会经济状况、胃肠功能、治疗依从性等综合判断。若 CAP 符合下列 1 项主要标准或 3 项次要标准者可诊断为重症肺炎，需要密切观察，积极救治，有条件时收住 ICU 治疗。主要标准：①需要气管插管行机械通气治疗；②脓毒症休克经积极液体复苏后仍需要血管活性药物治疗。次要标准：①呼吸频率≥30 次/min；②PaO_2/FiO_2≤250 mmHg；③多肺叶浸润；④意识障碍和（或）定向障碍；⑤血尿素氮>7.14 mmol/L；⑥收缩压<90 mmHg，需要积极的液体复苏。病人目前 CURB-65 为 2 分，未达到重症肺炎的诊断标准，门诊治疗效果不佳，需要入住普通病房治疗。

病人血常规中血红蛋白 92 g/L，提示轻度贫血。

肝功能中谷丙转氨酶 79 IU/L，谷草转氨酶 70 IU/L，白蛋白 25.5 g/L，提示存在肝功能损害、低蛋白血症。肝功能损害考虑与感染相关。

五、疾病的临床诊断及处理原则

（一）临床诊断

1. 社区获得性肺炎　（非重症）CURB-65 2 分，Ⅰ型呼吸衰竭，失代偿性呼吸性碱中毒。

2. 肝功能损害

3. 低蛋白血症

4. 轻度贫血

（二）处理原则

（1）下病重通知书，上心电监护，面罩给氧或高流量湿化氧疗（保证指脉氧在 92% 以上），退热（物理降温、退热药等）；若呼吸衰竭加重，有创呼吸机继续辅助通气。

（2）建立静脉通道，经验性积极抗感染治疗：美罗培南 1 g，静脉滴注，Q8h，联合莫西沙星 400 mg，静脉滴注，Qd，覆盖社区常见病原菌及耐药菌、非典型病原体的感染，追查痰液病原学结果，结合病人体温、炎性指标、肺部影像学动态变化，调整治疗方案。

（3）化痰、护肝、补液、维持水电解平衡、营养等对症处理。

（4）定期复查血常规、ESR、CRP、PCT、IL-6、肝肾功能、心肌酶、电解质、血气分析、胸部 X 线或肺部 CT 等检查。

（5）注意精神状态、气促情况（呼吸频率）、氧合指数、脏器功能、影像学变化，以及药物的不良反应，谨防进展为脓毒症、重症肺炎，及时发现并处理。

（6）治疗 72 小时后，评估病人 CAP 病情，若初始治疗失败，分析治疗失败可能原因是病原学未覆盖，还是出现胸腔积液、肺脓肿等并发症，酌情完善支气管镜检查，肺泡灌洗液革兰氏染色、抗酸染色、细菌培养、真菌培养、病原学二代测序 NGS 等检查，及时发现军团菌、鹦鹉热衣原体等少见病原感染，精准抗感染治疗。或者 B 超检查，明确有无胸腔积液或膈下脓肿等。

（7）若病人病情好转，口服抗生素序贯治疗，护理部出院宣教及随诊。

六、护理诊断

（一）护理诊断思路

该病人为老年男性，急性起病，出现肺部感染，目前体温 40.2℃，明显体温过高，需要采取相应措施进行降温处理，同时，应警惕高热可能给病人带来的体液不足、营养失调等问题。除了发热，还出现呼吸加快，氧饱和度降低（指脉氧 88%），结合体格检查、胸部 X 线及肺部 HRCT 检查结果，考虑为气体交换障碍，是当下急需解决的护理问题。病人已有呼吸衰竭，感染指标升高，右中叶和右下叶大片实变、渗出，显示病情严重，可进一步发展，出现感染性休克甚至多脏器衰竭等潜在并发症，这些都可能危及病人生命。胸痛也是病人主诉之一，会引起病人不适感，对其心理也将产生一定压力。病人长期在外地打工，营养状况可能不够好，起病以来，体重有所减轻，肝功能检查结果也显示总蛋白和白蛋白均低于正常值，提示营养不足，这与高热致机体消耗增加、进食减少有一定关系。病人高热、气促等不适，会影响其活动耐力，应考虑日常生活的照料问题。另外，病人原本性格内向，加之发生丧偶这种重大生活事件，可能对病人心理造成较大压力，出现消极、抑郁等负性情绪。社会支持评定、抑郁焦虑自评也显示不理想、消极的结果，需要考虑病人的心理压力与应对问题。

（二）护理诊断

1. 体温过高　与肺部细菌感染有关。
2. 气体交换障碍　与肺实质炎症、呼吸面积减少、胸腔积液有关。
3. 潜在并发症：多器官功能障碍
4. 疼痛：胸痛　与肺部炎症累及壁层胸膜有关。
5. 营养失调：低于机体需要量　与肺部感染导致机体消耗增加、进食少有关。
6. 活动无耐力　与高热、低氧血症有关。
7. 有体液不足的危险　与高热致体液丢失过多及摄入不足有关。
8. 焦虑　与疼痛不适以及担心预后、经济压力有关。

七、护理查房

（一）病情变化及思维提示

病人入院第 4 天，T 38℃，P 90 次/min，R 28 次/min，BP 120/80 mmHg，指脉氧 90%。经积极抗感染、化痰、补液、营养、氧疗等对症处理后，患者热峰较前下降，但仍有发热，体温为 38～38.5℃。体查右下肺叩诊浊音，听诊右下肺呼吸音消失，左肺呼吸音清晰。考虑右侧胸腔积液较前增加，胸腔 B 超示右侧胸腔可探及约 52 mm 液暗区，内透声稍差，予以胸腔定位穿刺。告知病人及家属右侧胸腔穿刺置管引流的重要性，病人家属签署知情同意书后，床旁行胸腔置管引流，引流出淡黄色微胸腔积液，并留取标本送检。责任护士每日查房，遵医嘱进行治疗，给予日常生活护理和心理疏导，并嘱咐病人优质蛋白饮食，加强营养。现病人情绪稳定，营养状况有所改善，但痰较多，排痰困难，需要密切关注胸腔置管贴膜处是否干燥整洁、引流是否通畅，协助病人翻身拍背、排痰，指导病人进行有效的气道廓清，保证呼吸道通畅。

(二)调整护理诊断

1. 气体交换障碍　与胸廓活动受限、气道内痰液积聚有关。
2. 急性疼痛　与组织损伤有关。
3. 体温过高　与肺部细菌感染有关。
4. 活动无耐力　与呼吸功能受损导致机体缺氧有关。
5. 知识缺乏：缺乏有效排痰重要性及方法相关知识

(三)护理效果评估

T 36.8℃，P 88 次/min，R 22 次/min，BP 126/88 mmHg，精神状态较好。右侧胸腔置管 3 天后，未见胸水引流出，复查右侧胸腔 B 超：未见胸腔液暗区，予以拔除胸腔置管。目前病人精神较前明显好转，体温降至正常，营养状态改善。抗生素降阶梯治疗，单用莫西沙星静脉滴注抗感染治疗。入院第 9 天复查肺部 CT，右肺实变、渗出较前明显吸收，抗感染治疗有效，拟出院继续口服莫西沙星治疗，并进行出院前健康宣教。

课程思政

探索与发现

　　发热—难受—用退热药，这几乎是我们所有人的共识，但是这样做真的对吗？国家自然科学基金委员会网站 2019-01-24 报道——《我国学者发现发热促进免疫细胞迁移的分子机制及其功能》，这项由中国科学院生物化学与细胞生物学研究所陈剑峰研究组发现的最新研究成果，对发烧在机体清除病原体感染中的重要作用及其机制作出全新阐述。相关研究成果发表于国际免疫学权威期刊 *Immunity*(《免疫》)。引起国外学者与媒体的广泛关注。

　　研究发现，发热可以通过热休克蛋白 90(Hsp90)诱导 α4 整合素活化并激活细胞迁移相关信号通路，从而促进免疫细胞迁移到淋巴结和炎症部位发挥功能。Hsp90 的表达只有在体温为 38.5℃ 以上才能被诱导表达，而且，一旦 Hsp90 被成功诱导，即便体温回归正常水平，Hsp90 的表达也可维持大约 48 小时。说明发热对感染清除具有促进作用。因此，对待发热，正确的做法应该是在病人身体条件许可的情况下，可以让其体温维持在 38.5℃ 以上一段时间，然后再用退烧药。可见，在生命科学领域中只有不断探索，才能发现促进人类健康的奥秘。

(杨丽珍)

第二节　咳嗽与咳痰

▶ **病例2**

病人：男性，50岁，汉族，货车司机，初中文化，已婚。

主诉：反复咳嗽、咳痰4年，加重1周。

咳嗽是一种具有防御作用的生理反射，可以清除呼吸道内分泌物或异物。反射弧由咳嗽外周感受器(分布于耳、鼻、咽、喉、支气管、胸膜等)、迷走传入神经、延髓咳嗽中枢、传出神经(即喉下神经、膈神经和脊髓神经)、效应器(喉、胸部、腹肌群和膈肌等)五部分构成。咳嗽即感受器受到刺激后引起的突然剧烈的呼气运动。咳嗽时将气道内的分泌物排出称为咳痰。

一、疾病诊断的基本思路

咳嗽与咳痰的病因很多，除呼吸道疾病外，心血管疾病、中枢神经因素、某些药物因素及心理因素等也可引起咳嗽和(或)咳痰。

1. 呼吸道疾病　呼吸道黏膜受到刺激时，可出现咳嗽。如鼻部疾病引起分泌物倒流至鼻后和咽喉等部位(即鼻后滴流综合征)，咽喉部的炎症、结核和肿瘤等可引起咳嗽。各种物理(包括异物)、化学、过敏因素刺激气管、支气管，气管、支气管及肺部的感染和肿瘤，支气管扩张，支气管哮喘等均可引起咳嗽。而呼吸道感染是咳嗽、咳痰最常见的病因。

2. 心血管疾病　急性心肌梗死、肺栓塞及各种原因所致左心衰竭引起肺淤血或肺水肿时，可引起咳嗽。

3. 中枢神经因素　大脑皮层是咳嗽的起源地，即冲动从大脑皮层传至延髓咳嗽中枢，引起咳嗽，同时又能抑制咳嗽。脑炎、脑膜炎、脑肿瘤、脑出血可引起咳嗽。

4. 其他因素　如血管紧张素转化酶抑制药和其他药物诱发的咳嗽，胃食管反流病所致咳嗽，心理性咳嗽(即躯体性咳嗽综合征)，刺激胸膜(炎症、肿瘤、气胸等)引起的咳嗽，不明原因的慢性咳嗽(即特发性咳嗽)等。

二、病史采集

(一)病史采集要点

该病人主要症状是"咳嗽、咳痰"，需要从以下几方面了解咳嗽、咳痰相关情况。

1. 发病前有无诱因　是否有受寒、劳累、可吸入颗粒及放射性化学物质接触史；是否服用血管紧张素转换酶抑制药等。

2. 咳嗽、咳痰的临床特征　包括以下几方面：①咳嗽的性质，有痰还是无痰；②咳嗽的音色，包括声音嘶哑、"鸡鸣"样咳嗽、"金属音"样咳嗽、咳嗽声音低微或无力等，可以辅助判断病情及疾病诊断；③痰的性状和痰量等。

3.伴随症状及体征　有无发热、胸痛、呼吸困难、咯血、盗汗、哮鸣音、杵状指（趾）等。

4.需要重点鉴别的疾病　包括慢性支气管炎急性发作、支气管扩张、支气管肺癌、肺结核、咳嗽变异性哮喘、鼻后滴漏综合征、嗜酸性粒细胞性支气管炎、胃食管反流病等，问诊时需要涉及，并加以鉴别。

5.诊断、治疗及护理经过　是否去过医院就诊；是否完善肺部X线、肺部CT、支气管激发试验、诱导痰细胞学等检查；是否药物治疗及其效果如何。

6.咳嗽对病人的影响　了解病人有无失眠、烦躁、焦虑、日常活动状况有无影响等；了解其家庭及社会因素对病人产生的影响。

7.一般情况　特别是发病以来精神、饮食、体重变化情况。

8.既往史　有无高血压，是否服用血管紧张素转换酶抑制药且服药时间是否与咳嗽发病时间相吻合；有无放射、化学物质及可吸入颗粒接触史。

9.个人史　有无过敏史，包括药物、食物、花粉等；有无吸烟史。

10.家族史　家族中有无哮喘病史。

(二)病史采集结果及病史资料分析

病史采集结果

病人4年前受凉后出现咳嗽、咳痰，多为白色黏痰，间或有黄色脓痰，无恶臭味，痰量每天数毫升至30 mL不等。声音无嘶哑，无发热、胸痛，无气促、喘息，无咯血，服用抗生素及止咳化痰药可缓解。此后反复出现上述症状，多于冬春季发作，晨起明显，咳白色黏痰，有时痰为黄色脓痰，痰量增多，痰液变稠，每年发作约3个月。近1周来病人咳嗽加重，咳黄色脓痰，痰量较多且不易咳出，无发热、胸痛，无气促、喘息，无咯血，无乏力消瘦，无盗汗。自服川贝枇杷膏无明显缓解。自发病以来，病人精神、饮食可，睡眠欠佳，大、小便正常。

否认高血压、糖尿病、心脑血管疾病史，否认结核病史，否认过敏性鼻炎、哮喘病史，否认食物药物过敏史。病人吸烟，30支/天×35年。无饮酒史。父母身体健康，否认哮喘家族史。

【病史资料分析】

1.发病年龄　成年发病，起病缓慢，病程较长，反复发作。

2.诱发及缓解因素　每年冬春季发作，止咳化痰药可缓解。

3.咳嗽的性质　咳嗽有痰称为湿性咳嗽，见于支气管炎、肺炎、支气管扩张、肺结核和肺脓肿等。咳嗽无痰或痰量极少为干性咳嗽。除了呼吸系统疾病之外，心血管疾病、神经因素、药物因素、心理性因素都会引起干咳。干咳最主要见于非感染性的咳嗽，如咳嗽变异性哮喘、变异性咳嗽、嗜酸粒细胞性支气管炎、气管受压、支气管异物等。

4.痰的性状和痰量

(1)痰的颜色、性状：白色泡沫或黏液样痰转为黄色提示细菌性感染的可能性大；

草绿色痰多为绿脓杆菌感染；铁锈样痰多为肺炎链球菌感染；红棕色胶冻状痰多与肺炎克雷伯菌感染有关；黏稠拉丝样白痰提示有真菌感染的可能；粉红色泡沫痰提示有肺水肿的可能；灰黑色痰多与大气污染或肺尘埃沉着症有关；红褐色或巧克力色痰应着重考虑阿米巴肺脓肿。

（2）痰的气味：痰一般无臭味，厌氧菌感染时有恶臭味。

（3）痰量：痰量常见于支气管扩张、弥漫性泛细支气管炎、肺脓肿、支气管胸膜瘘、肺泡细胞癌等。

5. 个人史 病人有多年的吸烟史。

6. 伴随症状

（1）伴发热：常见于呼吸系统感染，也可以见于肿瘤或结缔组织病等。

（2）伴胸痛：应考虑胸膜疾患（如胸膜炎、胸膜间皮瘤等）或者肺部疾患（如肺癌、肺炎及肺梗死）等。

（3）伴呼吸困难：常见于 COPD、支气管哮喘、支气管扩张、肺间质疾病，也可见于咽喉部病变（喉水肿、喉肿瘤）、气管或支气管异物、重症肺炎、肺结核、大量胸腔积液、气胸、左心衰等。

（4）伴咯血：多见于肺结核、支气管扩张、支气管肺癌、肺脓肿、二尖瓣狭窄、肺含铁血黄素沉着症、肺出血肾炎综合征等。

（5）伴脓痰：多见于感染性疾病，如支气管扩张、肺脓肿、空洞型肺结核、急性支气管炎、脓胸伴支气管胸膜瘘、弥漫性泛细支气管炎等。

（6）伴哮鸣音：多见于支气管哮喘、COPD、心源性哮喘、弥漫性泛细支气管炎、气管与支气管异物、支气管肺癌等。

（7）伴声音嘶哑：多为声带的炎症或肿瘤压迫喉返神经所致，可见于喉炎、喉结核、喉癌、肺癌转移致主动脉弓旁的淋巴结肿大等。

（8）伴杵状指（趾）：常见于 COPD、支气管肺癌、间质性肺疾病、支气管扩张、慢性肺脓肿等。

（三）初步诊断假设及思维提示

病人为中年男性，病程 4 年，反复咳嗽、咳痰，多于冬春季发作，每年发作约 3 个月。晨起咳嗽明显，多为白黏痰。既往无哮喘、鼻炎病史，有吸烟史 35 年。符合慢性支气管炎的临床表现特征。近 1 周来病人咳嗽加重，咳黄色脓痰，痰量较多且不易咳出，无发热胸痛，无气促喘息，无咯血，无乏力消瘦，无盗汗。考虑慢性支气管炎急性发作且细菌感染的可能性大。慢性支气管炎的诊断还须排除其他疾病。病人无劳力性呼吸困难、乏力，以及肢体浮肿等心力衰竭相关的症状，本病例不支持心血管疾病引起的咳嗽。病人无流涕、打喷嚏，无鼻炎、鼻窦炎，不考虑鼻后滴漏综合征等疾病。咳嗽变异性哮喘以咳嗽为主要临床表现，容易被冷空气、油烟、灰尘、花粉等刺激因素诱发，无明显喘息，常有个人过敏史和家族遗传史。病人的临床表现与咳嗽变异性哮喘不相符，支气管激发试验可以鉴别。典型的支气管扩张表现为反复咳大量脓痰和咯血，该病人病史不符，进一步行胸部 X 线、CT 检查可以确定诊断。肺结核常有慢性咳嗽，伴发热、乏力、盗汗及消瘦等症状,与该病人症状不吻合,胸部 X 线、CT,以及病原学检查可以鉴别。支气管肺癌病人亦多有长期吸烟史,并常有顽固性刺激性咳嗽,近期出现咳嗽性质改变、咯血等。通过胸部 CT、支气管镜及经皮肺活体组织检查等可明确诊断。嗜酸性粒细胞性支气管炎,临床症状与慢性支气管炎类似,必要时可行诱导痰细胞学检查,如果痰嗜酸性粒细胞比例增加(≥2.5%),同时排除其他引起痰嗜酸性粒细胞增多的疾病,可以明确诊断。

(四)心理、社会评估

病人为中年男性,持续咳嗽 4 年,但没有及时就诊,其中的原因需要进一步探究。疾病是否对其产生一定的心理压力、以后能否戒烟、是否选择健康的生活方式等都是需重点关注的问题。采用抑郁自评量表(SDS)、焦虑自评量表(SAS)评估病人心理、社会状况。

心理、社会评估结果

该病人为中年货车司机,性格开朗,家里经济状况一般,感觉有一定经济压力。自认为咳嗽是吸烟所致,不会出现严重后果,故咳嗽 4 年未就医。此次咳嗽加重,担心是肺癌,故特意来医院就诊。因工作需要,常吸烟提神,加上周边朋友都吸,没有信心戒烟。

一般情况:自行步入病房,年貌相符,衣着整洁,意识清晰,时间、地点、人物定向力准确,接触交谈被动合作,自知力完整,主动求治。

认知活动:否认错觉、幻觉及感知综合障碍。注意力集中,记忆力及智能正常。

情感反应:情感反应协调,未见情绪焦虑。未查及既往有持续存在的情感高涨史。

意志行为活动:意志行为活动正常,日常生活自理,饮食、睡眠差尚可,觉得自己心理状况较好,否认存在自伤、自杀及冲动伤人毁物行为。

SDS 评定:抑郁严重指数 0.46,无抑郁症状。

SAS 评定:标准分为 34 分,无焦虑症状。

【思维提示】

病人反复咳嗽、咳痰 4 年,一直未予重视,吸烟 35 年,且没信心和意愿戒烟,说明病人缺乏疾病相关知识,对身体健康不够重视。目前虽没有明显心理压力,但需要关注其心理状况,以利于身心康复。

三、体格检查

(一)体格检查要点

病人主诉为咳嗽、咳痰,对病人进行全面体格检查的同时,应重点检查体重、面容、锁骨腋窝淋巴结、鼻部、口唇、手指、心肺体征、双下肢。

（二）体格检查结果

体格检查结果

T 36.5℃，P 70 次/min，R 16 次/min，BP 125/76 mmHg，体重 65 kg，SpO_2 98%。正常面容，神志清楚，精神可。锁骨上方及腋窝未扪及肿大淋巴结。鼻外观无畸形，鼻腔无异常分泌物，鼻中隔无偏曲。口唇无发绀，无杵状指。颈静脉无充盈。胸廓正常，呼吸平稳，无"三凹征"，双肺呼吸音粗，双肺未闻及干、湿啰音。HR 80 次/min，律齐，心脏各瓣膜区未闻及杂音。双下肢无水肿。

【思维提示】

进行性肺结核与肺癌病人常有明显的体重减轻。肺癌如转移，有时可于锁骨上窝、腋窝扪及肿大的淋巴结。鼻部疾患导致的鼻后滴漏综合征可表现为咳嗽；有些慢性心肺疾病可出现杵状指（趾）。左心衰竭的重要体征是心脏、肺体征，肺部会出现淤血，如双肺啰音、呼吸音低，啰音往往有特点，即移动性啰音，病人左侧卧位、右侧卧位时明显有移动性啰音，肺炎啰音比较固定。心脏体征除了原发性心脏病体征之外，还可以听到心衰相关 P2 亢进、心音低钝、第三心音等，但这些往往不是很典型。其他肺部疾病引起的咳嗽可以伴随肺部阳性体征。该病人无明显的肺部阳性体征，结合病史考虑慢性支气管炎的诊断可能性大。但需要进行进一步的实验室及影像学检查，以排除肺结核、肺癌、支气管扩张、特发性肺纤维化、COPD、左心衰竭等疾病，并判断是否有细菌感染及可能的病原菌。

四、实验室及辅助检查

（一）检查项目及目的

1. 血常规　细菌感染时可见白细胞和（或）中性粒细胞增多。
2. 痰液检查　可发现致病菌。
3. 胸部 X 线检查　可发现肺部疾病。
4. 呼吸功能检测　可鉴别有无 COPD。

（二）检查结果

实验室及辅助检查结果

1. 血常规　WBC 11.7×10^9/L，N 79%。
2. 痰液检查　痰培养示正常菌群。
3. 胸部 X 线检查　双下肺纹理增粗、紊乱。
4. 肺功能　第一秒用力呼气量（FEV1）占用力肺活量（FVC）的比值（即 FEV1/FVC）为 85%，FEV1 占预计值百分比（即 FEV1%）为 80%。轻度阻塞性通气功能障碍。

【思维提示】

病人胸部 X 线检查结果可以排除肺结核、肺癌、支气管扩张、左心衰竭等疾病，肺功能显示有轻度阻塞性通气功能障碍，但未达到 COPD 的诊断标准。进一步证实慢性支气管炎急性发作的诊断成立。白细胞及中性粒细胞增加，提示细菌感染可能性大。

五、疾病的临床诊断及处理原则

（一）临床诊断

慢性支气管炎急性发作。

（二）处理原则

1. 控制感染　根据经验选用抗生素，或根据药敏试验结果选用抗生素。
2. 镇咳祛痰　如黏液调节药、黏液溶解药、黏液动力药、刺激性祛痰药。
3. 教育与管理　避免吸入有害气体和颗粒；劝导吸烟的病人戒烟；加强锻炼，增强体质，提高机体抵抗力，预防感冒；可试用免疫调节药，接种流感疫苗、肺炎链球菌疫苗，提高免疫力。

六、护理诊断

（一）护理诊断思路

该病人近 4 年来反复咳嗽咳痰，加重 1 周，目前病人咳黄脓痰，痰量较多且不易咳出，说明清理呼吸道无效，这是首先要处理的护理问题。病人为中年货车司机，担心患肺癌，这也是导致该病人就诊的主要原因，可能也是睡眠不好的原因之一。病人有吸烟史 35 年，家里经济状况一般，觉得咳嗽不碍事。因工作需要，常吸烟提神，加上周边的朋友都吸，没有信心戒烟，这些都提示病人对如何预防慢性支气管炎急性发作、维护健康等缺乏正确的认知。肺功能提示轻度阻塞性通气功能障碍，须警惕潜在并发症。

（二）主要护理诊断

1. 清理呼吸道无效　与痰液黏稠、聚积且位置较深有关。
2. 睡眠形态紊乱　与咳嗽咳痰、担心疾病预后有关。
3. 知识缺乏：缺乏疾病预防、健康维护相关知识
4. 潜在并发症：肺气肿、支气管扩张

慢性支气管炎的诊断、治疗和预后（慢性支气管炎诊疗指南）

一、慢性支气管炎的诊断

①慢性（每年持续或累计3个月、连续2年以上）咳嗽（多伴咳痰，起病初时咳嗽有力、反复发作而加重），并发肺气肿，咳痰（多为大量白色黏液痰，清晨夜间较多；合并感染时痰量增加、且变稠、呈黄/绿色；年老病重者不易咳出），伴或不伴喘息。多在冬季反复发作，常以感冒为诱因。②如每年发病持续不足3个月，而有明确的客观检查依据，亦可诊断。③排除心肺等其他疾患所致者。

二、慢性支气管炎的治疗要点

（一）急性发作期的治疗

1. 控制感染　多依据病人所在地常见病原菌经验性选用抗生素，一般口服，治疗效果欠佳或病情严重时可静脉给药。如青霉素类、二代头孢类、大环内酯类、喹诺酮类等抗生素。如培养出细菌，则根据药敏试验选用抗生素。

2. 镇咳祛痰　如黏液调节药、黏液溶解药、黏液动力药、刺激性祛痰药。

3. 平喘　有气促喘息者加用支气管扩张药，如茶碱类或β受体激动药等吸入剂药物。

（二）临床缓解期的治疗

劝导吸烟的病人戒烟；避免吸入有害气体和颗粒；加强锻炼，增强体质，提高机体抵抗力，预防感冒；反复呼吸道感染者可试用免疫调节药，接种流感疫苗、肺炎链球菌疫苗。

三、慢性支气管炎的预后

大多数病人预后良好，少数体质弱者可迁延不愈，应重视。

（龚素波）

第三节　咯血

病例3

病人：男性，48岁，汉族，农民，已婚。

主诉：反复咳嗽、咳痰8年，再发4天，咯血2天

咯血是指喉部及喉部以下的呼吸系统器官（即气管、支气管或肺组织）的出血，从口腔排出。咯血不仅可由呼吸系统疾病引起，也可由循环系统疾病、外伤，以及其他系统疾病或全身性因素引起，应与口腔、鼻腔、咽部出血，以及呕血相鉴别。

一、疾病诊断的基本思路

当病人主要症状为咯血时，首先，需要弄清楚是不是真的咯血，要排除上消化道出血引起的呕血或口腔、鼻、咽部等喉以上部位的出血。其次，应迅速了解咯血的量、颜色、持续时间以判断是否为大咯血，以便及时抢救。最后，通过详细的问诊和查体分析咯血的病因是支气管肺疾病、心血管疾病、血液系统疾病还是全身性疾病。造成咯血的相关疾病有多种，主要见于呼吸和心血管系统，应基于人体解剖思路，构建咯血的相关疾病诊断思路。

(一)呼吸系统疾病

1.支气管疾病　有支气管扩张、支气管肺癌、支气管结核和慢性支气管炎、支气管结石、支气管腺瘤等。其发生机制主要是炎症、肿瘤、结石致毛细血管通透性增加，或黏膜下血管破裂所致。

2.肺部疾病　有肺结核、肺炎、肺脓肿、肺栓塞、肺真菌病、肺泡炎、肺含铁血黄素沉着症、肺出血肾炎综合征等。在我国，肺结核仍是引起咯血的首要原因。肺结核咯血的机制为结核病变致毛细血管通透性增高，引起少量咯血；如病变使小血管管壁破溃，则引起中等量咯血；如结核空洞壁肺动脉分支形成的小动脉瘤破裂，或继发的支气管扩张形成的动静脉瘘破裂，则引起大量咯血。

(二)心血管系统疾病

心血管系统疾病有二尖瓣狭窄、急性左心衰竭、先天性心脏病所致的肺动脉高压或原发性肺动脉高压、肺栓塞、肺血管炎等。心血管系统疾病可引起少量、中等量或大量咯血。其机制多为肺淤血造成肺泡壁或支气管内膜毛细血管破裂和支气管黏膜下层支气管静脉曲张破裂。

(三)其他

1.血液病　如白血病、血友病、血小板减少性紫癜、再生障碍性贫血等。
2.风湿性疾病　如系统性红斑狼疮、朗格汉斯细胞组织细胞增生症、结节性多动脉炎、Wegener肉芽肿、贝赫切特综合征等。
3.急性传染病　如肺出血型钩端螺旋体病、流行性出血热等。
4.气管、支气管子宫内膜异位症等

二、病史采集

(一)病史采集要点

该病人的主要症状是咳嗽、咳痰、咯血，重点是咯血，对于咯血的评估主要从如下几方面考虑。

1.明确是否为咯血　需要与口腔、鼻腔出血及呕血鉴别。询问是否有口腔、鼻腔疾病，口腔、鼻腔出血的鉴别重点在于体查和鼻咽镜检查。与呕血鉴别需要询问既往是否患消化系统、呼吸系统疾病，出血前症状、出血方式、血液颜色和性状、血中混杂物、出血后痰液性状及是否有黑便。

2. 咯血的临床表现特征　咯血的诱因、咯血的次数、咯血量和持续时间等。

3. 伴随症状　有无发热、胸痛、脓痰、皮肤黏膜出血、杵状指、黄疸。

4. 咯血对病人的影响　包括有无焦虑、恐惧的情绪，对饮食、休息、睡眠及小便有无影响等。

5. 个人史　有无结核病人接触史、吸烟史、职业性粉尘接触史、生食海鲜史及月经史等。

6. 诊断、治疗及护理经过　是否去医院就诊；是否完善血小板、凝血功能、肺部CT、心脏B超等检查；是否用过垂体后叶素或止血药物；是否行介入治疗，并询问治疗效果如何。

7. 需要重点鉴别的疾病　与咯血相关的疾病如支气管扩张、肺结核、肺癌、肺部感染、心血管疾病等，问诊时均需要涉及，并加以甄别。

（二）病史采集结果及病史资料分析

病史采集结果

病人8年前开始无明显诱因反复出现咳嗽、咳黄色脓痰，晨起时症状明显，痰量多时约30 mL/天。咳嗽加剧时自行至药房购买阿莫西林、头孢类抗生素及化痰、止咳类药物，未至医院诊治。4天前受凉后，咳嗽咳痰加剧，咳黄脓痰，约50 mL/天，有时难以咳出。无发热、气促、胸痛，自服化痰、止咳类药物无好转，未就诊。2天前开始反复出现咯血，为鲜红色，部分为痰中带血，总量不超过40 mL。无发热、盗汗，无明显胸痛、胸闷、气促，无恶心、呕吐、反酸，无腹痛、便血，皮肤无瘀斑，关节肌肉无疼痛。无抗血小板和抗凝药物使用史。病人起病来，精神、睡眠、食欲可，大小便正常。

否认高血压、糖尿病、心脑血管疾病史，否认肝炎、结核、疟疾病史，否认消化系统疾病史，否认精神疾病史，否认外伤、输血史，否认食物、药物过敏史，预防接种史不详。病人吸烟，20支/天×33年。无饮酒史。

【病史资料分析】

1. 与口腔、鼻腔出血及呕血鉴别　口腔、鼻腔和上消化道的出血有时易和咯血混淆。鼻腔出血多由前鼻孔流出，并常在鼻中隔前下方发现出血灶，诊断较易；有时鼻后部的出血量较多，血从后鼻孔沿咽壁下流至咽喉部、气管，而易误诊为咯血，鼻咽镜检查可以确诊。其次，还须检查有无鼻咽癌、喉癌、口腔溃疡、咽喉炎及牙龈出血的可能性。此外，还需要与呕血鉴别，见表2-3-1。

2. 咯血的诱因　病人的疾病不同，咯血的诱因也不相同。如肺结核病人需要考虑是否劳累、抵抗力低下、着凉感冒、心理压力较大等诱因；剧烈咳嗽、重体力劳动、情绪紧张和日光暴晒也可以引起咯血。支气管扩张引起咯血的诱因多为感染。还需要询问有无外伤等诱因。

表 2-3-1　咯血与呕血的鉴别

	咯血	呕血
出血途径	经气管咯出	经食管呕出，呈喷射状
颜色和形状	颜色鲜红、泡沫状	暗红或咖啡色、无泡沫
伴随物	常混有痰液	混杂食物或胃液
酸碱性	碱性	酸性
前驱症状	咳血前常有喉部瘙痒	呕血前常有上腹不适或恶心
出血后表现	血痰	黑便
病史	肺部或心脏病史	胃或肝病史

3. 咯血的临床表现特征

（1）咯血量、次数和时间：对咯血量的估计有不同的定义，通常规定 24 小时内咯血大于 500 mL（或 1 次咯血量 100 mL 以上）为大量咯血；100～500 mL 为中等量咯血；小于 100 mL 为少量咯血。大量咯血常见于空洞型肺结核、支气管扩张和慢性肺脓肿。临床上准确估计咯血量有时是很困难的，一方面病人咯出的血中可能会混有痰液或唾液，另一方面咯出的血量并不一定等于其肺内真正的出血量。还应注意疾病的严重程度与咯血量有时并不完全一致。对于咯血量的估计除了单次出血量以外还应当考虑咯血的次数。综合咯血量、咯血持续时间以及机体的状况，考虑咯血的预后和危险性。

（2）咯血的颜色和性状：肺结核、支气管扩张、肺癌、肺脓肿、出血性疾病所致的咯血为鲜红色；铁锈色血痰可见于肺炎链球菌感染；红色胶冻痰可见于肺炎克雷伯菌肺炎；二尖瓣狭窄所导致的咯血多为暗红色；左心衰竭可咳粉红色泡沫痰；肺栓塞引起的咯血可为黏稠、暗红色的血痰。

4. 咯血的伴随症状

（1）伴有发热、咳嗽、咳脓痰等：①长期低热、盗汗、消瘦的咯血病人，常见于肺结核。②反复咳嗽、咳脓痰，不伴发热，常见于支气管扩张；③咯血、发热同时伴咳嗽、咳大量脓痰，应考虑肺脓肿；④咯血伴有急性发热的病人常见于肺炎或急性传染病，如流行性出血热。

（2）伴呛咳：常见于气道异物、气道肿瘤、支气管肺癌。

（3）伴胸痛、呼吸困难：应考虑肺栓塞、肺癌和肺炎。

（4）伴关节痛、肌肉痛：应考虑狼疮性肺炎。

（5）伴血尿或尿量明显减少：应考虑 ANCA 相关性血管炎、肺出血肾炎综合征及系统性红斑狼疮等。

（6）伴皮肤瘀斑或口腔出血：可见于血液系统疾病、传染病。

5. 个人史

（1）儿童少量咯血伴有慢性咳嗽、贫血，应注意特发性含铁血黄素沉着症。

（2）幼年发生咯血者，常见于支气管扩张、先天性心脏病。

（3）咯血的青壮年须注意肺结核、支气管扩张等。

（4）中老年病人咯血如伴有慢性咳嗽且吸烟，须警惕支气管肺癌。

（5）反复咯血的年轻女性要注意支气管结核。

（6）生育期女性的咯血如与月经周期相关，应考虑子宫内膜异位症。

（7）女性病人的咯血伴有多系统损害，应警惕结缔组织病，如系统性红斑狼疮、结节性多动脉炎等。

（8）基础疾病及个人生活史。

（三）初步诊断假设及思维提示

病人为中年男性，有33年吸烟史，咳嗽、咳黄脓痰8年，提示慢性呼吸系统疾病史。4天前受凉后咳嗽、咳痰加剧，2天前出现咯鲜红血，首先考虑支气管扩张引起的反复咳脓痰、咯血。病人无消化性溃疡、肝硬化等消化系统疾病史，目前无恶心、呕吐、反酸，无上腹痛、腹胀，且主要表现为咳脓痰，痰中带鲜红色血，无食物残渣，非暗红色，故可排除呕血。病人无低热、盗汗，暂不考虑肺结核，但亦须排除。病人为中年男性，有吸烟史，咳嗽、咯血须排除肺癌，只是结合病人既往反复咳脓痰，更倾向于支气管扩张，可进一步检查排除。病人无胸痛、呼吸困难，不支持肺血栓栓塞的诊断；病人无发热、关节肌肉疼痛、小便异常，无多系统损害，暂不考虑流行性出血热等传染病和结缔组织疾病；病人全身无出血倾向，不倾向于血液系统疾病。

（四）心理、社会评估

该病人持续咳嗽8年，但没有及时就诊治疗，需要详细询问其原因。重点评估病人有无焦虑、压力源以及家属对病人所患疾病的认知及对病人的关心照顾程度。采用抑郁自评量表（SDS）、焦虑自评量表（SAS）、社会支持评定量表（SSRS）评估病人的心理、社会状况。

心理、社会评估结果

该病人性格开朗，认为咳嗽不是大病，就医既麻烦又花钱，故反复咳嗽8年未系统诊治。夫妻均务农，有父母双亲需要赡养，两个女儿为在校学生，家庭经济负担重。家庭关系尚好，家人对病人很关心，此次患病，担心其病情及预后。

一般情况：年貌相符，衣着整洁，面容憔悴，自行步入病房，意识清晰，时间、地点、人物定向力准确，接触交谈被动合作，语音、语速、语量适中，自知力完整，被动讲述自己病情，有求治欲望。

认知活动：否认错觉、幻觉及感知综合障碍。思维内容及思维形式正常，注意力集中，记忆力尚好，智能正常。

情感反应：情感反应协调，情绪尚稳定，表示担心。

意志行为活动：意志行为活动正常，日常生活自理，食欲、睡眠尚可。否认存在自伤、自杀及冲动伤人毁物行为。

SDS评定：抑郁严重指数0.48，无抑郁症状。

SAS 评定：标准分 33 分，无焦虑症状。

SSRS 评定：总分 35 分，其中主观支持 20 分，客观支持 9 分，支持利用度 6 分，社会支持一般。

【思维提示】

病人家庭和睦，虽有一定的经济压力，对病情及预后有些担忧，但无明显的焦虑、抑郁情绪。评估结果显示病人对疾病缺乏正确认知，不排除后续诊疗和护理给病人造成新的压力。

三、体格检查

（一）体格检查要点

大量咯血病人发作时可有表情焦虑、情绪紧张、皮肤出冷汗、心率增快、血压升高等。进行性肺结核与肺癌病人可伴有体重减轻；如有全身出血性倾向，则应怀疑是否患有血液系统疾病；如为肺癌转移，则有时可扪及肿大的锁骨、腋窝淋巴结；如有二尖瓣面容、心脏瓣膜区杂音，则提示咯血可能是由心脏疾病引起；如为慢性心肺疾病，则可出现杵状指（趾）。

（二）体格检查结果

体格检查结果

T 36.6℃，P 80 次/min，R 19 次/min，BP 130/78 mmHg，SpO$_2$ 96%，BMI 19.72 kg/m^2。神志清楚，自动体位，查体合作，对答切题。皮肤无瘀点、瘀斑，锁骨上方及腋窝未扪及肿大淋巴结。未见二尖瓣面容。鼻外观无畸形，鼻腔无异常分泌物，鼻中隔无偏曲。唇无发绀，口腔黏膜无出血。胸廓无畸形。双肺呼吸音粗，左下肺可闻及粗湿啰音。HR 80 次/min，律齐，心脏各瓣膜区未闻及杂音。腹部及神经系统检查（−），可见杵状指，双下肢无水肿，关节无肿胀。

【思维提示】

体格检查结果进一步排除了肺外疾病和全身性疾病。未见二尖瓣面容，心脏体查阴性，双下肢无水肿，提示心脏病引起咯血可能性不大；体温正常、肺外无阳性体征，如皮肤无瘀点、瘀斑，口腔黏膜无出血，关节无肿胀，不支持血液系统疾病、结缔组织、传染病等全身性疾病的诊断。病人既往反复咳黄色脓痰，肺部可闻及湿啰音，目前最大可能性是支气管扩张，受凉后诱发咯血。需要进一步进行相关实验室和影像学检查，以明确诊断。

四、实验室及辅助检查

（一）检查项目及目的

1. 血常规及炎症标志物　当细菌感染引起支气管扩张症急性加重时，白细胞、中性粒细胞比值及 C 反应蛋白(CRP)可升高。

2. 血清免疫球蛋白(IgG、IgA、IgM)　合并免疫功能缺陷者可出现血清免疫球蛋白缺乏。

3. 肝肾功能　以了解其功能状态,以评价病情及指导用药。

4. 凝血功能　凝血酶原时间等检查有助于出血性疾病的诊断。

5. 痰液检查　有助于发现结核杆菌、细菌、癌细胞、寄生虫卵等。

6. 胸部 X 线检查　判断有无支气管扩张缺乏特异性,病变轻时该检查结果正常。

7. 胸部高分辨率 CT 扫描(HRCT)　胸部 HRCT 可在横断面上清楚地显示扩张的支气管,且因其无创、易重复、易接受的特点,已成为目前诊断支气管扩张的主要方法。

8. 纤维支气管镜检查　纤维支气管镜检查可以明确出血、扩张或阻塞的部位,可以通过纤支镜采样用于病原学诊断及病理诊断,还可经纤维支气管镜进行局部灌洗,取灌洗液标本行病原学、细胞学等检查,协助诊治。

(二)检查结果

实验室及辅助检查结果

1. 血常规　Hb 131 g/L, WBC 9.5×10^9/L, N 76%, PLT 201×10^9/L。

2. CRP　20 mg/L。

3. 血清免疫球蛋白　IgG 10.3 g/L, IgA 3.2 g/L, IgM 2.1 g/L。

4. 肝功能　ALT 15 IU/L, AST 26 IU/L, TP 69 g/L, ALB 40 g/L, GLB 29 g/L, TB 14 μmol/L, DB 3.1 μmol/L。

5. 肾功能　BUN 6.1 mmol/L, Cr 67 μmol/L, UA 320 μmol/L。

6. 凝血功能　PT 8 s, APTT 34 s。

7. 痰培养　正常菌群生长。

8. 胸部 HRCT　双侧胸廓对称,双肺纹理增多,右中肺及双下肺纹理紊乱,可见大小不等的囊样透亮影,壁厚薄不均(图 2-3-1)。

9. 纤维支气管镜　双侧支气管化脓性炎症。行肺泡灌洗并将灌洗液送检,行培养显示正常菌群生长。

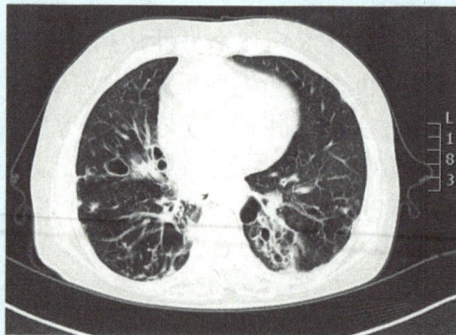

图 2-3-1　胸部 HRCT 影像

【思维提示】

病人血小板及凝血功能正常，不支持血液系统疾病的诊断。血常规结果显示 WBC 9.5×10^9/L，N 76%，胸部 HRCT 可见大小不等的囊样透亮影，壁厚薄不均，明确了支气管扩张的诊断。病人 Hb 131 g/L，无贫血，支持少量咯血的诊断。

五、疾病的临床诊断及处理原则

（一）临床诊断

支气管扩张症（急性加重期）。

（二）处理原则

1. 抗感染　支气管扩张病人出现痰量增多及脓性成分增加等急性感染征象时，应使用抗感染药物。如存在铜绿假单胞菌感染，则应选用具有抗假单胞菌活性的 β-内酰胺类抗生素、喹诺酮类、碳青霉烯类、氨基糖苷类等。

2. 止血　咯血量少的病人，可口服云南白药等止血药；若咯血量中等，可静脉给予垂体后叶素或酚妥拉明；若咯血量大，经内科治疗无效，可行支气管动脉栓塞治疗或手术治疗。酌情选用促凝血药和抗纤维蛋白溶解药物。酌情选用经支气管镜治疗，尽管大咯血时进行支气管镜操作可能有加重咯血的危险，但在必要时仍不失为有效的诊断治疗措施。

3. 预防咯血引起的窒息及失血性休克　尤其是大量咯血，病人可采取头低足高45°的俯卧位；开放气道：用手取出或吸痰管吸出病人口中的血块；拍背：轻拍健侧背部促进气管内的血液排出；必要时输血、输液。

4. 改善气流受限　如有气道阻塞的病人予支气管舒张药可改善气流受限并帮助清除分泌物。

六、护理诊断

（一）护理诊断思路

病人8年来反复咳嗽，咳黄色脓痰，近日出现咯血，这是该病人就诊的主要原因。大量咯血时因血液在支气管内滞留或失血，可直接导致病人死亡，这是首先要考虑的护理问题。若出现这种情况，病人表现为大咯血过程中咯血突然减少或中止，继而出现气促、胸闷、躁动不安或紧张、恐惧、大汗淋漓、颜面青紫等症状，重者出现意识障碍，需要特别警惕。此外，咯血后血液滞留于支气管，可继发感染、肺不张，护理过程中需要认真观察和评估。病人痰多且黏稠，难以咳出，提示清理呼吸道无效。病人常年患有呼吸道疾病，但文化程度不高，对疾病的认知水平低，对自己的健康重视程度不高。最近病人有咯血，担心患肺癌，加之家庭负担重，社会支持一般，这些势必对病人心理造成很大压力。尽管病人的焦虑、抑郁自评结果为阴性，仍需要关注病人的心理并进行疏导，才有利于健康的恢复。

（二）护理诊断

1. 潜在并发症：窒息、失血性休克
2. 清理呼吸道无效　与痰多黏稠、无效咳嗽有关。
3. 有感染的危险　与机体抵抗力下降、扩张的支气管黏膜防御力下降有关。
4. 知识缺乏：缺乏支气管扩张症预防、治疗的相关知识

循证支持：2021年中国成人
支气管扩张症诊断与治疗专家共识

（龚素波）

第四节　呼吸困难

病例4

病人：男性，78岁，汉族，农民，小学文化，丧偶。
主诉：反复咳嗽咳痰30年，呼吸困难10年，加重10天。

呼吸困难是指病人主观上感觉氧气不足，呼吸费力；客观上表现为呼吸用力，伴有呼吸频率、深度与节律的异常。严重者可出现张口呼吸、鼻翼扇动、端坐呼吸，甚至发绀、辅助呼吸肌参与呼吸运动。

一、疾病诊断的基本思路

引起呼吸困难的原因有许多，主要为呼吸系统和循环系统疾病。

1. 呼吸系统疾病

（1）大气道阻塞：如喉、气管、主支气管的肿瘤、异物、瘢痕所致狭窄或阻塞等。

（2）慢性气道炎症：支气管哮喘、COPD、支气管扩张、嗜酸粒细胞增多相关性肺疾病等。

（3）肺部疾病：感染性疾病如肺炎、肺脓肿、肺结核等；肿瘤如原发性支气管肺癌、转移癌；其他如间质性肺疾病、肺血管性疾病、肺水肿等。

（4）胸壁、胸廓、胸膜腔疾病：如胸壁炎症、先天性/后天性胸廓畸形、胸壁外伤、胸腔积液、气胸、广泛胸膜粘连等。

2. 循环系统疾病　常见于左心和（或）右心衰竭、心包疾病、肺栓塞和原发性或继发性肺动脉高压等。

3. 神经肌肉相关疾病　如脊髓灰质炎病变累及颈髓、急性多发性神经根神经炎、重症肌无力累及呼吸肌、远动神经元病、神经系统副肿瘤综合征等。

4. 膈肌运动障碍　如膈肌麻痹、大量腹腔积液、腹腔巨大肿瘤、胃扩张和妊娠末期等。

5. 药物或毒物中毒　如糖尿病酮症酸中毒、吗啡类药物中毒、有机磷杀虫药中毒、

氧化物中毒、亚硝酸盐中毒和急性一氧化碳中毒等。

6. 神经系统疾病或精神因素　如脑出血、脑炎、脑膜炎等颅脑疾病引起呼吸中枢功能障碍和精神因素所致的呼吸困难，如焦虑症、癔症等。

7. 血液病　常见于重度贫血、高铁血红蛋白血症、硫化血红蛋白血症等。

二、病史采集

(一)病史采集要点

该病人主要症状为"咳嗽、咳痰、呼吸困难"，对于呼吸困难的评估主要从如下几方面考虑。

1. 发病前有无诱因　是否有受凉感冒、劳累、情绪激动、接触呼吸道刺激物、异物吸入、过敏原等诱因。

2. 临床表现特点及伴随症状　呼吸困难起病缓急，持续时间，以及缓解方式，日常活动耐量评估严重程度。是否伴随发热、咳嗽咳痰、喘息、胸闷胸痛，能否平卧，有无夜间阵发性呼吸困难、腹胀、双下肢水肿等。

3. 呼吸困难对病人的影响　有无营养不良、焦虑或恐惧、疼痛、睡眠障碍、日常生活能力受限等。

4. 有无相关的疾病史　既往有无呼吸系统、心血管系统、血液系统和中枢神经系统及精神因素所致呼吸困难史，毒性物质接触史等。

5. 诊治及护理经过　收集相关病例资料，如血气分析、血生化、炎性指标、病原学、肺功能、肺部 CT、心脏彩超等结果，外院具体的治疗方案，病人症状是否缓解或加重。

6. 需要重点鉴别的疾病　支气管哮喘、慢性支气管炎、支气管扩张、肺栓塞、冠心病、心脏瓣膜病等，问诊时需要涉及，并加以鉴别。

(二)病史采集结果及病史资料分析

> **病史采集结果**
>
> 病人近 30 年来反复发作性咳嗽、咳痰，多为白色黏液痰，以清晨、夜间明显，曾诊断为慢性支气管炎，经抗感染、止咳、平喘治疗后缓解，但遇到天气变凉或冬春季节便反复发作。近 10 年来病人出现活动后(爬 3 楼、快步行走等)感到呼吸困难，休息后可缓解。近 5 年来病人长期进行家庭氧疗，不规律吸入"沙美特罗替卡松吸入粉雾剂(舒利迭 50 μg/500 μg)，每次 1 吸，每天 2 次"，2020—2021 年因咳嗽、咳痰、呼吸困难加重在当地医院住院治疗 1~2 次。本次入院前 10 天，淋雨后咳嗽加重，咳黄色脓痰，痰量较前增多，伴明显呼吸困难和双下肢水肿，当地医院予以头孢哌酮舒巴坦+左氧氟沙星、氨茶碱等药物治疗后 1 周，病情改善不明显，平地行走也感呼吸困难，不能完成日常活动，尿量减少，双下肢水肿，无发热，无盗汗、胸痛及咯血，以"COPD、肺心病并发呼吸衰竭"收入院。

　　既往无"高血压、冠心病、糖尿病"等病史，无"肝炎、结核"等传染病史。有40年吸烟史，每日20～30支。否认药物、食物等过敏史。无化学物质接触史。无肿瘤、高血压、糖尿病及出血性疾病等病史。家族中无传染病、遗传病病史。

【病史资料分析】

1. **病史特点**　病人为老年男性，有长期吸烟史，反复咳嗽、咳痰30年，受凉或天气变化时发病，不规律使用药物，症状逐渐加重，发作频繁，呼吸困难10年，加重10天，出现双下肢水肿。既往无特殊情况。目前需要对导致呼吸困难的病因进行鉴别。

2. **呼吸困难的病因鉴别**　肺源性呼吸困难和心源性呼吸困难的鉴别见表2-4-1。

表2-4-1　肺源性呼吸困难和心源性呼吸困难的鉴别

	肺源性呼吸困难	心源性呼吸困难
发病年龄	多在儿童、青年、老年	多40岁以后起病
发作时间	任何时间都可发作，以冬春多发	常在夜间出现阵发性呼吸困难
病史	常有家族史、过敏史、哮喘发作史，无心脏病史	有高血压病、动脉硬化、心脏病、心脏扩大，心脏杂音等病史
临床表现	咳白色黏痰或黄色痰	咳粉红色泡沫痰
	呼吸困难与体位关系不大 吸气性呼吸困难(三凹征)/呼气性呼吸困难/混合性呼吸困难	劳累性呼吸困难 夜间阵发性呼吸困难 端坐呼吸，坐位后呼吸困难缓解
	意识改变者，考虑肺性脑病可能	
体格检查	听诊可闻及干啰音	听诊可闻及显著湿性啰音
辅助检查	D-二聚体明显升高，须警惕急性肺栓塞	BNP/NT-proBNP明显升高，排除非重症感染、快速心律失常及肾功能不全
	血气分析示低氧血症合并高CO_2分压	肌钙蛋白I/T明显升高
	胸片示肺炎、气胸、胸腔积液等	胸片示心脏扩大合并肺淤血和肺水肿
	ECG示肺性P波、右心大	ECG示心肌缺血或M样改变、心律失常

3. **呼吸困难的伴随症状**

（1）伴喘息：发作性呼吸困难多见于支气管哮喘、心源性哮喘；突发性呼吸困难多见于急性喉头水肿、气道异物吸入、自发性气胸、急性肺栓塞等。

（2）伴发热：见于肺炎、肺脓肿、肺结核、胸膜炎、急性心包炎等。

（3）伴咳嗽咳痰：见于COPD、肺炎、支气管扩张、肺脓肿等。

（4）伴咯血：粉红色泡沫痰，见于急性左心衰；鲜红色痰，见于肺栓塞、肺癌、肺泡出血、肺血管畸形等。

（5）伴单侧胸痛：见于急性胸膜炎、大叶性肺炎、肺栓塞、气胸、支气管肺癌、急性心肌梗死等。

（6）伴意识障碍：见于肺性脑病、重症肺炎、脑血管意外、颅脑感染性疾病、糖尿病酮症酸中毒、尿毒症、急性中毒等。

（三）疾病初步诊断假设及思维提示

病人为老年男性、有长期吸烟史，吸烟指数为 800～1200。病史特点：咳嗽咳痰 30 余年，呼吸困难 10 年，加重 10 天，具有 COPD 的危险因素，其临床表现也相符合，初步考虑为 COPD。咳白色黏液而非粉红色泡沫痰，没有与心脏相关的基础病变，不考虑心源性呼吸困难。病程为非突发性的呼吸困难，可排除急性肺栓塞、急性喉水肿、气管异物等疾病。既往无咯血的病史，仅有胸闷、喘息，可暂不考虑肺恶性肿瘤。病人本次有脓痰、痰量增加，可能合并支气管炎或肺炎等。故根据危险因素和病史推断，该病人为 COPD 急性加重期可能性大。病人精神差，应注意观察其意识状态，完善血气分析检查，注意 $PaCO_2$ 水平，预防并发症肺性脑病。病人双下肢水肿，常见病因为心源性、低蛋白血症、肾源性，结合病人有 COPD 基础疾病，考虑慢性肺源性心脏病失代偿期的可能性大，需要进一步完善相关检查，加以鉴别。

（四）心理、社会评估

导致老年人抑郁的因素是多方面的，如衰老、疾病困扰、生活事件、经济压力等。该病人为 78 岁老年男性，丧偶，患病多年，身体状况不佳，致社会活动减少，此外，经济收入少、家人及社会对其支持程度低等因素均可使其产生不良情绪，丧失生活信心。需要进一步评估病人的心理、社会状况。同时，生活环境中空气质量情况也需要考虑。采用医院焦虑抑郁量表（hospital anxiety and depression scale，HADS）筛查焦虑和抑郁，社会支持评定量表（SSRS）评估病人社会支持状况。

心理、社会评估结果

病人丧偶，育有 2 子，因性格较偏执，脾气急，与儿子关系不太好，感到孤独、缺少关爱。小学文化，生活在农村，家中长期烧柴火，吸烟 40 年，不愿戒烟，对健康维护及所患疾病缺乏正确认知。家庭经济状况一般，感到有生活压力。

一般情况：在家属陪同下步行入院，年貌相符，衣着整洁，意识清晰，时间、地点、人物定向力尚准确，接触、交谈时能被动合作，问话对答切题，自知力完整，尚有求治愿望。

认知活动：未查及思维内容及思维形式障碍，注意力不够集中，记忆力及智能正常。否认有错觉、幻觉及感知综合障碍。

情感反应：情感反应协调，情绪显焦虑，自感心烦，觉得活着没什么意思。

意志行为活动：意志行为活动尚正常，日常生活基本自理，睡眠差，入睡困难、易醒，自诉看不到生活的希望，心情差时有消极想法，否认存在自伤、自杀及冲动伤人毁物行为。

HADS 评定：焦虑 9 分，抑郁 10 分，存在可疑焦虑抑郁症状。

SSRS 评定：20 分，处于低水平。

【思维提示】

病人长期吸烟，性格固执，消极悲观，长期与小儿子有家庭矛盾，大儿子工作忙碌，故其缺少亲人陪伴，考虑有焦虑、抑郁的可能。病人夜间频繁咳嗽，家中经济压力较大，社会可利用资源不足，加之年纪较大，睡眠不佳可能是多方面因素所致。

(五) 老年综合评估

病人 78 岁，需要对其进行老年综合评估，包括病人的饮食与营养型态、休息与睡眠型态、功能状态、嗜好等，有利于制定个性化的护理方案。重点评估其日常生活状况、失能情况、营养状况。采用日常生活能力量表(ADL)评估病人日常生活状况以及有无失能。采用微型营养评定量表(MNA)评估其营养状况，总分>24 分，表示营养状况良好；总分 17~24 分，表示存在发生营养不良的危险；总分<17 分，表示营养不良。

老年综合评估结果

该病人每日 3 餐，以稀饭为主，少水果蔬菜，主食 50 g 左右，饮水 1500 mL/d 左右，BMI 18.4 kg/m²。近 10 年来睡眠质量明显下降，多梦易醒，夜间咳嗽越来越频繁，有时会憋醒，睡眠质量较差，晨起后精神欠佳。日常生活能自理，有时可协助做些农活，易感乏力。近期咳嗽、喘憋明显，以卧床休息为主。

MNA 评定：16 分，存在营养不良。

ADL 评定：总分 18 分，存在一定程度的功能下降。

三、体格检查

(一) 体格检查要点

对病人进行全面体格检查很重要，包括生命体征、全身一般状况、胸肺部及心脏情况等，重点是胸肺部检查。COPD 病人有其明显的体征，视诊常见桶状胸，呼气性呼吸困难，部分病人呼吸变浅，频率增快，严重者可有缩唇呼吸等。触诊双侧语颤减弱。叩诊肺部过清音，心浊音界缩小，肺下界和肝浊音界下降。听诊两肺呼吸音减弱，呼气期延长，部分病人可闻及湿啰音和(或)干啰音。部分病人有右心衰竭体征(颈静脉扩张、P2 音亮、肝大、肝颈静脉回流征和下肢水肿)。

（二）体格检查结果

体格检查结果

T 35.0℃，P 92 次/min，R 20 次/min，BP 119/95 mmHg，发育正常，营养不良，注意力不集中，自主体位，呼吸急促，口唇明显发绀，口腔黏膜无溃疡，扁桃体无肿大。气管居中，颈静脉充盈。桶状胸，肋间隙增宽，呼吸规整，腹式呼吸运动为主。双侧语颤减弱，无胸膜摩擦音。两肺叩诊过清音，肺下界位于锁骨中线第 7 肋间，双肺呼吸音低，呼气相延长，两肺可闻及干性啰音，未闻及湿啰音。心前区无隆起，心界不大，P2>A2，心音低钝，心律规整，各瓣膜听诊区未闻及病理性杂音。腹软、无压痛，肝、脾肋下未扪及，双下肢轻度浮肿。神经系统查体(−)。

【思维提示】

病人未有发热，口唇明显发绀，桶状胸，双侧语颤减弱，叩诊过清音，肺下界位于锁骨中线第 7 肋间(肺下界下移)，呼气相延长，符合肺气肿的体征特点。双肺未闻及湿啰音，提示肺内尚无明显的感染。病人口唇发绀，提示有缺氧的表现。病人颈静脉充盈，心脏听诊 P2>A2，双下肢轻度浮肿，推断出目前最大可能性为 COPD 急性加重、慢性肺源性心脏病。需要进一步进行相关实验室和影像学检查，以明确诊断、判断病情。

四、实验室及辅助检查

（一）检查项目及目的

1. 血常规、尿常规、大便常规　明确是否有贫血、血小板异常、感染或消化道出血等情况。

2. 动脉血气分析　以判断呼吸衰竭、低氧血症、高碳酸血症和酸碱失衡严重程度。

3. 血清 BNP、NT-proBNP 水平　血清 BNP、NT-proBNP 水平升高是快速诊断病人心源性呼吸困难的标记物。

4. 肺功能　可帮助早期检出呼吸道、肺部病变，鉴别呼吸困难的原因及判断气道阻塞的部位。

5. 心肺运动试验　可监测呼吸困难的程度，客观评估呼吸困难的原因，有助于鉴别心血管疾病、呼吸疾病等所致的呼吸困难。

6. 心电图及超声心动图检查　判定有无慢性肺源性心脏病。

7. 肺部 CT　对诊断肺部感染、肺部肿瘤、间质性肺病等具有重要意义。

知识拓展：呼吸系统相关知识

(二)检查结果

实验室及辅助检查结果

1. 血气分析(未吸氧)　pH 7.30↓，$PaCO_2$ 65 mmHg↑，PaO_2 52 mmHg↓，标准 HCO_3^- 28.4 mmol/L↑，乳酸 1.90 mmol/L↑，血氧饱和度 88%↓，氧合指数 247↓。

2. 血常规　白细胞 $8.2×10^9/L$，血红蛋白 131 g/L，红细胞 $4.32×10^{12}/L$，中性粒细胞比率 78.0%，淋巴细胞比率 16.6%，嗜酸性粒细胞比率 0.2%。

3. NT-proBNP　980 pg/mL↑(75 岁及以上，正常值<450 pg/mL)。

4. 肺功能检查　吸入支气管舒张药万托林后 FEV_1 0.9 L，FEV_1 占预计值 20%，FEV_1/FVC 34%。

5. 心电图　窦性心律，肺型 P 波，V_1-V_3 导联 R 波递增不良。

6. 心脏彩超　右房、右室增大，左房、左室不大，三尖瓣中度反流，估测肺动脉压 50 mmHg。左室射血分数 68%。

7. 肺部 CT　双侧胸腔前后径增加，呈桶状，双肺多发大小不等类圆形无壁透亮区，纵隔居中，纵隔淋巴结不大，肺动脉内径增宽，双侧胸腔未见积液。

【思维提示】

肺功能检查是判断持续气流受限的客观指标，有助于早期检出 COPD、支气管哮喘、间质性肺疾病等疾病；鉴别呼吸困难的原因，判断气道阻塞的部位；评估肺部疾病的病情严重程度。吸入支气管舒张药后 $FEV_1/FVC\%<70\%$ 可判断为持续气流受限。该病人肺功能：吸入支气管扩张药后 20 分钟，$FEV_1/FVC<70\%$，存在持续性气流受限，且病人长期大量吸烟，可诊断为 COPD。

病人入院前 10 天因淋雨后呼吸困难加重，咳黄绿色黏痰，无发热，肺部未闻及湿啰音，血象基本正常，肺部 CT 未见渗出病变，故目前考虑气道感染导致 COPD 急性加重，气道感染尚未发展到肺炎，应注意继续观察。

动脉血气分析的判断：①在标准大气压下，静息状态，呼吸室内空气，若 $PaO_2<$ 60 mmHg，$PaCO_2$ 正常，则通常考虑为 I 型呼吸衰竭。$PaO_2<60$ mmHg，$PaCO_2>50$ mmHg，多考虑为 II 型呼吸衰竭。②pH 有助于判断体内酸碱状态，反映机体代偿能力，鉴别急性或慢性呼吸衰竭：$PaCO_2$ 升高，pH 正常时称为代偿性呼吸性酸中毒。$PaCO_2$ 升高，pH<7.35，称为失代偿性呼吸性酸中毒。③该病人动脉血气分析结果提示失代偿性 II 型呼吸衰竭。

心电图：肺型 P 波，V_1-V_3 导联 R 波递增不良。

心脏彩超：右房、右室增大，肺动脉高压，NT-proBNP 水平升高，提示慢性肺心病失代偿期。

五、疾病的临床诊断及处理原则

(一)临床诊断

1. COPD 急性加重期

2. Ⅱ型呼吸衰竭

3. 慢性肺源性心脏病失代偿期

(二)处理原则

治疗目标：将当前急性加重期对身体的影响降到最低，并防止发生并发症。

1. 心电监护　密切监测病人的生命体征。

2. 无创呼吸机改善通气　监测血气分析动态变化，若Ⅱ型呼吸衰竭改善，持续无创呼吸机调整为间断无创呼吸机。鼻导管给氧吸入的浓度，估算公式为吸入氧浓度 FiO_2（％）= 21+4×氧流量（L/min）。一般吸入氧浓度为28%~30%，应避免吸入氧浓度过高而引起二氧化碳潴留。

3. 监测 24 小时出入水量　防止水电解质、酸碱平衡紊乱。

4. 抗感染　应用哌拉西林他唑巴坦、头孢他啶、头孢哌酮舒巴坦，或者喹诺酮类等抗菌药物。

5. 雾化吸入支气管扩张药　如 $β_2$ 受体激动药、抗胆碱能药、激素等，以缓解症状。

6. 糖皮质激素治疗　口服泼尼松龙 30~40 mg/d 或静脉给予甲泼尼龙 40 mg/d，连续给药 5~7 天。

7. 祛痰药治疗　盐酸氨溴索，酌情选用。

8. 控制心力衰竭　不常规使用利尿药和正性肌力药，若上述治理后仍有心力衰竭，适当选用利尿药、正性肌力药。

9. 鉴别和预防并发症　肺性脑病、自发性气胸、酸碱失衡及电解质紊乱、心律失常、休克、消化道出血、弥散性血管内凝血（DIC）、深静脉血栓形成。

10. 健康教育　督促病人戒烟，进行肺康复训练。

六、护理诊断

(一)护理诊断基本思路

病人本次就诊的主要原因是反复咳嗽、咳痰 30 年，呼吸困难加重，目前已明确诊断为 COPD。病人有明显的注意力不集中、呼吸急促、口唇明显发绀等表现，且肺功能检查显示存在持续性气流受限，说明病人有肺通气功能障碍，并出现了呼吸衰竭，这是首要的护理问题。病人呼吸困难说明机体氧供与氧耗出现了失衡，易产生疲劳，会严重影响病人的日常活动，导致活动无耐力。长时间卧床状态又将导致压力性损伤产生的可能，这是潜在的危险。老年综合评估结果显示，病人有营养不良，ADL 也存在一定程度的功能下降。需要加强营养、预防跌倒、生活照料等护理。多年来睡眠质量差，可能有焦虑情绪，社会支持也显示不够。病人 30 余年咳嗽、咳痰反复发作，伴呼吸困难、胸闷喘息，但仍然吸烟，每日 20~30 支，且对就医十分消极，提示其对自身疾病缺乏正确认知。这些都是目前需要考虑的护理问题。

(二)护理诊断

1. 肺通气功能障碍　与气道阻塞、通气不足、呼吸肌疲劳、肺泡呼吸面积减少有关。

2. 低效性呼吸型态　与气道阻塞、呼吸肌疲劳有关。

3. 潜在并发症：肺性脑病、感染

4. 营养失调：低于机体需要量　与呼吸困难，摄入减少及机体消耗增加有关。

5. 活动无耐力　与疲劳、呼吸困难有关。

6. 睡眠型态紊乱　与呼吸困难、经济压力及焦虑有关。

7. 焦虑/抑郁　与病情加重及经济状况有关。

8. 不依从行为　与性格固执、消极悲观及缺乏健康的自我信念有关。

9. 有皮肤完整性受损的危险　与长期卧床有关。

七、护理查房

(一)病情变化及思维提示

病人入院第 3 天上午 9：00 左右，外出进行肺部 CT 检查后突发呼吸困难加重，呼吸频率加快，指脉氧较前下降，体查：急性病容，呼吸频率 35 次/min，左肺呼吸运动度减弱，左肺呼吸音消失，右肺呼吸音低，可闻及少量干性啰音。紧急查阅病人肺部 CT，提示左侧大量气胸，左肺压缩约 40%。告知病人及家属病情，家属签署左侧胸腔闭式引流术知情同意后，胸外科医生在床旁行左侧胸腔闭式引流术，引流部位为左侧锁骨中线第二肋间隙，闭式引流瓶引流通畅，引流出大量气体，病人呼吸困难较前改善，手指血氧饱和度较前上升。

病人 COPD 急性加重期，喘息明显，诉左侧胸痛，闭式引流管液柱波动幅度大，继续静脉激素抗炎、雾化解痉平喘降低跨肺压。目前左侧自发性气胸，嘱病人卧床休息，减少活动量，优质蛋白饮食，加强营养，保持大便通畅，促进气胸破口愈合。同时注意协助活动肢体，防止深静脉血栓形成。进行病人疼痛、焦虑评分，加用镇痛药减轻疼痛，每日心理疏导缓解焦虑情绪。

(二)调整护理诊断

1. 气体交换障碍　与胸廓活动受限、自发性气胸压迫肺组织、疼痛刺激等有关。

2. 急性疼痛　与组织损伤有关。

3. 活动无耐力　与呼吸功能受损导致机体缺氧有关。

4. 营养失调：低于机体需要量　与摄入不足、机体处于高代谢状态有关。

5. 潜在并发症：深静脉血栓

6. 焦虑　与疼痛加重及担心疾病预后有关。

(三)护理效果评估

胸腔闭式引流后第 7 天，病人疼痛明显好转，喘息较前明显减轻，引流管通畅，有少量气泡冒出，液柱波动幅度小。胸腔闭式引流后第 10 天，引流管未见气泡冒出，夹管 24 小时后拔除胸腔闭式引流管，复查 X 线胸片提示左肺完全复张。病人未出现下肢深静脉血栓，焦虑状态较前减轻。

本章小结

　　呼吸系统疾病主要包括气管、支气管、肺和胸膜的疾病。常见症状有发热、咳嗽、咳痰、咯血、呼吸困难等。健康评估应从以下几个方面进行：首先应注意病人有无着凉、劳累等诱发因素，详细询问其主要症状及伴随症状的特点及变化、诊疗过程和效果，了解其既往史、家族史；对于慢性呼吸系统疾病的病人，应注意了解其对疾病的认知、态度及疾病的自我管理行为等。进行体格检查时，重点观察病人的生命体征、皮肤黏膜(有无发绀)以及肺部体格检查结果；辅以血常规检查、动脉血气分析、血电解质、肝肾功能，胸部 X 线和 CT 检查等；进行心理、社会评估，有利于了解病人的性格情感、家庭角色、相关健康行为，以及对疾病的认知水平等，对后续的诊疗和护理具有指导意义。随着医学科技的快速发展，呼吸系统疾病的诊疗技术、呼吸支持技术、呼吸系统慢性疾病管理技术及呼吸系统疾病病人的护理与康复技术等方面取得了很大的进步，但仍然面临着巨大的防治挑战，比如呼吸道传染性疾病新型冠状病毒肺炎。面对常见的呼吸系统症状，护理人员决不可掉以轻心，应时刻保持科学缜密的临床思维。在临床评估过程中需要汲取新知识，通过循证不断完善自己的理论体系，为病人提供更精准优质的护理服务。

目标检测

（杨丽珍）

第三课

循环系统评估

学习目标

知识要求：

1. 掌握循环系统疾病的常见症状、病史资料收集和评估要点。

2. 熟悉循环系统疾病的临床思维方法、护理诊断。

3. 了解循环系统疾病诊治与护理的相关进展。

技能要求：

1. 能对循环系统疾病病人进行正确的病史资料收集。

2. 具备对病史资料综合分析的能力。

循环系统由心脏、血管和调节血液循环的神经、体液组成。其主要功能是为全身各器官组织运输血液，通过血液将氧、营养物质等供给组织，并将组织产生的代谢废物运走，同时，通过神经-体液调节以保证人体新陈代谢的正常进行，维持生命活动。

循环系统疾病又称心血管疾病，是危害人类健康的常见病、多发病，在我国乃至全世界均已跃居各类疾病发病率的首位。提高心血管疾病的诊疗、护理、防控水平，已成为医学界尤其是心血管专科医护人员的当务之急。医学领域高新技术的飞速发展，虽给病人的诊疗带来了福音，但与此同时，一些基本的物理检查被忽视，这是不应该的。对护理人员来说，重视基本评估方法更有利于提升护理质量，因为不一定非要依赖先进技术设备才能发现心脏的问题，如通过体格检查可以发现的心音改变、脉搏的有无及强弱、交替脉、心脏杂音、奔马律等。另外，对于各种危重病人，或在千钧一发之际，医护人员身边甚至没有必要的仪器设备时，应当立即做出评估与判断并分秒必争地进行抢救，因此，掌握好循环系统相关的评估知识和技能非常重要。

循环系统疾病病人主诉的常见症状主要有：胸痛、呼吸困难、心悸等。其他还有晕厥、浮肿等。本课主要通过病例分析介绍循环系统疾病的诊断思路，以及体格检查、相关实验室及辅助检查要点，提出护理诊断。呼吸困难这一症状的评估已经在第二课呼吸系统评估中进行了介绍，本课不再赘述。

■ 第一节　胸痛

▶ **病例 1**

病人：男性，58 岁，汉族，农民，小学文化，丧偶，信奉佛教。医疗保险：新农合。
主诉：间歇性胸痛 2 年余，加重 2 小时。

胸痛（chest pain）是化学或物理因素刺激胸部周围的感觉神经如肋间神经感觉纤维、脊髓后根传入神经、支配心脏及主动脉的感觉纤维、支配气管及食管的迷走神经感觉纤维或膈神经的感觉纤维等所引起的不适。

一、疾病诊断的基本思路

引起胸痛的相关疾病有许多，需要认真思考，理顺可能的病因。

基于人体解剖思路，构建胸痛的相关疾病诊断思路：

1. **胸壁疾病**　皮肤急性炎症、皮下蜂窝织炎、带状疱疹、肋软骨炎、肋骨骨折、胸肌劳损等。

2. **呼吸系统疾病**　肺炎、肺肿瘤、气胸、胸腔积液、肺栓塞、肺梗死等。

3. **心血管系统疾病**　心包炎、心肌炎、冠状动脉粥样硬化性心脏病（心绞痛、心肌梗死）、肥厚型心肌病、主动脉夹层、肺动脉高压等。

4. **纵隔疾病**　纵隔炎、纵隔气肿、纵隔肿瘤等。

5. **消化系统疾病**　食管痉挛、食道炎、消化性溃疡、膈下脓肿、胆囊疾病、胰腺疾病等。

6. **心理因素**　如焦虑症。

二、病史采集

（一）病史采集要点

对于胸痛的评估主要从如下几方面考虑：

1. **起病诱因**　是否有过度劳累、情绪激动、暴饮暴食、受凉等诱因。

2. **胸痛发作的临床表现**　包括胸痛的起病缓急、具体部位、持续时间、性质、程度、有无放射痛、疼痛加重或缓解因素、发作频率、其他伴随症状等。疼痛程度评估可采用视觉类似评分法进行评估。

3. **胸痛对病人的影响**　包括有无焦虑、恐惧，对饮食、休息及睡眠、日常活动状况有无影响等。

4. **与胸痛相关的疾病史**　既往是否有心血管系统疾病病史或家族史、有无呼吸系统或消化系统疾病病史。若病人有胸痛加重症状，需要注意是否为心绞痛进行性恶化。了解家庭及社会因素对病人产生的影响。

5. 诊断、治疗及护理经过　　特别注意评估治疗过程中采取的镇痛措施及其效果，进一步分析院前处置是否合理。

6. 需要重点鉴别的疾病　　胸痛相关的疾病如急性心肌梗死、肋间神经痛、食管疾病、消化性溃疡等，需要详细问诊并加以甄别。

(二)病史采集结果及病史资料分析

病史采集结果

病人自 2019 年 10 月开始，常因活动劳累或情绪激动出现胸痛，位置为胸骨中后段，范围有手掌大小，疼痛呈憋闷感，有时呈压迫感，常放射至左肩部，每次疼痛持续时间 3~5 min，能忍受，休息后能自行缓解，未引起重视。入院前 2 小时，因情绪激动，胸痛再次发作，程度较前剧烈，休息后缓解不明显，含服硝酸甘油稍缓解，持续时间约 30 min。随后症状持续，遂于 2022 年 1 月 13 日 16：00 来院就诊，急诊入 CCU。

既往史：高血压病 23 年，最高血压 180/100 mmHg，未系统治疗，服药不规律，血压控制情况不详。

个人史：吸烟 40 余年，平均 20 支/天，未戒烟。

【病史资料分析】

1. 发病年龄　　青壮年胸痛多见于结核性胸膜炎、自发性气胸、心肌炎、风湿性心脏瓣膜病；40 岁以上则多考虑心绞痛、心肌梗死和支气管肺癌，但目前心肌梗死的发病年龄已提前。

2. 诱发与缓解因素　　心绞痛常因劳累、受凉、饱食、体力活动或情绪激动而诱发，含服硝酸甘油可迅速缓解；而心肌梗死诱发的胸痛不易缓解，硝酸甘油作用减退；胃及十二指肠疾患多在进食或饥饿时发作或加剧，服用抑酸药可减轻或消失；胸膜炎、自发性气胸的胸痛则可因深呼吸或咳嗽而加剧。

3. 胸痛的临床表现特征

(1)胸痛部位：胸壁疾病所致的胸痛常固定于病变部位，局部常有压痛；带状疱疹所致的胸痛，可见成簇的水疱沿一侧肋间或剑突下神经分布；心绞痛与急性心肌梗死引起的胸痛常位于胸骨后方和心前区，范围为手掌大小，常放射至左肩、左臂内侧甚至无名指和小指，或至颈、咽或下颌部；夹层动脉瘤引起的胸痛多位于胸背部，并向下放射至下腹、腰部与两侧腹股沟和下肢；胸膜炎引起的胸痛多在胸侧部；食管及纵隔病变引起的胸痛多在胸骨后段；肺尖部肺癌引起的胸痛多在肩部、腋下，可向上肢内侧放射。

(2)胸痛性质：胸痛的性质可多种多样，带状疱疹呈刀割样或烧灼样剧痛；肌痛常呈酸痛；心绞痛常呈绞窄样痛或紧缩感、憋闷感，可伴有窒息感；心肌梗死则疼痛更为剧烈并有恐惧、濒死感；夹层动脉瘤常呈突发的胸背部撕裂样剧痛或锥痛；胸膜炎常呈隐痛、尖锐刺痛或撕裂痛；食管炎多为烧灼样痛。

(3)胸痛持续时间：心绞痛发作时间短暂，持续为数秒或数分钟，病人常不自觉地停止活动直至症状缓解；而心肌梗死疼痛持续时间更长且不易缓解。平滑肌痉挛或血管狭窄缺血所致的疼痛为阵发性；炎症、肿瘤、栓塞或梗死所致疼痛多呈持续性。

（4）胸痛的严重程度：胸痛的程度可呈剧烈、轻微或隐痛，不同疾病或疾病的不同阶段，疼痛严重程度也有不同。肌炎、肋骨骨折、消化性溃疡等，疼痛不太剧烈；带状疱疹、食管炎、胆囊疾病、主动脉夹层、心肌缺血等情况则疼痛剧烈；心肌梗死急性期，胸前区疼痛厉害，难以忍受，并伴有濒死感。当然，疼痛程度与个人的痛阈有关，评估时也需要考虑。

（三）初步诊断假设及思维提示

该病人有冠心病的危险因素：中年男性、有高血压病史、吸烟、精神压力大。症状特点：劳累或情绪激动会诱发胸痛，为胸骨中段后疼痛，并向左肩部放射，为心绞痛发作的部位（包括疼痛放射情况）；疼痛时呈压榨性，有憋闷感，符合心绞痛疼痛的性质；在疼痛持续时间及缓解方式上也符合心绞痛的特点。入院前 2 小时症状加重且难以缓解，结合既往有高血压、吸烟史，所以，首先考虑冠心病、心肌梗死的可能性。

此外，胃-食管反流病的临床表现与心绞痛有相似之处，也需要排除，但该疾病疼痛常常为胸骨后和剑突下烧灼感，多与饮食有关，平卧、弯腰或腹压增高时易发生。

骨骼肌肉疾病也是胸痛的常见原因，为明显刺痛、胀痛，局部有压痛。

（四）心理、社会评估

心理社会评估结果对于了解病人整体情况、制定个体化护理方案十分重要，因此，需要全面评估病人的认知水平、情绪情感、健康行为、价值观，以及文化背景、角色适应、家庭经济状况等，尤其注意精神价值观是影响病人就诊、治疗方案的选择及治疗效果的重要因素。该病人间歇性胸痛 2 年多，但没有及时就诊、治疗，其中的原因需要探究，此外，病人有高血压病史，需要重视心理因素对血压的影响，同时，也要评估病人有无焦虑、压力源以及应对情况等。采用抑郁自评量表（SDS）、焦虑自评量表（SAS）、社会支持评定量表（SSRS）评估病人心理、社会状况。

心理、社会评估结果

该病人平素性格内向，自 3 年前妻子去世后一直独居，自觉孤单，情绪低落，有时觉得活着没意思。信奉佛教，相信生死轮回。因家境一般，担心增加子女负担，有时去建筑工地打工。

一般情况：年貌相符，衣着整洁，在家属陪同下步行入院，意识清晰，时间、地点、人物定向力准确，接触交谈被动、配合，语速、音量中等，语量少，自知力完整，能主动讲述自己病情。

认知活动：否认错觉、幻觉及感知综合障碍。无思维内容及思维形式障碍，注意力尚集中，记忆力及智能正常。

情感反应：情感反应协调，情绪低落，自感不开心，感乏力、不想动，有时担心。

意志行为活动：意志行为正常，日常生活能自理，否认存在自伤、自杀及冲动伤人毁物行为。

SDS 评定：标准分 59 分，轻度抑郁症状。

SAS 评定：标准分 34 分，无焦虑症状。

SSBS 评定：总分 21 分，其中主观支持 14 分，客观支持 3 分，社会支持利用度 4 分。显示社会支持少。

【思维提示】

病人感到孤单、情绪低落，对待促进健康、维护健康持消极态度，信奉佛教，相信生死皆有轮回，对疾病没有正确的认知，对于患病后如何正确应对缺乏有效的方法。此外，平素性格内向，丧妻后更加情绪低落，应考虑有无抑郁症。家庭经济状况不太好，加之缺少亲人陪伴，可利用的社会资源不够，这些都会对使得病人产生不良情绪。

三、体格检查

（一）体格检查要点

心绞痛病人平时一般无明显异常体征。心绞痛发作时可有表情焦虑、情绪紧张、皮肤出冷汗、心率增快、血压升高等。如有心脏乳头肌缺血导致功能失调引起二尖瓣关闭不全，则可出现心尖部收缩期杂音、心音分裂、交替脉。体格检查虽然很重要，但若是疑似心肌梗死这种危急状况时，注意检查需要突出重点，不能因为体格检查而耽误病人救治。

（二）体格检查结果

体格检查结果

T 36.5℃，P 98 次/min，R 20 次/min，BP 130/94 mmHg，神志清楚，配合检查，表情痛苦，发育正常，营养中等，自动体位。胸廓无畸形，双侧呼吸运动对称，胸壁及胸骨无压痛，双肺叩诊呈清音，双肺呼吸音清，未闻及啰音。心界不大，心音低钝，心动过速(98 次/min)，律齐，各瓣膜区未闻及病理性杂音。腹部平软，无压痛，肝脾未触及，肠鸣音正常，双下肢无浮肿。

【思维提示】

体格检查结果初步排除了胸壁、胸廓本身的疾病。肺部及腹部无明显的阳性体征，提示不支持肺部及胃、食管等消化道疾患的诊断。心脏体格检查未见异常，心脏无杂音提示瓣膜病引起胸痛的可能性不大。病人有高血压病史，须考虑主动脉夹层，但胸痛的性质提示夹层的可能性不大。结合病史，目前考虑胸痛由冠心病引起的可能性最大，需要进一步进行相关实验室和影像学检查，以明确诊断、判断病情。

四、实验室及辅助检查

(一)检查项目及目的

1.三大常规　检查血常规、尿常规、大便常规,以明确是否有贫血、感染、血小板异常或消化道出血等情况。

2.肝肾功能　了解肝、肾功能状态,以评价病情并作为用药指导。

3.心肌酶谱　了解心肌损伤情况。

4.凝血功能　明确是否有凝血功能障碍,为冠状动脉造影做准备。

5.血糖血脂　了解是否有其他相关疾病及合并症。

6.心电图、心脏超声、X 线胸片、冠状动脉造影　以明确诊断。

(二)检查结果

实验室及辅助检查结果

1.血液生化检查　异常结果见表3-1-1。

表 3-1-1　血液生化检查异常结果

检查项目	缩写	结果		参考值
总胆固醇	CHOL	4.21		2.90~5.20 mmol/L
高密度脂蛋白胆固醇	HDL-CH	0.82	↓	>1.04 mmol/L
低密度脂蛋白胆固醇	LDL-CH	2.95	↑	<1.40 mmol/L
乳酸脱氢酶	LDH-L	485.3	↑	120.0~250.0 U/L
肌酸激酶	CK	1223.5	↑	40.0~200.0 U/L
肌酸激酶同工酶	CK-MB	120.7	↑	0~25.0 U/L
肌红蛋白	Mb	147.0	↑	≤70.0 μg/L
高敏肌钙蛋白 T	hs cTnT	246.0	↑	0~14.0 pg/mL
N 端脑钠肽前体	NT-proBNP	940.0	↑	0~450.0 pg/mL
总蛋白	TP	55.5	↓	65.0~85.0 g/L
白蛋白	ALB	37.2	↓	40.0~55.0 g/L
球蛋白	GLO	18.3	↓	20.0~40.0 g/L
白球比例	A/G	2.03		1.5~2
总胆汁酸	TBA	11.9	↑	0.0~10.0 μmol/L

2.心电图检查　窦性心律,急性广泛前壁心肌梗死。

【思维提示】

重要的检查结果有两项：①心肌损伤标记物升高；②心电图异常，提示急性广泛前壁心肌梗死。结合58岁男性病人、高血压病史23年、吸烟40余年，有冠心病的危险因素、胸痛病史，以及既往所患疾病和体格检查结果，初步考虑冠状动脉粥样硬化性心脏病、急性广泛前壁心肌梗死。心绞痛与心肌梗死的鉴别见表3-1-2。进一步确诊还需要做冠状动脉造影，这是诊断冠心病的"金指标"，对评估病人预后同样有着重要的价值。

表 3-1-2　心绞痛与心肌梗死的鉴别

鉴别诊断项目	心绞痛	急性心肌梗死
胸痛特点		
部位	胸骨上中段	胸骨上中段，但可在之后较低位置或上腹部
性质	压榨性或窒息性	相似，但更剧烈
诱因	劳力、情绪	激动、受寒、饱食等
持续时间	短，1~5分钟	长，数小时或数天
发作频率	频繁	不频繁
硝酸甘油疗效	显著缓解	作用较差
气喘或肺水肿	极少	常有
血压	高或无显著改变	常降低，甚至发生休克
心包摩擦感	无	可有
坏死物质吸收表现		
发热	无	常有
血白细胞增加	无	常有
血红细胞沉降率	无	常有增快
血清心肌酶增高	无	有
心电图变化	无变化或暂时性ST段或T波变化	有特征性和动态性变化

【重要提示】

《急诊胸痛心血管标志物联合检测专家共识》（2022版）提出，针对急性胸痛和（或）伴有呼吸困难的急诊首诊病人，推荐心血管疾病三项标志物检测：高敏肌钙蛋白（hs-cTnT）、脑钠肽（BNP）/氨基末端脑钠肽前体（NT-proBNP）、D-二聚体，以便对病人进行鉴别及危险分层。在诊断急性心肌损伤时，hs-cTnT可取代传统的心肌梗死三项检查。

五、疾病的临床诊断及处理原则

（一）临床诊断

1. 冠心病　急性广泛前壁心肌梗死，心功能Ⅲ级。

2. 高脂血症

3. 高血压 3 级(极高危)

(二)处理原则

尽快恢复心肌的血液灌注,挽救濒死心肌,防止梗死面积扩大,缩小心肌缺血范围,保护和维持心脏功能,及时处理心律失常、泵衰竭和各种并发症,预防猝死。

(一)一般治疗

卧床休息,吸氧,心电监护,血氧饱和度监测,建立静脉通道。

(二)药物治疗

1. **镇痛治疗** 吗啡或哌替啶,硝酸酯类药物。

2. **抗血小板治疗** 采用双联抗血小板治疗,包括阿司匹林和 ADP 受体拮抗药,负荷剂量后给予维持剂量。

3. **β 受体拮抗药** 应用美托洛尔、阿替洛尔、比索洛尔等。

4. **调脂治疗** 应用阿托伐他汀、匹伐他汀等。

5. **抗心律失常治疗** 应用 β 受体拮抗药、钙离子通道阻滞药等。

6. **肾素-血管紧张素-醛固酮系统(RAAS)抑制药** 血管紧张素转换酶抑制药(ACEI)或血管紧张素受体拮抗药(ARB)。

7. **抗休克治疗**

8. **硝酸酯类药** 应用硝酸甘油、单硝酸异山梨酯等。

(三)再灌注治疗

1. 经皮冠状动脉介入治疗

2. 溶栓治疗

六、护理诊断

(一)护理诊断基本思路

病人近 2 年多来有间歇性胸痛,目前疼痛再发并加重,这是该病人就诊的主要原因。同时,该病人既往虽有高血压病 23 年,但从来不重视,甚至出现明显的心前区不适也认为无关紧要,显示出其对疾病没有正确的认知;吸烟 40 余年,未考虑戒烟。另外,病人原本性格内向,近些年独居,加之发生丧妻这种重大生活事件,社会支持也不够,这些因素均可对病人心理造成很大压力,抑郁自评也显示轻度抑郁症状。体格检查虽未见明显营养不良,但实验室检查显示病人血清总蛋白、白蛋白均减少,提示蛋白质摄入不足,这些都是当下需要为病人解决的护理问题。冠心病心肌梗死病人往往潜在诸多危险,易出现严重的并发症,需要优先考虑可能出现的护理问题。

（二）护理诊断

1. 疼痛：胸痛　与心肌缺血、缺氧有关。
2. 潜在并发症：休克、心律失常、急性左心衰、猝死
3. 营养失调：低于机体需要量　与蛋白质摄入不足有关。
4. 有精神困扰的危险　与遇到突然的危机状态有关。
5. 知识缺乏：缺乏冠心病危险因素防控相关知识

课程思政

纸上得来终觉浅　贴近病人更重要

　　张孝骞（1897—1987）教授，我国现代医学的先驱，中国科学院院士，毕生致力于临床医学、医学科学研究和医学教育工作，为中国医学界培养了大批人才。他关爱病人、敬畏生命，总是强调："病人以生命相托，我们如何不'如临深渊，如履薄冰'？"永远和病人在一起是他最朴素的行医风格。在他85岁高龄时，还坚持一周进行两次门诊、四次查房。每次查房、看门诊时，他都随身带着一个小本本，记录疑难病历的具体信息，作为他继续研究、思考、追查、验证的依据。日积月累，他的小本本竟然有好几箱。张孝骞教授常常告诫自己的学生们："不能只看各种检查、化验的结果，而不亲自接触病人。"他曾说过一句话："在病人面前，我们永远是个小学生。"反映出了他谦虚、严谨、慎独的工作作风。他告诫学生，不要做"看书的郎中"，而是要去观察病人病情的变化，注重临床细节问题的发现和解决。张孝骞教授的治学经验告诉我们，纸上得来终觉浅，贴近病人更重要，要从临床观察中去发现新的问题。

七、护理查房

（一）病情变化及思维提示

病情变化

　　1. 2022-01-13，07：35　病人入院后予以绝对卧床休息、吸氧、心电监护、镇痛等处理，疼痛有所缓解，病人精神较差。经病人家属签署知情同意书后行经皮冠状动脉介入（percutaneous coronary intervention，PCI）治疗，术后病人胸痛较之前缓解，生命体征平稳，伤口敷料无渗血，左下肢制动、约束。目前主要治疗方案：替罗非班9 mL/h泵入，替格瑞洛片90 mg Bid，阿司匹林片100 mg Qd，阿托伐他汀片20 mg口服Qn。

2.2022-01-13,10：28　病人无明显诱因突感气促、呼吸困难,伴冷汗,不能平卧,无咳嗽、咳痰,无恶心、呕吐,无头晕、黑矇等,伤口无渗血。T 36℃,P 109次/min,R 24 次/min,BP 89/62 mmHg,动脉血氧饱和度(SaO$_2$)96.6%。双肺呼吸音粗,双下肺闻及湿性啰音,心界叩诊不大,律齐,未闻及杂音。全腹无压痛及反跳痛,肝、脾肋下未扪及,未闻及血管杂音,双下肢无水肿,足背动脉搏动可。相关实验室及辅助检查:电解质及肝、肾功能正常。动脉血气分析:pH 7.37。心肌酶学:肌酸激酶 348 U/L、乳酸脱氢酶 164.7 U/L、肌红蛋白 68.6 ng/mL。心脏彩超:节段性室壁运动异常、左房稍大、二尖瓣轻度返流、左室收缩与舒张功能下降。考虑急性左心功能不全,遵医嘱静脉注射吗啡、呋塞米,间羟胺 12 mL/h 泵入,并置入中心静脉导管(CVC)。同时,与病人家属沟通病情后急行主动脉内球囊反搏(IABP)。术后予以左西孟旦改善心功能及心室重构,经处理后病人生命体征平稳,胸闷症状明显好转。目前饮食尚可,无明显的出血倾向。

【思维提示】

急性心肌梗死病人的早期诊断和早期再灌注治疗很重要,尽早开通闭塞的冠状动脉,使濒临死亡的心肌可以得以存活,或使坏死范围缩小,改善预后。近年来,ST 段抬高型心肌梗死(STEMI)急性期行 PCI 已成为首选治疗方法。但 PCI 术后可发生严重并发症,如术中或术后 24 小时可发生急性冠状动脉闭塞。主支或大分支闭塞可引起严重后果,病人立即出现血压降低,心率减慢,甚至很快导致心室颤动、心室停搏而死亡。此外,心肌梗死后可发生心源性休克、心力衰竭等并发症。该病人出现低血压、左心衰表现,与大面积心肌梗死、PCI 术后并发症有关。经升压、纠正酸中毒、IABP 术等一系列抢救措施后,目前,病人病情平稳,但仍需要卧床休息,维持抗凝、扩冠、护心、降脂等治疗,病人小便正常,大便未解。同时,严密观察生命体征、出入水量及电解质变化。

(二)调整护理诊断

1.**活动无耐力**　与心肌氧供失调有关。

2.**便秘**　与活动少、不习惯床上排便有关。

3.**睡眠觉醒节律紊乱**　与担心预后及治疗操作等有关。

4.**潜在并发症:肺部感染、尿路感染、消化道出血、脑出血、下肢静脉血栓形成、皮肤完整性受损、肺栓塞**

5.**营养失调:低于机体需要量**　与蛋白质摄入不足有关。

(三)护理效果评估

病人住 CCU4 天,生命体征平稳,胸痛症状基本消失,未出现出血及其他并发症,可进行轻微体力活动,营养状况改善,对所患疾病基本了解,转普通病房治疗并作相应的健康指导。

循证支持

美国心脏病学会(American College of Cardiology)与美国心脏协会(American Heart Association)2021 年联合颁布的最新循证指南(*2021 AHA/ACC/ASE/CHEST/SAEM/ SCCT/SCMR Guideline for the Evaluation and Diagnosis of Chest Pain*: *Executive Summary A Report of the American College of Cardiology/American Heart Association Joint Committee on Clinical Practice Guidelines*)对胸痛的特点及病因做出了总结。

一、概述

● 首先应基于症状判断心肌缺血的可能性,建议对胸痛进行初步评估,以便有效地对病人进行分诊。在对胸痛症状进行描述时,应尽量采用心源性、疑似心源性或非心源性胸痛分类,这样更有助于进一步分诊和鉴别诊断。

● 吸气和仰卧时加重的剧烈胸痛不太可能与缺血性心脏病有关(这些症状通常发生于急性心包炎)。

二、开始和持续时间

● 心绞痛症状在几分钟内逐渐加重。

● 突然发作的撕裂性胸痛(放射至上背部或下背部)不太可能是心绞痛,怀疑为急性主动脉综合征。

● 持续几秒钟的短暂胸痛不太可能与缺血性心脏病有关。

三、位置和辐射部位

● 如果疼痛只局限于一个非常有限的区域,并放射至脐下或臀部,则不太可能与心肌缺血有关。

四、重症体征

● 撕裂样胸痛(病人可能描述为"最严重的胸痛"),尤其是突然发作并发生在高血压病人身上,或已知的主动脉瓣、二尖瓣或主动脉扩张时,可疑急性主动脉综合征(如主动脉夹层)。

五、诱发因素

● 体育锻炼或情绪紧张是心绞痛症状的常见诱因。

● 在休息时发生或轻微用力时发生心绞痛症状通常提示 ACS。

● 体位性胸痛通常是非缺血性的(例如肌肉、骨骼)。

六、缓解因素

● 用硝酸甘油缓解并不一定能诊断为心肌缺血,也不应作为诊断标准。

七、相关症状

● 与心肌缺血相关的常见症状包括但不限于呼吸困难、心悸、出汗、头晕、晕厥前驱症状或晕厥、上腹部疼痛或与饮食无关的胃灼热、恶心或呕吐。

● 糖尿病病人、妇女和老年病人可出现左右胸部刺痛、剧烈疼痛或喉咙或腹部不适等症状。

(王琼)

第二节　心悸

▶ 病例2

病人：女性，18岁，汉族，学生。医疗保险：城镇居民医保。
主诉：反复心悸、头晕1年，再发2小时。

心悸(palpitation)是一种自觉心脏跳动的不适感或心慌感。心悸的发生机制尚未完全清楚，一般认为心脏活动过度是心悸发生的基础，当心率加快时感到心脏跳动不适，心率缓慢时则感到搏动有力。心悸常常与心率、心律及每搏输出量改变有关，并受心律失常出现及存在时间的长短、精神因素及注意力的影响，如突然发生的阵发性心动过速，心悸往往比较明显；而在慢性心律失常如心房颤动可因逐渐适应而无明显心悸。焦虑、紧张及注意力集中时易于出现，老年人若伴有糖尿病等引起的神经病变或伴有其他严重症状，如胸痛、呼吸困难等，心悸症状可不明显或被其他症状掩盖。心悸时，心率可快、可慢，可有心律失常。心率和心律正常者亦可有心悸。

一、疾病诊断的基本思路

当病人主要症状为"心悸"时，可以基于心脏搏动及传导构建心悸的相关疾病诊断。

(一)心脏搏动增强

心脏搏动增强引起的心悸，可为生理性心悸或病理性心悸。

1. 生理性心悸　健康人在剧烈运动、精神过度紧张或饮酒、喝浓茶、喝咖啡后可出现心悸。妊娠或应用某些药物(如肾上腺素、麻黄碱、咖啡因、阿托品、甲状腺素片等)，也可出现心悸。

2. 病理性心悸

(1)心室肥大：高血压性心脏病、瓣膜性心脏病及先天性心脏病如动脉导管未闭、室间隔缺损等引起的左心室肥大，心脏收缩力增强。此外，脚气性心脏病因维生素 B_1 缺乏，周围小动脉扩张，阻力降低，回心血流增多，心脏工作量增加，也可出现心悸。

(2)其他疾病：①甲状腺功能亢进症。基础代谢与交感神经兴奋性增高，导致心率加快、搏动增强。②贫血。贫血时血液携氧量减少，器官及组织缺氧，机体通过增加心率、提高心排血量来代偿，从而引起心悸。心率加快导致的心悸，以急性失血时心悸为明显。③发热。此时基础代谢率增高，心率加快、心排血量增加，可引起心悸。④低血糖症、嗜铬细胞瘤。因肾上腺素释放增多，心率加快、心脏搏动增强，也可发生心悸。

(二)心律失常

心脏节律异常均可出现心悸。

1. 心动过速　各种原因引起的各种心动过速、阵发性室上性(或室性)心动过速等，均可感觉心悸。

2. 心动过缓　高度房室传导阻滞、窦性心动过缓或病态窦房结综合征等，由于心率缓慢，舒张期延长，心室充盈度增加，心搏强而有力，可引起心悸。

3. 其他心律失常　期前收缩、心房扑动或颤动等，由于心脏跳动不规则或有一段间歇，病人感到心悸，甚至有心脏停搏感。

(三) 神经精神因素

由自主神经功能紊乱、情绪波动剧烈引起心悸，心脏本身并无器质性病变。多见于青年女性。

(四) β-受体亢进综合征

与自主神经功能紊乱有关，易在紧张时发生。

(五) 更年期综合征

在围绝经期，会出现一系列内分泌与自主神经功能紊乱症状，心悸也是症状之一。

(六) 心功能不全

各种原因引起的心功能不全可以出现心悸。

(七) 其他

大量胸腔积液、高原病、心手综合征等，也可出现心悸。

二、病史采集

(一) 病史采集要点

对于心悸的评估主要从如下几个方面考虑。

1. 发病前诱因　有无过度劳累、精神是否受刺激、饮食状况及用药状况是否异常，女性病人应该关注绝经史。

2. 发作时心悸的临床表现特点　心悸为阵发性还是持续性，发作频率、持续时间，包括脉搏的快慢，有无停搏或不齐，与注意力集中是否有关，缓解及加重因素等。

3. 伴随症状　是否伴有心前区疼痛、发热、晕厥和抽搐、贫血、呼吸困难、消瘦、多汗、发绀、失眠、焦虑等症状。

4. 相关的疾病史　既往是否有心血管系统、代谢内分泌系统、血液系统疾病病史，有无相关疾病的家族史。

5. 诊疗及护理经过　既往的就诊经历，包括做过的检查、接受的治疗与护理方法及其效果等。

6. 需要重点鉴别的疾病　与心悸相关的疾病如心力衰竭、心律失常、甲状腺功能亢进、低血糖等，问诊时需要涉及，并加以甄别。

（二）病史采集结果及病史资料分析

病史采集结果

病人于 1 年前开始，多次在运动后突然出现心悸，自觉心跳快，伴有头晕，无胸痛、气短症状，无黑矇、晕厥，每次发作持续数分钟，休息后可自行缓解，呈突发、突止，反复发作。曾至当地医院就诊，心电图检查示阵发性室上性心动过速，心脏彩超未见异常，未系统治疗。2 小时前无明显诱因再次出现心悸、头晕，来医院就诊，心电图检查示室上性心动过速，为求进一步诊治入院。

既往史及个人史均无特殊。

【病史资料分析】

分析导致心悸的因素，首先考虑心律失常，包括窦性心动过速、快速心房颤动、心房扑动、室性期前收缩、房性期前收缩、室上性心动过速等。其次，甲状腺功能亢进、精神因素如焦虑等亦可引起。

1. 心悸诱发因素　病人处于静坐休息状态发作心悸时，提示可能与迷走神经介导的病因有关，最常见的是室性期前收缩；工作过程中出现心悸或夜间睡眠时突发心悸，提示心源性的可能性更大。

2. 心悸持续时间　有研究表明：心悸时间越长，越可能是心源性病因，尤其是心律失常。心悸发作只持续数秒或片刻者可能是室性期前收缩或房性期前收缩；而持续长达数分钟或更长时间者则应考虑是室上性心动过速、室性心律失常或焦虑状态。

3. 心悸的性质　心悸症状发作时，病人能感受到胸腔内有快速的扑动感，提示室性或室上性心律失常，包括窦性心动过速。心悸症状的规则或不规则性对心律失常的类型具有指导意义，如室上性或室性期前收缩时，病人常能感受到"啪嗒、啪嗒"的跳动感或强有力的搏动后出现停跳感。此外，如果病人心悸时伴有颈部不规则的拍动感强烈，提示室性期前收缩、完全性房室传导阻滞、起搏器综合征或室性心动过速。

（三）初步诊断假设及思维提示

病人为青年女性，心悸反复发作，发病多于运动中出现，休息后可自行缓解，呈突发、突止，提示心律失常的可能性大，病人心电图曾有捕捉到阵发性室上性心动过速，这是有力证据。但还需要进一步弄清心动过速的机制。既往无甲亢、器质性心脏病、药物或毒物服用史等，所以，优先考虑心律失常所致心悸。

此外，低血糖也会引起心悸、头晕，完善血糖测定可鉴别。

（四）心理、社会评估

心悸与精神因素有一定的关系，需要对病人心理进行评估。同时，评估家庭、社会方面情况，注意有无影响病人就诊、治疗方案实施以及治疗效果的重要因素。该病人正处于高三学习阶段，反复出现心悸、头晕，需要重点评估病人有无焦虑、压力源及应对情况等，采用汉密尔顿焦虑量表（HAMA）评估。

心理、社会评估结果

　　该病人性格开朗，日常生活有主见，近期感到学习有一定压力。家庭经济条件较好，独生女。曾因心悸多次至当地医院就诊，但因畏惧药物不良反应，拒绝遵医嘱服药，故未得到有效治疗。

　　一般情况：在家属陪同下步行入院，年貌相符，衣着整洁，意识清晰，时间、地点、人物定向力准确，接触交谈被动合作，自知力完整，主动求治。

　　认知活动：否认错觉、幻觉及感知综合障碍。注意力集中，记忆力及智能正常。

　　情感反应：情感反应协调，情绪显焦虑，自感心烦。未查及既往有持续存在的情感高涨史。

　　意志行为活动：意志行为正常，日常生活自理，觉得自己心理状况差，感未来希望渺茫，否认存在自伤、自杀及冲动伤人毁物行为。

　　HAMA 评分：9 分。

【思维提示】

　　病人学习有一定压力，汉密尔顿焦虑量表（HAMA）评分：9 分，提示可能有焦虑。其家庭经济条件好，可利用医疗资料充足，但病人平时比较有主见，治疗依从性不够好，所以未得到有效治疗，需要考虑护理干预。

三、体格检查

（一）体格检查要点

　　体格检查对每一位心悸病人都非常重要。首先应测量病人的生命体征，查看病人的一般状态，若病人生命体征不平稳或痛苦表情、呼吸急促，提示病情危重，需要紧急处理。对于病情平稳的病人，生命体征与心悸症状发作前的变化也能提供诊断的线索。除了生命体征之外，还应对病人进行全面的体格检查，以排除不同系统的疾病，指导下一步治疗。其中，最重要的是心脏查体，包括心尖搏动点是否偏移、心浊音界是否扩大、心率是否增快、心律是否整齐、瓣膜是否存在杂音、有无心包摩擦音等。

（二）体格检查结果

体格检查结果

　　T 36.0℃，P 76 次/min，R 18 次/min，Bp 110/80 mmHg，神志清楚，呼吸平稳，检查合作，口唇无发绀，全身皮肤、巩膜无黄染，浅表淋巴结无肿大。气管居中，甲状腺无肿大，未闻及血管杂音。双肺呼吸音清，未闻及干、湿啰音，心尖搏动位于第五肋间左锁骨中线内 0.5 cm，HR 76 次/min，律齐，各瓣膜区未闻及杂音。腹部平软，无压痛及反跳痛，双下肢不肿。神经反射检查无异常。

【思维提示】

　　病人生命体征平稳，无发热，可排除发热、急性失血所致的心悸。心、肺、腹无阳性体征，双下肢不肿，可排除瓣膜性心脏病、先天性心脏病及心脏肥大等所致心悸。因此，目前最大可能为心律失常，即阵发性室上性心动过速引起的心悸，但还需要进一步进行相关实验室和影像学检查，以明确诊断、判断病情。

四、实验室及辅助检查

(一)检查项目及目的

1.血常规、尿常规、大便常规+潜血试验(OB)　明确是否有贫血、感染、血小板异常或消化道出血等情况。

2.肝肾功能　了解其功能状态，以评价病情及用药指导。

3.心肌酶谱　了解是否有心肌损伤。

4.凝血功能　明确是否有凝血功能障碍，为射频消融做准备。

5.血糖血脂　了解是否有其他相关疾病及合并症。

6.内分泌激素：甲状腺功能检测

7.心电图、超声心动图、胸片、动态心电图　以协助明确诊断。

8.食管心房调搏　明确室上性心动过速的产生机制。

(二)检查结果

实验室及辅助检查结果

病人入院后肝、肾功能，以及电解质、血糖、血脂、甲状腺功能检查均正常，血常规正常，本次入院心电图正常，心脏彩超无异常。

心电图诊断：心律失常、阵发性室上性心动过速(PSVT)。

心房调搏：阵发性室上性心动过速、房室结双径路。

【思维提示】

心电图显示，发作时心电图异常，抽血结果均未见异常，结合病人为18岁、女性及其既往史和体格检查结果，初步考虑诊断为心律失常、阵发性室上性心动过速。可以行动态心电图评估病人有无其他心律失常，行心内电生理检查进一步明确电生理的机制。目前电生理检查通常与射频消融术结合进行。

五、疾病的临床诊断及处理原则

(一)临床诊断

心律失常：房室结双径路导致阵发性室上性心动过速。

(二)处理原则

寻找病因，控制心律失常，预防血流动力学异常。

(1)进行心电监护。

（2）发作时，卧床休息、吸氧，建立静脉通道，镇静。
（3）发作时，迷走神经刺激动作，终止发作。
（4）心内电生理检查及射频消融。
（5）术后应用抗血小板聚集药物1个月。

六、护理诊断

（一）护理诊断基本思路

　　病人本次就诊的主要原因是再次发作头晕、心悸。病人为高中生，近1年来反复发作心悸，发作时伴有头晕，需要休息才能缓解，对病人生活质量有较大的影响。室上性心动过速发作时常有心悸、胸闷、头晕，严重者可出现晕厥、心绞痛，甚至休克，必须高度重视。该病人起病以来未得到有效治疗，一是因为本人对疾病缺乏良好的认知，二是因为不想耽误学习。同时，病人因为学习任务重、压力大，心悸反复发作，可能引起病人焦虑情绪，其HAMA评分也显示有焦虑可能。病人的药物治疗依从性差，使得其心悸未得到根本性改善，这些均是目前病人的护理问题。

（二）护理诊断

1. 活动无耐力　与心悸发作所致乏力有关。
2. 焦虑　与学习压力、心悸反复发作有关。
3. 潜在并发症：晕厥、猝死
4. 知识缺乏：缺乏对心悸治疗重要性的认知

知识拓展：什么情况下应考虑给病人预约动态心电图检查？

课程思政

真理需要科学探索

　　一直以来人们相信"适量饮酒可保护心脏"，这也成了爱酒人士喝酒的理由之一。目前，已有大量证据显示"少喝点酒有益心脏"是误区。近日，世界心脏联盟（WHF）在一份声明中表示，饮酒没有"安全量"，并批判了少量及适量饮酒有利于心血管健康的观点。近日一项纳入35万余人（40~69岁），并观察7年的英国研究再次证实：每周饮酒量即使低于英国所推荐的每周14个单位（1单位相当于10 mL或8 g纯酒精）的酒精摄入量，依然会增加心血管病风险。对于每周少于14单位酒精摄入的人，每增加1.5品脱（约852 mL）酒精含量为4%的啤酒，就增加23%的心血管事件发生风险。研究者认为，流行病学展示的"J"型曲线，错误地灌输了少至中度饮酒有益健康的观念。此外，在许多研究中，那些健康状况不佳而不饮酒的人被列为不饮酒的参考组，而将冠心病风险较低的饮酒者列入饮酒者中，这些均会使得饮酒对整体人群心血管风险的影响模糊化。

循证支持

在心悸的评估中，区分心源性和非心源性非常重要。因为心源性心悸的病人有猝死的风险。因此进行详细的病史和体格检查，再开展有针对性的诊断测试，可有效帮助识别心悸是否由心脏原因引起。美国家庭医师协会最新颁布的指南（*Palpitations：Evaluation in the Primary Care Setting*）对心悸的评估流程做出如下概述，见图3-2-1。

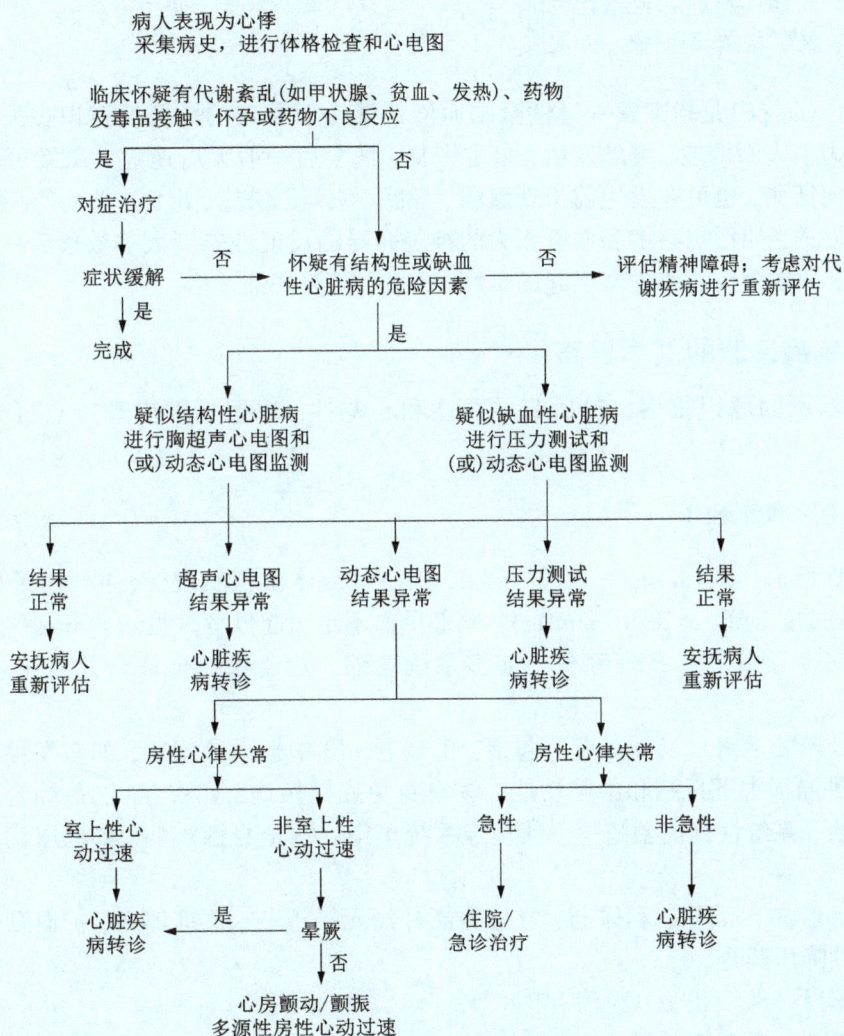

病人表现为心悸
采集病史，进行体格检查和心电图

临床怀疑有代谢紊乱（如甲状腺、贫血、发热）、药物及毒品接触、怀孕或药物不良反应

是 → 对症治疗 → 症状缓解 → 是 → 完成

否 → 怀疑有结构性或缺血性心脏病的危险因素

症状缓解 — 否 → 怀疑有结构性或缺血性心脏病的危险因素 — 否 → 评估精神障碍；考虑对代谢疾病进行重新评估

怀疑有结构性或缺血性心脏病的危险因素 — 是

疑似结构性心脏病
进行胸超声心电图和（或）动态心电图监测

疑似缺血性心脏病
进行压力测试和（或）动态心电图监测

结果正常 → 安抚病人重新评估

超声心电图结果异常 → 心脏疾病转诊

动态心电图结果异常

压力测试结果异常 → 心脏疾病转诊

结果正常 → 安抚病人重新评估

房性心律失常

室上性心动过速 → 心脏疾病转诊

非室上性心动过速 → 晕厥 — 是 → 心脏疾病转诊；否 → 心房颤动/颤振 多源性房性心动过速

房性心律失常

急性 → 住院/急诊治疗

非急性 → 心脏疾病转诊

图3-2-1　心悸评估流程图

（王琼）

第三节　晕厥

病例 3

病人：女性，20 岁，苗族，在校大学生。医疗保险：大学生医保。

主诉：反复晕厥 2 年余，再次发作 1 小时。

晕厥（syncope）是指突发一过性全脑血液低灌注而导致的短暂性意识丧失状态，发作时因肌力消失而倒地，突然发生，自主恢复，恢复后一般无后遗症。晕厥可突然发生而没有任何征兆，也可在发生前出现虚弱、黑矇、头晕、燥热、出汗、恶心等症状。有的晕厥是良性的，如影响心率和血管张力的神经介导的反射性晕厥大多数预后良好，有些是恶性的，如致命性心律失常引起的晕厥，因此，需要仔细评估。

一、疾病诊断的基本思路

引起晕厥的原因很多，包括非心源性和心源性，根据病理生理特点可分为如下三类：

（一）直立性低血压

直立性低血压（orthostatic hypotension，OH）是因体位骤然改变（主要由卧位突然站立）时血压过度下降（≥20/10 mmHg），脑部供血不足引起晕厥。见于如下几种情况：

1. 原发性自主神经功能障碍　如多系统萎缩、帕金森综合征合并自主神经功能障碍。

2. 继发性自主神经功能障碍　包括：①衰老。②中枢大脑损害，如多发性硬化、血管病变或肿瘤损害下丘脑和中脑功能。③自身免疫性疾病，如吉兰-巴雷综合征、类风湿性关节炎、系统性红斑狼疮等。④神经系统感染。⑤全身性疾病，如糖尿病、肾功能衰竭。

3. 药物作用　酒精、利尿药、肾上腺能神经元拮抗药、抗抑郁药、扩血管药、镇静剂、中枢性降压药等。

4. 血容量不足　出血、腹泻、呕吐等。

5. 老年人　餐后突然站立。

（二）神经介导的反射性晕厥

神经介导的反射性晕厥是由交感或迷走神经反射异常引起周围血管扩张和（或）心动过缓造成的晕厥，是临床最常见的晕厥类型，包括血管迷走性晕厥、颈动脉窦性晕厥、情境性晕厥和不典型反射性晕厥。

1. 血管迷走性晕厥（vasovagal syncope，VVS）　最为常见。发病特点：①多有明显诱因，如站立、坐位或情绪刺激、疼痛、医疗操作或晕血；②典型症状为出汗、皮肤发热、恶心、脸色苍白；③发作时伴低血压和/或心动过缓；④意识恢复后常伴疲劳感；⑤老年病人表现可不典型。

2. 颈动脉窦性晕厥（carotid sinus syncope）　多见于老年人，常在转头动作或衣领过紧，或颈动脉窦附近的病变如肿大的淋巴结、肿瘤、手术瘢痕等压迫颈动脉窦时发生。晕厥发作时无恶心、面色苍白等先兆表现，意识丧失一般不超过数分钟，随即完全恢复。根据发生形式又可分为三型。①心脏抑制型：发作时出现反射性窦性心动过缓或房室传导阻滞，或二者同时存在；②血管抑制型：发作时出现反射性血压骤降，心率基本维持正常，无房室传导阻滞；③中枢型：多伴有颈动脉粥样硬化，由于一过性脑血管痉挛，常为突然转头或衣领过紧诱发；发作时心率、血压维持正常，只出现短暂性晕厥。

3. 情境性晕厥（postural syncope）　与特定的动作有关，如咳嗽、喷嚏、吞咽，排便、排尿、运动后，大笑、吹奏管乐器等。

4. 不典型反射性晕厥（non-classical syncope）　可无前驱症状、无明显诱因、不典型临床表现；倾斜试验可出现阳性结果，无器质性心脏病。辅助检查包括颈动脉窦按摩和直立倾斜试验。直立倾斜试验阳性结果时结合临床有助于诊断反射性晕厥，但阴性结果不能排除反射性晕厥。

（三）心源性晕厥

1. 心律失常性晕厥　心源性晕厥最常见的原因是心律失常。缓慢性心律失常包括病态窦房结综合征、高度或三度房室传导阻滞、心率30~35次/min，尤其是突发时可引起晕厥。心率150~180次/min，也可导致晕厥的发生，如室上性心动过速、室性心动过速、尖端扭转型室性心动过速、长Q-T综合征等。晕厥发作时若行心电图检查捕获到心律失常，则高度提示心律失常性晕厥，有助于明确诊断。

2. 器质性心脏病性晕厥　①解剖结构异常引起心排量减少，如重度主动脉瓣狭窄、肥厚型心肌病、二尖瓣狭窄、肺栓塞、肺动脉高压、肺动脉瓣狭窄、主动脉夹层、急性心肌缺血或心肌梗死、心包压塞等；②劳力性晕厥提示心脏流出道梗阻，主要是由于主动脉瓣狭窄或肥厚性梗阻性心肌病；③低血容量和正性肌力药物如洋地黄可使肥厚型梗阻性心肌病病人流出道梗阻加重，可突发晕厥；④肺栓塞所致的肺血管阻塞或肺动脉高压也可引起流出道梗阻而导致晕厥；肺动脉栓塞引起的晕厥常伴有大块肺血管梗阻，并常伴有呼吸困难、胸部不适、发绀及低血压；⑤左心室顺应性下降引起左心室充盈不足、心包填塞、血液回流受阻如严重的肺动脉高压或三尖瓣狭窄、心房黏液瘤等均可致晕厥发生；⑥急性主动脉夹层病人也可发生晕厥，但较少。

二、病史采集

（一）病史采集要点

1. 确定病人主诉的准确性　确定病人即是否为晕厥，需要与以下情况鉴别。①眩晕：有旋转感而无意识障碍。②癔症：多有精神诱因，发病有暗示性和多变性特点。

③癫痫失神小发作：儿童期起病，突发、突止，表现为突然发作性凝视、意识障碍，伴眼睑和面部的轻度痉挛性运动，较少跌倒。④癫痫大发作：通常发生意识丧失并伴有手足肌肉痉挛或抽搐，抽搐时间持续 1~2 分钟，发绀、口吐白沫、咬舌、尿失禁。而晕厥则无这些表现，且历时极短。

2. 晕厥发生的年龄与性别 儿童、老年人、女性是晕厥高发人群。儿童及青少年多为血管迷走性晕厥，常有诱发因素，如惊吓、恐惧、疲劳、长时间站立、牙科或眼科手术、气候及环境改变、空腹等，中年以后晕厥发生率增高。老年人多见于心血管疾病、直立性低血压、餐后等引起的晕厥。

3. 晕厥发作前情况 有无前驱症状，如恶心、呕吐、腹部不适、发冷、出汗、颈肩部疼痛、视物模糊等。晕厥发作前状况，包括体位、活动情况，如姿势改变、运动中、运动后等，是否在排尿、排便或咳嗽。注意是否有相关诱因，如有无恐惧情绪、长时间站立、疼痛、颈部活动、餐后、拥挤或闷热的环境、剃须、衣领过紧等。

4. 发作时情况 询问目击者，了解摔倒的方式（跌倒、跪倒）、意识丧失持续时间、呼吸节律与频率、皮肤颜色（苍白、青紫）、肢体运动（强直、阵挛）和持续时间。有无大、小便失禁及摔伤、舌咬伤等伴随症状。发作结束后有无受伤、胸痛、肌肉酸痛、视物模糊等后遗症状。

5. 既往史 心源性疾病相关线索最关键，因为病人出现心源性猝死的风险非常高，这些线索包括冠心病、心脏结构异常、异常心电图、心力衰竭。注意晕厥前有无先兆症状、劳力性晕厥等。此外，脑血管疾病、糖尿病、用药史也是其危险因素。

6. 家族史 家族中有无猝死、遗传性心律失常等情况。

（二）病史采集结果及病史资料分析

病史采集结果

病人于 3 年前因剧烈运动发生晕厥，持续 1~2 分钟后自行恢复，无大、小便失禁，无头晕、头痛、视物模糊等不适，自觉不严重。半年前，上述症状再次发生，剧烈活动时出现胸闷感，随即晕厥，2~3 分钟后意识恢复，无呼吸困难、无心悸，发病前无恶心、呕吐等，无明显体位改变，未予重视，未至医院就诊。1 小时前，奔跑时再次出现晕厥，意识模糊，晕倒在马路上，3 分钟后病人意识恢复，恢复意识后感觉疲劳、乏力。扶送入院。

既往史：既往体健，否认用药史。

家族史：其祖父 45 岁去世，具体原因不详。其余无特殊。

【病史资料分析】

1. 发病年龄 儿童及青少年多为反射性晕厥，老年人多见于直立性低血压、餐后、药物、心血管疾病等引起的晕厥。

2. 发病诱因 体位骤然改变、老年人餐后、使用扩张血管的药物等后发生的晕厥多为直立性低血压所致，咳嗽、排尿、排便、颈部活动后发生的晕厥多为反射性晕厥，剧烈活动时发生的晕厥多为心源性晕厥。

3.晕厥的临床表现特征

（1）发作持续时间：晕厥常为一过性，历时几秒到几分钟，若发作时间每次持续数分钟或数小时，应考虑是否为晕厥，是否为心因性假性晕厥、低血糖、缺氧等导致的意识丧失。

（2）发作时情况：若"晕厥"时有表演性且缓慢倒下多为癔症；若发作结束后有胸痛应考虑急性心肌梗死；若病人既往有长期卧床病史，活动后突然出现晕厥并伴有呼吸困难、胸痛等症状多见于肺栓塞。

（3）伴随症状：伴有明显的自主神经功能障碍如面色苍白、出冷汗、恶心、乏力等，多见于神经介导的反射性晕厥；伴有面色苍白、发绀、呼吸困难，见于急性左心衰竭；伴有心率和心律明显改变者，见于心律失常性晕厥；伴有抽搐时，应鉴别为癫痫发作还是晕厥后肌阵挛；伴有头痛、呕吐及视、听障碍，提示中枢神经系统疾病；伴有发热、水肿、杵状指，提示心肺疾病；伴有呼吸深而快、手足发麻、抽搐，见于过度通气综合征、癔症等；伴有心悸、乏力、出汗、饥饿感，见于低血糖。应仔细询问病史，避免将其他病因引起的短暂意识丧失误认为晕厥。

4.有无家族史　家族中有猝死者要警惕遗传性心源性晕厥。

（三）初步诊断假设及思维提示

首先需要确定是否为晕厥。该病人出现意识丧失，发作迅速、短暂，可自行完全恢复，发病特点符合晕厥。病人为青年女性，既往体健，且未服用任何扩血管药物、利尿药、抗抑郁药等，每次晕厥发作均为活动时，并伴有胸闷表现，且病人无明显体位改变，家族中有猝死病史，应首先考虑心源性晕厥可能，可考虑心包疾病、心肌病（如肥厚型心肌病、扩张型心肌病）、心脏瓣膜病（如主动脉瓣狭窄）、心律失常、左房黏液瘤等。该病人年轻，冠心病、直立性低血压的可能性很小，但不排除冠状动脉畸形的可能。此外，血管迷走性晕厥也不能排除，再者，重度贫血者由于血氧含量降低，在运动或应激情况下也易发生晕厥，需要进一步检查加以鉴别。心源性晕厥与非心源性晕厥的鉴别见表3-3-1。

表3-3-1　心源性与非心源性晕厥的临床特征

临床特征	心源性晕厥	非心源性晕厥
年龄	年龄大（>60岁）	年轻
性别	男性多见	女性多见
心脏疾病病史	有	无
诱因	身体或精神压力增加	有特定诱因，如脱水、疼痛、痛苦刺激、医疗操作等
前驱症状	前驱症状短暂（如心悸）或无前驱症状	常有前驱症状，如恶心、呕吐、发热感等

续表3-3-1

临床特征	心源性晕厥	非心源性晕厥
与运动的关系	运动中发生	运动后发生
与体位的关系	无关，卧位可发生	仅发生在站立位；或从卧位、坐位到站立位的体位改变时发生
频率	发作次数少（1或2次）	发作频繁，有长期晕厥发作的病史且临床特征相似
情境因素	无	咳嗽、大笑、排尿、排便、吞咽时发生
遗传性疾病或早发（<50岁）心脏性猝死家族史	有	无
心脏体格检查	异常	正常

（四）心理、社会评估

病人为女大学生，受教育程度较高，但为何反复晕厥均未就医、及时诊治，需要详细问明缘由。重点关注病人的性格特征、心理状况及社会支持情况。采用抑郁自评量表（SDS）评估病人心理、社会状况。

心理、社会评估结果

该病人平时性格比较内向且家中经济条件一般，医保报销额度有限，病人担心给家庭增添负担，加之学习负担较重，故未及时就诊。该病人为苗族，从小受苗医的影响，对养生、保健、防病有自己的见解，认为个人患病可能是所处的环境和气候影响所致。

一般情况：年貌相符，衣着整洁，在同伴扶送下步行入院，意识清晰，时间、地点、人物定向力准确，接触交谈被动合作，语速、音量中等，语量适中，自知力完整，主动讲述自己病情。

认知活动：无错觉、幻觉及感知综合障碍。无思维内容及思维形式障碍，注意力集中，记忆力及智能正常。

情感反应：情感反应协调，无情绪低落，表现为对自己的疾病及治疗情况很关心。未查及既往存在持续的情感高涨及低落史。

意志行为活动：意志行为正常，日常生活自理，否认存在自伤、自杀及冲动伤人毁物行为。

SDS评定：标准分46分，无抑郁症状。

【思维提示】

SDS评分虽未显示有抑郁症状，但病人性格内向，家庭经济负担较重，社会支持一般，加之学习压力较大，这些因素均可成为压力源，若能积极应对，一般不会造成较大的心理负担。该病人病程已有 2 年余，未积极寻求诊治，显示其对自身疾病缺乏足够重视。但该病人对维护健康比较有信心，也有自己的方法，这种心理状况是否影响其对疾病诊疗和护理的依存性，还需要进一步关注。

三、体格检查

(一)体格检查要点

在对病人进行系统、全面的体格检查同时，重点考虑心脏方面的检查，主要目的是明确有无器质性心脏病。

(二)体格检查结果

体格检查结果

T 36.4℃，P 86 次/min，R 20 次/min，BP 112/74 mmHg，神志清楚，呼吸平稳，自动体位，体型匀称，无贫血貌。胸廓对称，双侧呼吸动度对称，双肺叩诊呈清音，双肺呼吸音清晰，未闻及明显干、湿啰音及胸膜摩擦音。心前区无隆起，心尖搏动位于第五肋间左锁骨中线内 0.5 cm，主动脉瓣听诊区可触及震颤。心界无扩大，心率 86 次/min，律齐，心音增强，心尖部可闻及收缩期 2/6 级杂音，主动脉瓣区及主动脉第二听诊区可闻及收缩期 3/6 级喷射样杂音。腹部平软、无压痛，四肢、神经系统等未见异常。

【思维提示】

体格检查进一步排除了神经系统疾病、过度换气综合征所致短暂意识丧失；病人无贫血貌，重度贫血所致晕厥可能性亦不大；心脏体查提示有阳性体征，目前主要考虑心源性晕厥，心前区震颤和心脏杂音均提示病人有器质性心脏病的可能性。但仍须进一步的实验室及辅助检查，以指导和明确诊断。

四、实验室及辅助检查

(一)检查项目及目的

1.血常规　明确有无贫血。

2.血糖　了解血糖水平。

3.凝血功能　明确有无凝血功能障碍，为拉管测压做准备。

4.心电图　明确有无心律失常。

5.心脏彩超　了解心脏结构、功能及室壁运动情况。

6.心脏 MRI　识别心肌纤维化。

7.肺动脉 CTA　明确有无肺栓塞。

8.冠状动脉造影或冠状动脉 CTA　排除心肌梗死。

9. **左室造影+拉管测压**　明确诊断及评估左室流出道梗阻程度。

10. **基因诊断**　明确有无家族史。

（二）检查结果

实验室及辅助检查结果

1. **生化检查**　三大常规、肝肾功能、电解质、心肌酶、血糖、血脂、凝血功能、D-二聚体等生化检查均正常。

2. **心电图**　窦性心律，Ⅱ、Ⅲ、aVF、$V_1 \sim V_3$ 导联 ST-T 改变，胸导联明显高电压。

3. **超声心动图**　舒张期室间隔厚约 18 mm，后壁厚约 8 mm，厚度之比 ≥ 1.3（图 3-3-1）。

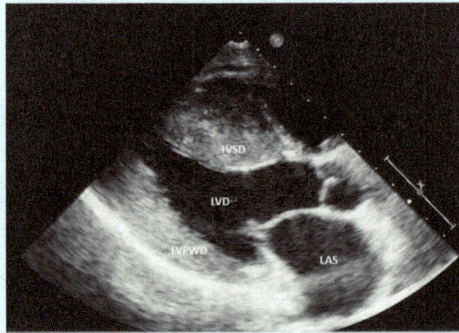

图 3-3-1　超声心动图

4. **心脏 MRI**　考虑肥厚型心肌病，心肌纤维化，左室流出道轻度狭窄。

5. **冠状动脉造影+左室造影+拉管测压结果**　各支血管未见狭窄性病变，远端血流 TIMI 3 级。拉管测压：左室中部（147/10 mmHg）-左室流出道（119/20 mmHg），左室中部与左室流出道存在压差，提示梗阻部位位于左室中部。结论：①冠状动脉造影未见明显阻塞性病变。②左室造影符合左室中部肥厚型梗阻性心肌病改变。

【思维提示】

重要的检查结果有两项：①心肌酶检查无异常，心电图检查未发现心律失常，冠状动脉造影未见明显阻塞性病变，提示心律失常所致晕厥及急性心梗后晕厥可能性小；②心电图出现缺血性 ST-T 改变及室壁肥厚性改变，心脏彩超及心脏磁共振检查结果异常，提示肥厚型梗阻性心肌病。结合 20 岁女性病人、每次均于活动时起病、既往无特殊病史、有猝死家族史、体格检查结果及心电图心肌缺血表现等要点，初步考虑为肥厚型梗阻性心脏病。做左室造影+拉管测压检查已进一步明确肥厚型心肌病的诊断及梗阻性程度，同时，排除冠心病。

五、疾病的临床诊断及处理原则

(一)临床诊断

肥厚型梗阻性心脏病(左室中部)。

(二)处理原则

减轻流出道梗阻、改善心室顺应性、减少合并症、识别高危病人,预防猝死。

(1)给予心电监护。

(2)病人卧床休息、吸氧。

(3)建立静脉通道。

(4)给予β受体拮抗药,改善心室松弛,增加心室舒张期充盈时间,减少室性及室上性心动过速。若不能耐受β受体拮抗药,可予以非二氢吡啶类钙通道阻滞药。

(5)避免使用增强心肌收缩力及硝酸酯类药物。

(6)若药物治疗无效,则考虑行无创精准放射消融手术,或外科行室间隔心肌切除术或起搏器治疗。

六、护理诊断

(一)护理诊断基本思路

病人近2年多来反复晕厥,目前晕厥再发并加重,这是导致该病人就诊的主要原因,目前医疗诊断已明确。肥厚型心肌病虽然是引起晕厥的主要病因,但病人发生晕厥的主要促发机制包括:①左室流出道梗阻。尤其是在体力活动时心率加快,回心血量减少、心肌收缩力加强,加重了梗阻;同时,运动时外周血管扩张,心排血量相应减少,导致脑灌注不足而引发晕厥。②存在心肌病变。由于肥厚型心肌病心肌缺血、存在心肌病变,可合并心律失常,心排血量显著减少,发生晕厥,此因素亦可导致病人猝死。③左室舒张功能受限。肥厚型心肌病左心室舒张功能受限,导致回心血量减少、左心房压增高,左房扩大,易产生房性心动过速或房颤,从而加剧左心室充盈不足,使心排血量进一步减少而发生晕厥。病人对自己的健康状况不够重视,认为反复晕厥不会产生严重后果,显示出其对疾病的促发因素以及导致的严重后果等缺乏正确的认知。另外,病人性格内向,从小的生活环境,对病人的价值观可能带来影响。这些都是护理需要解决的护理问题。

(二)护理诊断

1.活动无耐力 与活动时加重左室流出道梗阻有关。

2.潜在并发症:心律失常、心力衰竭、猝死

3.有受伤的危险 与心排血量突然减少致脑组织缺血、缺氧而晕厥有关。

4.知识缺乏:缺乏对肥厚型梗阻性心脏病的认识

课程思政

无创治疗给病人带来福音

2021年3月31日，中南大学湘雅二医院心血管内科"国之名医"周胜华教授率领的心脏团队与肿瘤科、放射科等MDT团队密切配合，成功为一例肥厚型梗阻性心肌病病人实施无创精准放射消融手术。经国际文献数据库及临床研究注册网站查证，这是全球首例接受无创精准放射消融手术的肥厚型梗阻性心肌病，开启了肥厚型梗阻性心肌病的"无创"治疗的全新领域。

循证支持

晕厥诊断与治疗中国专家共识（2018年）

针对晕厥的诊断与治疗，自2014年《晕厥诊断与治疗中国专家共识》发布之后，国际上先后发表了美国心律学会的《关于体位性心动过速综合征及不适当窦性心动过速和血管迷走性晕厥专家共识》（2015年），《晕厥的急诊处理国际专家共识》（2016年）、《美国晕厥诊断与处理指南》（2017年）和《欧洲心脏病学学会（ESC）晕厥的诊断与处理指南》（2018年）。为进一步提高国内关于晕厥的诊疗水平，特别是基层医生对晕厥的认识、诊断与治疗水平，由中华心血管病杂志编辑委员会、中国生物医学工程学会心律分会、中国老年学和老年医学学会心血管病专业委员会等组织国内相关领域专家参照上述文件，并综合近4年来国内发表的文献，对2014年《晕厥诊断与治疗中国专家共识》进行更新，旨在制定一个适合我国国情的晕厥诊断与治疗方案。《晕厥诊断与治疗中国专家共识》（2018）涉及晕厥的定义、分类、病理生理、初步评估与危险分层、诊断、治疗等方面，本课仅介绍晕厥的初步评估及晕厥与癫痫的区别（表3-3-2）。

表3-3-2 晕厥与癫痫发作的鉴别

临床特点	晕厥	癫痫发作
诱因	常有	很少有
诱因性质	因晕厥病因而异：如VVS的常见诱因有疼痛、长时间站立、情绪因素等；情境性晕厥有特定诱因；OH的诱因主要为站立	最常见为闪光等视觉刺激
前驱症状	常有晕厥先兆，如自主神经激活症状（反射性晕厥）、先兆性偏头痛（OH）、心悸（心源性晕厥）	癫痫先兆：重复性、特异性，如既视感、腹气上升感、嗅幻觉

续表 3-3-2

临床特点	晕厥	癫痫发作
肌阵挛	肢体抖动时间<10 s，无规律，不同步，不对称；发生在意识丧失开始之后	肢体抖动时间 20~100 s，同步，对称，偏侧；多与意识丧失同时出现；清晰的、持久的自动动作，如咀嚼或咂嘴
舌咬伤	少见，多为舌尖	舌侧多见，多为单侧
意识丧失持续时间	10~30 s	数分钟
发作后期	对周围环境无警觉<10 s，随后恢复全部意识和警觉	记忆缺失，数分钟内对事物不能回忆

注：VVS 为血管迷走性晕厥，OH 为直立性低血压。

对病人进行初步评估，目的在于明确是否是晕厥，是否能确定晕厥病因，明确是否为高危病人，晕厥病人初步评估和危险分层见图 3-3-2。合理的辅助检查有助于明确诊断，过度检查常无益于诊断，也造成浪费，进一步评估及诊断流程见图 3-3-3。

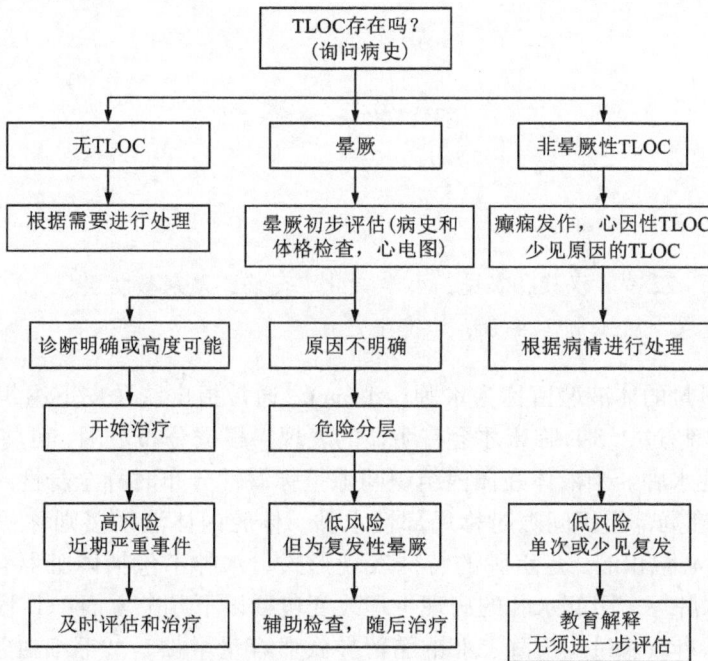

注：TLOC 为短暂意识丧失。

图 3-3-2 晕厥病人初步评估和危险分层

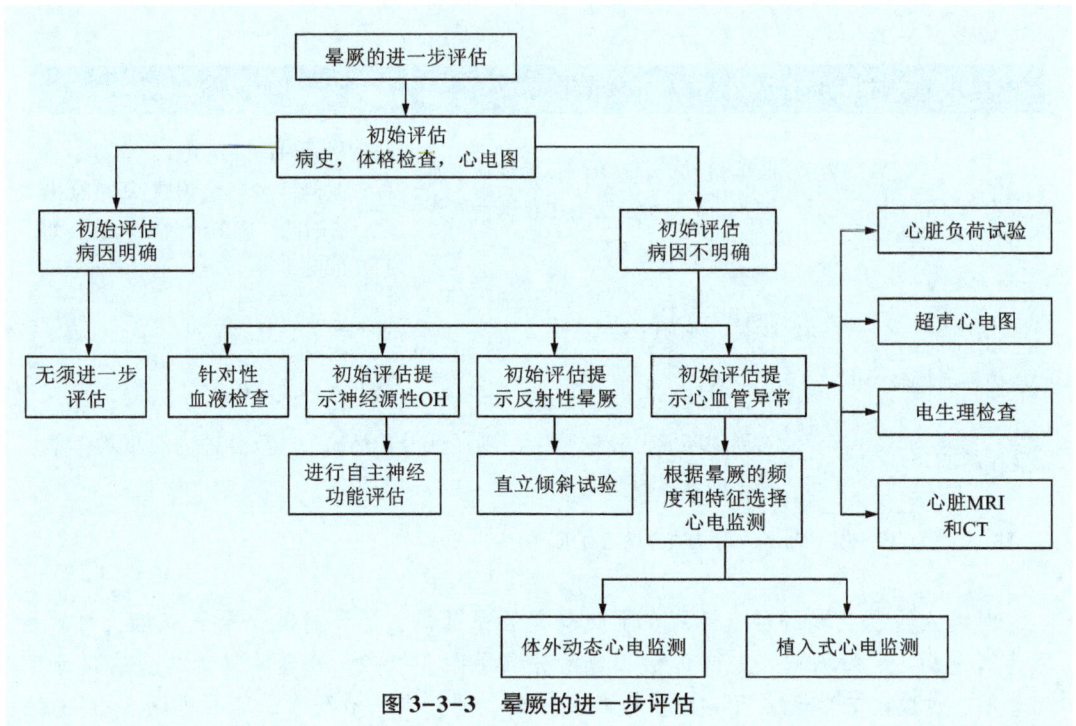

图 3-3-3　晕厥的进一步评估

（王秀华　陈佳睿）

第四节　水肿

> ## 病例 1

病人：男性，72 岁，汉族，农民，小学文化，丧偶，无宗教信仰。

主诉：反复双下肢水肿 1 年余，加重半月。

组织间隙过量的体液潴留称为水肿（edema），通常指皮肤及皮下组织液体潴留，一般体内液体蓄积超过 2.5 L 临床才会有明显的表现。根据分布范围，可将水肿分为全身性水肿和局部性水肿。当液体在体内组织间隙呈弥漫性分布时称全身性水肿（常为凹陷性），液体积聚在局部组织间隙时称局部性水肿。体腔内体液增多则称积液，如腹腔积液、胸腔积液、心包积液，是水肿的特殊表现形式。水肿不包括内脏器官局部的水肿，如脑水肿、肺水肿等。引起水肿的病理生理改变包括以下几个方面：①毛细血管静水压升高，如肾小球有效滤过压下降、水钠潴留导致血容量增加。②毛细血管通透性增加，如烧伤、血管神经性水肿。③组织间隙胶体渗透压增加，如黏液性水肿。④血浆胶体渗透压降低，如低蛋白血症。⑤淋巴回流障碍，多产生局部性水肿。

一、疾病诊断的基本思路

水肿可由全身性疾病或局部性因素引起。基于水肿产生的机制，可推测水肿的相关疾病诊断。

(一)全身性水肿

1. 心源性水肿　主要见于右心衰竭，水肿特点为首先出现于身体低垂部位，水肿多为对称性、凹陷性，严重时可出现胸腔和腹腔积液。还可见于某些缩窄性心脏疾病，如缩窄性心包炎、心包积液、心肌或心内膜纤维增生。

2. 肾源性水肿　见于各种肾炎及肾病等。

3. 肝源性水肿　常见于各型肝炎所致的肝功能减退、肝硬化、肝癌等。

4. 内分泌代谢疾病所致水肿　可见于甲状腺功能减退症、甲状腺功能亢进症、原发性醛固酮增多症、库欣综合征、腺垂体功能减退症、糖尿病等。

5. 营养不良性水肿　由于慢性消耗性疾病长期营养缺乏、蛋白丢失性胃肠病、重度烧伤等所致低蛋白血症，或维生素 B_1 缺乏症可产生水肿等。

6. 药物所致水肿　①药物过敏反应：常见于解热镇痛药、某些抗生素等；②药物性肾脏损害：见于某些抗生素、磺胺类、别嘌呤醇、雷公藤等；③药物致内分泌功能紊乱：见于肾上腺皮质激素、性激素、胰岛素、萝芙木制剂、甘草制剂和钙拮抗药等。

7. 结缔组织疾病所致水肿　可见于系统性红斑狼疮、硬皮病、皮肌炎等。

8. 变态反应性水肿　由各种致敏原如致病微生物、异种血清、动植物毒素、某些食物及动物皮毛等引起。

9. 经前期紧张综合征　育龄期女性在月经来潮前 7~14 天出现眼睑、下肢水肿，可能与内分泌激素水平改变有关。

10. 妊娠期水肿　女性在妊娠后期可出现不同程度的水肿，多数属于生理性水肿，待分娩后水肿可自行消退，部分为病理性水肿。

11. 特发性水肿　水肿原因不明，可能与内分泌功能紊乱有关，绝大多数见于女性，水肿多发生在身体低垂部位。

12. 功能性水肿　病人无器质性疾病，因环境、体质、体位等因素的影响，体液循环功能发生改变而产生的水肿称为功能性水肿。功能性水肿包括：①老年性水肿；②高温环境引起的水肿；③肥胖性水肿；④旅行者水肿；⑤久坐者水肿等。

(二)局部性水肿

1. 炎症性水肿　由各种炎症反应引起，见于蜂窝织炎、丹毒、化学灼伤等。

2. 淋巴回流障碍性水肿　见于非特异性淋巴管炎、淋巴结切除后、丝虫病等。

3. 静脉回流障碍性水肿　见于静脉曲张、血栓性静脉炎、上腔静脉阻塞综合征等。

4. 神经源性水肿　由神经过敏反应引起，与某些药物或花粉、食物的过敏有关。

5. 局部黏液性水肿　以皮肤内散在或弥漫性黏蛋白沉积和显微镜下胶原破碎为特征的代谢障碍性疾病。

6. **血管神经性水肿**　由遗传、食物或药物等外界因素引起。

二、病史采集

(一)病史采集要点

病人主要症状为双下肢水肿，应寻找系统性疾病，询问病史时注意如下几方面。

1. **发病前有无诱因**　是否在高温环境中作业、久坐，是否有饮用过敏性饮品及食物、服用药物等诱因。

2. **水肿发生的特点**　包括发生的缓急、程度，水肿首发部位及发展顺序，是否为凹陷性及对称性，有无颜面、腰骶部水肿及胸腔积液、腹腔积液，有无加重或缓解的因素(与体位及活动的关系)。

3. **与水肿相关的疾病史**　既往是否有心血管疾病、贫血、甲状腺功能减退症或甲状腺功能亢进症病史,.有无慢性肾病、肝病、肺部疾病病史、有无营养不良等。

4. **水肿对病人的影响**　包括有无焦虑、恐惧，对精神、饮食、睡眠、日常活动状况有无影响等，了解家庭及社会因素对病人产生的影响。

5. **诊断、治疗及护理经过**　特别注意评估诊疗过程中所做的检查及其结果。

6. **需要重点鉴别的疾病**　与双下肢水肿相关的疾病如急性或慢性肾炎、心脏疾病、肝硬化、营养不良、甲亢、感染等，问诊时均需要涉及，并加以甄别。

(二)病史采集结果及病史资料分析

病史采集结果

病人于 1 年前无明显诱因出现双下肢浮肿，呈凹陷性，以双侧踝部为主，局部无红肿、发热，午后水肿程度有所加重，晨起水肿可消失。其间偶有咳嗽，咳少量白色黏液样痰。无颜面部浮肿。近半年来时常感胸闷、心悸，每次持续数分钟，可自行缓解，曾多次于当地诊所就诊，经处理后症状可得以控制，具体用药不详。入院前半月病人感水肿较前加重，水肿部位达小腿以上，且活动耐力较前明显下降，爬三层楼梯时即可出现气促。有夜间阵发性呼吸困难，无头痛、头晕，无畏寒、发热等不适。本次起病以来，精神状态较前差，睡眠欠佳，食欲尚可，大小便正常，体重增加 3 kg。

既往有高血病 10 余年，最高血压 200/100 mmHg，间断服用降压药(具体不详)，未监测血压。有"高脂血症"病史，未予重视。否认"糖尿病，肾病"病史，否认"病毒性肝炎、结核"病史，无外伤、手术史，否认中毒、输血史，否认食物及药物过敏史。吸烟 40 余年，平均 20 支/天。其父母均有高血压。

【病史资料分析】

1. **年龄与性别**　青壮年水肿多见于急慢性肾炎、内分泌代谢系统疾病、药物或过敏引起等；一些从事文职的人或处于高温环境下的人，可能出现功能性水肿；40 岁以上的人多见于肝源性水肿、各种原因所致的心力衰竭、肾衰竭等；育龄期的女性经前期紧张综合征，妊娠期常有生理性的双下肢水肿，特发性水肿也多见于女性。

2. 诱发与缓解因素　心源性水肿常因感染、劳累、体力活动或精神紧张而诱发；长期卧床、血液高凝、骨折及外科手术等，常常会因为下肢静脉血栓诱发水肿。

3. 下肢水肿的临床表现特征

(1) 起病时间：持续时间长且间断性出现、自行好转的一般考虑特发性或功能性水肿为主；急性起病常见于局部感染性疾病、变态反应性疾病（药物、食物或环境中的致敏物质）或者骨折、肌肉拉伤、撕裂等疾病；缓慢起病、日渐加重的水肿，多考虑肾源性、肝源性、心源性、内分泌代谢疾病及营养不良性水肿。

(2) 水肿部位：血管性疾病（如下肢深静脉血栓、静脉曲张、静脉炎等）及局部感染性疾病表现为单侧下肢水肿，后者常伴有局部皮肤红肿及皮温升高；心源性水肿常从下肢及低垂部位开始而遍及全身；肾源性水肿于晨起出现，从眼睑、颜面发展至全身性，较易移动；而肝源性水肿，则从下肢轻度水肿逐渐发展至全身。

(3) 水肿性质：目前临床上大部分水肿为凹陷性水肿，包括肝源性、心源性、肾源性、局部感染性疾病、血管疾病等引起的水肿。非凹陷性水肿见于丝虫病及甲状腺功能减退症，前者早期表现为淋巴管炎和淋巴结炎，晚期则出现淋巴管堵塞引起的一系列临床症状；后者最早的症状为代谢降低，比如出汗减少，嗜睡，动作减慢等，严重时可累及多个系统，表现为黏液性水肿。

(4) 水肿的程度：水肿的程度可分为轻、中、重度。轻度水肿仅见于皮下及软组织，指压后可见凹陷，体重可增加5%左右。中度水肿指全身疏松组织均可见水肿，指压后明显凹陷，平复很慢。重度水肿指全身组织严重水肿，身体低垂部位皮肤紧张、发亮，可伴有胸腔、腹腔积液。

(5) 伴随症状：不同病因导致的水肿伴随症状也不相同，心源性水肿常伴有心脏增大、心脏杂音、体循环淤血或肺循环淤血等症状；肾源性水肿常伴有血压升高、尿量减少、尿性状改变（蛋白尿、血尿、管型尿）、眼底改变等；肝源性水肿一般伴有肝功能异常、食欲不振、恶心、黄疸、门静脉高压等症状；伴有向心性肥胖表现、肌肉损耗、骨质疏松、糖耐量降低时应考虑皮质醇增多症；伴有皮疹、红斑、关节痛及多系统表现，多见于系统性红斑狼疮。

（三）初步诊断假设及思维提示

该病人有冠心病、心力衰竭的危险因素：老年、男性、合并高血压病、高脂血症，有吸烟史，症状特点表现为双下肢水肿，病程长，呈渐进性，双侧对称凹陷性，且近半年来病人逐渐出现胸闷、心悸，活动耐力逐渐下降，爬三层楼不耐受。所以，首先考虑心源性水肿、心力衰竭可能性大。

因病人有高血压病史多年，控制不详，也需要考虑高血压肾病导致的肾源性水肿。肾源性水肿的临床表现与心源性水肿有相似之处，需要仔细鉴别。肾源性水肿多从眼睑、颜面部开始，可迅速蔓延至全身，一般伴有肾性高血压及肾功能的损害。

(四)心理、社会评估

该病人反复双下肢水肿 1 年多,但没有及时就诊、治疗,需要重点评估病人对所患疾病的认知。病人情绪低落,少言寡语,应评估其心理及家庭社会资源,以确定有无不良情绪或认知功能障碍。采用抑郁自评量表(SDS)、简易智能精神状态检查量表(MMSE)、日常生活活动能力量表(ADLS)、社会支持评定量表(SSRS)、社会功能活动问卷(FAQ)等评估心理社会状况。

心理、社会评估结果

　　病人 5 年前老伴去世,无子女赡养,没有固定的经济来源,靠政府补助和邻里帮助生活。觉得自己是累赘,没有价值,出现情绪低落,对什么事都提不起兴趣,觉得活着没什么意思,还不如不活了。陪同就医者反映,病人老伴去世后一直独居,不愿意住养老院。近期变得不爱说话,也不爱与邻居多走动,感觉老人记忆力减退,与他交流时反应迟钝,有时坐立不安。

　　一般情况:年貌相符,衣着尚整洁,面容憔悴,自行步入病房,意识清晰,时间、地点、人物定向力可,接触交谈被动合作,声音低沉,语速较慢,语量少,自知力完整,被动讲述自己病情,求治欲望较低。

　　认知活动:否认有错觉、幻觉及感知综合障碍。未查及思维内容及思维形式障碍,注意力欠集中,记忆力下降。

　　情感反应:情感反应尚协调,情绪稍显低落,自诉没兴趣做任何事情,感受不到快乐。

　　意志行为活动:意志活动减退,不愿与人交流,活动少,日常生活基本自理,睡眠欠佳,心情差时有消极想法,尚无相应计划及行为。

　　SDS 评定:标准分 65 分,中度抑郁。

　　MMSE 评定:25 分,轻度认知功能障碍。

　　ADLS 评定:16 分,日常生活轻度依赖。

　　SSRS 评定:总分 25 分,其中主观支持 14 分,客观支持 5 分,对社会支持的利用度 6 分,显示社会支持一般。

　　FAQ 评定:12 分,显示社会功能有些困难。

(五)老年综合评估

老年人的健康问题存在一定的特殊性,在以疾病为中心的常规医疗模式中,往往容易忽视老年人的老年综合征、精神心理、生活能力、社会支持及环境等问题,因此,对老年人的健康评估需要引入老年综合评估。老年综合评估是多学科协作的诊疗过程,以确定老年人在躯体、精神心理、社会行为、环境及其功能状态等方面所存在的问题,为制定针对性的综合治疗、康复、照护计划提供依据。评估对象为 60 岁以上、有多种慢性疾病、老年综合征并伴有不同程度功能损害及心理社会问题、反复多次住院，且有一定恢复潜力的虚弱老年人。入院评估由主管医生和责任护士共同完成。该病人主要采用微型营养评定量表(MNA)、Morse 跌倒风险评估量表(MFS)、SARC- CalF 量表评定其营养状况及跌倒风险。

老年综合评估结果

> MNA 评定：20 分，存在营养不良风险。
> MFS 评定：65 分，存在跌倒高风险。
> SARC-Calf 量表评定：13 分，有肌少症。

【思维提示】

该病人虽没有明显的宗教信仰，但对生活失去信心，对患病就医持消极态度，又因文化程度低，对所患疾病缺乏正确的认知，患病后如何正确应对也缺乏有效的方法，而且，老人没有亲人在身边，虽有邻里帮助，但仍然缺少情感依靠，再加上没有固定经济来源，一直依靠政府和邻里的帮助生活，可利用的家庭社会资源有限，这些都会使病人产生不良情绪，SDS 评分显示有中度抑郁。抑郁、孤独、社会支持不够等因素都可能严重影响病人对疾病困扰带来一系列问题的应对方式。同时，也不能排除自杀的危险。病人的日常生活虽大部分能自理，但病情加重后自理能力明显降低。智能精神状态检查显示病人存在轻度的认知功能障碍，社会功能活动也有些困难，加之病情加重导致的躯体不适，可能对病人的睡眠、生活自理状况，以及个人应对都会带来严重影响。该病人还存在营养不良、肌少症，老年人肌少症容易引起跌倒，且跌倒风险评估有高风险，因此，需要考虑这些护理问题。

三、体格检查

(一)体格检查要点

通过问诊，考虑该病人心力衰竭可能性大。心力衰竭可分为左心衰竭和右心衰竭。左心功能降低的早期征兆为疲乏、运动耐力明显减低、心率增加 15~20 次/min，继而出现劳力性呼吸困难、夜间阵发性呼吸困难、端坐呼吸等；检查可见左心室增大、舒张早期或中期奔马律、两肺可闻及啰音；右心衰竭症状主要为体循环淤血，主要表现为慢性持续性淤血引起的各脏器功能改变，病人可出现腹胀或下肢水肿，并以此为首要或唯一症状而就医，运动耐量下降是逐渐发生的，可能未引起病人注意，除非仔细询问其日常生活能力发生的变化。体查发现，其除原有的心脏病体征外，还可发现心脏增大、颈静脉充盈、肝大和压痛、发绀、下垂性水肿和胸腔积液、腹腔积液等。

（二）体格检查结果

体格检查结果

T 36.5℃，P 94 次/min，R 20 次/min，BP 150/90 mmHg，神志清楚，问答不切题，呼吸平稳，查体欠合作。全身浅表淋巴结未触及肿大，全身皮肤未见黄疸及皮疹，颈静脉无怒张，甲状腺无肿大，胸廓对称无畸形，双肺呼吸音低，可闻及少量湿性啰音。心尖搏动位于第五肋间左锁骨中线外 0.5 cm 处，心率 94 次/min，心律不齐，可闻及期前收缩 1~2 次/min，各瓣膜区未闻及病理性杂音。腹部平软，肝、脾肋缘下未触及，全腹部无压痛，无反跳痛，腹部移动性浊音阴性，肝及双肾区无叩击痛，肠鸣音正常，四肢关节无肿痛，双下肢中度凹陷性水肿，未见皮肤发红，皮温正常。

【思维提示】

体格检查结果初步排除了静脉曲张、静脉炎、甲状腺功能减退症等病因，腹部及全身皮肤、关节无明显的阳性体征，基本排除肝硬化、结缔组织病、过敏等疾患，病人体格检查提示心界稍大，结合有明显的胸闷、气促症状，且有年龄高、高血压、高脂血症及长期吸烟史，目前最有可能是冠心病引起的心力衰竭。需要进一步进行相关实验室和影像学检查，以明确诊断、判断病情。

四、实验室及辅助检查

（一）检查项目及目的

1. 血常规、尿常规、大便常规　明确是否有贫血、感染、血小板异常、血尿、蛋白尿或消化道出血等情况。

2. 肝肾功能　了解其功能状态，以评价是否有肝源性及肾源性水肿。

3. 心肌酶谱、肌钙蛋白、NT-proBNP　了解是否有心肌缺血、损伤及心功能状况。

4. 凝血功能　明确是否有凝血功能障碍，为抗凝药物的使用及介入手术做准备。

5. 血糖血脂　了解是否有其他相关疾病及合并症。

6. 肺功能　了解呼吸功能情况。

7. CRP、降钙素原、血管炎三项、原醛筛查、甲状腺功能　排除相关疾病。

8. 心电图、心脏+腹部+颈部血管+双下肢动静脉超声、冠状动脉造影　以明确诊断。

（二）检查结果

实验室及辅助检查结果

1. 血常规及血液生化检查

血常规：白细胞（WBC）$8.1×10^9$/L，中性粒细胞（NEUT）$8.8×10^9$/L，中性粒细胞比值（NEUT%）82.4%。

心肌酶：正常。

N 端脑利钠肽前体（NT-proBNP）3894 pg/mL。

总蛋白（TP）55.5 g/L，白蛋白（ALB）37.2 g/L，D-二聚体 2.4mg/L，低密度脂蛋白胆固醇（LDL-CH）3.29 mmol/L。

2. 心电图检查　窦性心律，偶发室性期前收缩，心肌缺血改变。

3. 超声心动图　左房（36 mm）左室（60 mm）增大，二尖瓣轻度返流，左室壁运动欠协调，左室收缩功能减退（EF 36%）。

4. 颈部+双下肢血管彩超　①双侧颈动脉硬化并多发斑块形成。②双侧下肢动脉粥样硬化斑块形成。

5. 冠状动脉 CT 血管造影检查（CTA）　前降支近段可见60%狭窄，回旋支近段可见72%局限性狭窄。

【思维提示】

重要的检查结果有两项：①NT-proBNP 升高；②心脏彩超提示左心大、EF 36%，双下肢彩超提示有颈部及双下肢动脉斑块。结合病人有冠心病的危险因素：男性、大于70 岁、吸烟40 余年、既往高血压病史 10 余年、患有高脂血症，并根据病史资料和体格检查结果，初步考虑为冠状动脉粥样硬化性心脏病、左室扩大、慢性心力衰竭。

五、疾病的临床诊断及处理原则

（一）临床诊断

1. 冠心病　缺血性心肌病型、左室扩大、慢性心力衰竭、心功能Ⅲ级。

2. 高血压病　3 级，极高危。

3. 高脂血症

4. 双侧颈动脉硬化并多发斑块形成

5. 双下肢动脉硬化并多发斑块形成

（二）处理原则

1. 治疗原则　采取综合治疗措施，包括对各种可致心功能受损的疾病如高血压、冠心病的管理，调节心力衰竭的代偿机制，改善心肌重塑的进展。

2. 治疗目标　防止和延缓心力衰竭的发生发展，缓解临床症状，提高生活质量，改善长期预后,降低病死率和住院率。

3. 治疗方案

(1)一般治疗:①生活方式管理;②休息、吸氧、心电监护。

(2)容量管理。

(3)药物治疗:利尿药;血管扩张药,包括硝酸酯类药物、硝普钠、重组人脑利钠肽、乌拉地尔等;正性肌力药物,包括洋地黄类和非洋地黄类药物;RAAS 抑制药;β 受体拮抗药;钠-葡萄糖转运蛋白 2 抑制药;血管紧张素受体脑啡肽酶抑制药(ARNI)。

4. 非药物治疗

(1)主动脉内球囊反搏(LABP)。

(2)左室辅助装置(LVAD)。

(3)心脏再同步治疗(CRT)。

六、护理诊断

(一)护理诊断基本思路

近一年来病人由于冠心病、心功能不全,反复出现双下肢水肿,近半年症状逐渐加重,近期体重增加 3 kg,伴胸闷、心悸,活动耐量明显下降,提示体液过多,活动无耐力,这是首优的护理问题。病人活动能力下降,社会资源不足,缺乏人照料,将严重影响其正常生活。老年人综合评估显示病人存在许多健康问题,包括:中度抑郁、轻度认知功能障碍、日常生活自理能力减退、跌倒高风险、营养不良等,同样会影响病人的生活质量。抑郁症老年人,应特别关注自杀的可能性。病人在疾病早期虽出现明显症状,且有高血压、高脂血症,但未引起足够重视,对待就医持消极态度,这半年也未予以特殊处理,且吸烟 40 余年,至今仍未戒烟,说明病人对所患疾病的相关知识以及如何维护健康等没有正确的认知。此外,有失眠、衰弱、抑郁及认知功能的减退,这些都将对病人康复带来不利影响,而且,出现跌倒事件的可能性大,这些都是需要为病人解决的护理问题。

(二)护理诊断

1. 体液过多 与右心衰竭致体循环淤血、水钠潴留有关。

2. 活动无耐力 与心排量下降有关。

3. 自理能力下降 与活动能力下降、情绪低落及认知改变有关。

4. 有跌倒的危险 与肌少症、认知功能下降有关。

5. 有自杀的危险 与抑郁表现出自杀倾向有关。

6. 睡眠型态紊乱 与抑郁、白天睡眠过多有关。

7. 营养失调 低于机体需要量,与蛋白质摄入不足有关。

8. 社交障碍 与衰弱、活动能力下降及抑郁情绪有关。

9. 家庭应对无效:失去能力 与丧偶、无子女、家庭无人照顾有关。

10. 个人应对能力失调 与抑郁症状、认知功能障碍有关。

11. 知识缺乏：缺乏冠心病、心力衰竭的危险因素防控相关知识

12. 有皮肤完整性受损的危险 与长时间卧床有关。

13. 思维过程改变 与抑郁症状、认知功能障碍表现出思维和活动迟钝有关。

14. 潜在并发症：肺栓塞、心肌梗死、肾功能不全、猝死、电解质紊乱等

循证支持

慢性心力衰竭的诊断流程《中国心力衰竭诊断和治疗指南 2018》

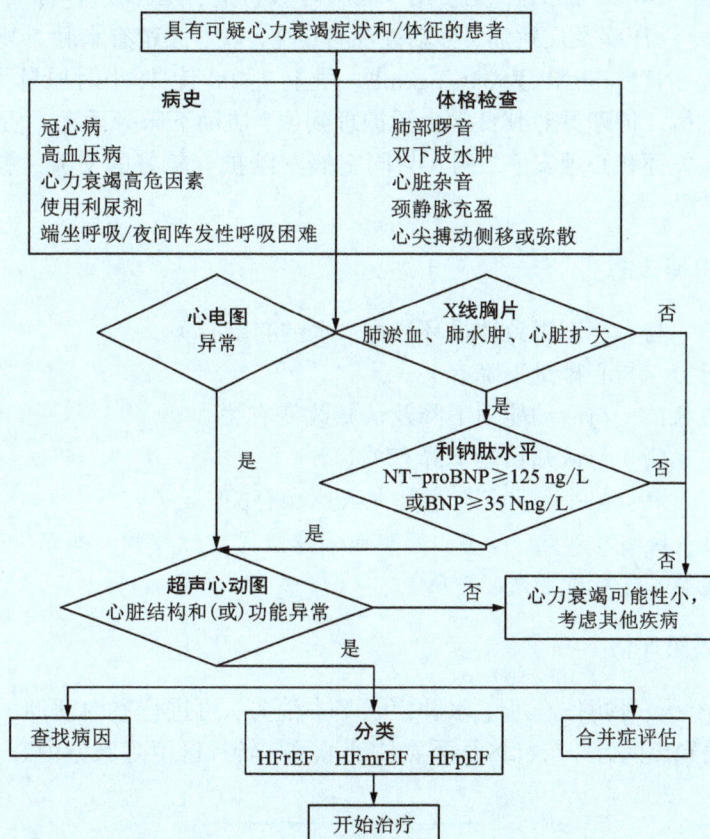

具有可疑心力衰竭症状和/体征的患者

病史	体格检查
冠心病	肺部啰音
高血压病	双下肢水肿
心力衰竭高危因素	心脏杂音
使用利尿剂	颈静脉充盈
端坐呼吸/夜间阵发性呼吸困难	心尖搏动侧移或弥散

心电图 异常

X线胸片 肺淤血、肺水肿、心脏扩大 → 否

是

利钠肽水平 NT-proBNP≥125 ng/L 或BNP≥35 Nng/L → 否

是

超声心动图 心脏结构和(或)功能异常 → 否 → 心力衰竭可能性小，考虑其他疾病

是

查找病因　　分类 HFrEF　HFmrEF　HFpEF　　合并症评估

开始治疗

NT-proBNP：N末端B型利钠肽原；BNP：B型利钠肽；HFrEF：射血分数降低的心力衰竭；HFmrEF：射血分数中间值的心力衰竭；HFpEF：射血分数保留的心力衰竭。

图 3-4-1　慢性心力衰竭的诊断流程

七、护理查房

(一)病情变化及思维提示

病人入院第 4 天,心电监护示窦性心律,HR 78 次/min,偶发室性期前收缩,SaO_2 98%,入院后卧床休息、吸氧,并予以呋塞米、诺欣妥、螺内酯抗心衰,硝酸甘油扩冠、拜阿司匹林抗血小板聚集等处理,病人精神状态较前好转,胸闷、心悸、气促及双下肢水肿明显改善,夜间能平卧,睡前服用阿普唑仑后睡眠改善。T 36.8℃,P78 次/min,R 20 次/min,BP 124/80 mmHg,无发绀、双肺呼吸音清,HR 78 次/min,律齐,未闻及杂音,腹部平软,无压痛及反跳痛,移动性浊音(-),双下肢稍有水肿。复查肝肾功能及血浆蛋白均正常,NT-proBNP 为 316 pg/mL。早上 7:00 计 24 小时尿量为 2600 mL,出入水量仍为负平衡。护理员对其日常生活护理到位,协助下床旁活动。责任护士和值班护士加强对病人关怀和心理安慰,病人与同室病友陪护有较好的交流,能自行进食,食欲尚可,大便正常。

(二)调整护理诊断

1. 体液过多　与右心衰竭致体循环淤血、水钠潴留有关。
2. 活动无耐力　与心排量下降有关。
3. 自理能力缺陷　与活动能力下降及认知改变有关。
4. 有跌倒的危险　与认知功能下降有关。
5. 家庭应对无效:失去能力　与家庭无人照顾有关。
6. 知识缺乏:缺乏冠心病、心衰、静脉血栓危险因素防控相关知识
7. 潜在并发症:电解质紊乱、猝死等

(三)护理效果评估

病人住院 10 天,胸闷、气促、水肿症状基本消失,可进行室内活动,精神及营养状况明显改善,通知出院,并与社区居委会沟通联系,转社区卫生服务中心。

知识拓展:心力衰竭病人
的健康教育内容

本章小结

　　循环系统疾病又称心血管疾病，是人类常见病、多发病，致病原因是多方面的。病人表现出的症状主要有：胸痛（或压迫感）、呼吸困难、心悸、水肿，其他还有晕厥、咯血、咳喘、发绀、杵状指等，但这些症状不是心血管疾病病人独有的，在呼吸系统疾病、消化系统疾病、胸部外伤、心因性疾病等情况下亦可出现。问诊时需要详细询问病人病史、临床表现、病因及诱因等，以便甄别，同时，心血管疾病往往使病人产生心理压力，且心理压力与心血管病可以互为因果，所以，对病人心理及社会方面的评估十分重要。循环系统疾病牵涉到全身，因此，身体评估不能仅限于心脏、血管，还需要进行全身一般状况、有鉴别意义的相关体征等内容的评估，体格检查有时能提供疾病诊断、病情变化的重要信息，作为高层次的护理人员更应掌握相关身体评估的操作方法、异常体征的临床意义。随着科技的发展，心血管疾病领域不断涌现出高新诊疗技术，熟悉这些新技术的应用对进一步提升护理品质大有裨益，同时，在临床评估过程中不忘循证护理，寻求最佳证据支持。由于循环系统疾病的复杂性，护理评估有较大难度，因此，科学的临床思维极为重要，一方面有赖于扎实的理论基础，另一方面需要有敏锐的观察力、良好的沟通交流能力，以及"以人为本"的职业素养，只有这样才能真正发现病人的健康问题，准确提出其护理诊断。

目标检测

（王秀华　陈佳睿）

第四课

消化系统评估

学习目标

知识要求：
1. 掌握消化系统疾病的常见症状、病史和评估要点。
2. 熟悉消化系统疾病的临床思维方法、护理诊断思维方法。
3. 了解消化系统疾病诊治与护理的相关进展。
技能要求：
1. 能对消化系统疾病病人进行正确的体格检查。
2. 能对健康史、体格检查结果及辅助检查结果综合分析，提出主要护理诊断。

　　消化系统(digestive system)由消化管和消化腺两部分组成。消化管是一条从口腔延续咽、食道、胃、小肠、大肠到肛门的长的肌性管道，其中经过的器官包括口腔、咽、食管、胃、小肠(十二指肠、空肠、回肠)及大肠(盲肠、结肠、直肠)等。消化腺有小消化腺和大消化腺两种。小消化腺散在消化管各部的管壁内，大消化腺包括三对唾液腺(腮腺、下颌下腺、舌下腺)、肝脏和胰腺，它们均借助导管，将消化液排入消化管内。

　　消化系统的基本生理功能是摄取、转运、消化食物和吸收营养、排泄废物。食物在消化管内被分解成结构简单、可被吸收的小分子物质的过程称为消化。这种小分子物质透过消化管黏膜上皮细胞进入血液和淋巴液的过程称为吸收。对于未被吸收的残渣部分，消化道则通过大肠以粪便形式排出体外。

　　食物的消化和吸收需要通过消化系统各个器官的协调合作来完成，多种因素可引起消化系统功能紊乱，消化系统疾病也是危害人类健康的常见病、多发病。本堂课主要通过病例分析介绍消化系统疾病常见症状、诊断的基本思路，以及体格检查、相关实验室及辅助检查的评估要点，提出护理诊断。

第一节 腹痛

> **病例1**

病人:女性,32岁,汉族,公司职员,高中文化,已婚,无宗教信仰。

主诉:腹痛3天,加重2小时。

腹痛是临床极其常见的症状,也是促使病人就诊的重要原因。腹痛多数由腹部脏器疾病引起,但腹腔外疾病及全身性疾病也可引起。病变的性质可为器质性和功能性。有的疾病来势急骤而疼痛剧烈,有的起病缓慢而疼痛轻微。初始评估目标是识别哪些病人存在严重病因且可能需要尽快干预。由于发病原因复杂,引起腹痛机制各异,对腹痛病人必须认真了解病史,进行全面的体格检查和必要的辅助检查,在此基础上联系病理生理改变,进行综合分析,才能作出正确的临床诊断和护理诊断。

一、疾病诊断的基本思路

腹痛按起病缓急,分为急性腹痛(<2个月)和慢性腹痛(>2个月)。首先,病史询问应确定腹痛是急性还是慢性。

腹痛按发病机制分为内脏性腹痛、躯体性腹痛和牵涉性腹痛。①内脏痛主要是空腔脏器的牵拉和膨胀引起的物理性刺激,以及炎症、创伤、缺血、坏死等引起的化学性刺激所致,由于内脏感觉神经末梢分布相对稀疏,感觉传入神经较细,没有髓鞘,神经冲动的传播速度较慢,因此,感知的内脏痛特点为疼痛定位不明确、近腹中线,疼痛感觉模糊,疼痛性质多为痉挛、不适、钝痛或灼痛,常逐渐发生,持续较久,常伴有自主神经功能紊乱的症状,如恶心、呕吐、出汗、心动过缓等。②躯体痛是分布于壁层腹膜及膈肌等部位的感觉神经感受的刺激,由于躯体感觉神经末梢分布相对密集,感觉传入神经较粗,有髓鞘,神经冲动的传播速度快,因此,感知的躯体痛定位准确,程度剧烈,发生急骤,常伴有局部腹肌强直,腹痛可因咳嗽、体位变化而加重。③牵涉痛是不同部位的内脏与躯体感觉传入神经汇入同一脊髓后根节段的结果,致使大脑皮层将内脏神经感觉传入感受为另一躯体部位的体表或深部组织刺激,牵涉痛定位准确、程度剧烈。理解牵涉痛的机理,对判断腹痛的临床意义很有价值。

该病人为年轻女性,主诉为腹痛,首先需要思考和理顺引起腹痛的常见病因、临床表现及伴随症状,并结合发病机制分析疼痛的来源与性质。

(一)急性腹痛的常见病因

1.腹腔器官急性炎症 如急性胃炎、急性肠炎、急性胰腺炎、急性出血坏死性肠炎、急性胆囊炎、急性阑尾炎等。

2.空腔脏器梗阻或扩张 如肠梗阻、胆道结石、胆道蛔虫症、泌尿系统结石梗阻等。

3.脏器扭转或破裂　　如肠扭转、肠绞窄、肠系膜或大网膜扭转、卵巢扭转、肝破裂、脾破裂，异位妊娠破裂等。

4.腹膜炎症　　如胃肠穿孔引起的急性腹膜炎或自发性腹膜炎。

5.腹腔内血管阻塞　　如缺血性肠病、腹主动脉夹层动脉瘤等。

6.腹壁疾病　　如腹壁挫伤、脓肿及腹壁带状疱疹等。

7.胸腔疾病所致的腹部牵涉性痛　　如肺炎、肺梗死、心绞痛、心肌梗死、急性心包炎、胸膜炎、食管裂孔疝。

8.全身性疾病所致的腹痛　　如腹型过敏性紫癜、尿毒症、铅中毒等。

(二)慢性腹痛的常见病因

1.腹腔脏器的慢性炎症　　如反流性食管炎、慢性胃炎、慢性胆囊炎及胆道感染、慢性胰腺炎、结核性腹膜炎、溃疡性结肠炎等。

2.空腔脏器的张力变化　　如胃肠痉挛或胃肠、胆道运动障碍等。

3.胃、十二指肠溃疡

4.腹腔脏器的扭转或梗阻　　如慢性胃、肠扭转。

5.脏器包膜的牵张、实质性器官病变肿胀导致包膜张力增加而发生的腹痛　　如肝淤血、肝炎、肝脓肿、肝癌等。

6.中毒与代谢障碍　　如铅中毒、尿毒症等。

7.肿瘤压迫及浸润　　以恶性肿瘤居多，可能与肿瘤不断长大，压迫与浸润感觉神经有关。

8.胃肠神经功能紊乱　　如胃肠神经症。

(三)腹痛的临床表现

1.腹痛部位和放射痛　　一般腹痛部位多为病变所在部位。如胃、十二指肠疾病、急性胰腺炎，疼痛多在中上腹部；胆囊炎、胆石症、肝脓肿等引起的疼痛多在右上腹部，但也可以放射至背部或上腹部正中；急性阑尾炎引起的疼痛在右下腹部麦氏点；小肠疾病疼痛多在脐部或脐周；结肠疾病疼痛多在左下腹部。膀胱炎、盆腔炎及异位妊娠破裂，疼痛在下腹部。弥漫性或部位不定的疼痛见于急性弥漫性腹膜炎、机械性肠梗阻、急性出血性坏死性肠炎、铅中毒、腹型过敏性紫癜等。疼痛的放射性也很重要，胰腺炎引起的疼痛通常放射至背部，而肾绞痛常放射至腹股沟。

2.腹痛性质和程度　　腹痛的性质和程度与病变性质密切相关，突发的中上腹剧烈刀割样痛、烧灼样痛，多为胃、十二指肠溃疡穿孔。中上腹持续性剧痛或阵发性加剧应考虑急性胃炎、急性胰腺炎。胃肠痉挛，胆石症或泌尿系统结石常为阵发性绞痛，相当剧烈，致使病人辗转不安。阵发性剑突下钻顶样疼痛是胆道蛔虫症的典型表现。持续性、广泛性剧烈腹痛伴腹壁肌紧张或板样强直，提示为急性弥漫性腹膜炎。隐痛或钝痛多为内脏性疼痛，多由胃肠张力变化或轻度炎症引起。胀痛可能为实质脏器的包膜牵张所致。

3.腹痛的诱发因素　　胆囊炎或胆石症发作前常有进油腻食物，而急性胰腺炎发作前则常有酗酒、暴饮暴食等。部分机械性肠梗阻与腹部手术有关。腹部受暴力作用引起的剧痛并有休克者，可能是肝、脾破裂所致。

4.发作时间与体位的关系 餐后痛可能是胆胰疾病、胃部肿瘤或消化不良所致；饥饿痛发作呈周期性、节律性者见于胃窦、十二指肠溃疡；子宫内膜异位者腹痛与月经周期相关；如果某些体位使腹痛加剧或减轻，有可能成为诊断的线索。例如胃黏膜脱垂病人左侧卧位可使疼痛减轻。反流性食管炎病人烧灼痛在躯体前屈时明显，而直立位时减轻。

(三)腹痛的主要伴随症状

腹痛经常伴有其他系统症状，详细询问伴随症状可协助临床诊断或进行鉴别诊断。腹痛伴有发热、寒战者，提示有炎症存在，见于急性胆道感染、胆囊炎、肝脓肿、腹腔脓肿，也可见于腹腔外疾病。腹痛伴黄疸者，可能与肝、胆、胰疾病有关。急性溶血性贫血也可出现腹痛与黄疸。腹痛伴休克同时伴有贫血者，可能是腹腔脏器破裂(如肝、脾或异位妊娠破裂)；腹痛伴休克，但无贫血者，则见于胃肠穿孔、绞窄性肠梗阻、肠扭转、急性出血性坏死性胰腺炎。腹腔外疾病如心肌梗死、肺炎也可有腹痛与休克，应特别警惕；腹痛伴呕吐者提示食管、胃肠病变，呕吐量大提示胃肠道梗阻；腹痛伴反酸、嗳气者提示胃十二指肠溃疡或胃炎；伴腹泻者提示消化吸收障碍或肠道炎症、溃疡或肿瘤。腹痛伴血尿者可能为泌尿系统疾病(如泌尿系统结石)所致，需要进行鉴别。

二、病史采集

(一)病史采集要点

该病人主诉为"腹痛3天，加重2小时"，显然为急性腹痛，引起急性腹痛的可能疾病很多，临床表现或伴随症状也复杂，需要重点了解的病史如下。

1.腹痛起病情况 询问起病的具体时间、经过及缓解情况。

2.腹痛的诱因 了解有无暴饮暴食、酗酒、进食油腻食物，有无药物及外科手术等诱因。

3.腹痛部位 一般腹痛部位多为病变所在部位，应跟病人充分沟通，了解病人腹痛的准确部位。

4.腹痛性质和程度 腹痛的性质和程度与病变性质密切相关，可先用一般提问询问："是怎样痛？痛的感觉有多严重？"如不能得到满意回答，可用选择提问："是烧灼样、绞痛样、刀割样，还是隐隐作痛、胀痛等？"病人不能准确描述腹痛的程度时，可采用数字评分法或面部表情评估法等方式进行评估。

5.发作时间与体位的关系 了解腹痛发作时间或与体位的关系可起到协助诊断或排除某些疾病的作用。

6.诊断、治疗及护理经过 特别注意评估治疗过程中采取的止痛措施及其效果，并评估和分析是否存在止痛措施掩盖真实病情。

7.需要重点鉴别的疾病 如果病人为育龄期女性，需要鉴别急性腹痛是由消化系统疾病引起或是异位妊娠破裂引起。

(二) 病史采集结果及病史资料分析

病史采集结果

病人3天前无明显诱因出现剑突至脐周部位隐痛，不伴呕吐和发热，1天前疼痛部位扩大，程度加重，右下腹疼痛明显，自行腹部热敷，无明显缓解，直立体位疼痛加重，2小时前，疼痛加剧，口服"去痛片"(具体药名不详)，无缓解，急诊入院。

病人自诉平时身体良好，无消化性溃疡、肝炎等慢性病史，无手术外伤史，偶有痛经史，最近一次月经于起病前5天结束。起病以来，病人精神较差，食欲减退，进食少，睡眠不安，大便为稀便，色、量正常，小便无异常，体重下降不明显。

病人自觉身体素质较好，认为不会有严重疾病，有家人陪伴，经济条件较好，有医保报销费用，但疼痛难忍，疼痛数字评分法为7级，希望尽快止痛。

【病史资料分析】

1. 发病情况　急性起病，时间仅3天，为急性腹痛；年轻病人，无明显诱因，无手术外伤等病史，存在急性阑尾炎的可能性。

2. 腹痛部位　病人起病时腹痛的部位为剑突至脐周，属于牵涉痛，后转移致右下腹痛，符合急性阑尾炎的特点；但起病时腹痛部位为剑突至脐周，也可能为胃肠道病变，需要进行鉴别。

3. 疼痛性质　病人起病时为隐痛，后虽有逐渐加重，但非剧烈刀割样或烧灼样痛，也不是钻顶样痛，基本排除胃、十二指肠溃疡穿孔或胆道蛔虫等情况。

4. 诱发因素　病人无明显诱因发病，无进食油腻食物或酗酒、暴饮暴食等情况，不符合急性胰腺炎发病机制；无腹部暴力伤害及明显休克等情况，基本排除肝、脾破裂等情况。

5. 伴随症状　病人起病时无恶心呕吐等情况，胃炎腹痛时用热敷等措施无缓解，说明并非肠痉挛等引起的疼痛；病人为育龄女性，腹痛时需要与异位妊娠破裂进行鉴别，但该病人刚过月经期，基本可以排除异位妊娠；病人无血尿及尿痛等现象，也非阵发性绞痛，基本排除泌尿系统结石等情况。

(三) 初步诊断假设及思维提示

根据病人年龄、平时身体状况、转移性腹痛等症状，并初步排除异位妊娠、泌尿系统结石、急性胰腺炎及肝脾破裂等情况。"急性阑尾炎"的可能性较大，为进一步明显诊断和鉴别诊断，还需要进行相关体格检查及辅助检查。

(四) 心理、社会评估

心理社会评估结果对于了解病人整体情况、制订个体化护理方案十分重要，因此，需要全面评估病人的认知水平、情绪情感、健康行为、价值观以及文化背景、角色适应、家庭经济状况等。

心理、社会评估结果

　　该病人性格开朗,自觉身体素质较好,认为不会有什么严重后果,有家人陪伴,经济条件较好,有医疗保险,没有明显的担心和顾虑,但疼痛难忍,希望尽快止痛。

　　一般情况:家属扶送步行入院,年貌相符,衣着整洁,表情痛苦,意识清晰,时间、地点、人物定向力准确,接触交谈合作,语音、语速正常,自知力完整,有强烈求治欲望。

　　认知活动:否认有错觉、幻觉及感知综合障碍。未查及思维内容及思维形式障碍,注意力集中,记忆力、智能正常。

　　情感反应:情感反应协调,情绪稍显焦躁,未查及既往有持续存在的情感高涨史。

　　意志行为活动:意志活动正常,乐意与人交流,日常生活自理,饮食、睡眠正常。

【思维提示】

　　病人的一般情况及认知、情绪情感、家庭经济状况等均处于较好水平,除疼痛导致一过性焦躁外,没有明显的焦虑、抑郁情绪。病人对疾病的发展变化及其后果没有明确的认知,目前最希望解决的是止痛,因此,疼痛可能成为主要的护理问题,需要尽快确定诊断或治疗方案。

三、体格检查

(一)体格检查要点

　　腹痛病人应重点进行全身一般状况检查和腹部体格检查。腹部体格检查以触诊为主,尤以脏器触诊最为重要。为避免触诊、叩诊对肠鸣音的影响,一般按视诊、听诊、叩诊、触诊的顺序进行。该腹痛病人做腹部体格检查时,应重点观察有无急性阑尾炎的阳性体征及相关鉴别诊断的体征。

(二)体格检查结果

体格检查结果

　　T 38℃,P 98 次/min,R 20 次/min,BP 130/75 mmHg,神志清楚,精神欠佳,急性病容,痛苦样貌,营养与发育中等,卷曲体位,全身皮肤无黄染、出血点、皮疹、红斑等。腹部平坦,胸式呼吸为主,腹部皮肤无静脉曲张、无胃肠型及蠕动波;肠鸣音3~4 次/min;腹部大部分区域叩诊为鼓音,肝浊音区存在,移动性浊音阴性。胆囊无压痛,墨菲(Murphy)征阴性,肝脾未触及;右下腹肌紧张,麦氏点压痛、反跳痛,未触及包块。其余腹部检查无异常。四肢及神经系统无异常。

【思维提示】

病人一般情况检查显示:病人神志清楚,精神欠佳,急性病容,痛苦样貌,但生命体征正常，全身皮肤无黄染、出血点、皮疹等，无神经系统、呼吸系统及循环系统等功能紊乱的表现，结合病史资料，不考虑药物过敏、过敏性紫癜、系统性红斑狼疮。腹部体格检查结果，基本排除急性胃溃疡穿孔、急性胆囊炎、急性肠梗阻等疾病。结合一般情况检查和腹部检查结果，可初步判断为急性阑尾炎，且目前炎症尚未引起急性腹膜炎，也未出现感染性休克，但随着病情进展，也可能出现上述情况。此外，是否还有盆腔脏器病变，仍需要进一步进行相关实验室和影像学检查，以明确诊断、判断病情。

四、实验室及辅助检查

(一)检查项目及目的

1. 血常规、尿常规、大便常规　明确是否有感染、血小板异常等情况。

2. 腹部 X 线检查　用于鉴别其他急腹症如消化道穿孔、肠梗阻等。

3. 超声检查　可检出右下腹肿胀的阑尾、脓肿或积液，以协助诊断；还可进行泌尿系统及妇科疾病的鉴别。

4. CT 检查　必要时进行 CT 检查，协助诊断和鉴别诊断。

(二)检查结果

实验室及辅助检查结果

1. 血常规　WBC $15.3×10^9/L$，NEU 85.6%；尿常规和大便常规无异常。

2. 腹部 X 线平片　双侧膈面光滑，膈下未见游离气体，腹部见肠腔散在积气，未见气-液平面。

3. 超声检查　检查提示右下腹可见肿大阑尾。约 $6.0\ cm×1.5\ cm$，周围少量液性暗区。子宫及双侧附件区超声未见明显异常。

【思维提示】

重要的异常检查结果有两项：①血常规中的白细胞总数和中性粒细胞比例均升高；②超声检查异常，阑尾肿大，周围有少量液性暗区，提示阑尾炎症，但尚未累及全腹。结合病人急性起病，且为年轻病人，排除泌尿系统和生殖系统疾病，确定急性阑尾炎的临床诊断。

五、疾病的临床诊断及处理原则

(一)临床诊断

急性阑尾炎。

(二)处理原则

完善术前检查，拟急诊手术。

六、护理诊断

(一)护理诊断思路

病人腹痛 3 天、加重 2 小时入院。根据病人起病情况，目前存在的主要症状是急性腹痛，需要解决的主要问题也是腹痛，因此首要的护理诊断为腹痛，经询问病史及进行实验室和辅助检查，其临床诊断为急性阑尾炎，这是引起腹痛的主要原因，也是疼痛的相关因素。

根据全身状态检查和腹部体格检查结果及辅助检查结果，该病人目前的感染部位仅为阑尾，尚未累及全腹部，也未出现感染性休克等表现，但随着病情的进展，有可能发展为上述情况，需要密切观察，防止发生急性腹膜炎或感染性休克，在发生上述并发症时能及时发现，并协助处理，因此，还需要提出"潜在并发症"的护理诊断。

(二)主要护理诊断/问题

1. 疼痛：腹痛　与阑尾炎症有关。
2. 潜在并发症：急性腹膜炎、感染性休克

课程思政

"当代医圣"裘法祖的为医之道

裘法祖(1914—2008)作为我国现代普通外科的开拓者，肝胆外科、器官移植外科的创始人和奠基人，被称为当代医圣和中国外科之父。他不仅医技高超，开创多种被称为裘派的新手术方法，而且日常行医兼仁兼爱，身体力行当代医圣的风骨，也时刻提醒我们为医之道和为人之道。

有次一位老年腹痛病人来看门诊，裘老仔细询问病史后，让病人躺下，进行腹部体格检查。检查后病人紧紧握住他的手，久久不放，说："你真是一位好医生，我去了好几家医院，没有一个医生检查过我的肚子。你是第一个为我做检查的医生。"这几句话给裘老的印象极深，裘老说，像这样每一个医生都应该做的简单的常规检查，竟会对病人产生这样巨大的安慰，医护人员的态度，即使只是片言只字或基本的体格检查，都会严重影响病人的情绪和生活。

因此，每个医护人员在对待病人时，应重视病史询问和体格检查，不能完全依赖仪器设备，同时更需要关心、理解和尊重病人。

循证支持

急性腹痛诊断路径

目前，急诊科对急性腹痛的诊断实践差异较大，主要是基于医生的偏好。阿姆斯特丹学术医学中心（Academic Medical Centre，Amsterdam）在其最新发布的指南（*Guideline for the Diagnostic Pathway in Patients with Acute Abdominal Pain*）中对急性腹痛病人的诊断路径进行了详细描述，见图 4-1-1。

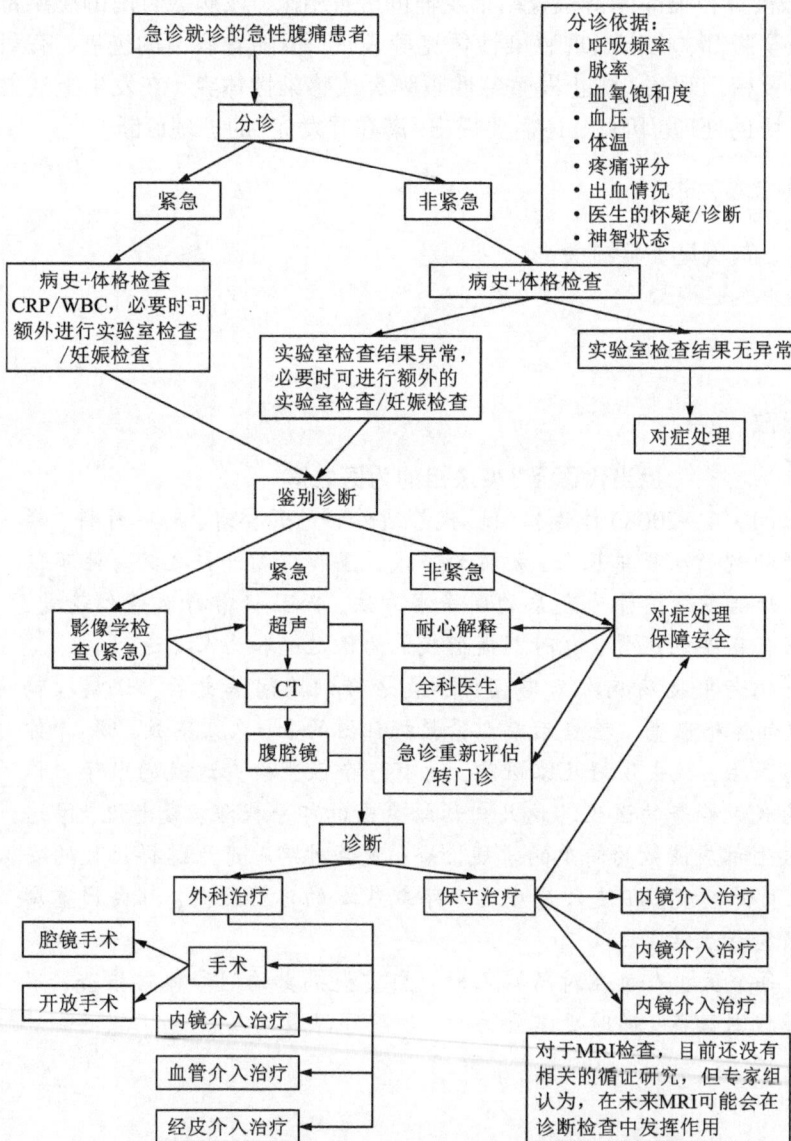

图 4-1-1　急性腹痛处理指南流程图

第二节　黄疸

病例 2

病人：女性，32岁，汉族，中学老师，本科文化，已婚，无宗教信仰。医疗保险：城镇职工医保。

主诉：全身皮肤、巩膜黄染2周，加重3天。

黄疸是血清中胆红素升高致使皮肤、黏膜和巩膜发黄的症状和体征。胆红素在一定程度上衡量的是肝脏对代谢物的解毒能力和转运有机阴离子至胆汁的能力。黄疸发生的原因和机制相对复杂，可由消化系统疾病引起，也可由非消化系统疾病引起，不同疾病引起的黄疸，其治疗和预后完全不同。黄疸按病因学分为：①溶血性黄疸；②肝细胞性黄疸；③胆汁淤积性黄疸；④先天性非溶血性黄疸。以前三类最为多见。按胆红素性质分为：①以非结合胆红素升高为主的黄疸；②以结合胆红素升高为主的黄疸。针对主诉为黄疸的病人需要掌握引起黄疸的常见原因，了解病人的健康史，结合体格检查和相关辅助检查，分析黄疸可能的原因，才能作出正确的临床诊断和护理诊断。

一、疾病的基本诊断思路

首先需要了解不同类型黄疸的临床表现及实验室检查，结合病史分析引起黄疸的原因。

（一）溶血性黄疸

1. 临床表现　各种引起溶血的疾病均可出现溶血性黄疸，一般为轻度黄疸，皮肤呈浅柠檬色，急性溶血时可有寒战、发热、头痛、呕吐、剧烈腰痛，并有不同程度的贫血和血红蛋白尿（尿呈酱油色或茶色），严重者可有急性肾衰竭。慢性溶血多为先天性，除伴贫血外尚有脾肿大。

2. 实验室检查　血清总胆红素（total bilirubin，TB）升高，以非结合胆红素（unconjugated bilirubin，UCB）为主，结合胆红素（conjugated bilirubin，CB）基本正常。尿胆原增高，粪胆素升高，粪便颜色加深。

（二）肝细胞性黄疸

1. 临床表现　各种使肝细胞损害的疾病均可发生肝细胞性黄疸，病人皮肤、黏膜呈浅黄至深黄色，出现疲乏、食欲减退，严重者可有出血倾向。

2. 实验室检查　血中 CB 与 UCB 均升高，黄疸型肝炎时，CB 升高幅度大多高于UCB。尿中 CB 定性试验阳性，而尿胆原可因肝功能障碍而增高，粪便颜色不变或变浅。

此外，血液检查有不同程度的肝功能损害。

（三）胆汁瘀积性黄疸

1. **临床表现**　胆汁瘀积性黄疸分肝内性和肝外性。肝外性胆汁淤积常由胆道阻塞引起，病人皮肤呈暗黄色，完全阻塞者颜色更深，甚至呈黄绿色，并有皮肤瘙痒、心动过缓、尿色深、粪便颜色变浅或呈白陶土色等临床表现。

2. **实验室检查**　血清 CB 升高为主，尿胆红素试验阳性，尿胆原及粪胆素减少或缺如，血清碱性磷酸酶及总胆固醇水平升高。

▶ 案例分析

该病人主诉为"皮肤伴巩膜黄染 2 周，加重 3 天"，无法得知病人的黄疸类型是溶血性黄疸、肝细胞性黄疸还是胆汁瘀积性黄疸。需要详细询问病史，了解有无引起各类黄疸的病因，了解该病人黄疸的临床表现及伴随症状，再根据病史情况，判断该病人出现黄疸可能的疾病，思考下一步需要进行哪些体格检查项目。

二、病史采集

（一）病史采集要点

该病人主要症状是"黄疸"，对于黄疸的评估主要从如下几方面考虑。

1. **确定有无黄疸**　病人所述发黄，应与胡萝卜素血症及皮肤苍黄等相区别。进食过多的胡萝卜等可致血中胡萝卜素增加而引起皮肤黄染，但以手掌、足底、前额及鼻部等处明显，一般不发生口腔黏膜黄染；只有皮肤黄而巩膜不黄是假性黄疸；某些药物或紫外线过多照射也可能导致皮肤发黄，需要详细询问病史，进行核实。

2. **黄疸的起病**　了解起病急或缓，有无群体或集体发病、外出旅游、药物使用的病史，有无长期酗酒或肝病史。

3. **黄疸伴随的症状**　了解有无胃肠道症状，有无皮肤瘙痒、视力障碍，有无发热、腹痛，黄疸、发热、腹痛的关系。

4. **黄疸的病程及变化情况**　了解黄疸持续时间及变化情况，近期出现的黄疸提示急性或亚急性病程，可见于各类肝炎，黄疸进行性加重说明肝病严重，如阻塞性黄疸（胰头癌）、胆汁淤积性黄疸、肝功能衰竭等。是否呈间断性或反复性，有利于区分溶血性、梗阻性或肝细胞性黄疸。

5. **诊治的经过**　了解某些特殊检查结果、肝功能改变以及院外诊治情况等。

6. **黄疸对全身健康的影响**　肝细胞性黄疸的深度与肝功损害程度呈正相关，先天性胆红素代谢障碍性黄疸，全身情况相对较好。

7. **既往史**　有无黄疸史、肝胆胰疾病史、寄生虫感染史等。

（二）病史采集结果及病史资料分析

病史采集结果

病人2周前自觉面部发黄，无皮肤瘙痒及恶心、呕吐等情况。起病前，饮食与平时无异，未进食过多富含胡萝卜素食物，未服用任何药物。以为是劳累和休息不好所致，经休息后仍未缓解，3天前，面部黄染加重，巩膜也有黄染，伴乏力，门诊B超结果提示右上腹占位性病变，胰腺肿瘤可能性大。起病以来，病人精神和睡眠较前差，尤以门诊结果出来后更明显，大便无明显异常，近3日小便颜色深黄，无肉眼可见的血尿。病人自诉平时身体健康，无肝胆胰疾病史，无寄生虫感染史等病史，无烟酒嗜好，每2年进行一次体检，未发现异常情况。家族成员中无类似病史。

【病史资料分析】

1. 发病情况　病人黄疸2周，加重3天，从起病情况分析，否认由食物和药物导致，尿的颜色深黄，病人症状提示存在显性黄疸，对黄疸程度的判断需要进行体格检查，还需要更多资料分析是溶血性、肝细胞性还是胆汁淤积性黄疸。

2. 急性溶血情况　病人黄疸病程中虽伴有乏力，但无寒战、发热、头痛、呕吐、剧烈腰痛等症状，也无肉眼可见的血尿或血红蛋白尿，急性溶血性贫血的可能性不大，但还需要实验室检查结果证实。

3. 肝细胞损害情况　肝细胞损害的疾病均可以引起黄疸，该病人平时身体健康，无肝脏疾病病史，也无恶心呕吐、厌油等肝功能损害的症状，但病人黄疸时伴有乏力，也不能完全排除肝细胞性黄疸。

4. 胆总管阻塞情况　各种原因导致的胆总管阻塞也可以引起黄疸，该病人黄疸呈进行性加重，也符合阻塞性黄疸特征，大便颜色未出现明显改变，可能为不完全性阻塞，需要进一步观察和评估，并结合实验室及辅助检查进行综合分析判断。

（三）初步诊断假设及思维提示

病人急性起病，黄疸呈渐进性加重，饮食与平时无异，未进食过多富含胡萝卜素食物，未服用任何药物，可排除食物或药物导致黄疸；病人平时身体健康，无肝胆胰疾病史，无寄生虫感染史等病史，无烟酒嗜好，均符合急性黄疸的性质；结合门诊B超结果"右上腹占位性病变，胰腺肿瘤可能性大"，首先考虑右上腹占位性病变导致的急性阻塞性黄疸。下一步需要通过体格检查及辅助检查了解病人全身状态，了解有无肝脏、胆囊、胰腺及其他相邻器官病变。由于门诊B超结果对病人精神和睡眠造成较大影响，因此，还需要评估病人的心理状况，并尽早确定占位性病变的性质。

病人伴有乏力，但无寒战、发热、头痛、呕吐、剧烈腰痛等症状，也无肉眼血尿或血红蛋白尿，急性溶血性贫血的可能性不大，但还需要相关体格检查和实验室检查排除。

（四）心理、社会评估

病人为年轻女性，文化程度较高，渴望了解疾病相关知识，自行网上搜索黄疸相关内容，看到引起黄疸的疾病可能是恶性肿瘤，尤其是胰腺癌，被称为"癌中之王"，感到十分害怕，担心自己病情及预后。因此，需要对其进行心理及社会评估，采用焦虑自评量表(SAS)进行评估。

心理、社会评估结果

病人平素多愁善感，结婚不久，尚未生育，父母、丈夫均身体健康，家庭和睦，经济状况尚好。

一般情况：在家属陪同下步行入院，年貌相符，衣着整洁，意识清晰，时间、地点、人物定向力准确，接触交谈被动合作，自知力完整，主动求治。

认知活动：否认有错觉、幻觉及感知综合障碍。注意力集中，记忆力及智能正常。

情感反应：情感反应协调，情绪焦虑，自感心烦。未查及既往有持续存在的情感高涨史。

意志行为活动：意志行为正常，日常生活自理，觉得自己心理状况差，感觉未来希望渺茫，否认存在自伤、自杀及冲动伤人毁物行为。

SAS 评定：得分 58 分，为轻度焦虑。

【思维提示】

病人家庭经济状况及社会支持较好，对治疗费用无担忧。但担心患恶性肿瘤，疾病严重、预后很差，同时，也非常担心预后不好而影响生育，影响家庭，出现焦虑情绪。后续护理过程中需要考虑进行干预。

三、体格检查

(一)体格检查要点

黄疸病人需要进行一般状态检查和腹部体格检查，一般情况检查应重点注意意识与精神状态、皮肤、黏膜情况；腹部检查重点评估有无腹部压痛与反跳痛、有无肾区叩击痛，并进行肝胆脾胰等脏器检查，以鉴别是否为黄疸及黄疸类型。

(二)体格检查结果

体格检查结果

T 37.1℃，P 88 次/min，R 20 次/min，BP 120/74 mmHg，神志清楚，精神稍差，自动体位，体型匀称，全身皮肤黏膜及巩膜可见中度黄染，无皮疹及出血点，无蜘蛛痣及肝掌，皮肤黏膜无苍白或发绀。浅表淋巴结未触及肿大。腹部平软，右上腹轻压痛，无反跳痛及肌紧张，墨菲(Murphy)征阴性，肝脾肋下未扪及，移动性浊音阴性，肾区无叩击痛，肠鸣音正常。双下肢无浮肿。神经系统检查无异常。

【思维提示】

体格检查结果显示，病人皮肤中度黄染，无寒战、发热、头痛、呕吐等全身症状，无皮肤黏膜苍白等贫血体征，也无腰痛和肾区叩击痛，进一步排除了溶血性黄疸。肝细胞性黄疸或胆汁淤积性黄疸都有可能，病人右上腹有压痛，可能为肝脏病变所致，同时引起肝细胞性黄疸；病人右上腹有压痛，但无反跳痛及肌紧张，墨菲（Murphy）征阴性，也可能为右上腹脏器占位性病变使胆总管阻塞而引起胆汁淤积性黄疸；病人腹部平软无膨隆，肝脾肋下未扪及，移动性浊音阴性，可协助排除肝硬化导致门脉高压及腹腔积液等情况。还需要进一步进行相关实验室及辅助检查，以明确诊断、判断病情。

四、实验室及辅助检查

（一）检查项目及目的

1. 三大常规　了解有无贫血、溶血，了解出、凝血时间。
2. 病毒性肝炎相关指标　了解是否存在病毒性肝炎进而引起肝细胞损害。
3. 肝功能检查　了解是否存在肝细胞损害导致的肝功能障碍。
4. 免疫学指标　了解是否存在自身免疫性肝病。
5. 超声检查　了解肝脏大小及质地有无变化，胆道或胆囊是否有狭窄或阻塞等，了解肝胆邻近组织或器官情况。
6. CT 检查　了解右上腹是否有占位性病变压迫或阻塞胆道系统。

（二）检查结果

实验室检查结果

1. 三大常规　基本正常，出、凝血时间正常。
2. HAV-IgM　阴性（-），HBsAg（-）0.02 IU/mL，HBsAb（-）1.78 mIU/mL，HBeAg（-）0.396 S/CO，HBeAb（+）0.14 S/CO，HBcIgM（-）0.06 S/CO，HBcAb（+）8.42 S/CO。
3. 肝功能　DIC 全套：凝血酶原时间（INR）0.955 s，部分凝血活酶时间 22.3 s，凝血酶时间 13.50 s，谷丙转氨酶 83 U/L，谷草转氨酶 90 U/L，碱性磷酸酶 217 U/L，r-谷氨酰转肽酶 921.0 U/L，钠 135.0 mmol/L，钾 4.90 mmol/L，总胆红素 219.5 μmol/L，直接胆红素 180.9 μmol/L，总蛋白 65.2 g/L，白蛋白 37.3 g/L，白球比例 1.34。
4. 免疫学指标　ANA 14 项、ANCA、AMA、ASMA、自身免疫性肝炎指标均为（-）。免疫球蛋白正常。血清铜、铜蓝蛋白均正常。
5. 腹部 B 超　胆囊体积偏大，左肝管、右肝管稍扩张，胰头区有低四声团块，脾、双肾未见明显异常。
6. 上腹部增强 CT　胰头占位性病变可能性大，请结合临床及 MRI 检查；肝内外胆管及胰管增宽，胆囊积液，胆囊炎。左肾小囊肿。脾脏多发钙化。胃窦部胃壁偏厚。

【思维提示】

实验室检查结果显示，总胆红素明显升高，结合胆红素升高、病人无贫血及溶血的相关实验室结果，结合病史资料和体格检查，可排除溶血性贫血。病毒性肝炎的相关指标均为阴性，肝功能正常，可排除肝细胞性黄疸。超声检查显示，胆囊体积增大，肝胆管扩张，CT检查结果提示，胰头占位性病变可能性大。综上，该病人黄疸的原因为胰头占位性病变导致的阻塞性黄疸。

五、疾病的临床诊断及处理原则

(一)临床诊断

胰腺占位性病变。

(二)处理原则

完善术前准备，手术切除占位性病变。

六、护理诊断

(一)护理诊断思路

病人因占位性病变导致胆道系统有扩张、胆汁淤积等现象，有发生胆道感染的可能。病人全身皮肤黄染，易出现瘙痒，有发生皮肤感染的可能，围术期还可能发生其他并发症，因此，提出护理诊断"潜在并发症"，密切观察病情变化和及时处理异常状况而预防并发症的发生。同时，病人非常害怕黄疸的原因是胰腺恶性肿瘤，担心治疗效果及疾病影响生育和家庭，且有情绪低落现象，焦虑自评量表提示"轻度焦虑"，故提出护理诊断"焦虑"。病人对相关知识不了解，迫切希望了解黄疸发生的原因和治疗方法，病人文化程度较高，经常上网搜索相关内容，但网上内容缺乏针对性，导致病人缺乏正确的认知，加重病人紧张和恐惧心理。可以提出护理诊断"知识缺乏"。

这三个护理诊断都是护理人员需要为病人解决的主要问题，如何排序也需要进行思考，目前病人虽然存在发生并发症风险，但一般情况尚可，不会立即威胁病人生命，也不能通过某一个处理措施立即解决并发症的风险。研究显示，精神因素与肿瘤发展之间存在着相关性，过多的负面情绪会削弱免疫功能，不利于康复，增加潜在并发症的风险，该病人存在明显的焦虑情绪，可能会通过影响病人的精神状态或应激能力，对机体造成损害，也不利于积极参加后续治疗，负面情绪还会影响病人正确认知，因此，缓解病人焦虑情绪有利于降低并发症风险和提高认知水平，故目前护理诊断"焦虑"排序为首优护理问题，在后续治疗和护理过程中再进行动态评估，及时提出新的护理诊断。

(二)主要护理诊断

1. 焦虑　与担心治疗效果有关。
2. 潜在并发症：胆道感染、皮肤感染

3. 知识缺乏：缺乏黄疸病因、治疗及护理等知识

七、护理查房

(一)病情变化及思维提示

针对病人担心治疗效果和预后等问题引起的焦虑情绪及对相关知识的不了解，医生和护理团队耐心细致地进行讲解，告知病人引起黄疸的主要原因是胰头肿块压迫胆总管，导致胆红素不能顺利进入肠道而反向进入血液循环引起，解除黄疸最重要的治疗方式就是切除胰头肿块，根据相关检查结果及以往经验，病人胰头肿块为良性的可能性很大，为了提高病人的信心，请同病房的同类病种的术后病友进行现身说法，并明确告知病人，此类手术不会对生育造成影响，减轻病人的顾虑。病人表示对黄疸发生的病因、机制及相应的治疗方法都了解清楚，愿意积极配合治疗。病人一般情况尚可，未发生胆道感染及皮肤感染等并发症。完善术前准备后，在全身麻醉下通过微创手术切除了胰头肿块，手术顺利，术中快速病理切片结果显示为良性肿块，密切观察病人术后恢复情况。

术后第 2 天：病人术后恢复情况良好，生命体征正常，精神较好，情绪稳定，腹部无胀气，恢复肛门排气，肠鸣音正常，说明肠蠕动恢复良好，可进食少量流质，继续观察病情变化。

术后第 3 天：病人先进食流质后未出现腹部不适，精神较前好转。病人为了尽早恢复，又自行进食"馄饨"等食物，出现腹胀和呕吐，立即给予胃肠减压，暂停进食，给予静脉补液，维持水电解质和酸碱平衡，密切观察病情变化，防止肠梗阻等并发症发生，并加强健康宣教。

(二)调整护理诊断

1. 潜在并发症：肠梗阻、水电解质及酸碱平衡紊乱
2. 知识缺乏：缺乏术后并发症预防及营养相关知识

(三)护理效果评估

通过胃肠减压及静脉补液等治疗，病人腹胀及呕吐症状逐渐消失，未发生肠梗阻及水电解质酸碱平衡紊乱等并发症，通过健康宣教，病人认识到术后恢复需要一个过程，不能急于求成，护士指导病人逐渐从进食流质过渡到半流质饮食和正常饮食，术后 5 天，病人精神好，情绪稳定，生命体征正常，微创手术伤口已恢复，拟出院，护士进行术后营养与饮食及复查等指导。

知识拓展：消化系统肿瘤病人负面情绪与并发症的相关性研究

第三节　呕血与便血

病例 3

病人：男性，53 岁，汉族，农民，小学文化。医疗保险：新农合。

主诉：便血 3 周，呕血 1 天。

呕血是上消化道疾病（指屈氏韧带以上的消化器官，包括食管、胃、十二指肠、肝、胆、胰疾病）或全身性疾病所致的急性上消化道出血，血液经口腔呕出。便血是指消化道出血，血液由肛门排出，其中颜色呈鲜红或暗红色时称便血，颜色呈黑色则为黑便，少量出血不造成粪便颜色改变，须经隐血试验才能确定为粪便隐血。

呕血与便血均为消化道出血引起，但出血部位及临床表现又有所差异，需要评估和鉴别。

一、疾病诊断的基本思路

首先需要了解呕血或便血的病因、发病机制、临床特征及对机体的影响。

（一）呕血或便血的病因与发病机制

引起消化道出血的原因很多，由于出血部位不同，表现方式也有差异。呕血常提示上消化道出血，便血则可能是上消化道出血，也可能是下消化道出血。

呕血的病因很多，但以消化性溃疡引起的呕血最为常见，其次为食管或胃底静脉曲张破裂，再次为急性胃黏膜病变，因此考虑呕血的病因时，应首先考虑上述三种疾病。引起呕血的疾病均可能出现黑便，但引起黑便的疾病不一定都出现呕血；小肠与直肠疾病及直肠肛管疾病可引起便血。某些全身性疾病如血友病、白血病及原发性血小板减少性紫癜等均可引起消化道出血而出现呕血或便血。

（二）呕血或便血的临床特征

呕血前常有上腹不适及恶心，随后呕吐出血性胃内容物。其颜色视出血量的多少及在胃内停留的时间以及出血的部位不同而不同。出血量多、在胃内停留时间短、位于食管时，血色鲜红或混有凝血块，也可为暗红色；当出血量较少或在胃内停留时间长，则因血红蛋白与胃酸作用形成酸化正铁血红蛋白，呕吐物可呈咖啡渣样棕褐色。呕血的同时因部分血液经肠道排出体外，可致便血或可形成黑便。

便血颜色可因出血部位不同、出血量的多少，以及血液在肠腔内停留时间的长短而异。下消化道出血，如出血量多则呈鲜红，若停留时间较长则可为暗红色。粪便可全为血液或与粪便混合。便血颜色鲜红不与粪便混合，仅黏附于粪便表面或于排便前后有鲜血滴出或喷射出血者，提示为肛门或肛管疾病出血，如痔、肛裂或直肠肿瘤引起的出血；

上消化道或小肠出血并在肠内停留时间较长，则因红细胞破坏后，血红蛋白在肠道内与硫化物结合形成硫化亚铁，故粪便呈黑色，更由于附有黏液而发亮，类似柏油，故又称柏油便。食用动物血、猪肝等也可使粪便呈黑色，应注意鉴别。服用秘剂、铁剂、炭粉及中药等药物也可使粪便变黑，但一般为灰黑色、无光泽，且隐血试验阴性，可供鉴别。阿米巴痢疾的粪便多为暗红色果酱样的脓血便，急性细菌性疾病多有黏液脓性鲜血便，急性出血性坏死性肠炎可排出洗肉水样血便，并有特殊的腥臭味。

(三) 呕血或便血对机体的影响

呕血或便血对机体的影响依出血量不同而异，出血量为血容量的 10% ~ 15% 时，除头晕、畏寒外，多无血压、脉搏等变化；出血量达血容量 20% 时，则有冷汗、四肢厥冷、心慌、脉搏增快等急性失血症状；出血量为血容量 30% 以上时，则有急性周围循环衰竭的表现，出现脉搏频数微弱、血压下降、呼吸急促及休克等症状。血液学改变最初可不明显，随后由于组织液的渗出及输液等情况，血液被稀释，血红蛋白及红细胞逐渐降低。

该病人主诉为"便血 3 周，呕血 1 天"，上、下消化道出血均有可能，需要仔细询问病史。

二、病史采集

(一) 病史采集要点

1. 确定是否呕血和便血　呕血时应排除鼻咽部出血和咯血；便血如为黑便时需要排除食物或药物所致。

2. 呕血和便血的诱因　有无饮食不洁、大量饮酒、毒物或特殊药物摄入史。

3. 呕血和便血的颜色　了解呕血的颜色可协助推测出血的部位和速度，如食管病变出血多为鲜红或暗红色；胃内病变的出血则多呈咖啡渣样；细致观察血性粪便的颜色、性状及气味等对寻找病因也有极大帮助。

4. 呕血或便血量　可作为估计出血量的参考，但由于部分血滞留在胃肠道，应根据全身反应准确估计出血量。

5. 病人的一般情况　对估计血容量丢失最为重要。如有无口渴、头晕、黑矇、心悸、出汗等症状，以及卧位变坐位、立位时有否心悸、心率变化，有无晕厥或昏倒等。

6. 伴随症状　评估有无腹痛、反酸、暖气、消化不良史，有无肝病和长期药物摄入史，并注意药名、剂量及反应等。过去有无腹泻、腹痛、痔、肛裂病史，有无胃肠手术史等。

7. 既往史　有无结核、肝炎、消化性溃疡等疾病，是否接受过胃镜、肠镜、消化道造影及其他特殊检查。

（二）病史采集结果及病史资料分析

病史采集结果

病人3周前开始，时有上腹部不适，偶有嗳气、反酸，未服过特殊药物，也未进特殊饮食。发现大便颜色有时暗红，有时黑色，无鲜红色血便，次数大致同前，1~2次/d，未予注意。1天前，少量饮酒后出现恶心、呕吐，呕吐多次，呕吐物开始为食物残渣，后为鲜红色血液和暗红色血块，量400 mL，并排出柏油便约300 mL，伴心慌、出冷汗，急诊入院。病人起病以来，食欲和睡眠一般，小便正常，呕血后精神差，明显乏力。

有乙肝病史10年，未进行系统治疗。否认高血压、心脏病史，否认结核史，否认药物过敏史，平时抽烟饮酒。

【病史资料分析】

1. 呕血　病人呕吐物先为食物残渣，后为鲜红色血液和暗红色血块，可判断为呕血。病人呕血前有上腹部不适，伴嗳气、反酸症状，且为饮酒后出血，可判断呕血来源为上消化道，食管-胃底静脉曲张破裂出血的可能性大。

2. 便血　病人便血3周，大便颜色有时为暗红，有时为黑色，最近一次为柏油便，均提示为上消化道出血，且无鲜红色血便，基本排除直肠肛门出血。

3. 病史　病人有10年乙肝病史，很可能是肝硬化所致的食管-胃底静脉曲张破裂引起的出血，但还需要结合体格检查和辅助检查结果进行综合判断。

4. 出血量　病人有上消化道出血，呕血约400 mL，黑便约300 mL，并且有出冷汗、心慌、乏力等现象，说明失血量已对机体功能造成影响，还需要结合实验室检查结果进一步分析判断。

（三）初步诊断假设及思维提示

病人呕吐物先为食物残渣，后为鲜红色血液和暗红色血块，再有柏油样便，可判断为呕血，病人呕血前有上腹部不适，伴嗳气、反酸症状，也符合呕血的临床特点；病人有10年乙肝病史，且有饮酒的诱因，肝硬化导致食管-胃底静脉曲张破裂出血的可能性大，但需要通过体格检查和辅助检查明确诊断。病人有心慌、出冷汗的伴随症状，说明消化道出血对循环系统等其他系统造成了一定影响，需要评估病人的全身状态和生命体征，明确有无失血性休克，还需要评估是否存在失血性贫血。

（四）心理、社会评估

该病人由肝硬化导致食管-胃底静脉曲张破裂出血的可能性大，病情相对比较重，病人的认知和情绪、家人及社会支持都可能对病情进展和治疗效果有较大影响，需要进行心理、社会评估。

心理、社会评估结果

　　病人平时性格开朗，容易与人相处，有新农合医保，家庭经济条件良好，无经济负担，有家人照顾和陪伴。病人有 10 年乙肝病史，因病情稳定，没有加重或引起严重不适，不认为自己患有严重疾病，也未进行定期体检和相关治疗，此次出现呕血和便血，比较着急，希望尽快治好。

　　一般情况：年貌相符，衣着整洁，在家属陪同下步行入院，意识清晰，时间、地点、人物定向力可，接触交谈被动合作，语速、语音、语量正常，自知力完整，主动讲述自己病情。

　　认知活动：否认有错觉、幻觉及感知综合障碍。无思维内容及思维形式障碍，注意力集中，记忆力及智能正常。

　　情感反应：情感反应协调，情绪稳定，对自己的病情及治疗情况比较关心，否认既往有持续存在的情感高涨或低落史。

　　意志行为活动：意志行为正常，日常生活自理，否认存在自伤、自杀及冲动伤人毁物行为。

【思维提示】

　　病人性格开朗，经济状况及社会支持良好，无明显焦虑、抑郁情绪，但存在喝酒抽烟等不健康的生活方式，缺乏对乙肝的病情进展和并发症等相关知识缺乏。

三、体格检查

（一）体格检查要点

　　该病人的主诉为呕血和便血，结合病史资料，考虑为肝硬化引起的食管–胃底曲张破裂出血，出血量对机体造成了一定影响，还可能因为丢失大量体液而引起周围循环衰竭等全身症状，如果为肝硬化所致，可能会出现相应的腹部体征，因此，体格检查时应注意腹部检查重点为有无蜘蛛痣、肝掌，有无腹壁静脉曲张，有无压痛、反跳痛、肿块，肠鸣音是否活跃等，此外，肛检也很有必要。

（二）体格检查结果

体格检查结果

　　T 37℃，P 120 次/min，BP 90/70 mmHg，神志清楚，精神差，重病容，皮肤苍白，无出血点，面颊可见蜘蛛痣 2 个，浅表淋巴结不大，结膜苍白，巩膜可疑黄染，心界正常，心率 120 次/min，律齐，未闻杂音，肺无异常，腹部饱满，未见腹壁静脉曲张，全腹无压痛、肌紧张，肝脏未扪及，脾缘超过肋下 10 cm，并过正中线 2 cm，质硬，移动性浊音阳性，肠鸣音 3~5 次/min。直肠指诊指套无血迹，未触及肿物，无内外痔。

【思维提示】

病人精神差，重病容，面色、皮肤苍白，心率增快，血压下降，根据呕血便血量，结合出冷汗、心慌等病史，估计出血量为机体血容量 20% 或以上。病人皮肤可见蜘蛛痣，腹部饱满，脾脏肿大，移动性浊音阳性，均提示存在肝脏病变。肛门指检排除直肠肿瘤、痔疮出血。还需要通过实验室及辅助检查进一步证实。

四、实验室及辅助检查

（一）检查项目及目的

1. 血常规、尿常规、大便常规和潜血　明确是否有贫血、血小板异常或消化道出血等情况。

2. 肝功能及肝炎病毒全套　了解肝功能状态及肝炎病毒感染情况。

3. 腹部超声检查　了解肝脾等腹部器官情况。

4. AFP　协助排除肝癌。

5. 胃镜和结肠镜检查　明确胃、十二指肠、结肠有无病变。

（二）检查结果

实验室及辅助检查结果

1. 血常规　红细胞 $3.2×10^{12}$/L，血红蛋白 76 g/L，血小板 $80×10^9$/L，白细胞 $3.8×10^9$/L，中性粒细胞 0.72，淋巴细胞 0.24，单核细胞 0.04。尿胆原（+）尿胆红素（+）。粪常规：粪便隐血（+）。

2. 肝功能　总胆红素 38 μmol/L，结合胆红素 26 μmol/L，白蛋白 30 g/L，球蛋白 32 g/L；ALT 72U/L，凝血酶原时间（PT）15 s（对照 12 s），HBsAg（+）、HBsAb（-）、HBcAb（+）、HBeAg（-）、HBeAb（+）。抗 HCV（-）。

3. 胃镜　发现出现部位，明确消化道出血病因。

4. B 超　慢性肝病图像，脾肿大，门静脉内径 14 mm，腹腔积液。

5. 肠镜　未发现明显异常。

6. AFP　30 ng/mL。

【思维提示】

病人外周血红细胞和血红蛋白下降，中度贫血，与消化道出血致容量下降相符。肝功能受损，与肝硬化相符，HBsAg（+）、HBcAb（+）、HBeAb（+）提示病人存在乙肝病毒感染，腹部超声检查显示，脾脏肿大，门静脉内径增大，提示长时间乙型病毒性肝炎进展成了肝硬化，胃镜发现出血部位，提示食管-胃底静脉曲张破裂致出血。

五、临床诊断及处理原则

(一)临床诊断

1. 乙肝后肝硬化失代偿期 门静脉高压症、食管-胃底静脉曲张破裂出血、脾功能亢进、腹腔积液。

2. 中度贫血

(二)处理原则

(1)暂禁食，一般治疗、支持治疗。

(2)药物治疗，必要时输血。

(3)胃镜下硬化剂注射及曲张静脉套扎止血术。

六、护理诊断

(一)护理诊断思路

病人由乙型肝炎肝硬化引起食管-胃底静脉曲张破裂出血，出血量为机体血容量20%或以上，导致体液不足，对机体造成影响，如精神差、乏力、出冷汗、心慌等，需要立即进行处理，也是当前最需要解决的护理问题，故列为首要护理诊断。病人肝硬化引起静脉曲张出血，还有可能继续出血，出现低血容量性休克，对机体造成更大损害，需要密切观察病情变化，肝硬化病人可能由于出血诱发肝性脑病，也需要随时观察有无意识障碍等情况发生，病人再次发生呕血时，也需要注意防止窒息发生。因此，提出潜在并发症的护理诊断。病人有10年乙肝病史，平时未进行治疗，也不注意调整生活方式，缺乏预防肝硬化出血等相关知识，故存在知识缺乏的护理问题，需要给予健康宣教。

(二)主要护理诊断

1. 体液不足 与呕血、黑便丢失体液过多有关。

2. 潜在并发症：低血容量性休克、肝性脑病、窒息

3. 知识缺乏：缺乏肝硬化及消化道出血相关知识

七、护理查房

(一)病情变化及思维提示

经补液、止血等治疗后病人未再呕血，血压逐渐回升。入院第2天，病人出现烦躁不安、胡言乱语、答非所问。立即测量生命体征，体温39℃，脉搏110次/min，呼吸22次/min，血压100/70 mmHg；急查白细胞 $7.3×10^9$/L，中性粒细胞0.75，淋巴细胞0.24，单核细胞0.04。考虑到病人由消化道出血和感染诱发了肝性脑病，立即给予抗生素抗感染、布洛芬退热及肝性脑病的相应治疗。

（二）调整护理诊断

1. 急性意识障碍　与肝功能受损导致毒性代谢产物增多而影响脑功能有关。

2. 体温过高　与感染有关。

（三）护理效果评估

经上述治疗后病人神志转清楚，生命体征正常，未再出现呕血、便血现象，共住院 10 天后病人好转出院，给予出院指导。

知识拓展：超声内镜在消化系统疾病诊断中的应用

第四节　恶心与呕吐

病例 4

病人：女性，25 岁，汉族，公司职员，本科文化，未婚，无宗教信仰。医疗保险：城镇职工医保。

主诉：恶心、呕吐 6 小时。

恶心、呕吐是临床常见症状。恶心为上腹部不适、紧迫欲吐的感觉并伴有迷走神经兴奋的症状，如皮肤苍白、出汗、流涎、血压降低及心动过缓等，常为呕吐的前奏，恶心后随之呕吐，但也可仅有恶心而无呕吐，或仅有呕吐而无恶心。呕吐是胃或部分小肠的内容物，经食管、口腔而排出体外的现象，二者均为复杂的反射动作，可由多种原因引起。

一、疾病诊断的基本思路

引起恶心、呕吐的相关疾病有许多，需要思考和理顺。

（一）常见病因

引起恶心与呕吐的病因很多，消化系统疾病及非消化系统疾病均可引起恶心与呕吐，消化系统疾病多见于胃肠道动力异常、机械性梗阻，也可由消化系统感染引起。非消化系统疾病多见于代谢内分泌原因，如糖尿病酮症、甲亢、妊娠等，神经系统疾病也可以引起恶心呕吐，如颅内压增高、中枢神经系统感染等，前庭功能障碍也可出现恶心呕吐的临床表现。

（二）临床特征

1. 呕吐的时间　晨起呕吐见于早期妊娠，亦可见于尿毒症、慢性酒精中毒或功能性消化不良；鼻窦炎病人因起床后脓液经鼻后孔刺激咽部，亦可致晨起恶心、干呕；晚上或夜间呕吐见于幽门梗阻。

2.呕吐与进食的关系　餐后近期呕吐，特别是集体发病者，多为食物中毒所致；餐后即刻呕吐，可能为神经性呕吐；餐后1小时以上呕吐称延迟性呕吐，提示胃张力下降；餐后较久或数餐后呕吐，见于幽门梗阻。

3.呕吐的特点　神经性或颅内高压性呕吐，恶心很轻或缺如，喷射状呕吐为颅内高压性呕吐的特点。

4.呕吐物的性质　带发酵、腐败气味或称宿食味，提示胃潴留；带粪臭味提示低位小肠梗阻；不含胆汁说明梗阻平面多在十二指肠乳头以上，含多量胆汁则提示在此平面以下；含有大量酸性液体者多有胃泌素瘤或十二指肠溃疡，而无酸味者可能为贲门狭窄所致。根据呕吐物的量可确定有否上消化道梗阻，并估计液体丢失量。

5.伴随症状　伴随症状与恶心、呕吐的病因有一定的联系：①伴腹痛、腹泻者多见于急性胃肠炎或细菌性食物中毒、霍乱、副霍乱和各种原因的急性中毒；②伴右上腹痛及发热、寒战或有黄疸者应考虑胆囊炎或胆石症；③伴头痛及喷射性呕吐者常见于颅内高压症或青光眼；④伴眩晕、眼球震颤者，见于前庭器官疾病；⑤应用某些药物如抗菌药物与抗癌药物过程中发生呕吐，则可能与药物不良反应有关；⑥已婚育龄女性，停经伴晨起呕吐提示早孕。

该病人主诉为恶心、呕吐6小时，反射性呕吐、中枢性呕吐或神经性呕吐均有可能，病人为育龄期女性，妊娠呕吐也有可能，需要仔细询问病史，才能初步判断可能的疾病或排除某些病因。

二、病史采集

(一)病史采集要点

该病人主要症状是"恶心、呕吐"，对于恶心、呕吐的评估主要从如下几方面考虑。

1.发作的诱因　恶心、呕吐前有无体位变化、进食、咽部刺激等诱因。如恶心、呕吐发作前有进食，则需要进一步了解进食情况及同食人员是否有类似情况，如进食后数小时即出现剧烈呕吐，且多个就餐者同时发病，则常提示食物中毒；如发作与体位改变相关，可能为前庭功能障碍引起。

2.起病情况　急起或缓起，恶心呕吐的关系，与进食的关系。

3.呕吐的时间　晨起还是夜间，间歇还是持续。鼻咽部慢性疾病常出现晨起呕吐，部分胃食管反流症的病人卧位时因反流物至咽部也可发生晨起呕吐；育龄女性出现晨起呕吐，如有停经史，首先考虑早孕反应；夜间呕吐多见于幽门梗阻、小肠和结肠梗阻、肠系膜上动脉压迫综合征。

4.呕吐的次数和量　有助于判断病情的严重程度，对于补液治疗也有指导意义。呕吐与进食的关系也很重要。

5.呕吐的方式　呕吐方式包括喷射性或非喷射性，喷射性呕吐常提示中枢性呕吐。

6.呕吐物的特征　呕吐物性状及气味等。如呕吐未消化的食物提示上消化道病变；

呕吐鲜血往往有食管或胃出血；呕吐隔夜宿食可见于幽门梗阻；呕吐粪臭样物质高度提示肠梗阻，且梗阻部位较低。

7.**伴随症状** 了解伴随症状，有助于确定病因，如伴有腹痛腹泻多见于急性胃肠炎或者细菌性食物中毒等。

8.**月经史** 所有育龄女性出现恶心、呕吐，均要查明是否为妊娠所致。

9.**既往史和用药史** 了解有无溃疡、幽门梗阻、肾病、胆石症、腹腔手术等病史，是否接受放疗或化疗等治疗。

10.**诊治情况** 是否进行 X 线钡餐、胃镜、腹部 B 超、血糖、肾功能等检查。

（二）病史采集结果及病史资料分析

病史采集结果

病人于 6 小时前，与朋友在夜宵摊吃了卤菜和烤羊肉串，吃完回家后出现恶心、呕吐的症状。开始时为恶心，干呕，后转变为多次呕吐，呕吐为非喷射性，呕吐物为胃内容物，无粪臭味，近 2 小时呕吐物内混有咖啡色样液体，并伴有面色苍白，出冷汗，伴腹痛，以为是痛经导致，在家自服温开水和腹部热敷，并服用"止痛药"（具体药名不详），症状无缓解，遂急诊入院。病人自诉平时身体健康，过去无外伤手术史，否认食物和药物过敏史，无类似病史。目前正在月经期，平时有痛经史，一般能自行缓解，一般不伴有恶心呕吐等症状。

【病史资料分析】

病人在夜宵摊进食后出现恶心、呕吐，且为进食后不久即出现恶心、呕吐，呕吐为非喷射性，平时身体健康，基本可以排除中枢性呕吐，且呕吐物为胃内容物，无粪臭味，基本排除肠梗阻引起的呕吐；起病前未服用特殊药物，药物中毒或药物不良反应引起的恶心呕吐可能性不大；病人为育龄女性，但正在月经期，也非晨起呕吐，早孕反应引起的恶心呕吐可以排除；结合病人有不洁进食史，且进食后不久即出现恶心、呕吐，考虑食物中毒可能性大，但还需要了解同行进食人员是否类似情况。

进一步病史采集结果

经与病人和家属沟通，告知与其同时进食夜宵的同伴联系，并报告相关部门进一步调查。结果同伴中有 2 人出现恶心、呕吐，1 人出现呕吐并腹泻等症状。同时该病人也出现了腹泻症状，精神状况差。症状符合食物中毒引起的急性胃肠炎，但还需要进行体格检查和实验室及辅助检查进一步证实。

（三）初步诊断假设及思维提示

该病人恶心、呕吐起病，随后出现腹痛及全身症状，有进食不洁食物史，且同行人员也出现相同或类似情况，起病情况和疾病发展过程符合食物中毒的流行病学特征，结合病人平时身体健康及目前正在月经期等病史，可初步判断为食物中毒引起的急性胃肠炎，需要立即报告相关部门，送检呕吐物等标本，以明确病因诊断。针对急性胃肠炎，还需要进行体格检查、实验室及辅助检查，进一步评估消化系统受损情况及对机体全身状况的影响。

（四）心理、社会评估

心理社会状况对病情进展、治疗和预防均有较大影响，需要评估病人的情绪、对疾病的认识、应激与应对、工作与生活状态、家庭关系、经济状况等，还需要结合病人的病种、病情及人口学特征进行评估，该病人初步拟诊为食物中毒引起的急性胃肠炎，需要了解日常生活状况。

心理、社会评估结果

该病人系年轻女性，公司职员，经常加班，工作有一点压力。父母均不在本地，家庭经济状况尚好。性格开朗，善于交友，饮食无规律，以外卖和零食居多，经常和朋友路边摊就餐，从未担心和关注食品营养及饮食卫生。

一般情况：年貌相符，衣着整洁，在朋友陪同下步行入院，意识清晰，时间、地点、人物定向力可，接触交谈被动合作，语速、语音、语量正常，自知力完整，主动讲述自己病情。

认知活动：否认有错觉、幻觉及感知综合障碍。无思维内容及思维形式障碍，注意力集中，记忆力及智能正常。

情感反应：情感反应协调，情绪稳定，对自己病情及治疗情况比较关心，否认既往有持续存在的情感高涨或低落史。

意志行为活动：意志行为正常，日常生活自理，否认存在自伤、自杀及冲动伤人毁物行为。

【思维提示】

该病人性格开朗，情绪稳定，情感反应正常，提示无焦虑、抑郁情绪。家庭及社会支持尚好，无此方面压力。既往身体健康，此次患病开始出现呕吐症状时并没在意，病情加重并出现腹痛时以为是痛经，更没意识到可能是食物中毒，并且属于公共卫生事件，说明病人对疾病相关知识缺乏。护理过程中需要考虑提出护理诊断"知识缺乏"，再进行相应的健康宣教和食品安全宣传。

三、体格检查

（一）体格检查要点

有恶心、呕吐症状的病人可能因为丢失大量体液而引起周围循环衰竭等全身症状，必须关注其血压、心率、神志、皮温、尿量等灌注指标。也可能由于腹腔脏器病变而出现腹部体征，需要进行一般情况检查及腹部体格检查。

（二）体格检查结果

体格检查结果

T 36.2℃，P 100 次/min，BP 96/60 mmHg，神志清楚，精神状况差，急性病面容，发育营养良好，面色略苍白，表情痛苦，全身皮肤无黄染，无出血点及皮疹。全腹对称、平坦、无膨隆、无凹陷，呼吸运动正常，腹部皮肤无静脉曲张，无胃肠型及蠕动波。上腹部有压痛，以剑突下最明显，无反跳痛，无肌紧张，无波动感及包块，肝脾肋缘下未触及，墨菲征(−)，肝颈反流征(−)，麦氏征(−)。腹部叩诊呈鼓音，肝区无叩击痛，双肾区无压痛及叩击痛。移动性浊音(−)，肠鸣音正常。肛门及外生殖器未查。脊柱及四肢无畸形，各大关节活动自如。生理反射存在，病理反射未引出。

【思维提示】

病人腹部体格检查显示，上腹部有压痛，其他无明显异常，符合急性胃肠炎的症状，病人一般情况检查显示，神志清楚、无神经系统反应和病理反射等体征，说明暂未累及神经系统功能。但病人精神状况差，急性病面容，面色略苍白，心率 100 次/min，血压 96/60 mmHg，说明病人存在血容量不足或水电解质失衡，提示病情重。血容量不足属于哪一种类型，是否造成了其他重要脏器功能损害，还需要辅助检查和实验室检查进一步分析。

四、实验室及辅助检查

（一）检查项目及目的

1. 血常规、尿常规、大便常规　明确是否有贫血、感染、血小板异常或消化道出血等情况。

2. 尿妊娠试验　排除妊娠所致呕吐。

3. 肝肾功能　了解其功能状态，以评价病情及用药指导。

4. 呕吐物检测　了解食物中毒的性质。

5. 血电解质　了解呕吐腹泻丢掉体液是否引起水、电解质紊乱。

6. 腹部超声　排除腹腔其他脏器病变。

（二）检查结果

实验室检查结果

1. 血常规　白细胞 $3.0×10^9$/L，中性粒细胞 0.649，淋巴细胞 0.253，红细胞 $4.13×10^{12}$/L，血红蛋白 107 g/L。小便常规正常，大便常规正常。

2. 尿妊娠试验　阴性。

3. 肝肾功能　无异常。

4. 呕吐物和大便培养　检测出副溶血性弧菌，未检测出霍乱弧菌、金黄色葡萄球菌及大肠杆菌等微生物。

5. 电解质　血钾 3.3 mmol/L，其他结果正常。

6. 腹部 B 超　肝胆脾胰未见明显异常。

【思维提示】

实验室检查结果显示食物中毒为副溶血性弧菌引起，血钾 3.3 mmol/L，提示存在低钾，其余电解质正常，但病人存在体液不足的情况，提示为等渗性脱水。

根据病人病史，排除中枢性呕吐、药物性呕吐、肠梗阻性呕吐，早孕反应等引起的恶心呕吐，结合有进食不洁食物史，进食后较快发病，以及同行人员有相似症状等流行病学史，食物中毒的可能性大，结合病人的一般情况检查结果，神志清楚、无神经系统反应和病理反射等临床表现，临床诊断为食物中毒引起的急性胃肠炎基本成立，食物残渣检测出病原体进一步证实。病人一般情况检查结果包括精神状况差、面色苍白、出冷汗等体征，血压偏低，血钾偏低，存在水电解质失衡。需要进行相应处理。

五、疾病的临床诊断及处理原则

(一)临床诊断

1. 食物中毒
2. 急性胃肠炎
3. 等渗性脱水、低钾血症

(二)处理原则

1. 一般治疗　密切观察生命征和腹部情况，禁食禁水，留置胃管胃肠减压。
2. 补液治疗　纠正水、电解质平衡紊乱，给予肠外营养支持。
3. 抗感染治疗　选用副溶血性弧菌敏感的抗生素，如氧氟沙星等。

六、护理诊断

(一)护理诊断基本思路

病人先有频繁呕吐，后出现腹泻，丢失大量体液，出现低血容量表现，如精神状况差、面色苍白，出冷汗，血压偏低等，存在体液不足的护理问题，也是当时最需要解决的问题，故列为首优护理诊断。根据电解质结果，可判断为等渗性脱水和低血钾症，可按等渗性脱水选择补液种类，并注意补充血钾。

病人存在脱水的表现，但根据实验室检查结果，目前轻度脱水的可能性大，但病人病情仍处于进展状态，有可能进一步加重，或出现感染性休克等并发症，需要密切观察病情变化，因此，提出潜在并发症的护理诊断。

病人起病初期，以为是痛经引起，对急性胃肠炎相关知识不了解，对食物中毒的表现及预防等知识缺乏，没有及时就诊导致水电解质平衡紊乱，因此，存在知识缺乏的护理诊断。

（二）主要护理诊断

1. 体液不足　与呕吐腹泻丢失体液有关。
2. 潜在并发症：低血容量性休克、感染性休克
3. 知识缺乏：缺乏食物中毒的相关知识

课程思政

食品安全，人人有责

　　食品安全关系到每个人的健康，监管部门要履行监管责任，经营者肩负主体责任，专业人员应积极开展食品安全科普宣教，消费者也要承担消费责任，每个公民都应树立食品安全意识，自觉拒绝不安全食品，增强科学消费意识和依法维权意识。

　　我国相关法律规定，出现食物中毒等可疑事件时，食品安全事故调查部门有权向相关单位和个人了解与事故有关的情况，并要求提供相关资料和样品。有关单位和个人应当予以配合，按照要求提供相关资料和样品，不得拒绝。任何单位和个人不得阻挠、干涉食品安全事故的调查处理。

本章小结

　　消化系统疾病是人类常见病、多发病，此类疾病除引起消化系统功能紊乱外，还对其他系统脏器造成影响，甚至出现全身性表现，因此需要全面、仔细、准确、预见性地进行评估。本课选用了消化系统疾病病人常见的临床症状——腹痛、黄疸、呕血与便血、恶心与呕吐进行评估分析，鉴于消化系统疾病病情复杂，临床表现有时不典型或缺乏特异性，评估时需要注意如下几点：①问诊时，需要重点询问消化系统常见症状的发生、发展情况，同时也要关注病人的既往健康状况，了解与消化系统疾病和消化功能相关的问题，日常生活方式中是否存在相关的危险因素或诱发因素，有无与遗传相关的消化系统疾病家族史，以及病人过去或现在的用药情况。应认真倾听病人的描述，善于从病人复杂的症状描述中甄别出主要症状及其特点。②应注意询问伴随症状，有无吞咽困难、恶心、呕吐、反酸、嗳气、腹痛、腹泻、呕吐、便血、便秘等。

此外，还应关注疾病引起的全身性症状，了解有无引起精神、睡眠、大小便及体重等变化。健康史询问过程应尊重和关心问诊对象，掌握交流沟通技巧，消除病人紧张情绪，确保资料全面、准确和真实。③心理、社会状况也是准确提出护理诊断的基础，心理、社会评估包括评估病人对疾病相关知识的了解程度，病人的性格、精神和心理状态，以及社会支持系统对病人的关怀和支持程度等，必要时应用相关量表进行评估。④体格检查方面应重点关注一般情况和腹部体征，一般情况应重点评估生命体征，了解意识和精神、发育与体型、营养状态，还应评估有无黄疸、水肿、皮肤黏膜出血及肝掌、蜘蛛痣等情况。腹部体征应评估腹部外形有无膨隆或凹陷，腹式呼吸有无增强或减弱，有无胃肠型或蠕动波，有无腹肌紧张、压痛、反跳痛，肝、脾是否增大，有无移动性浊音，肠鸣音有无增强或减弱等。在进行体格检查过程中应提供合适环境，保护病人隐私，给予病人人文关怀。⑤实验室及辅助检查应注意血常规与大小便常规检查，以及血电解质、肝功能、血脂、血糖等检查，结合超声检查或 CT 检查等影像学检查，为临床诊断和护理诊断提供依据。

目标检测

（周乐山）

第五课

泌尿系统评估

学习目标

> 知识要求：
> 1. 掌握泌尿系统疾病的常见症状、病史资料收集和评估要点。
> 2. 熟悉泌尿系统疾病的临床思维方法、护理诊断。
> 3. 了解泌尿系统疾病诊治与护理的相关进展。
> 技能要求：
> 1. 能对泌尿系统疾病病人进行全面的评估。
> 2. 具备对病史资料综合分析的能力。
> 3. 通过综合分析判断，能对病人提出全面正确的护理诊断。

　　泌尿系统主要由肾脏、输尿管、膀胱和尿道及相关的神经、血管等组成。其主要功能有：生成和排泄尿液，排除人体多余的水和代谢废物；调节机体内环境稳态，保持水电解质及酸碱平衡；参与调节血压、红细胞生成和骨骼生长等。

　　泌尿系统各器官（肾脏、输尿管、膀胱、尿道等）均可发生疾病，并可波及整个系统。泌尿系统的疾病既可影响其他系统，又可由其他系统病变引起。其主要临床表现为泌尿系统症状，如排尿异常、尿液的改变、疼痛、肿块等，也可表现为全身症状，如发热、水肿、高血压、贫血等。和其他系统疾病类似，泌尿系统疾病的病因包括先天性畸形、感染、损伤、肿瘤、免疫机制紊乱、遗传等；也存在特有的病因，如肾小球肾炎、泌尿系统结石、肾功能衰竭等。

　　泌尿系统疾病病人中主诉最多的症状主要有：膀胱刺激征症状（尿频、尿急、尿痛）、血尿、泡沫尿、少尿，还有腰痛、排尿困难、尿不尽感、脓尿、多尿等。本堂课主要通过病例分析介绍泌尿系统疾病常见症状、体征、诊断的基本思路，以及相关实验室及辅助检查的评估要点，并提出护理诊断。

第一节 血尿、泡沫尿

病例1

病人：女性，26岁，汉族，已婚，教师。

主诉：反复肉眼血尿2年、伴泡沫尿6个月，再发3天。

正常尿液中无或仅有少量红细胞(RBC)，离心沉淀尿在显微镜高倍视野(HP)下偶然发现1~2个RBC属正常现象；若离心沉淀尿液中每高倍镜视野≥3个RBC，或非离心尿液中每个高倍镜视野超过1个RBC，或1小时尿RBC计数超过10万，或12小时尿沉渣RBC计数超过50万，均称为血尿。轻者仅镜下发现RBC增多，称为镜下血尿；重者外观呈洗肉水样或含有血凝块，称为肉眼血尿。通常每升尿液中含1毫升血液时即肉眼可见，尿呈红色或呈洗肉水样。血尿是泌尿系统的常见症状，发生多较为隐匿，常在体检时或偶然发现，易被忽视而延误诊断，需要引起重视。

泡沫尿，顾名思义就是尿液中含有泡沫。当尿液中含有一些表面活性剂物质(含有亲水基团和疏水基团的两亲性有机化合物)，如蛋白质、氨基酸、葡萄糖、胆红素及炎性分泌物等时，尿液张力较强而出现一些泡沫。正常人有时也可见泡沫尿，如生理性一过性蛋白尿、排尿过急、尿液浓缩、性交后尿液，或者便池中使用了消毒剂、去垢剂等，需要仔细鉴别。临床上病理性泡沫尿最常见于蛋白尿，血尿中的大量红细胞胞膜表面的磷脂成分也具有两亲性，也可导致泡沫尿的出现，其他还有糖尿病、泌尿系统感染、肝脏疾病等。

一、疾病诊断的基本思路

引起血尿、泡沫尿的相关疾病有很多，需要思考和理顺。当病人主要症状为"血尿、泡沫尿"时，可基于人体解剖思路，构建血尿、泡沫尿的相关疾病诊断思路。

(一)泌尿系统疾病

1. **泌尿外科疾病** 泌尿系统结石、肿瘤、外伤、异物、血管变异、手术或导尿损伤、介入性器械检查治疗、肾下垂和游走肾等。

2. **泌尿系统感染** 肾盂肾炎、急性膀胱炎、尿道炎、肾结核等。

3. **肾实质疾病** 急性肾小球肾炎、慢性肾小球肾炎、IgA肾病、间质性肾炎、遗传性肾炎、薄基底膜肾病、溶血尿毒症综合征、肾乳头坏死等。

4. **肾血管疾病** 肾梗死、肾皮质坏死、肾动脉硬化、动静脉瘘、肾静脉血栓形成、动脉炎及肾小球毛细血管坏死等。

5. **先天畸形** 多囊肾、海绵肾、胡桃夹综合征(即左肾静脉受压综合征，该病是血管先天畸形引起走行于腹主动脉和肠系膜上动脉之间的左肾静脉受挤压，引起顽固性镜下血尿)等。

(二)全身性疾病

1. **血液系统疾病**　血小板减少性紫癜、血友病、白血病、恶性组织细胞病、再生障碍性贫血等。

2. **免疫和自身免疫性疾病**　狼疮性肾炎、紫癜性肾炎、血管炎性肾损害、皮肌炎、类风湿性关节炎、结节性多动脉炎、硬皮病等。

3. **感染性疾病**　乙型肝炎、败血症、钩端螺旋体病、流行性出血热、丝虫病、猩红热等。

4. **心血管疾病**　充血性心力衰竭、感染性细菌性心内膜炎、急进型高血压等。

5. **内分泌代谢疾病**　痛风性肾病、糖尿病肾病、甲状旁腺功能亢进症等。

6. **物理化学因素**　剧烈运动后、使用抗凝剂过量、食物或药物过敏、放射线照射、药物(如磺胺或非甾体抗炎药等)导致药物性肾损害、重金属(如汞、铅、砷)中毒等。

(三)邻近器官疾病

子宫、阴道或直肠的炎症和肿瘤侵及尿路。

二、病史采集

(一)病史采集要点

该病人主要症状是有"血尿、泡沫尿",对血尿、泡沫尿的病史评估主要从如下几个方面考虑。

1. **询问有无诱因与前驱症状**　了解血尿、泡沫尿出现前,有无诱因与前驱症状,比如近期是否有上呼吸道感染、消化道感染或其他感染,是否进行过剧烈运动,近期是否受过外伤,是否服用特殊药物等。

2. **询问有无引起假性血尿的情况**　是否服用引起红色尿的药品如某些抗结核药或进食甜菜等,是否为女性的月经期间,是否为肛肠疾病出血,以排除假性血尿。

3. **重点询问血尿、泡沫尿的特点和尿液的颜色**　血尿出现在尿程的哪一段,是排尿初始、终末还是全程;何时出现血尿或血尿加重,有无血凝块;有无加重或缓解的因素;尿中的泡沫持续时间的长短、是否受体位的影响等。

4. **询问伴随症状**　有无发热、盗汗、皮疹、瘀斑、关节痛、脱发、口腔溃疡、水肿、高血压、夜尿增多、肾功能减退;有无听力、视力改变;有无尿频、尿急、尿痛;有无排尿费力或尿淋漓不尽;有无单侧腰痛、疼痛是否会放射至腹股沟区;有无腹部包块,一侧还是双侧等。

5. **询问既往史**　既往是否有反复扁桃体炎发作,有无结核、乙肝、丙肝、血液病、血管炎、过敏性紫癜、系统性红斑狼疮、泌尿系统疾病及肿瘤等病史,有无长期大量应用药物如磺胺药、抗生素、非甾体抗炎药物、抗癌药或抗凝药等,有无药物过敏史,有无毒物、射线接触史。

6. **询问有无先天性疾病和家族遗传性肾脏病**　如家族性血尿等。

7. **询问诊断、治疗及护理经过**　是否曾去医院就诊,特别注意要询问是否查尿常规、尿沉渣、血常规、肝肾功能、凝血功能、自身抗体及泌尿系彩超等相关检查,检查结果如何,是否用过相关药物治疗(名称、剂量、时间、疗效)等。

8.询问血尿、泡沫尿对病人的心理影响　了解和观察病人有无焦虑、失眠、烦躁症状,日常活动状况有无影响等。

9.需要重点鉴别的疾病　与血尿、泡沫尿相关的疾病如 IgA 肾病,急、慢性肾小球肾炎,狼疮性肾炎,紫癜性肾炎,血管炎性肾损害,泌尿系统感染及肿瘤等,问诊时需要涉及,并注意鉴别。

(二)病史采集结果及病史资料分析

病史采集结果

病人,女性,26 岁,已婚,小学教师。病人 2 年前因受凉感冒后出现鼻塞、流涕、咽痛不适,随即出现肉眼血尿,尿呈洗肉水样,无明显泡沫尿,尿量正常,无颜面部及双下肢水肿。遂去当地医院就诊,查血压正常;尿常规:尿隐血(+++),尿蛋白(±);尿沉渣:非均一性红细胞比例为 80%;血肌酐正常;泌尿系统超声未提示胡桃夹综合征。抗生素对症治疗后,肉眼血尿消失。2 年来反复出现肉眼血尿 5~6 次,多在感冒后发生,经休息、自行服用感冒药对症处理后肉眼血尿可好转。6 个月前始发现有泡沫尿,多次查尿沉渣提示尿红细胞持续存在,以非均一性红细胞为主,尿蛋白(+~++),无颜面部及双下肢水肿及其他不适,未予重视。3 天前受凉后腹痛、腹泻,水样大便,无血便,随即再次出现肉眼血尿,测体温 37.6℃,无明显咳嗽、咳痰及呕吐,无皮疹、口腔溃疡及关节肿痛,无胸闷、气促,无尿频、尿急、尿痛,尿量无明显减少,双下肢及眼睑无水肿。至当地医院就诊,查尿常规:尿隐血(+++),尿蛋白(++),尿红细胞1435 个/μL,C 反应蛋白(CRP)16 mg/L(参考值≤10 mg/L),血常规及肝肾功能无明显异常,双肾输尿管及子宫附件超声检查正常。当地医院予头孢呋辛酯抗感染及补液对症治疗后,腹痛、腹泻、发热及肉眼血尿均好转,一天前复查尿常规:尿隐血(++),尿蛋白(++),尿红细胞 468 个/μL,现为进一步诊治,门诊以"慢性肾炎"收住入院。起病以来,病人精神一般,经常失眠,无盗汗,饮食正常,大便正常,体重无明显增减。

既往无高血压、糖尿病、血液病、血管炎、过敏性紫癜、乙肝、系统性红斑狼疮、泌尿系统结石及肿瘤等病史,无手术及外伤史,无输血史,无长期用药史,无药物及食物过敏史,无肾脏疾病家族史。

【病史资料分析】

1.性别和年龄　①儿童和青少年血尿、泡沫尿常见原因为急性上呼吸道感染、急性肾小球肾炎、泌尿系统畸形和梗阻或婴幼儿特发性高钙尿症;②青壮年血尿、泡沫尿以尿路结石和慢性肾炎多见,育龄期女性血尿、泡沫尿多为尿路感染、IgA 肾病及狼疮性肾炎;③老年男性出现血尿、泡沫尿以前列腺肥大继发尿路感染、前列腺癌、肾盂膀胱肿瘤、肾或输尿管结石多见;④老年女性血尿、泡沫尿则以膀胱肿瘤和尿路感染多见。

2. **尿的颜色**　一般镜下血尿颜色正常，肉眼血尿根据出血量的不同而呈不同颜色，出血不严重时尿可呈淡红色像洗肉水样；出血严重时尿可呈血液状；肾脏出血时，尿与血混合均匀，尿呈暗红色；膀胱或前列腺出血者尿色鲜红，有时有血凝块。

需要排除假性血尿：①某些药品(利福平、多柔比星、苯妥英钠、华法林、硫唑嘌呤、氯丙嗪、甲硝唑等)或食物(甜菜、红心火龙果、红苋菜、胡萝卜、蚕豆、大黄、芦荟、黑莓、蓝莓等)引起的红色尿的特点为镜检无红细胞；②肛肠疾病出血或女性的月经期间的尿液镜检为大小均一性红细胞，肛肠疾病治愈或者月经干净后尿检无红细胞；③血红蛋白尿，各型溶血(血型不合输血、蚕豆病、自身免疫性溶血、阵发性睡眠性血红蛋白尿，严重烧伤、疟疾、伤寒、某些药物中毒等)导致的血红蛋白尿多呈酱油色，其特点为镜检无红细胞或只有少数红细胞，隐血试验阳性或强阳性；④肌红蛋白尿(见于挤压综合征、缺血性肌坏死等)多呈暗红色，其特点为镜检无红细胞，隐血试验阳性，尿液电泳试验可分离出肌红蛋白。

3. **血尿、泡沫尿排出时间**　依据血尿、泡沫尿排出时间，推断病变部位，若为初始血尿、泡沫尿，提示病变位于前尿道；若为终末血尿、泡沫尿，提示病变位于膀胱颈、三角区或后尿道的前列腺和精囊；若为全程血尿、泡沫尿，提示病变位于肾脏、输尿管或者膀胱。

4. **红细胞异形率**　依据红细胞异形率(非均一性红细胞比例)，判断血尿来源，若尿沉渣检查提示尿红细胞异形率>70%或者出现红细胞管型时考虑为肾小球源性血尿，尿红细胞异形率<30%时考虑为非肾小球源性血尿，尿红细胞异形率为30%～70%时考虑为混合性血尿。

(1) 肾小球源性血尿：见于各种原发性或继发性肾小球疾病，如IgA肾病、急性链球菌感染后肾炎、狼疮性肾炎、紫癜性肾病、血管炎性肾损害、家族性出血性肾炎(Alport综合征)、肺出血肾炎综合征(Goodpasture综合征)、肾病综合征等，常伴高血压、水肿、蛋白尿及管型尿。

(2) 非肾小球源性血尿：影像学检查(B超/CT/MRI等)可以明确有无泌尿系统结石及肿瘤、前列腺增生、多囊肾、肾结核、髓质海绵肾、肾梗死、动静脉畸形等，尿病原学检查可以明确有无泌尿系统感染。

5. **血尿、泡沫尿伴随的症状**

(1) 无症状性血尿、泡沫尿：常见于原发性或继发性肾小球疾病如IgA肾病、血管炎性肾损害、薄基底膜肾病等及泌尿系统肿瘤(包括良性/恶性肿瘤、原发/转移肿瘤)；肾结石、肾结核、前列腺增生、多囊肾等有时也可引起无症状性血尿、泡沫尿。

(2) 血尿、泡沫尿伴肾绞痛：肾盏结石、输尿管结石引起急性梗阻；外伤、肿瘤出血较多时，血凝块堵塞输尿管；肾乳头坏死脱落、肿瘤坏死脱落堵塞输尿管等。

(3) 血尿、泡沫尿伴膀胱刺激征症状：多为下尿路炎症(包括细菌、真菌感染及较为少见的病毒感染如腺病毒、BK病毒感染)；其次为急性肾盂肾炎(伴腰痛、发热)、泌尿系统结核、膀胱癌、前列腺炎、精囊炎及出血性膀胱炎(包括放疗引起的放射性膀胱炎，环磷酰胺全身化疗及卡介苗膀胱灌注化疗引起的化学性膀胱炎)等。

(4) 血尿、泡沫尿伴下尿路梗阻症状：病变多在前列腺或膀胱、尿道，包括前列腺增生、前列腺炎、前列腺肿瘤、膀胱结石、尿道结石、膀胱颈肿瘤及尿道肿瘤、尿道炎、尿道狭窄、尿道外伤等。

（5）血尿、泡沫尿伴腹部肿块：单侧上腹部肿块多为肾肿瘤、肾积水、肾损伤、肾囊肿、肾结核、肾下垂、游离肾、异位肾等；双侧上腹部肿块多为多囊肾；下腹部肿块考虑尿潴留、膀胱肿瘤等。

（6）血尿、泡沫尿伴水肿、高血压及肾功能不全时考虑肾小球性血尿，多见于各种原发性或者继发性肾小球疾病。

（7）血尿、泡沫尿伴发热、出血倾向等全身症状，多见于全身性疾病如败血症、急性感染性心内膜炎，血液系统疾病如白血病、再生障碍性贫血、血友病、血小板减少症、过敏性紫癜等。

（8）血尿、泡沫尿伴眼疾、听力障碍：多见于遗传性肾病如 Alport 综合征等。

（9）血尿、泡沫尿合并乳糜尿：见于丝虫病、慢性肾盂肾炎等。

6. 运动性血尿、泡沫尿　指与运动有直接关系而找不到其他肯定原因的血尿、泡沫尿，其血尿、泡沫尿程度与运动量呈相关性，不伴其他症状和体征，呈自限性，一般在运动后 24～72 小时内消失，预后良好。

7. 其他引起血尿、泡沫尿的疾病

（1）胡桃夹综合征（左肾静脉受压综合征）：多见于高瘦男性，平卧时血尿消失，可合并腰痛、蛋白尿。

（2）特发性高尿钙症：主要见于儿童。表现为反复发作性肉眼血尿或镜下血尿，尿红细胞形态为均一性。部分患儿可伴有肾结石、腰痛、腹痛及泌尿系统感染症状。随机尿标本检查尿钙/尿肌酐比值>0.21，24 小时尿钙定量>0.1 mmol/kg 可初步诊断。

（3）泌尿系统邻近器官病变：急性输卵管炎、急性盆腔炎、阴道炎、子宫和直肠肿瘤侵犯等。

（4）医源性因素：留置或拔除输尿管支架、尿管、造口管，手术损伤，过量服用抗凝药等。

（三）初步诊断假设及思维提示

详细询问病史，病人为育龄期青年女性，病程 2 年，每次出现血尿前有上呼吸道感染或消化道感染病史，为全程血尿，伴泡沫尿，无血凝块，无膀胱刺激征症状，否认高血压、糖尿病、乙肝、结核、血管炎及系统性红斑狼疮病史，无恶性肿瘤或肾脏疾病家族史，无药物及食物过敏史，门诊尿沉渣结果提示肾小球源性血尿伴蛋白尿，慢性肾炎诊断明确，首先考虑 IgA 肾病。需要与急性链球菌感染后肾炎相鉴别，急性链球菌感染后肾炎多于链球菌感染后 7～21 天出现血尿、蛋白尿、水肿、少尿、高血压及一过性肾功能不全等，伴血清 C3 下降，8 周内逐渐恢复正常。病人年轻，为女性，还需要排除其他继发性肾病：狼疮性肾炎病人可有盘状红斑、颊部红斑、口腔溃疡、光过敏、关节痛等；紫癜性肾炎病人可有皮肤紫癜、关节肿痛、腹痛、黑便等；乙肝病毒相关性肾炎病人有乙型肝炎病史，可有肾炎综合征或者肾病综合征表现。医院彩超结果暂不支持泌尿系统结石、肿瘤及胡桃夹综合征。病人无膀胱刺激征症状，结合尿沉渣检查无白细胞尿，不支持泌尿系统感染。病人无发热、贫血及出血倾向等全身症状，暂不支持全身性疾病如败血症、急性感染性心内膜炎、血液病等。其他疾病如泌尿系统结核、结石及肿瘤等暂不能完全排除。需要进一步查体和相关检查帮助诊断。

（四）心理、社会评估

现代医学模式为生物—心理—社会医学模式，强调"以病人为中心"，而不是"以疾病为中心"。因此，既要及时准确地诊治病人的躯体疾病，又要对病人及其家属进行针对性的心理、社会评估，这些是影响病人就诊、选择治疗方案及治疗效果的重要因素。该病人比较年轻，出现血尿、泡沫尿，可能会出现情绪不稳的情况，需要防范，同时要了解病人的家庭社会关系，帮助病人稳定情绪，有利于更好地配合诊疗过程及疾病恢复。

心理、社会评估结果

病人出现血尿 2 年、泡沫尿 6 个月，虽有诊疗经过，但自觉问题不大，没有重视。生育 1 子，丈夫因外伤瘫痪在床 1 年多，治病花销很大，公公婆婆 70 多岁，均务农，家里经济状况不佳。病人患病以来，心情烦躁，有时坐卧不宁，失眠明显。

一般情况：年貌相符，衣着整洁，意识清晰，时间、地点、人物定向力准确，接触交谈被动合作，自知力完整，主动求治。

认知活动：否认错觉、幻觉及感知综合障碍。注意力集中，记忆力及智能正常。

情感反应：情感反应协调，情绪显焦虑，自感心烦。既往有持续存在的情感高涨史。

意志行为活动：意志行为正常，日常生活自理，睡眠、食欲欠佳，否认存在自伤、自杀及冲动伤人毁物行为。

SDS 评定：无抑郁症状，抑郁严重指数 0.48。

SAS 评定：有焦虑症状，标准分 55 分，为轻度焦虑。

【思维提示】

病人 2 年来反复出眼血尿，多在感冒后发生，经休息、自行服用感冒药对症处理后肉眼血尿可好转，6 个月前再次出现血尿、泡沫尿，未予重视，这些都说明病人对疾病相关知识缺乏。另外，病人家庭经济状况不太好，现在又生病，这对病人心理造成很大压力，应考虑有焦虑对疾病治疗、护理的影响。

三、体格检查

（一）体格检查要点

病人主诉为血尿、泡沫尿，门诊化验发现血尿伴蛋白尿，因此在对病人进行系统、全面体格检查的同时，应重点检查有无高血压、双眼睑及下肢水肿、扁桃体肿大、肾区叩痛，同时应注意是否合并颊部红斑、皮疹、紫癜、口腔溃疡、关节肿胀畸形，有无视力和听力障碍等。

(二)体格检查结果

体格检查结果

T 36.5℃，P 80 次/min，R 20 次/min，BP 115/72 mmHg，身高 169 cm，体重 50 kg。正常面容，神志清楚，精神可，视力及听力正常。全身皮肤及巩膜无黄染，全身未见皮疹及紫癜。颈静脉无怒张，浅表淋巴结未扪及。咽部不充血，扁桃体Ⅰ度肿大，未见化脓，无口腔溃疡。胸廓对称，胸骨无压痛，双肺呼吸音清，未闻及干湿啰音。心界不大，心音正常，心率 80 次/min，律齐，各瓣膜区未闻及病理性杂音。腹软、未扪及包块，无压痛及反跳痛，肝脾肋下未扪及，移动性浊音阴性，肠鸣音 3 次/min，腹部未闻及血管杂音。肋脊角无压痛，双肾区无叩痛，双眼睑及双下肢无水肿，四肢关节无肿胀畸形。神经系统查体未见异常。

【思维提示】
在系统查体过程中如出现以下阳性体征可考虑相应疾病的可能。

1. 血压　提示肾实质病变可能。

2. 视力、听力　粗测视力、听力减退提示不排除遗传性肾病，如 Alport 综合征等。

3. 皮肤　①面部蝶性红斑、盘状红斑提示狼疮性肾炎；②紫癜提示紫癜性肾炎；③出血点、瘀斑提示出血性疾病；④红色斑丘疹伴淋巴结肿大提示药物过敏；⑤贫血貌提示肾功能不全、出血性疾病等。

4. 水肿　双下肢对称性凹陷性水肿，或伴胸腔积液、腹腔积液提示原发性或继发性肾小球疾病、急性或慢性肾功能衰竭。

5. 心脏　①心音强弱不等、心律绝对不齐提示心房纤颤，可能附壁血栓脱落导致肾栓塞；②心脏杂音提示感染性心内膜炎肾损害。

6. 腹部　①触及肾脏位置较低且活动度较大提示游离肾；②触及双侧肾脏增大提示多囊肾；③输尿管压痛点压痛、膀胱区压痛提示不排除泌尿道感染；④肋脊角压痛、肾区叩痛提示不排除肾盂肾炎、肾结石、肾结核及肾周围炎等。

7. 关节　掌指关节畸形提示类风湿性关节炎肾损害。

该病人皮肤无皮疹、蝶形红斑、出血点、紫癜及关节畸形等，体征暂不支持药物过敏、狼疮性肾炎、紫癜性肾炎、出血性疾病及类风湿性关节炎肾损害。此病人腹部及肾区未扪及包块，腹部无压痛及反跳痛，肋脊角无压痛，双肾区无叩痛，不支持上尿路感染所致的血尿。血压及心脏体征无异常，不支持高血压性肾损害、感染性心内膜炎等疾病。病人无明显阳性体征，结合病史考虑 IgA 肾病可能性大。但还需要进行相应的实验室及辅助检查进一步排除急性链球菌感染后肾炎、泌尿系结核、泌尿系结石、泌尿系肿瘤及乙肝、狼疮、血管炎等常见的继发性肾病，完善肾活检，明确诊断和病理类型，指导治疗及评估预后。

四、实验室及辅助检查

(一)检查项目及目的

(1)血常规、肝肾功能、血脂、血糖、电解质、尿沉渣、血清蛋白电泳、24 小时尿蛋白定量、凝血功能及结核斑点试验，以进一步证实慢性肾炎，判断病情严重程度，排除泌尿系统感染及结核，做好肾活检的术前准备。

(2)抗链球菌溶血素"O"、类风湿因子(RF)、ESR、CRP、免疫球蛋白(IgG、IgM、IgA)+补体、甲乙丙丁戊型肝炎前 S1 抗原抗体系列、抗核抗体系列(ANA+dsDNA+RNP+Sm+SSa+ SSa52+抗 SSB+抗 Scl−70+抗 Jo−1)、MP0+PR3、抗肾小球基底膜抗体、p−ANCA+c−ANCA、免疫固定电泳(尿/血清)、肿瘤指标(CEA+CA199+AFP+CA125)，以排除急性链球菌感染后肾炎、风湿性关节炎肾损害、乙肝、系统性红斑狼疮、血管炎、肿瘤等继发性因素。

(3)泌尿系统超声或 CT 评估双肾、输尿管、膀胱、前列腺等结构和功能情况，同时可排查泌尿系统疾病如肿瘤、结核、结石、胡桃夹综合征及肾静脉血栓等。

(4)腹部超声了解肝脏、胆囊、胰腺状态，明确是否存在慢性肝病、胆囊炎及胰腺疾病。

(5)X 线胸片或肺部 CT 明确有无肺部感染或肿瘤。

(6)肾脏穿刺活检明确肾脏疾病病理类型，指导治疗及评估预后。

(二)检查结果

实验室及辅助检查结果

1.血常规　白细胞计数 $5.6×10^9/L$，中性粒细胞 60%，血红蛋白 120 g/L，血小板计数 $217×10^9/L$。

2.尿沉渣　红细胞总数 460/μL，非均一性红细胞 80%，尿蛋白(++)，白细胞(−)。

3.24 小时尿蛋白定量　1.22 g/d。

4.肝肾功能、血脂、血糖、电解质　白蛋白 39.0 g/L，球蛋白 32.8 g/L，谷丙转氨酶 18 U/L，谷草转氨酶 22 U/L；肌酐 58 μmol/L，估算肾小球滤过率(eGFR)123 mL/min，尿酸 310 μmol/L；TG 1.6 mmol/L；LDL−CH 2.7 mmol/L；空腹血糖 4.25 mmol/L；凝血功能、血清蛋白电泳及结核斑点试验均无异常。

5.抗链球菌溶血素"O"、类风湿因子(RF)、ESR、CRP、免疫球蛋白(IgG、IgM、IgA)+补体测定、血/尿免疫固定电泳、甲乙丙丁戊型肝炎前 S1 抗原抗体系列、抗核抗体系列(抗 dsDNA+抗 RNP+抗 Sm+抗 SSa+Ro−52+抗 SSB+抗 Scl−70+抗 Jo−1)、抗肾小球基底膜抗体、p−ANCA+c−ANCA、MPO+PR3、肿瘤指标(CEA+CA199+AFP+CA125)均无明显异常。

6.胸部 X 线、泌尿系统及腹部超声检查　未见明显异常，无胡桃夹现象。

7.肾穿刺病理检查

(1)①免疫荧光：可见 1 个肾小球(冰冻)，IgA (+++)，IgM (++)，C3(+)沉积于系膜区，IgG (−)，CIg (−)，Fib (−)。kappa chain (+++)，lambda chain (++)沉积于系膜。②免疫组化：可见 25 个肾小球，C4d(+)沉积于系膜区，HbcAg(−)，HbsAg(−)。

(2)光镜：①取材，皮髓质组织 2 条。②肾小球，33 个肾小球，8 个肾小球球性硬化(24.2%)，4 个肾小球节段硬化(其中 2 个肾小球伴纤维细胞性新月体形成)，其余肾小球系膜细胞及系膜基质节段性轻−中度增生，系膜区可见嗜复红物沉积，基底膜不厚，毛细血管腔开放佳。③肾小管，小灶性小管萎缩(10%)，部分小管刷状缘脱落、上皮细胞扁平，小管腔内可见红细胞及蛋白管型。④肾间质，小灶性间质纤维化(10%)，可见淋巴细胞、单个核细胞小灶性浸润。肾血管，部分小动脉壁增厚。⑤刚果红染色，阴性。

(3)病理意见：IgA 肾病(系膜增生+局灶节段硬化型)伴新月体形成(牛津分级 M1E0S1T0C1)。

【思维提示】

病人抗链球菌溶血素"O"阴性，提示不支持急性链球菌感染后肾炎；乙肝抗原抗体系列及自身抗体均阴性提示不支持乙肝、系统性红斑狼疮、血管炎等继发性因素；尿检查无白细胞、泌尿系统及腹部超声无异常及肿瘤指标阴性不支持泌尿系统感染、结石、肿瘤、胡桃夹现象。肾脏病理免疫荧光显示 IgA (+++)，IgM (++)，C3(+)，结合肾脏组织光镜结果，IgA 肾病诊断明确。

五、疾病的临床诊断及处理原则

(一)临床诊断

IgA 肾病(系膜增生+局灶节段硬化型)伴新月体形成(牛津分级 M1E0S1T0C1)。

(二)处理原则

1.首要目标是优化支持治疗

(1)控制及预防上呼吸道及消化道感染。

(2)控制高血压和减少尿蛋白：可逐步使用最大耐受剂量的血管紧张素转化酶抑制药(ACEI)或血管紧张素受体拮抗药(ARB)。

(3)生活方式干预：优质蛋白、低盐饮食，戒烟，控制体重及适当运动。

(4)评估心血管风险并适时干预。

2.暂不用免疫抑制药　经 ACEI 或 ARB 治疗 3~6 个月后复查尿蛋白定量，若尿蛋白≥1.0 g/d 或者有较高的慢性肾功能不全进展风险可酌情使用糖皮质激素，必要时可联合使用霉酚酸酯。

六、护理诊断

(一)护理诊断基本思路

病人反复血尿 2 年，泡沫尿 6 个月，加重 3 天，这是该病人就诊的主要原因。病人身高 169 cm，体重 50 kg。实验室检查显示：血清白蛋白 39.0 g/L，球蛋白 32.8 g/L，显示病人白蛋白减少，尿蛋白(++)，提示蛋白丢失过多，营养不够。病人经常出现感冒，感冒后自行购买"感冒药"口服治疗，不太注意药物不良反应。说明病人缺乏对疾病的正确认知和用药相关知识。另外，病人家庭经济状况不太好，一直是家里的顶梁柱，现在生病势必对病人造成很大心理压力，而且，病人患病以来，坐卧不宁，焦虑失眠明显。焦虑自评结果也显示轻度焦虑。病人免疫力降低，还可能出现潜在的并发症，这些都是当下需要为病人解决的护理问题。

(二)护理诊断

1. 营养失调：低于机体需要量   与长期蛋白尿致蛋白丢失过多有关。
2. 潜在并发症：慢性肾衰竭
3. 睡眠觉醒节律紊乱   与情绪低落、焦虑有关。
4. 焦虑   与遇到突然的危机状态，担心疾病预后有关。
5. 知识缺乏：缺乏肾脏病预防、用药、病情监测等相关知识
6. 有感染的危险   与机体抵抗力下降有关。

循证支持

IgA 肾病的诊断、治疗和预后
《2021 KDIGO 肾小球肾炎临床实践指南》

(一)IgA 肾病的诊断和预后要点

IgA 肾病的诊断和预后要点包括：①IgA 肾病确诊需要肾活检；②IgA 肾病确诊后，需要根据牛津分型(MEST-C)标准进行进一步量化分级，包括肾小球系膜增生(M)、毛细血管内增生(E)、节段性肾小球硬化(S)、肾小管萎缩/间质纤维化(T)和新月体肾小球(C)。③IgA 肾病目前没有有效的诊断性血清或尿液生物标志物。④所有 IgA 肾病病人均应进行继发性病因评估。继发性 IgA 肾病多见于 IgA 血管炎、感染性疾病(HIV、肝炎)、炎症性肠病、肝硬化、自身免疫性疾病等。⑤除 eGFR 和蛋白尿外，缺乏已经验证的评估 IgA 肾病预后的血清或尿液生物标志物。

(二)IgA 肾病的治疗要点

IgA 肾病的治疗要点包括：①优化支持性治疗为首要治疗重点；②需要评估病人心血管风险并适时干预；③需要干预生活方式如限钠盐饮食、戒烟、控制体重和体育锻炼等；④除了限钠盐饮食，其他饮食干预措施未见改善 IgA 肾病的预后；⑤以上要点

对变异型 IgA 肾病患者不适用，变异型 IgA 肾病包括：微小病变（MCD）的 IgA 沉积、IgA 肾病伴急性肾损伤和 IgA 肾病伴急进性肾小球肾炎，对这些变异型 IgA 肾病患者，需要立即开展特异性的治疗。

（三）IgA 肾病的治疗建议

（1）对所有患者进行血压管理，成人的血压管理目标为收缩压<120 mmHg；儿童根据其年龄、性别和身高判断血压管理目标：小于其第 50 百分位的平均血压。如果 IgA 肾病病人蛋白尿>0.5 g/d，初始治疗建议使用 ACEI 或 ARB。

（2）IgA 肾病患者无论是否合并高血压，若其尿蛋白>0.5 g/d，建议使用 ACEI 或 ARB 进行治疗。

（3）若优化支持性治疗 3 个月后，患者仍有较高的慢性肾脏病（CKD）进展风险（蛋白尿仍>1 g/d），可考虑糖皮质激素治疗 6 个月。治疗前需要评估药物不良反应与风险并告知患者，尤其是对于 eGFR<50 mL/（min·1.73 m^2）的患者（CKD 进展风险患者的管理流程见图 5-1-1）。

（4）对于 IgA 肾病，糖皮质激素的临床获益尚未明确，因此对于 eGFR<30 mL/（min·1.73 m^2）、糖尿病、肥胖（BMI>30 kg/m^2）、感染（结核或者艾滋病）、继发性疾病（肝硬化）、活动性消化性溃疡、未控制的精神疾病以及重度骨质疏松的患者需要谨慎使用。CKD 进展风险较高的 IgA 肾病患者的管理流程见图 5-1-1。

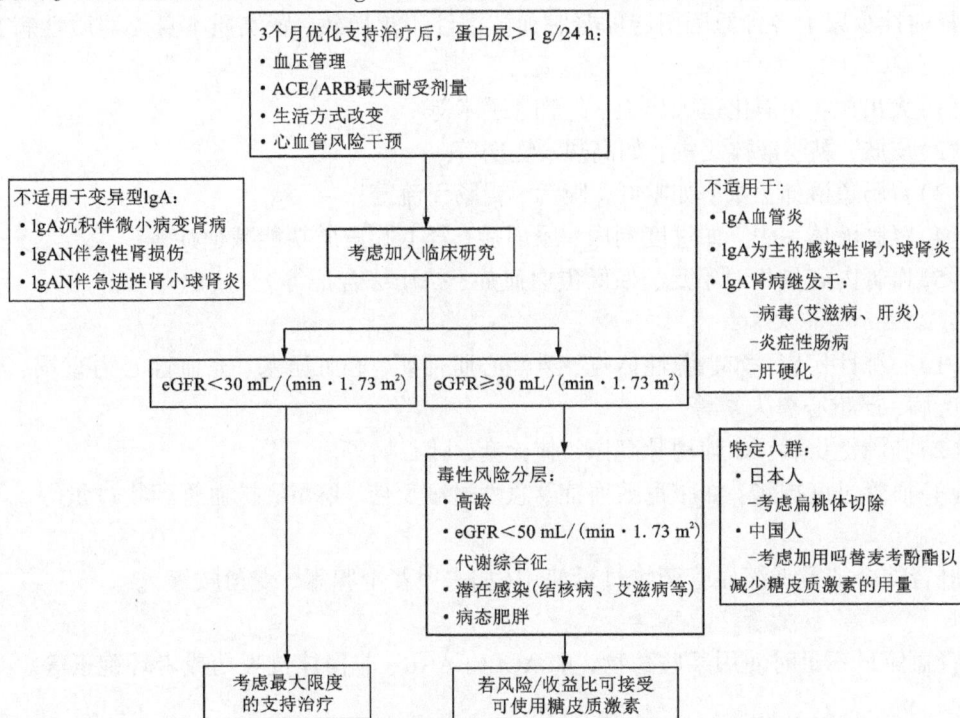

图 5-1-1　CKD 进展风险较高的 IgA 肾病患者的管理流程

第二节　少尿

> ### 病例 2

病人：男性，17 岁，汉族，高三学生。
主诉：发热、头痛 1 周，咳嗽伴尿少 3 天。

少尿是指 24 小时尿量少于 400 mL，或每小时尿量少于 17 mL。肾脏通过形成尿液起到排泄机体代谢产物及维持水、电解质和酸碱平衡的作用，从而维持机体内环境稳定。一旦出现少尿，机体代谢产物则不能完全经肾排出，少尿往往意味着肾功能受损。

一、疾病诊断的基本思路

当病人主要症状为"尿少"时，根据导致少尿的主要病变部位不同，可分为肾前性、肾性及肾后性少尿，可据此构建少尿的相关病因诊断。

（一）肾前性少尿

肾前性少尿由各种原因引起的肾脏血流灌注不足所致，肾实质本身无器质性病变。

1. 有效循环血容量不足

（1）大出血：如消化道大出血、外伤、手术等。
（2）皮肤、黏膜液体丢失：如高热、烧伤等。
（3）胃肠道液体丢失：如呕吐、腹泻、胃肠引流等。
（4）肾脏液体丢失：如过度利尿、尿崩症、肾上腺皮质功能减退症等。
（5）血管内容量相对不足：如低蛋白血症、挤压综合征等。

2. 心排血量不足

（1）心源性疾病：如心源性休克、急性心肌梗死、心脏压塞、充血性心力衰竭、心脏瓣膜疾病、严重心律失常等。
（2）肺源性疾病：如肺动脉高压、肺栓塞、肺心病等。
（3）血管过度扩张：如脓毒败血症、急性过敏反应、麻醉、扩血管药物过量等。

3. 肾动脉收缩

肝肾综合征或者缩血管药物过量使用（如去甲肾上腺素、麦角胺等）。

4. 肾单位血流调节能力下降

肾血流量不足时使用某些药物，如 ACEI、ARB、非甾体抗炎药或者环孢素等。

（二）肾性少尿

肾性少尿指肾实质本身病变导致的少尿。

1. **肾脏大血管病变**　如肾血管狭窄或炎症、肾动脉血栓或栓塞、肾动脉痉挛、肾静脉血栓或者受压等。

2. **肾小球疾病或微血管病变**　原发性或者继发性肾小球疾病，如急进性肾小球肾炎、重症急性肾小球肾炎、重症狼疮性肾炎等；肾脏微血管病变，如恶性高血压、溶血性尿毒综合征、血栓性血小板减少性紫癜(TTP)、硬皮病及妊娠高血压综合征等。

3. **肾小管、肾间质疾病**　如急性肾小管坏死、急性间质性肾炎、严重的肾盂肾炎并发肾乳头坏死等。

4. **其他**　如各种病因导致的终末期肾病、肾皮质坏死等。

(三)肾后性少尿

主要由急性尿路梗阻导致尿液无法排出引起肾盂积水、肾内压力增高、肾小球滤过率下降而导致的少尿。

1. **输尿管病变(双侧或单侧输尿管病变导致急性肾损伤)**

(1)管腔内病变：如结石、血块堵塞、先天性输尿管狭窄等。

(2)管壁病变：如肿瘤、瘢痕等。

(3)管壁外病变压迫：如肿瘤、腹膜后纤维化等。

2. **膀胱颈病变**　如结石、肿瘤、血块堵塞、前列腺增生等。

3. **尿道病变**　如结石、肿瘤等。

4. **其他**　如神经源性膀胱、肾严重下垂或游走肾所致的肾扭转、磺胺类及骨髓瘤轻链蛋白等导致的肾小管梗阻等。

二、病史采集

(一)病史采集要点

该病人主要症状是"发热、尿少"，对于尿少的病因评估主要从如下几方面考虑。

1. **询问病人一般情况**　年龄、病程、是急性起病还是慢性疾病反复。

2. **询问病因、症状**　了解有无明确病因，饮水量是否太少；有无上呼吸道感染如鼻塞流涕、咳嗽、咳痰及乏力等；有无大量出汗、严重呕吐、腹泻、大出血；有无活动后胸闷气促、夜间能否平卧入睡；有无输血及输血反应；有无过量服用解热镇痛药或其他药物史。

3. **询问排尿情况**　如排尿频率、尿量、尿色变化、是突发性少尿还是阵发性少尿、有无血尿、泡沫尿、尿频、尿急、尿痛及排尿困难等。

4. **询问伴随症状**　有无面色苍白、心悸、气短；有无头昏、黑矇、四肢厥冷、血压低；有无食欲减退、皮肤黄染、胸腔积液、腹腔积液；有无发热、寒战、皮疹、紫癜、光过敏、口腔溃疡、腹痛、腰痛、关节痛、水肿、高血压、肾功能不全；有无全身明显出血、黑便等。

5. **询问既往史**　病人年轻，重点询问既往有无慢性肾病、血管炎、系统性红斑狼疮、过敏性紫癜、泌尿系统结石或肿瘤、慢性乙型肝炎、肝硬化、出血性疾病、尿崩症等病史；有无外伤史及输血史；有无肾毒性药物服用史；有无射线接触史；有无药物过敏史。

6. **询问家族史**　了解家族中有无先天性尿道狭窄等病史。

7. **询问诊断、治疗及护理经过**　是否去医院就诊；是否查 24 小时尿量、尿常规、尿沉渣、肾功能、腹部 B 超或 CT、静脉肾盂造影等；是否用过利尿药或其他相关药物治疗，治疗效果如何。

8. **询问病人的心理状态**　观察病人有无焦虑、失眠、烦躁症状，日常活动状况有无影响等；了解家庭及社会因素对病人产生的影响。

9. **需要重点鉴别的疾病**　青年病人高热后出现尿量减少、有服用对肾脏有毒性作用的药物史，要重点考虑有肾前性急性肾损伤、急性间质性肾炎、重症急性肾小球肾炎、急性肾小管坏死、脓毒血症等，问诊时需要涉及，并加以甄别。

（二）病史采集结果及病史资料分析

病史采集结果

男性病人，17 岁，学生，1 周前受凉后出现头痛、发热、最高体温 39℃，伴鼻塞、流涕、乏力、四肢酸痛、纳差等不适，自服"去痛片"后大量出汗，体温可以降为 38℃左右，头痛有所缓解，约 4 小时左右体温再次升高，反复多次服用"去痛片"（总共服 8 片，剂量不详），3 天前开始尿量逐渐变少，乏力、纳差加重，出现头晕、咳嗽、咳少量黄痰，痰不易咳出，近两天每天尿量为 300 mL 左右。为进一步诊治于 2021 年 11 月 3 日收入院。发病以来病人精神差，嗜睡，可平卧入睡，发热时伴畏寒，无咳血，无胸闷、胸痛及活动后呼吸困难，无腹痛、腹泻，无尿频、尿急、尿痛、血尿、泡沫尿及排尿困难，无皮疹、紫癜、瘀斑及关节痛等，近 3 天未解大便。

既往体健，1 个月前体检肾功能正常。否认糖尿病、高血压、冠心病、结核、肝炎及其他病史，无外伤及手术史，无输血史，否认食物及药物过敏史。久居原籍，否认疫水及有毒、放射性物质接触史。无烟酒嗜好。父母体健，否认家族性遗传性疾病。

【病史资料分析】

1. **首先区分是真性少尿还是假性少尿**　排除下尿路梗阻、膀胱功能障碍、导尿管堵塞等原因所致的尿潴留。

2. **其次区分是急性少尿还是慢性少尿**

(1) 急性少尿多见于肾前性、肾性和肾后性急性肾损伤。

1) 肾前性少尿的病人：一般有引起肾血流量不足的疾病或诱因，如大出血、严重烧伤、急性胃肠炎导致的严重呕吐和腹泻、高热、低蛋白血症等；心功能不全的病人多有心悸、胸闷、气促、不能平卧等症状；肝肾综合征的病人多有慢性肝病史，有食欲减退、乏力、腹腔积液及皮肤黄染等症状。及时纠正原发病后，肾功能一般可迅速恢复正常（一般2天左右），但如果不及时去除病因，造成严重或持续的肾血流低灌注，则会发展为肾性少尿（肾性急性肾损伤）。

2）肾性少尿的病人：大部分病人具有肾脏病的病史，急性肾小管坏死是临床上最常见的肾实质性急性肾损伤，大多早期出现少尿、无尿、肾功能急剧恶化。肾病综合征的病人表现为大量蛋白尿、低蛋白血症、高脂血症和水肿；其他疾病如重症急性肾炎、急进性肾炎、肺出血肾炎综合征、狼疮性肾炎、紫癜性肾炎、急性间质性肾炎、肾乳头坏死、过敏性血管炎、恶性高血压、肾动脉血栓形成或栓塞或者双侧肾静脉血栓形成等，常伴有血尿、蛋白尿、管型尿、高血压和水肿等症状；与肾前性少尿相比，治疗相对困难，部分病人肾功能虽可恢复，但恢复较慢（1周至数月）。

3）肾后性少尿的病人：典型表现为突发少尿，可有血尿（非肾小球源性、常有血凝块）、白细胞尿，也可大致正常，但不会出现大量蛋白尿，多伴有肾绞痛或腹部剧烈疼痛，有导致上述症状的病因如膀胱或尿道结石、肿瘤、前列腺增生症、腹膜后恶性肿瘤、输尿管手术、肾严重下垂等。解除急性梗阻后，多数病人的肾功能于2周左右恢复正常。

（2）慢性少尿多见于各种原因所致的慢性肾功能衰竭。

（三）初步诊断假设及思维提示

详细询问病史，病人为青年男性，既往体健，病程1周，有上呼吸道感染症状伴高热及咳少量黄痰，服用较多"去痛片"后出现大量出汗和少尿，提示可能有血容量不足，诊断需要考虑肾前性急性肾损伤及肾缺血所致的肾性急性肾损伤（急性肾小管坏死）；患者有高热、呼吸道感染症状及非甾体抗炎药使用病史，不能排除肾毒性物质引起的急性肾小管坏死、药物及感染相关性急性间质性肾炎。病人无心脏病史，无胸闷、心悸、夜间阵发性呼吸困难、可平卧入睡，不支持心源性疾病。原发性或继发性肾小球疾病所致的肾性少尿需要进一步查体和相关辅助检查来排除。病人发热、乏力、纳差、咳嗽、咳黄痰，也需要进一步体格检查和相关辅助检查明确是否有肺炎。

（四）心理、社会评估

心理、社会评估结果对于了解病人心身健康的整体情况、制定个体化照护方案十分重要，符合现代医学模式的要求。急性肾损伤病人普遍存在不同程度的精神心理及社会问题。该病人是高三的学生，患病对学习是有不良影响的，重点评估病人有无紧张、焦虑等负性情绪和家属对病人所患疾病的认知及对病人的关心和支持程度，下一步采用汉密尔顿焦虑量表（Hamilton anxiety scale，HAMA）评估病人心理状况。

心理、社会评估结果

　　该病人为 17 岁高中生。自觉病情很严重，有恐惧感；目前面临高考，担心无法继续完成学业。病人父母只有这一个孩子，非常担心病人的病情及预后，情绪很激动、焦虑症状明显。

　　一般情况：在家属陪同下步行入院，年貌相符，衣着整洁，意识清晰，时间、地点、人物定向力准确，接触交谈被动合作，自知力完整，主动求治。

　　认知活动：无错觉、幻觉及感知综合障碍。注意力集中，记忆力及智能正常。

　　情感反应：情感反应协调，情绪显焦虑，自感心烦，担心是否能治愈。既往无持续存在的情感高涨史。

　　意志行为活动：意志行为正常，日常生活自理，觉得自己病情严重，睡眠欠佳，否认存在自伤、自杀及冲动伤人毁物行为。

　　HAMA 评定：总分 15 分，肯定有焦虑。

【思维提示】

　　病人及其家属的着急心态和焦虑情绪可能对病人产生心理压力，必须及时评估，按照我国量表协作组提供的资料，HAMA 总分>29 分，可能为严重焦虑；总分>21 分，肯定有明显焦虑；总分>14 分，肯定有焦虑；总分>7 分，可能有焦虑；如果总分<7 分，没有焦虑症状。对该病人的评估结果显示其肯定有焦虑。

三、体格检查

(一)体格检查要点

　　病人主诉为受凉感冒后高热、咳嗽、咳痰及少尿，因此在对病人进行系统、全面体格检查的同时，应重点检查：有无高血压或低血压、脉搏快、皮肤脱水征、肺部啰音、双眼睑及下肢水肿、肾区叩痛，同时应注意是否合并颊部红斑、皮疹、口腔溃疡、紫癜、关节肿胀畸形，有无视力和听力障碍等。

(二)体格检查结果

体格检查结果

　　T 37.5℃，P 108 次/min，R 21 次/min，BP 90/58 mmHg。面色稍苍白，神志清楚，精神差，嗜睡，视力及听力正常，呼吸稍急促，自主体位。皮肤及口腔黏膜干燥、弹性稍降低、无皮疹、瘀斑及紫癜，双眼睑无水肿，无口腔溃疡。胸廓对称，胸骨无压痛，双肺呼吸音清，左下肺可闻及少许湿性啰音。心界不大，心音正常，心率 108 次/min，律齐，各瓣膜区未闻及病理性杂音。腹软，未扪及包块，无压痛及反跳痛，肝脾肋下未扪及，移动性浊音阴性，腹部未闻及血管杂音。肋脊角无压痛，双肾区无叩痛。四肢皮肤稍凉，四肢关节无畸形及压痛，双下肢无水肿。神经系统等未见异常。

【思维提示】

病人体温高、肺部有湿性啰音，提示病人有肺部感染；血压偏低、皮肤及口腔黏膜干燥呈脱水状、四肢稍凉结合尿少症状，提示病人血容量不足，进一步支持肾前性急性肾损伤的诊断，不排除急性肾小管坏死。病人无肝炎肝硬化病史，皮肤无黄染，腹腔积液征阴性，不支持肝肾综合征的诊断。下一步需要进行相应的实验室检查及影像学检查排查原发性肾脏疾病及常见的继发性肾脏疾病(乙肝相关性肾病、狼疮性肾炎、血管炎肾损害等)所致的肾性少尿及肾后性少尿，必要时完善肾活检，明确急性肾损伤的病因、病理类型，指导治疗及判断预后。同时，病人病情危重，需要密切监测生命体征、意识状态及尿量并给予及时准确的诊治。

四、实验室及辅助检查

(一)检查项目及目的

1.尿量 监测尿量，判断肾损伤的严重程度。

2.尿常规、尿比重、尿渗透压 了解是否有血尿、蛋白尿、泌尿系统感染，初步判断病人的血容量。

3.血常规 红细胞压积高低可以辅助判断血容量、明确是否有贫血、感染等，必要时锁骨下穿刺测中心静脉压对有效血容量的判断更可靠。

4.血培养、痰培养、尿培养 明确病原微生物及是否有脓毒败血症。

5.动脉血气分析 明确是否有呼吸衰竭、电解质紊乱、酸碱失衡等。

6.电解质 明确是否有高钾血症及酸碱失衡等。

7.大便常规及隐血 明确是否有消化道出血等。

8.肝肾功能 了解肝肾功能状态，以评价病情及用药指导。

9.尿沉渣、尿蛋白肌酐比或者24小时尿蛋白定量、24小时尿电解质、血糖、血脂，ESR、CRP、抗链球菌溶血素"O"、免疫球蛋白(IgG、IgM、IgA)+补体、甲乙丙丁戊型肝炎前S1抗原抗体系列、抗核抗体系列(ANA+dsDNA+RNP+Sm+SSa+SSa52+抗SSB+抗Scl-70+抗Jo-1)、MPO+PR3、抗肾小球基底膜抗体、p-ANCA+c-ANCA、血/尿免疫固定电泳、肿瘤指标(CEA+CA199+AFP+CA125) 排查原发性或继发性肾小球疾病所致的肾性急性肾损伤。

10.影像学检查 泌尿系统超声了解双肾大小可大致帮助判断病程长短，以及是否有炎症、结石及肿瘤，根据上述结果决定是否进行泌尿系统造影或CT检查，以排查是否存在肾后性肾损伤；X线胸片或者肺部CT，了解病人的肺部炎症程度；通过心电图，心脏、腹部及双肾血管超声，了解心脏、肝脏、胆囊、胰腺状态及双肾动脉及血供，明确是否存在慢性肝病、胆囊炎及胰腺疾病及是否存在双肾静脉血栓。

11.肾穿刺活检 若少尿伴肾功能急剧下降且原因不明可行肾穿刺活检，以明确诊断。

（二）检查结果

实验室及辅助检查结果

1. 血常规　白细胞计数 $10.17×10^9/L$，中性粒细胞百分比 80%，血红蛋白 148 g/L，红细胞压积 53%。

2. 尿检查　尿常规：尿比重 1.026，pH 5.0，红细胞（-），蛋白（-），白细胞（-）；尿渗透压 850 $mOsm/(kg·H_2O)$。

3. C 反应蛋白　11 mg/L。

4. 24 小时尿电解质　尿钠 16 mmol/L。

5. 肾功能　eGFR 82.45 $mL/(min·1.73m^2)$，尿素氮 20 mmol/L，肌酐 113 μmol/L。

6. 大便常规+隐血、动脉血气分析、肝功能、血糖血脂、电解质、心肌酶学、凝血功能、D-二聚体、ESR、24 小时尿蛋白定量、抗链球菌溶血素"O"、免疫球蛋白（IgG、IgM、IgA）+补体测定、甲乙丙丁戊型肝炎前 S1 抗原抗体系列、抗核抗体系列（抗 dsDNA+抗 RNP+抗 Sm+抗 SSa+Ro-52+抗 SSB+抗 Scl-70+抗 Jo-1）、抗肾小球基底膜抗体、p-ANCA+c-ANCA、MPO+PR3、血/尿免疫固定电泳、肿瘤指标（CEA+CA199+AFP+CA125）　均无明显异常。

7. 痰培养　肺炎链球菌。

8. 心电图　窦性心律，正常心电图。

9. 胸部 X 线　右下肺可见斑片状渗出性病变，考虑炎症。

10. 心脏、腹部及泌尿系彩超　未见明显异常。

【思维提示】

血常规白细胞计数和中性粒细胞百分比升高、C 反应蛋白升高、痰培养阳性及 X 线胸片考虑为炎症，支持肺炎诊断；红细胞压积高提示血液浓缩可能，尿比重高、尿渗透压高及尿量少提示有效循环血量不足；eGFR 下降提示有肾损伤，进一步支持肾前性急性肾损伤的诊断。病人尿比重和尿渗透压均偏高，尿钠<20 mmol/L，不支持急性肾小管坏死。急性肾小管坏死（ATN）和肾前性急性肾损伤（AKI）的化验诊断指标比较见表 5-2-1。乙肝丙肝抗原抗体、肿瘤指标、自身抗体系列检查及泌尿系统影像学检查均为正常，不支持原发性或继发性肾小球疾病所致的肾性急性肾损伤和尿路梗阻所致的肾后性肾损伤。患者有非甾体抗炎药用药史，不能排除急性间质性肾炎，根据病人的病情，如果治疗效果不好，必要时可行肾活检明确诊断及指导治疗。

表 5-2-1　急性肾小管坏死（ATN）和肾前性急性肾损伤（AKI）的化验诊断指标比较

	ATN	肾前性 AKI
尿检查典型表现	少量尿蛋白，肾小管上皮细胞及管型，泥棕样颗粒管型	正常或透明管型增加
尿比重	<1.010	>1.020
尿渗透压［mOsm/（kg·H$_2$O）］	<350	>500
尿肌酐/血肌酐	<20	>40
血尿素氮/血肌酐	<10~15	>20
尿钠（mmol/L）	>40	<20
尿钠排泄分数（FeNa，%）	>2	<1
肾衰竭指数（mmol/L）	>1	<2
尿低分子量蛋白	升高	不升高
尿酶	升高	不升高

五、疾病的临床诊断及处理原则

（一）临床诊断

1. 肾前性急性肾损伤
2. 上呼吸道感染
3. 肺炎

（二）处理原则

1. 紧急处理　优先处理危及生命的容量不足、严重电解质紊乱如高血钾等。

2. 一般处理　卧床休息，补给充足能量，主要由碳水化合物和脂肪供应，蛋白质的摄入量限制在 0.8 g/（kg·d），以优质蛋白为主。

3. 病情观察　密切监测生命体征、尿量及意识状态。

4. 病因及对症治疗　①抗感染治疗。②维持体液、电解质及酸碱平衡平衡：每日大致的补液量，可按前一日尿量加 500 mL 计算。③尽量避免应用各种外源性肾毒性物质如庆大霉素、非甾体抗炎药、造影剂、磺胺类药、重金属及顺铂等。

5. 必要时行透析治疗（包括血液透析和腹膜透析）或肾移植治疗　以降低发生威胁生命的并发症的可能。

> **课程思政**
>
> ### 创新无限
>
> 　　目前，3D 技术打印出全彩、透明、立体、直观的肾脏实体模型应用于临床工作，一定程度上改善了肾衰病人的生活质量且有效提高了工作效率。但是，现有的研究结果表明，3D 打印的肾脏模型仍欠缺生理肾脏器官的质感以及血流动力学特性，不能有效传达人体器官真实感。利用 3D 生物打印技术制作出具有类似正常生物功能的肾脏，将弥补肾脏移植领域中肾脏器官数量的不足，减少异体肾脏移植的相关并发症，给予终末期肾脏病患者重生的希望，减轻患者家庭及医疗费用，是一项非常具有发展潜力的研究领域。但由于肾脏复杂的结构和细胞外基质网络，利用 3D 打印生理肾脏器官的研究具有很大的挑战性，涉及组织工程、生物材料学、细胞生物学、物理学和医学、计算机等多个研究学科领域，未来这些技术的交叉融合，必将会推动医学发生前所未有的革新，也期待涌现能够解决医学上疑难杂症、发明医学新技术的医学科学家。

六、护理诊断

(一)护理诊断基本思路

　　该病人为 17 岁的高中生，1 周前感冒后出现了肾前性急性肾损伤、上呼吸道感染、肺炎等严重情况，目前，病人全身乏力、纳差、头晕、血压偏低、皮肤干燥呈脱水状、咳嗽、咳黄痰，尿量逐渐变少，近两天每天尿量 300 mL 左右，显示血容量不足。若机体脱水严重未及时纠正或补液不当，均可引起水、电解质和酸碱平衡紊乱，甚至出现多器官功能衰竭等严重并发症。有体温增高、心率加快、肺部感染征象，同时，出现精神差、嗜睡的症状，提示病情变化，以及生活自理能力降低。病人已 3 天未解大便，可能是体液不足、进食少等多种原因导致，也需要采取相应的护理措施。高热、头痛时自行多次服用"去痛片"，缺乏就医、用药相关知识，疾病的突然加重，对病人的心理造成了很大的压力；病人是高三学生，面临高考，生病不能去上学，对学业造成了影响，引起病人的焦虑情绪，急性肾损伤的病人也可出现严重的并发症，因此，护理问题均需要全面考虑。此外，从病人家属的反应来看，非常担心病人的病情及预后，深感焦虑和困惑。综合分析病人病情及其家庭社会状况，提出病人的护理诊断。

(二)护理诊断

1. 体液不足　与发热、大汗致体液丢失有关。
2. 体温过高　与肺部感染有关。

3. 潜在并发症：电解质及酸碱平衡失调，多脏器功能衰竭

4. 活动无耐力　与心排量减少有关。

5. 营养失调：低于机体需要量的危险　与病人发热、食欲减退有关。

6. 便秘　与脱水、进食减少、活动力下降有关。

7. 焦虑　与遇到突然的危机状态，担心疾病预后有关。

8. 照顾者角色紧张　与担心疾病预后、缺乏照护知识有关。

9. 知识缺乏：缺乏疾病治疗、病情观察及饮食管理相关知识

七、护理查房

(一)病情变化及思维提示

病人入院后予以卧床休息，补液，监测生命体征、尿量及意识状态，抗感染治疗。入院后第 3 天，病人体温 39℃，咳嗽、咳痰，痰液黏稠不易咳出，遵医嘱予以雾化吸入及更换抗生素继续进行抗感染治疗。责任护士和病人及其家属进行了良好的沟通交流，并给予了雾化治疗的相关知识宣教，教会病人有效咳嗽的方法及教会家属翻身拍背。嘱病人多饮水，及时更换衣物，密切监测体温变化。给予病人及家属心理安慰。目前，病人和家属情绪稳定，精神状态比较好。

急性肾损伤病人早期诊断和及时干预是很重要的，可以避免肾脏进一步损伤。需要密切监测生命体征、尿量及意识状态，教会病人测量和记录尿量的方法。急性肾损伤的病人可出现并发症，如电解质、酸碱平衡失调、心律失常、DIC、多脏器功能衰竭等，需要密切观察病情变化。

(二)调整护理诊断

1. 清理呼吸道无效　与呼吸道分泌物过多、痰液黏稠滞留呼吸道有关。

2. 体温过高　与肺部感染有关。

3. 潜在并发症：多脏器功能衰竭

4. 营养失调：低于机体需要量的危险　与病人发热、食欲减退有关。

5. 便秘　与脱水、进食减少、活动力下降有关。

6. 知识缺乏：缺乏疾病治疗、病情观察及饮食管理相关知识

(三)护理效果评估

病人住院 14 天，尿量基本恢复，未出现其他并发症，营养状况有所改善，对所患疾病治疗和预防知识基本了解，拟出院，并作出院指导。

知识拓展

急性肾损伤
(AKI)的定义和分期标准(2012年KDIGO指南)

(一)定义

48小时内血肌酐增高≥0.3 mg/dL；或血肌酐增高≥基础值的1.5倍且是明确或经推断其发生在7天之内的基础值；或持续6小时尿量<0.5mL/(kg·h)。

(二)分期标准(表5-2-2)

表5-2-2　AKI的分期

分期	血肌酐	尿量
1	升高为基础值的1.5~1.9倍；或升高为≥0.3 mg/dL(>26.5 μmol/L)	<0.5 mL/(kg·h)，持续6~12 h
2	升高为基础值的2.0~2.9倍	<0.5 mL/(kg·h)，持续≥12 h
3	升高为基础值的3.0倍；或升高为≥4.0 mg/dL(>353.6 μmol/L)；或开始肾脏替代治疗；或年龄<18岁的患者，eGFR下降达35 mL/(min·1.73m²)	<0.3 mL/(kg·h)，持续≥24 h或无尿≥12 h

第三节　尿频、尿急、尿痛

病例3

病人：女性，38岁，汉族，教师，硕士学历，已婚。医疗保险：城镇职工医保。
主诉：反复尿频、尿急、尿痛3月余，再发伴血尿1天。

尿频、尿急、尿痛统称膀胱刺激征，是临床常见症状。尿频指单位时间内排尿次数增多而每次尿量不多，正常成人每日排尿白天4~6次，夜间0~2次。尿急指病人一旦出现尿意即迫不及待地需要排尿而不能自控。尿痛是指病人排尿初期、排尿过程中、排尿末期或排尿后，感到尿道、耻骨上区及会阴部不适，主要为刺痛或灼痛，其程度由烧灼感至刀割样疼痛感不等。

一、疾病诊断的基本思路

引起尿频、尿急、尿痛的相关疾病有许多，当病人主要症状为"尿频、尿急、尿痛"

时，需要思考和理顺。尿频、尿急、尿痛发生的原因多数和泌尿生殖系统炎症有关，另外，还有一些其他因素也可能导致出现尿频、尿急、尿痛的症状，需要鉴别，故而可以将其分为炎性因素及非炎性因素两大类。

(一)炎性因素

常见的炎性因素按其发生部位可分为上尿路感染和下尿路感染；根据复杂程度分为非复杂性尿路感染和复杂性尿路感染(伴有尿路解剖或功能异常)等。常见的炎性因素如下：

1. 上尿路感染　肾盂肾炎、肾皮质多发性脓肿、肾脓肿、肾或输尿管肿瘤合并感染、坏死性肾乳头炎等。

2. 下尿路感染　细菌性膀胱炎、尿道炎、尿道旁腺炎或脓肿等。

3. 生殖系统感染　细菌性前列腺炎(急性/慢性)、前列腺脓肿、盆腔炎、阴道炎、淋病、生殖道沙眼衣原体感染等。

4. 泌尿系统结核　肾结核、膀胱结核等。

(二)非炎性因素

前列腺增生或肿瘤、泌尿道结石或肿瘤、非感染性尿道综合征、膀胱容量减少、神经源性膀胱、糖尿病、尿崩症、精神性多饮等。

二、病史采集

(一)病史采集要点

该病人主要症状是"尿频、尿急、尿痛伴血尿"，对于尿频、尿急、尿痛伴血尿的病史评估主要从如下几方面考虑。

1. 询问有无诱因及前驱症状　如劳累、受凉、在不干净的水里游泳或月经期，性生活是否频繁、是否接受导尿、尿路器械检查或流产术，是否有输尿管、膀胱结石，是否使用环磷酰胺等药物。

2. 询问尿频、尿急、尿痛发作的时间及频率，尿痛的部位和时间　是排尿时耻骨上区痛，还是排尿结束后尿道内或者尿道口痛。

3. 询问尿频、尿急、尿痛的伴随症状　①有无尿量的改变，夜尿的频次。②有无血尿、泡沫尿、水肿、高血压、皮疹、瘀斑、发热、寒战、乏力、盗汗、咳嗽、腰痛、会阴部痛、排尿突然中断及排尿困难等。③血尿的特点：血尿出现在尿程的哪一段，是否全程血尿，有无血块、血丝，有无腹痛、腰痛，血尿持续时间，近期是否服用导致红色尿的药物或食物。

4. 询问诊断、治疗及护理经过　病程有 3 个月，要询问是否曾去医院就诊，是否行尿常规、肝肾功能及泌尿系统超声检查，检查结果如何，特别注意是否做过中段尿培养，如尿培养阳性，应询问细菌种类有哪些及对哪些抗生素敏感，是否使用相关药物(名称、剂量、时间、疗效)。

5. **询问既往史**　既往有无泌尿系统感染反复发作、泌尿系结石及肿瘤、阴道炎、盆腔炎、慢性肾炎、结核病、糖尿病及尿崩症等病史，有无长期用药史。

6. **询问女性病人的生育情况**　是顺产还是剖宫产，是否有过人工流产及人工流产次数。

7. **询问尿频、尿急、尿痛对病人情绪的影响**　有无焦虑、恐惧，对饮食、休息及睡眠、日常活动状况有无影响等，了解家庭及社会因素对病人产生的影响。

8. **需要重点鉴别的疾病**　中年女性，反复出现尿频、尿急、尿痛伴血尿症状，需要重点鉴别以下疾病：下尿路感染、急性肾盂肾炎、泌尿系统结核、泌尿系统结石并感染等，问诊时需要涉及，并加以甄别。

（二）病史采集结果及病史资料分析

病史采集结果

病人，女性，38岁。3个月前去游泳馆游泳后出现尿频，每20~30分钟1次，每次尿量不多，伴尿急、尿痛明显，难以忍受。次日出现血尿，尿呈棕红色，无特殊气味。无明显畏寒、发热、倦怠无力、食欲不振等症状，有轻度下腹部不适。到当地医院就诊，诊断为"尿路感染"，予以头孢类抗生素抗感染治疗后，症状好转。此后上述症状反复发作，未去医院就诊，自行口服头孢类抗生素抗感染，症状好转后停药。1天前再发尿频、尿急、尿痛，每20分钟左右排一次小便，伴有血尿及下腹部不适，血尿为排尿结束时出现，无血凝块及腰痛，门诊以"尿路感染"收治入院。

起病以来，无明显发热、盗汗及咳嗽，食欲及大便正常，睡眠质量稍差。

既往体健，无糖尿病、尿崩症、慢性肾炎等病史，无长期用药史，无药物过敏史，无输血史，无外伤手术史，生育1女，顺产，无任何不良嗜好。

【病史资料分析】

1. **性别和年龄**　中年女性尿频、尿急、尿痛多见于急性细菌性膀胱炎、尿道炎、急性肾盂肾炎、急性输尿管炎等；男性尿频、尿急、尿痛多见于急性细菌性前列腺炎、前列腺增生等。

2. **诱发因素**　女性病人有游泳史，容易患泌尿系统感染；其他如泌尿系统结石及肿瘤、肾结核、使用环磷酰胺后等易出现膀胱刺激征症状伴血尿。

3. **尿频、尿急、尿痛的临床表现特征**

（1）尿频：尿频伴有尿急和尿痛时，多由泌尿道感染引起。引起单纯尿频的原因有很多，主要有以下几种。①生理性尿频：多见于饮水过多，精神紧张或气候寒冷时，主要特点是每次尿量不少，不伴尿急、尿痛等。②多尿性尿频：尿频伴尿量增多，多见于糖尿病、尿崩症、急性肾衰竭的多尿期或使用利尿药后。③神经性尿频：主要见于中枢及周围神经病变如神经源性膀胱、心因性多尿症等。④膀胱容量减少性尿频：临床表现为持续尿频，每次尿量少，药物治疗难以缓解。多见于膀胱占位性病变、膀胱结核引起膀胱纤维性缩窄、妊娠子宫增大或卵巢囊肿等压迫膀胱等。⑤尿道口周围及邻近器官病变导致尿频，如尿道口息肉、尿道旁腺囊肿、阴道炎症及处女膜伞等病变导致排尿不畅。

（2）尿急：尿急常与尿频同时存在。严重急性炎症如细菌性膀胱炎、尿道炎、肾盂肾炎时，可导致尿急。膀胱容量过小如膀胱占位性病变、子宫脱垂压迫膀胱、妊娠子宫、子宫肌瘤或结核性挛缩膀胱时，也可导致病人尿急。

（3）尿痛：严重急性肾盂肾炎、急性细菌性膀胱炎、急性尿道炎、急性淋病时，都可出现尿痛。一般伴有明显腰痛时多为肾盂肾炎，排尿时耻骨上区痛多为膀胱炎，排尿结束时尿道内或尿道口疼痛为尿道炎。

尿痛也可由泌尿道结石引起，结石位于输尿管膀胱壁段或输尿管口处时，常伴有膀胱刺激征及尿道和阴茎头部放射痛；结石位于膀胱内时，表现为排尿突然中断，并感受到放射至阴茎头部和远端尿道的疼痛；结石位于尿道时，表现为急性尿潴留伴会阴部疼痛，或者表现为尿痛伴排尿困难、排尿淋漓不尽。

4. 其他伴随症状　男性尿频、尿急伴会阴部、腹股沟和睾丸胀痛可见于急性前列腺炎；老年男性尿频伴有尿线变细及进行性排尿困难可见于前列腺增生；尿频、尿急伴全程无痛性血尿及进行性排尿困难可见于膀胱癌；尿频、尿急伴有血尿、午后低热、乏力、盗汗可见于泌尿系结核。

病人有血尿，可以依据血尿排出时间，大致推断病变部位。若为初始血尿，提示病变位于前尿道；若为终末血尿，提示病变位于膀胱颈、三角区或后尿道的前列腺和精囊；若为全程血尿，提示病变位于肾脏、输尿管或者膀胱。

5. 慢性疾病　某些慢性病如结核病、糖尿病、肾炎等导致机体免疫力低下，可以出现膀胱刺激征，也是泌尿道感染易发和难以治愈的因素。其他如尿道综合征、性生活后、泌尿系统结构异常等均可出现膀胱刺激征。

（三）初步诊断假设及思维提示

详细询问病史，病人为中年女性，游泳后反复尿频、尿急、尿痛3个月余，再发伴血尿1天，为终末血尿，无血凝块，既往体健，否认尿崩症、糖尿病、结核病及恶性肿瘤病史，无肾脏疾病家族史。无药物及食物过敏史。发病过程符合泌尿系统感染，初步考虑为下尿路感染。

病人有肉眼血尿，需要进一步查体和辅助检查排查泌尿系统结核、泌尿系统结石及肿瘤及急性肾盂肾炎。泌尿系统结核有膀胱刺激征、低热、盗汗表现，病情较长，晨尿结核杆菌培养阳性可确诊。泌尿系统肿瘤最常见的症状是无痛性肉眼血尿，血尿多为全程，间歇性发作，也可表现为初始血尿或终末血尿，部分病人可排出血块或腐肉样组织。急性肾盂肾炎一般有发热、明显腰痛等症状。

（四）心理、社会评估

心理社会问题的准确评估是优化病人诊治方案和心理护理对策的前提。尿路感染病人中焦虑抑郁发病率高，该病人为中年女性，反复尿频、尿急、尿痛，影响日常生活质量和工作，需要重点评估病人有无焦虑、压力源、社会支持度及应对情况等。

心理、社会评估结果

该病人是大专院校教师，性格谦和，育有一个 4 岁的女儿，平时工作比较忙，虽病情反复 3 个月余，但因担心影响工作、给同事带来麻烦、女儿无人照料等，未去医院进行相关检查和系统治疗。

一般情况：年貌相符，衣着整洁，步行入院，意识清晰，时间、地点、人物定向力准确，接触交谈被动合作，语速、语音中等，自知力完整，主动讲述病情。

认知活动：无错觉、幻觉及感知综合障碍。无思维内容及思维形式障碍，注意力集中，记忆力及智能正常。

情感反应：情感反应协调，情绪显焦躁，面容显愁苦，对病情、孩子照料等问题表示担心。

意志行为活动：意志行为正常，日常生活自理，否认存在自伤、自杀及冲动伤人毁物行为。

SAS 评定：有焦虑症状，标准分 55 分，为轻度焦虑。

SSRS 评定：总分 47 分。

【思维提示】

病人是一位老师，平时工作比较忙，因考虑学校不能随意调课，也不想麻烦别人，自己住院后，女儿在家没人带，这些都对病人产生了一定压力。采用焦虑自评量表（SAS）和社会支持评定量表（SSRS）评估病人心理、社会状况，结果显示病人有轻度焦虑；社会支持尚可。

三、体格检查

（一）体格检查要点

病人的主要临床症状为膀胱刺激征和血尿，因此对病人进行系统、全面体格检查的同时，应重点检查：体温、血压、膀胱触诊、输尿管压痛点、肋脊角，肋腰点压痛点及双肾叩诊，同时注意是否有颜面及双下肢水肿。

（二）体格检查结果

体格检查结果

T 36.8℃，P 82 次/min，R 20 次/min，BP 120/78 mmHg，发育正常，营养良好，神志清楚。全身皮肤无黄染及皮疹，颜面无浮肿，浅表淋巴结未扪及肿大。胸廓对称，双肺呼吸音清，未闻及啰音。心界不大，心音可，心脏各瓣膜听诊区均未闻及杂音。腹软，耻骨上膀胱区轻压痛，无反跳痛，肝脾均未触及，肠鸣音正常。肋脊点及肋腰点无压痛，双肾区无叩痛。双下肢未见水肿。

【思维提示】

病人体温正常、肋脊点及肋腰点无压痛、双肾区无叩痛提示不支持肾盂肾炎，耻骨上膀胱区轻叩痛提示膀胱炎的可能性，发病过程比较符合泌尿系统感染，结合病人体征进一步支持诊断为下尿路感染（急性膀胱炎）。病人反复出现肉眼血尿，暂不能排除泌尿系统结核、结石与膀胱肿瘤，为了进一步明确诊断，建议做血常规、尿常规、尿沉渣、肝肾功能、血糖、血脂、结核斑点试验、血沉、尿细菌学检查、泌尿系统超声或者 CT 等检查。

四、实验室及辅助检查

（一）检查项目及目的

1.血常规、尿常规、大便常规　以明确是否有贫血、感染等情况。
2.肝肾功能、血糖、血脂　以了解其功能状态、评价病情及用药指导。
3.尿细菌学检查，中段尿培养+药敏　以明确病原菌及指导治疗。
4.PPD 皮试、结核斑点试验、血沉　以排查活动性结核。
5.尿沉渣　以排查肾小球源性血尿。
6.泌尿系统超声　以排查泌尿系统结石、梗阻、反流、肿瘤及畸形等。
7.必要时行肺部和泌尿系统 CT 检查　了解肺部是否有炎症尤其是结核，了解尿路的解剖和功能情况。

（二）检查结果

实验室及辅助检查结果

1.血常规检查　白细胞 $8.0×10^9/L$，中性核 72%。
2.尿常规检查　红细胞：满视野；白细胞：287.7/μL；尿蛋白（±）。
3.尿沉渣　红细胞：满视野，均一性红细胞 80%。
4.中段尿培养+药敏试验　大肠埃希菌，对左氧氟沙星敏感。
5.结核检查　PPD 皮试结果：阴性；结核斑点试验：阴性。
6.血沉　15 mm/h。
7.泌尿系统彩超　未见明显异常。

【思维提示】
重要的检查结果有两项：①血尿、白细胞尿；②尿细菌学检查找到病原菌大肠埃希菌，结合病史及体格检查：病人游泳后出现膀胱刺激征伴下腹部不适，全身感染症状不明显，耻骨上膀胱区轻压痛，可确诊为急性膀胱炎。

五、疾病的临床诊断及处理原则

（一）临床诊断

急性膀胱炎。

（二）处理原则

（1）多饮水，勤排尿，适量增加营养，注意休息。

（2）泌尿道感染反复发作者需要积极寻找病因，及时去除诱发因素，如注意会阴部清洁、勤换内裤、性生活后立即排尿和冲洗等。

（3）根据细菌培养及药敏结果选择肾毒性小且在尿内和肾内浓度高的抗生素。

左氧氟沙星：口服，0.5 g，每天 1 次，连续服药 3~7 天。

碱化尿液：口服，碳酸氢钠 1 g，每天 3 次，维持尿 pH 为 6.5~6.8。

（4）治疗 7 天后复查尿常规、中段尿培养等。

六、护理诊断

（一）护理诊断基本思路

病人 1 天前出现尿频、尿急、尿痛，伴血尿及腰痛，这是其就诊的主要原因，该问题也影响到休息。同时，病人 3 个月内反复出现尿频、尿急、尿痛，未去医院就诊，自行口服抗生素抗感染，症状好转后停药，显示出病人对疾病没有正确的认知。目前虽诊断明确，但随后的治疗依从性、疗效判断、尿培养复查等相关问题还需要进一步与病人沟通，以了解病人对疾病的认知情况和知识掌握度。另外，病人焦虑自评显示轻度焦虑，这些都是当下需要为病人解决的护理问题。

（二）护理诊断

1. 排尿障碍：尿频、尿急、尿痛　与泌尿系统感染有关。

2. 睡眠障碍　与尿频、尿急、尿痛及焦虑有关。

3. 知识缺乏：缺乏预防尿路感染的相关知识

4. 焦虑　与病情反复有关。

课程思政

护理不是"行护"而是"心护"

第 46 届南丁格尔奖章获得者杨辉曾说过，护理不是"行护"而是"心护"。这是她作为一名护士的职业态度和对工作的理解。她始终认为，护理要用心去做，用爱去做。她参与了多个灾难现场的救护，每次都义无反顾地冲在第一线。她说，面对承受病痛的患者，总想多为他们做点事情。她"八小时内做工作，八小时外干事业"，积极投身"光明扶贫行动"，先后下乡 60 余次，义诊、义务讲学 160 余次，倡导成立了"护士爱心慈善基金会""天使协会""男护士协会"，这些爱心组织用真情传递温暖，15 年来筹集物款 9 万余元，资助 50 余人。她多次将临床实践转化为科研成果，有些成果填补了山西省内乃至全国护理学术空白，为病人节约了医疗费用，同时也创造了社会价值。

用心去关爱是护理的本源，努力让自己成为有品位、有情怀的高素质护理人才是护理人追求的目标。

知识拓展：宏基因组测序(metagenomics next-generation sequencing，mNGS)

本课小结

　　泌尿系统疾病是人类常见病、多发病，致病原因是多方面的。病人表现出的症状主要有：血尿、泡沫尿、尿频、尿急、尿痛、少尿。还有腰痛、排尿困难、尿等待、尿不尽感、脓尿、多尿等症状，这些症状不是泌尿系统疾病病人独有的，在腰椎间盘突出疾病、心血管系统疾病、代谢内分泌系统疾病、外伤等情况下亦可出现，因此，需要进行详细询问病人病史、临床表现特征、病因及诱因等，以便甄别。同时，泌尿系统疾病往往使病人产生心理压力，所以，对病人心理及社会方面的评估十分重要。泌尿系统疾病牵涉到全身，因此，身体评估不仅限于肾脏、膀胱、尿道，还需要进行全身一般状况及鉴别的相关体征等内容评估，体格检查有时能提供疾病诊断、病情变化的重要信息，作为高层次的护理人员更应掌握这一身体评估的操作方法，以及异常体征的临床意义。随着科技的发展，泌尿系统疾病领域不断涌现出高新诊疗技术，熟悉这些新技术的应用对进一步提升护理品质大有裨益，同时，在临床评估过程中不忘循证护理，寻求最佳证据支持，有助于指导护理人员在临床实践过程中采用高质量的证据为病人提供个体化的照护。泌尿系统疾病由于其复杂性，护理评估有较大难度，因此，科学的临床思维极为重要，一方面有赖于扎实的理论基础，另一方面需要有敏锐的观察力、良好的沟通交流能力，以及"以病人为本"的职业素养，只有这样才能真正发现病人的健康问题，准确地提出其护理诊断。

目标检测

（黄谷香）

第六课

血液系统评估

学习目标

知识要求：

1. 掌握血液系统疾病的常见症状和体征、病史资料收集和评估要点。

2. 熟悉血液系统疾病诊断的临床思维方法、检查和治疗要点以及常见的护理诊断。

3. 了解血液系统疾病病人的心理特点和护理要点。

技能要求：

1. 能对血液系统疾病的病人进行正确、详细的问诊和体格检查。

2. 能对病史资料进行综合分析。

血液系统主要由血液、造血组织和器官组成。造血组织和器官包括骨髓、胸腺、淋巴结、肝脏、脾脏，以及分布在全身各处的淋巴组织和单核吞噬细胞系统。血细胞包括红细胞、白细胞和血小板三类，分别有不同的功能和特点。红细胞主要功能是输送氧气和二氧化碳，白细胞是机体防御系统的重要组成部分并具有调节免疫的功能，血小板主要参与机体的止血和凝血。血细胞与血浆一起组成血液，充满于心血管系统中，在心脏的推动下循环流动，是生命存活和机体活动的基本条件。

血液系统疾病是指原发或主要累及血液和造血组织的疾病，简称血液病。血液病一般分为红细胞疾病、白细胞疾病、出血性疾病、脾功能亢进等类型，其特点是外周血中血细胞和血浆成分的病理性表现、机体免疫功能异常、凝血功能障碍、造血组织和造血器官功能异常。血液病严重影响人类健康和生活质量，甚至可能在短期内导致死亡。近年来，随着医学的研究和发展，人类对血液病的认识、诊疗和护理亦取得了很大的发展，如发病机制的阐明、基因检测的完善、靶向药物的研制、新治疗方案的实施等，对护理人员的整体素质也提出了更高的要求。护理人员应在病人出现问题后对病人进行及时、全面、准确的评估，帮助病人及时获得诊治，作出护理诊断，为病人提供健康指导。

血液病最主要的临床表现有发热、出血、贫血、淋巴结肿大及骨关节疼痛等，多数病人以其中某个或几个症状为主诉就诊。本堂课通过病例分析介绍疾病的症状、起病特点、诊断的基本思路，以及体格检查、实验室及辅助检查等评估要点，提出护理诊断。

第一节　皮肤黏膜出血

病例1

病人：女性，52 岁，汉族，农民，初中文化，已婚，无宗教信仰。医疗保险：新农合。
主诉：2 年来皮肤反复出现瘀点瘀斑。

皮肤黏膜出血（mucocutaneous hemorrhage）由机体止血和凝血功能障碍引起，通常以全身或局限性皮肤黏膜自发性出血或难以止血为特征。根据皮下出血直径的大小和伴随症状可分为瘀点（亦称为出血点，直径小于 2 mm）、紫癜（直径 3~5 mm）、瘀斑（直径大于 5 mm）和血肿（片状出血伴皮肤显著隆起）。

一、疾病诊断的基本思路

皮肤瘀点、瘀斑，是皮下出血的表现，引起皮下出血的原因主要有血小板异常、凝血因子缺乏和抗凝血物质增加、毛细血管脆性或通透性增加等。常见于血液系统疾病、传染性疾病、中毒、外伤等，需要进行辨别。根据疾病分类，列举可引起皮下出血的疾病诊断。

1. 血液系统疾病　紫癜性疾病、白血病、骨髓增生异常综合征、再生障碍性贫血、多发性骨髓瘤、血友病、原发性骨髓纤维化等。

2. 传染性疾病　流行性脑膜炎、钩端螺旋体病、登革热、肾综合征出血热（又称流行性出血热）等。

3. 非血液系统的组织器官重症　重症肝病、尿毒症等。

4. 其他　外伤、毒蛇咬伤、毒虫咬伤、药物过量或不良反应等。

二、病史采集

（一）病史采集要点

病人主要症状是皮下出血，结合可能的疾病诊断，从以下方面对病人进行评估。

1. 出血诱因　有无碰撞、抓挠、挤压、烫伤等外力作用于皮肤；有无受凉感冒；有无劳累和作息习惯不良；有无不健康饮食；居住和工作环境有无污染；近期有无接触电离辐射、射线；有无服用特殊药物。

2. 出血状况　评估皮下出血的急缓、部位、范围；有无伴随症状；病程、局部有无肿痛、消退情况；有无其他部位出血等。

3. **病人对皮下出血的认识和反应** 有无恐惧、焦虑；食欲、睡眠、学习、工作等是否受影响；社会支持情况如何。

4. **有无可引起皮下出血的疾病史** 身体有无已确诊的疾病；有无血液病家族史。

5. **诊疗及护理经过** 询问病人入院前处置情况，如发现皮下出血后有无采取药物、理疗等止血措施及效果如何；有无进行相关检查及结果如何。

6. **需要重点鉴别的疾病相关资料** 有无毒蛇、毒虫咬伤；近期是否服用抗凝、溶栓药物；是否传染病高发期或有无亲密接触患急性传染病的病人等。掌握这些有助于疾病的甄别。

(二)病史采集结果及病史资料分析

病史采集结果

病人2年前因取节育环于当地医院检查血常规，显示血小板计数低(具体不详)，伴有皮肤瘀点、瘀斑，服用升血小板药物(药名不详)1个月后停药，自觉皮肤瘀斑、瘀点好转。1个月前因"口腔起血疱"及皮肤瘀点、瘀斑于当地医院就诊，检查血常规显示血小板计数低(具体不详)，予替硝唑漱口水漱口、口服升血小板药物治疗。现口腔血疱痊愈，皮肤仍有瘀点、瘀斑，为求进一步诊治，遂入我院就诊。自诉皮肤瘀点、瘀斑无明显诱因不定时自发生成，散在于全身各处，以四肢较多，局部轻压痛，单个瘀点、瘀斑7~15天可自行好转。自起病以来，精神尚可，食欲、睡眠欠佳，大小便正常，体重无明显变化。

既往体健，否认毒蛇、毒虫咬伤，否认外伤、烫伤，否认糖尿病、高血压、脑血管病、心脏病、肾病，否认肝病、结核、急性传染病病史和接触史，否认食物、药物过敏史。

病人有血吸虫疫水、农药、鞭炮接触史，无抽烟、饮酒史。

育龄期生育1子，配偶与儿子健在。父母已自然身故，兄弟姐妹6人均健在，否认家族有类似疾病者。

【病史资料分析】

1. **既往病史** 根据病人自诉，可排除碰撞、挤压、抓挠、烫伤等导致的皮肤出血；排除毒蛇、毒虫咬伤致病；排除过量使用抗血栓药物、精神药物等药物或药物不良反应所致。

2. **发病症状和病程** 该病人主诉为皮肤瘀点、瘀斑2年余。以皮肤瘀点、瘀斑为起病先驱症状，且病程2年余临床症状未明显进展，首先排除了急性白血病、急性传染病等起病急骤、进展快、临床表现多样的疾病。个别疾病，如过敏性紫癜肾炎，也有皮肤瘀点、瘀斑的表现，但多数伴有关节痛、腹痛、黑便等症状，且多在病程1个月内出现血尿或蛋白尿，也属于病程进展快、临床表现多样的疾病，可排除。

3. **发病年龄** 首先病人为52岁女性，排除了血友病一类幼年发病的疾病。其余可能的疾病发病年龄特点如下。①紫癜性疾病：过敏性紫癜多见于青少年；特发性血小板减少性紫癜(ITP)病人多为60岁以上人群；血栓性血小板减少性紫癜(TTP)在任何年龄均可发病,多为15～50岁女性。②白血病:任何年龄均可发病,其中慢性白血病随年龄增长发病率逐渐升高。③骨髓增生异常综合征:任何年龄均可发病,80%的病人为老年人。④再生障碍性贫血(AA):任何年龄均可发病,青年人和老年人发病率较高。⑤多发性骨髓瘤(MM):多发于中、老年人,男性病人多于女性病人。⑥原发性骨髓纤维化:中位发病年龄为60岁。⑦肝硬化失代偿期:可见于各年龄段。

4. 根据血常规检查结果　病人血小板计数低下,极有可能皮肤出血因血小板计数低下引起。血小板减少主要由血液病引起,亦见于放、化疗引起的骨髓抑制。慢性肝病也会导致血小板生成减少。弥散性血管内凝血(DIC)也会导致外周血血小板减少,本例病人不符合DIC的表现,可排除。

5. 血液病的疾病特点

(1)原发性和继发性脾功能亢进可引起血细胞减少,三系均可累及,相应出现贫血、感染、出血等临床症状,几乎所有的病人查体都会出现不同程度的脾大。

(2)紫癜:①主要病理改变为全身小血管炎,多数病人发病前会有全身不适、低热、乏力及上呼吸道感染等前驱症状,大多血小板计数正常,可排除。②ITP是一种更复杂的机制参与的获得性自身免疫性疾病,起病隐匿,多表现为反复的皮肤黏膜出血及外伤后不易止血,血小板计数减少。③TTP是一种较少见的严重的弥散性微血管血栓-出血综合征。常见的表现为皮肤黏膜和视网膜出血,还有肾功能损害、发热、溶血及头痛、意识障碍、偏瘫等精神症状,半数以上病人血小板严重减少。此病病情凶险,发展快、病死率高,不符合本例病人的表现,可排除。

(3)慢性白血病:起病隐匿、发展缓慢,病人常有白细胞明显增高,加速期和急变期血小板逐渐减少并引起相应的出血症状。

(4)骨髓增生异常综合征:起源于造血干细胞,以血细胞病态造血和高风险向急性髓系白血病转化为特征的难治性血细胞质、量异常的异质性疾病。血常规显示持续一系或多系血细胞减少。几乎所有骨髓增生异常综合征病人都有乏力、疲倦等贫血症状,60%有中性粒细胞减少且中性粒细胞功能低下,40%～60%有血小板减少。

(5)再生障碍性贫血(AA):一种骨髓造血功能衰竭症,主要表现为骨髓造血功能低下,全血细胞减少。非重型再生障碍性贫血病程缓慢,表现为苍白、乏力、头晕、心悸等贫血症状,易反复出现感染,出血倾向相对较轻,以皮肤、黏膜出血为主。

(6)多发性骨髓瘤(MM):浆细胞恶性增殖性疾病。常见的临床表现为骨痛、贫血、肾功能损害、感染、高钙血症等。血常规可见血小板减少,有出血倾向,以鼻出血、牙龈出血、皮肤紫癜多见。

(7)原发性骨髓纤维化:由骨髓造血干细胞异常克隆而引起成纤维细胞反应性增生的一种骨髓增生性肿瘤。起病隐匿,常见的症状为贫血、脾大,少数有骨关节疼痛和出血。本病晚期白细胞和血小板减少,可出现出血。

(三)初步诊断假设及思维提示

病人52岁,无明显诱因出现血小板减少,皮肤瘀点、瘀斑,病程2年余,其余无特殊。经分析,首先应考虑脾功能亢进、ITP、慢性白血病、骨髓增生异常综合征、

AA、MM、原发性骨髓纤维化等血液病及慢性肝病。

（四）心理、社会评估

该病人表现出焦躁情绪，需要全面了解病人的心理、社会状况，有助于发现病人除疾病以外的问题，根据病人情况制订合理的护理计划，帮助病人解决这些问题，有助于提高病人对疾病的认识、对治疗和护理的依从性，促进病人保持良好的心态和生活习惯，提高治疗效果，避免或减少并发症和护理安全不良事件发生。采用焦虑自测量表（SAS）对病人心理状况进行评估。SAS 通过答题的形式评估受试者当前的心理状态，可以反映出受试者心理、生理、社会关系等方面的问题。

心理、社会评估结果

该病人 21 岁结婚，夫妻感情尚好，次年生下 1 子，其后 3 次妊娠均流产，后未再妊娠。夫妻务农，10 年前随儿子移居市区生活，家庭和睦，无经济压力，主要精力用于照看孙子。此次病后，自行上网查询血液病相关知识，对疾病感到恐惧，担忧疾病预后不好，也担心孙子没人照顾，诉心情烦躁，食欲和睡眠均不好。

一般情况：在家属陪同下步行入院，年貌相符，衣着整洁，意识清晰，时间、地点、人物定向力准确，接触交谈被动合作，自知力完整，主动求治。

认知活动：否认错觉、幻觉及感知综合障碍。注意力集中，记忆力及智能正常。

情感反应：情感反应协调，情绪显焦虑，自感心烦、心慌。未查及既往有持续存在的情感高涨史。

意志行为活动：意志行为正常，日常生活自理，睡眠差，入睡困难，食欲差，觉得自己病情严重，感到未来希望渺茫，否认存在自伤、自杀及冲动伤人毁物行为。

焦虑自测量表（SAS）评定：标准分 58 分，为轻度焦虑症状。

【思维提示】

焦虑是一种神经官能症，常伴有自主神经功能紊乱，出现呼吸困难、头晕、头痛、感觉异常、四肢麻木、出汗等症状，有时会因为焦虑对特定活动产生回避和抵触行为，严重影响病人生活和治疗。该病人全部心思和爱寄托在儿孙身上，担心自己入院后孙子将无人照顾。病人自认平素身体健康，现仅血小板减少和皮肤出现瘀点、瘀斑，并未明显影响正常生活，故一旦确诊为严重且预后不良的血液病，病人有可能会严重焦虑甚至绝望。根据病人心理状态表现及焦虑自评量表（SAS）评估病人焦虑症状结果，该病人已经出现焦虑症状，需要考虑相关护理问题。

三、体格检查

（一）体格检查要点

血小板减少伴皮肤瘀点、瘀斑的病人，一般会并发其他组织器官出血。如为血液病，一般还会有贫血、白细胞计数异常、脾大、淋巴结肿大、胸骨压痛等表现，如为肝病，还会有皮肤、巩膜黄染、肝掌、蜘蛛痣等症状，因此，需要重点评估全身一般状况、淋巴结、胸骨压痛及腹部肝、脾的情况等。

（二）体格检查结果

体格检查结果

T 36.2℃，P 98 次/min，R 20 次/min，BP 100/64 mmHg，发育正常，营养良好，神志清楚，全身皮肤黏膜未见黄染，全身皮肤散在分布片状瘀点、瘀斑，触之不褪色，全身浅表淋巴结未触及肿大。巩膜无黄染，无发绀，口腔黏膜有出血点，眼部无充血，扁桃体无肿大。无颈静脉怒张，肝静脉回流征阴性。胸骨无压痛。双肺叩诊清音，双肺呼吸音清晰，未闻及干湿性啰音和胸膜摩擦音。心脏听诊无异常。肝、脾肋缘下未触及。无关节肿痛，无肢体水肿。四肢肌力、肌张力正常。巴氏征、克氏征、布鲁津斯基征阴性。

【思维提示】
体格检查结果基本排除了慢性重症肝病和脾功能亢进。体温正常，咽、肺部无异常，排除呼吸道感染。正常面容，无发绀，排除重度贫血。目前最有可能是血液病，需要进一步检查以明确诊断。

四、实验室及辅助检查

（一）检查项目及目的

主要目的是全方面了解病人身体情况、明确诊断和疾病分型。与病人及其家属沟通，告知其各项检查的名称、目的和意义，指导和协助病人预约及完善检查、留取标本、取回报告等事宜，保证各项检查及时、准确完成。

1. 血常规+网织红细胞、外周血涂片、尿常规、大便常规和隐血 观察病人目前血细胞数量、大小、形状，了解有无泌尿系统疾病和消化道出血。

2. 心电图、心脏彩超、肝胆胰脾门脉彩超、双肾输尿管膀胱彩超、子宫附件彩超、肺部 CT 观察相应组织器官有无异常。

3. 血清叶酸和维生素 B_{12}、血清铁、血清铁蛋白、肝肾功能、电解质、血脂、血糖、Coombs 试验、乙肝三对、C 反应蛋白、免疫球蛋白等 了解相应脏器功能有无异常、有无感染等。

4. 凝血功能 了解凝血功能有无异常。

5. 输血前检查 明确血型，为输血做准备。

6. T 淋巴细胞亚群、行骨髓穿刺和骨髓活检术抽吸骨髓液进行骨髓常规检查、骨髓活检、免疫组织化学染色、免疫分型、融合基因、骨髓铁染色、骨髓过氧化物酶染色、巨核全套检查等 明确诊断和疾病分型。

(二)检查结果

实验室及辅助检查结果

1.**血常规+网织红细胞**　全血细胞减少，WBC $3.4×10^9$/L，Hb 87 g/L，PLT $22×10^9$/L；网织红细胞1%。

2.**外周血涂片**　早幼粒细胞占1.0%，杆状核粒细胞占5.0%，分叶核粒细胞占34.0%，嗜碱性粒细胞2.0%，淋巴细胞占50%，单核细胞占4.0%，原幼细胞占4.0%。

3.**流式细胞术红细胞CD55、CD59测定**　分别有97%和98%细胞为阳性。

4.**骨髓细胞学检验**　增生活跃(+)，G=80.00%、E=14.00%、G/E=5.7∶1。粒系比例升高，原始粒细胞8%，可见双核粒细胞。红系以中晚幼红细胞为主，形态、比例无明显异常。淋巴细胞占5%。单核细胞无明显变化。巨核细胞数目可，血小板少见。未见寄生虫及其他异常细胞。符合骨髓增生异常综合征-EB1骨髓象。见图6-1-1、图6-1-2。

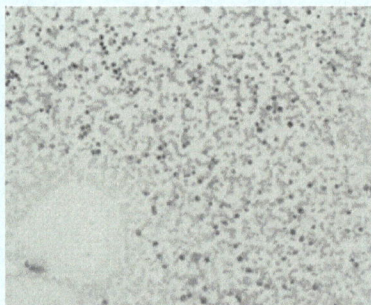

图6-1-1　骨髓细胞学检验骨髓片图

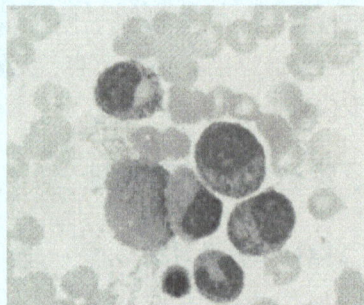

图6-1-2　骨髓细胞学检验血片图

5.**骨髓活检**　粒系增生活跃，幼稚阶段增多，可见ALIP，网状纤维染色(MF-0级)。免疫组化：CD34+散在少，CD61+5-6/HPF，CD117+成簇。CK-，MPO+。

6.**流式细胞检测**　P2占有核细胞3.1%，表达CD13，CD117，CD33，CD34，HLA-DR，部分表达CD38，不表达CD19，CD14，CD64，CD15，CD16，CD11b，CD56，为异常原始髓系细胞。

7.**白血病融合基因**　*WT1* 3.95E+05copies，*ABL* 2.5E+06vopies，*WT1/ABL* 15.8%，*AML1-ETO* 低于检测下限。染色体：47，XY，+21[19]/46，XY[1]。骨髓增生异常综合征相关基因：*ASXL1*基因、*BCOR*基因、*U2AF1*基因各检测到一个突变，三个突变在骨髓增生异常综合征病人中均提示预后不良。

8.**淋巴细胞亚群分析**　Ts(CD8+)47.33%，TH(CD4+)/Ts(CD8+)0.73。铁蛋白2559.73 ng/ml。维生素B_{12} 1041.0 pg/ml。

9.**其他**　尿常规、B超、凝血象、免疫学指标等基本正常；尿Rous实验(-)。Coombs实验(-)；CT、彩超等检查结果基本正常。

【思维提示】

结合该病人病史、症状、体征和化验结果，可以排除 AA、脾功能亢进、白血病等疾病。通过流式细胞检测、尿 Rous 试验等检查排除阵发性睡眠性血红蛋白尿。骨髓和外周血 Coombs 试验排除免疫性全血细胞减少的可能。目前诊断可考虑为骨髓增生异常综合征。

骨髓增生异常综合征的诊断多为排除性诊断，多发于老年人，病态造血是诊断骨髓增生异常综合征的关键形态学特征，但不是骨髓增生异常综合征所特有，应密切结合病史和染色体核型的结果进行排除诊断。

五、疾病的临床诊断及处理原则

(一)临床诊断

骨髓增生异常综合征伴原始细胞增多。

(二)处理原则

改善自然病程，改善造血，采用去甲基化药物、联合化疗和生物反应调节剂治疗，辅以止血、防止感染、输血、水化、维持水电解质平衡等对症支持治疗，视病情发展情况考虑是否行造血干细胞移植。

1. 进行中心静脉置管　CVC、PICC 或输液港。

2. 对症支持治疗　卧床休息，吸氧，心电监护及血氧饱和度监测；严重贫血和血小板计数低于 $20×10^9/L$ 时，输注浓缩红细胞和机采血小板；粒细胞缺乏或有感染时使用抗生素；使用酚磺乙胺、氨甲环酸等止血治疗；化疗时水化、碱化尿液；胃肠道反应严重时静脉补充营养液；使用漱口水和高锰酸钾片预防口腔、肛周感染等。

3. 促造血治疗　重组人粒细胞集落刺激因子、TPO、EPO、白细胞介素-11 等，改善造血功能。

4. 应用生物反应调节药　沙利度胺、来那度胺等。

5. 去甲基化药物　阿扎胞苷、地西他滨能改善病程发展，延缓向急性髓系白血病转化。

6. 联合化疗　蒽环类抗生素联合阿糖胞苷、预激化疗或联合去甲基化药物。

7. 异基因造血干细胞移植

六、护理诊断

(一)护理诊断基本思路

该病人血小板计数减少，影响机体正常的凝血，有发生出血的风险，尤其是重要脏器出血，如肺出血、消化道大出血、颅内出血等，严重时可危及病人生命。为确诊疾病，要给病人行骨髓穿刺，需要为病人行骨髓穿刺相关护理。病人担心自己生病住院后心爱的孙子无人照顾，焦虑评估显示有轻度焦虑。病人诊断为骨髓增生异常综合征，系肿瘤性疾病，且高风险向急性髓系白血病转化，治疗难度大，预后不良，病人对疾病相关知识了解甚少，会引起病人恐惧，并有加重心理焦虑的危险。骨髓增生异常综合征需要进行化疗，化疗可引起骨髓抑制，届时有出现感染、活动性出血等并发症的危险。化疗和某些辅助治疗药物可引起胃肠道反应，导致病人恶心、呕吐不适，肿瘤性疾病使得机体处于高消耗状态，这些都可能引起病人营养失调。

（二）护理诊断

1. 潜在并发症：颅内出血、肺出血、消化道出血、感染   与血小板减少、凝血因子缺乏有关。

2. 焦虑   与病人角色适应不良、担心孙子无人照顾有关。

3. 恐惧   与疾病治疗难度大、预后差有关。

4. 知识缺乏：缺乏有关预防出血、改善贫血的知识

5. 营养失调：低于机体需要量   与营养摄入不足、机体高消耗有关。

第二节 贫血

病例 2

病人：女性，69 岁，汉族，自由职业，退休，已婚，无宗教信仰。医疗保险：城镇职工医保。

主诉：头晕、四肢乏力 1 周，发现贫血 1 天。

贫血（anemia）是指人体单位容积外周血液中血红蛋白含量、红细胞计数和（或）红细胞压积低于最低正常值的一种病理状态。贫血不是一种独立的疾病，很多系统疾病均可能引起贫血。通常以血红蛋白浓度来诊断贫血并判断贫血的严重程度，一般可将贫血按严重程度划分为四个等级，见表 6-2-1。

表 6-2-1   贫血的严重程度划分

贫血的严重度	血红蛋白浓度/（g·L^{-1}）	临床表现
轻度贫血	>90	症状轻微
中度贫血	60~90	活动后心悸、气促
重度贫血	30~59	静息状态下仍感心悸、气促
极重度贫血	<30	常出现贫血相关性并发症，如贫血性心脏病

一、疾病诊断的基本思路

该病人主诉"头晕、乏力"，查血常规显示贫血。头晕、全身乏力是贫血常见的临床表现，是贫血导致血液携氧能力下降，全身各组织器官缺氧所致。可引起贫血的疾病有很多，可先罗列出来再根据评估进行甄别。可根据贫血的病因和发病机制，构建贫血相

关的疾病诊断思路。

1.红细胞生成减少　各种原因引起的造血干细胞异常，骨髓基质细胞及造血微环境受损，造血原料不足或吸收、利用障碍均有可能引起红细胞生成减少而发生贫血，常见的疾病有再生障碍性贫血、骨髓增生异常综合征、白血病、多发性骨髓瘤、淋巴瘤、骨髓纤维化、骨髓炎等，以及由叶酸、维生素 B_{12}、铁、脂类、蛋白质等造血原料摄入不足或吸收、利用障碍导致的贫血，如巨幼细胞性贫血、缺铁性贫血等。还有各种慢性病性贫血，如慢性肾功能不全、垂体或甲状腺功能低下、严重肝病、慢性肿瘤等。多种药物尤其抗肿瘤的化疗药物可抑制骨髓造血功能，也可引起贫血。

2.红细胞破坏过多　常见于各种原因引起的溶血，如地中海贫血、自身免疫性溶血、脾功能亢进等。

3.红细胞丢失　常见于各种急、慢性失血，如血小板减少性紫癜、血友病、外伤、消化道出血、功能性子宫出血、结核、痔疮出血等。慢性失血性贫血往往合并缺铁性贫血。

二、病史采集

(一)病史采集要点

该病人主要问题是贫血，关于贫血主要从以下几个方面采集资料：

1.现病史　了解患病及治疗经过，如贫血发生的时间、发展速度、程度、有无诱因、院前检查结果、治疗和效果等。询问症状和体征，如有无头晕、头痛、心悸、气促、精神症状，以及小便的颜色，有无感染、出血等，有助于评估贫血程度及有无并发症。询问病人目前的状况，如患病后体重、食欲、睡眠、排便情况、营养支持、生活自理能力等情况。

2.既往史　有助于贫血原发病的判断。

3.家族史　了解有无贫血相关的遗传背景。

4.营养史和月经、生育史　有无饮食结构不合理，有无月经异常等，有助于诊断造血原料缺乏、失血引起的贫血。

5.危险因素暴露史　如射线、电离辐射、化学毒物或药物、疫区、病原微生物等暴露史有助于诊断造血组织受损、感染相关性贫血。

6.心理与社会支持　了解病人及家属的心理反应、经济状况、医保购买情况，以及对疾病的认识、对治疗和护理的依从性等。

(二)病史采集结果及病史资料分析

病史采集结果

病人一周前感到明显头晕、四肢乏力，昨日晨起后无明显诱因出现头晕、视物旋转、站立不稳，伴耳鸣、乏力、恶心，休息数十分钟后无好转。无呕吐、发热、咳嗽、咳痰、心悸、胸痛、黑矇等不适症状。遂由家人送附近卫生院，查血常规显示中度贫血、粒细胞减少，予吸氧并建议转院。入我院我科治疗。起病以来，精神一般，食欲差，睡眠欠佳，大小便正常，体重1周内下降2.5 kg。

既往史：发现 2 型糖尿病 3 年，平时服用二甲双胍 250 mg（每日 2 次）、阿卡波糖 50 mg（每日 3 次）控制血糖，自诉血糖控制不佳，空腹血糖 12～13 mmol/L，餐后 2 小时血糖 14 mmol/L。

否认其他疾病史和疫区接触史，否认手术、外伤、过敏史，否认危险因素暴露史。否认急、慢性失血相关症状，如腹痛、黑便、血尿、痔疮出血、咯血、不规则阴道出血、咳血等。否认"肝炎""结核病"病史。

出生于湖南省长沙市，久居本地，无吸烟、饮酒史。初潮 16 岁，4/30 天，52 岁停经，周期规律，量中等，颜色正常，无痛经。26 岁结婚，育有一子一女，配偶及子女均健康。父母、兄弟姐妹均健在，否认家族遗传史。

【病史资料分析】

(1) 病人的症状符合贫血表现：贫血可导致病人组织器官缺氧，引起相应的症状。全身乏力是贫血最常见的全身表现，神经系统表现为头晕、眩晕、晕厥、萎靡、耳鸣、眼花、失眠、多梦等，皮肤黏膜苍白，还可表现为气短、气促、呼吸困难、心悸、心率加快、食欲减低、消化不良、尿液减少等全身多系统症状。

(2) 根据评估，病人因急、慢性失血导致的贫血可能性不大，后续还应进行相关检查进行排除。

(3) 病人患 2 型糖尿病 3 年，血糖控制不佳，不排除由控制饮食摄入量而导致造血原料摄入不足引起贫血。降血糖药物也有可能抑制骨髓造血。

(4) 外院血常规显示病人的白细胞、红细胞计数均减低，血液病可能性大，后续须行骨髓检查进行诊断和分型。

(5) 暂无相关症状和特异性体征支持慢性肝、肾疾病等导致贫血。

(三) 初步诊断假设及思维提示

血液病是原发或主要累及血液和造血系统的疾病，很多血液病可表现为一系或多系细胞生成、发育和功能异常，临床上常表现为贫血、发热、出血、淋巴结肿大、骨关节疼痛等症状。该病人粒细胞减少、贫血，首先考虑为血液病。

缺铁性贫血、巨幼细胞性贫血是由铁、叶酸、维生素 B_{12} 等造血物质缺乏引起的，主要见于婴幼儿、青少年、妊娠和哺乳期女性等人群，多发生于物质匮乏的偏远贫穷地区，也可见于恶性肿瘤、甲亢等消耗性疾病，外周血象除红细胞和血红蛋白减少外，部分病例或重症者也可出现白细胞和血小板的减少。缺铁性贫血为小细胞低色素性贫血，巨幼细胞性贫血为大细胞性贫血，后续通过复查外周血象和骨髓象基本可进行鉴别。

还有很多疾病可引起贫血和白细胞减少，但疾病本身的特征以及血液病的骨髓象表现可与其他疾病进行鉴别。不同的血液病之间也需要鉴别。

课程思政

探索未知世界需要奉献精神

2021 年 10 月 16 日 00 时 23 分，中国航天员翟志刚、王亚平、叶光富搭载神舟十三号载人飞船进入太空，并在轨驻留 6 个月。科学家的一项新的数据表明，宇航员在太空生活 6 个月，血液中的红细胞会大量流失，大约每秒会损失 300 万个红细胞。而在地球环境中，正常人体每秒损失的红细胞大约是 200 万个，并且，红细胞的生产效率与损失速度基本一致，以维持动态平衡。在太空环境中，宇航员红细胞的损失速度要大于身体中红细胞的生产速度，因此，长时间在太空生活会出现"太空贫血"，出现疲劳、身体虚弱、头晕等情况，即使宇航员回到地球一年后，红细胞的破坏程度仍比平时高，贫血情况依旧很难改善。太空贫血的本质原因目前尚不清楚，很有可能和太空的失重环境及太空辐射有关，但目前人类科技仍无法解决这一难题。尽管太空环境对航天员身体带来很大影响，甚至威胁生命，但为了国家的航天事业，我国宇航员展示出无私奉献的精神，令人钦佩。

(四)心理、社会评估

一般来说，护理人员需要了解病人的性格特征、行为习惯、对疾病治疗的态度、病人日常生活情况，是否存在角色适应不良和应对无效。了解病人的家庭成员组成、经济状况、医疗保险，以及亲友对病人可提供的帮助和支持。了解病人出院后自我照顾和继续就医的条件和困难等。然后，根据评估制定护理计划。该病人极为可能的诊断是血液病或其他慢性病，且病人本身为 2 型糖尿病病人，将面临治疗周期长、病情易反复、可能出现并发症、治疗难度大及药物带来的不良反应等问题，有可能引起病人和家属产生负面情绪，如焦虑、抑郁，甚至绝望。因此，了解病人的心理、社会支持情况，有助于有针对性地为病人实施相应的护理措施。

心理、社会评估结果

该病人初中文化，有良好的沟通和理解能力，但性格稍偏执，想法和行为不易被改变。病人从小家庭条件优越，婚后家庭和睦，经济状况良好，人生几乎未受过大的挫折和打击，心理抗压能力差。3 年前确诊糖尿病时自诉"晴天霹雳，遗嘱都写好了"，后来经过医务人员的反复解释和心理疏导才逐渐接受事实，并同意规律服用降血糖药物。此次患病，当告知病人有可能患有血液肿瘤疾病，其表示不敢相信、无法接受。其配偶和儿子则表示一切听从医务人员安排和建议，有问题可以找他们沟通。

一般情况：在家属陪同下步行入院，年貌相符，衣着整洁，意识清晰，时间、地点、人物定向力准确，接触交谈被动合作，自知力完整，主动讲述自己病情并有求治欲望。

　　认知活动：否认错觉、幻觉及感知综合障碍。注意力集中，记忆力及智能正常。

　　情感反应：情感反应协调，情绪显焦虑，自感心烦、心慌、头晕、坐立不安。未查及既往有持续存在的情感高涨史。

　　意志行为活动：意志行为活动正常，日常生活自理，睡眠差、入睡困难，觉得自己心理状况差，看不到生活的希望，否认存在自伤、自杀及冲动伤人毁物行为。

【思维提示】

　　病人当听到血液病诊断时反应强烈，表示拒绝接受诊断和相关的治疗，角色适应不良且无法正确应对，可能会出现典型的肿瘤病人心理反应。根据该病人的心理状态表现及检查结果，显示目前有明显的焦虑情绪。病人心理应对能力差，若确定诊断为血液病，可能会有发生恐惧、焦虑的危险，需要重点关注，帮助病人正确认识和面对疾病，保持健康的心理状态。

三、体格检查

（一）体格检查要点

　　病人贫血、粒细胞缺乏，重点需要评估病人生命体征，检查病人全身一般状况，如面容、营养状况、神志，注意皮肤黏膜有无苍白、黄染、局部破溃、水肿，触摸浅表淋巴结。检查胸骨下端有无压痛。病人粒细胞缺乏，有发生感染的可能，需要听诊肺部有无啰音、心率和心律有无异常。检查肝、脾有无肿大，有无骨关节疼痛等。此外，还应评估有无并发贫血性心脏病表现及其他组织器官受累表现。

（二）体格检查结果

体格检查结果

　　T 36.9℃，P 87 次/min，R 20 次/min，BP 124/75 mmHg，身高 160 cm，体重 63.5 kg，发育正常，营养良好，贫血貌，神志清楚，精神尚可，自动体位，问答切题。全身皮肤黏膜未见黄染、无红肿破溃，浅表淋巴结未触及肿大。双眼睑无水肿，睑结膜稍苍白，无发绀，口腔黏膜无出血点，咽部无充血红肿，扁桃体无肿大。胸骨中下段轻压痛。双肺呼吸音清，心率 87 次/min，律齐，无杂音。腹部平软，无压痛，肝、脾未扪及。生理反射存在，神经反射无异常。

【思维提示】

　　体格检查可协助排除慢性肝病，也未见明显的贫血导致的组织器官并发症表现。胸骨中下段局部压痛，对白血病的诊断有一定的价值。病人目前最有可能是血液病，需要进一步行相关检查，以明确诊断和分型。

四、实验室及辅助检查

(一)检查项目及目的

1. 血常规+网织红细胞、外周血涂片、尿常规、大便常规和隐血　观察病人目前血细胞数量、大小、形状有无异常，有无消化道出血，有无血尿和蛋白尿等。

2. 心电图、心脏彩超、肝胆胰脾门脉彩超、双肾输尿管膀胱彩超、子宫附件彩超、肺部 CT　观察组织器官有无异常，有无肺部感染。

3. 促红细胞生成素 EPO 水平、血清铁、铁蛋白、肝肾功能、电解质、血脂、乙肝三对、C 反应蛋白、免疫球蛋白、B 型钠尿肽、甲状腺 2 对半、抗核抗体等　了解肝、肾、心脏、甲状腺功能有无异常，有无高血脂、病毒性乙型肝炎、感染和自身免疫性疾病等。

4. 糖化血红蛋白、空腹+三餐后 2 小时血糖　观察血糖控制情况。

5. 凝血功能　观察有无凝血功能障碍。

6. 输血前检查　明确血型、有无病毒感染等，为输血做准备。

7. T 淋巴细胞亚群、行骨髓穿刺和骨髓活检术，抽吸骨髓液进行骨髓常规检查、免疫组织化学染色、免疫分型、融合基因、荧光原位杂交(FISH)、骨髓铁染色、骨髓过氧化物酶染色、巨核全套检查　明确诊断和疾病分型。

(二)检查结果

> **实验室及辅助检查结果**
>
> 1. 血常规　WBC 1.05×10^9/L，Hb 68 g/L，PLT 157×10^9/L。血涂片，原始细胞占 3%。
>
> 2. 骨髓涂片　骨髓增生活跃，G=3%，E=2%，G/E=1.5∶1；粒系罕见，红系罕见。成熟淋巴细胞占 11%。全片巨核可，血小板成堆及散在分布。原始细胞占 80.5%，胞体大小不一，部分胞浆量丰富，蓝色，部分可见拖尾现象；核染色质较细致，部分可见明显核仁。提示急性白血病(可能为急性淋巴细胞白血病)，需要结合免疫分型、染色体及分子生物学检查(图 6-2-1)。

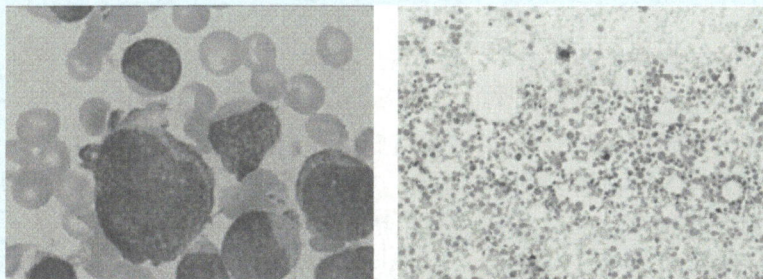

图 6-2-1　骨髓细胞学检测报告图

3.骨髓过氧化物酶染色　阴性。

4.免疫分型　P2 占有核细胞 59.9%，表达 CD33，CD38，CD34，CD7，TDT，部分表达 CD117，HLA-DR，不表达 CD2，CD3，CD14，CD64，CD13，CD15，CD11b，CD19，CD20，CD22，CD10，CD56，为异常原始髓系细胞。P3 占有核细胞 25.8%，为成熟淋巴细胞。

5.融合基因　$WT1$ 1.94E+06copies，ABL 1.25E+08copies，$WT1/ABL$ 1.55%，$CDFb-MYH11$ 低于检测下限，$AML1-ETO$ 低于检测下限，$PML-RARA$（L/S 型）低于检测下限。染色体：47，XX，+? 8[6]/46，XX，[14]。

6.FISH　BCR/ABL 基因阴性；没有 5q15/5q31，5q33 缺失；没有 7 号染色体缺失；没有 20q-，没有+8。IG 基因：检测到 IgK 和 IgL 基因发生重排。TCR 基因：检测到 $TCR\beta$，$TCR\gamma$ 和 $TCR\delta$ 基因发生重排。

7.其他　CT、B 超、生化等检查结果无特殊。

【思维提示】

急性白血病的诊断要点为：病人有发热、进行性贫血、出血、骨关节疼痛等临床症状；外周血象中白细胞计数异常并出现原始或幼稚细胞；骨髓象中骨髓增生活跃，原始细胞占全部骨髓有核细胞的 30% 以上，一般可作出诊断。该病人的症状特征、体格检查和检查结果符合白血病表现，考虑为急性白血病。其分型需要根据形态学、细胞化学、免疫学、染色体及基因检查等检查结果判断。

五、疾病的临床诊断及处理原则

(一)临床诊断

1.系列模糊的急性白血病(偏淋系)

2.2 型糖尿病

(二)处理原则

急性白血病病人的处理应依据临床特点进行预后危险分层，并根据病人经济条件、意愿、病情等因素选择合适的治疗方案。主要包括一般治疗和抗白血病治疗。

1.一般治疗

(1)卧床休息，使用床栏，留陪护，防坠床、跌倒。

(2)中心静脉置管，开通静脉通路。

(3)监测血糖，给予糖尿病饮食，控制血糖。

(4)持续低流量吸氧，改善组织器官缺氧，必要时行心电监护及血氧饱和度监测。

(5)粒细胞缺乏或有感染指征按要求使用抗生素防治感染。

(6)血细胞明显减少时输注红细胞、血小板等成分血。

(7)血小板计数减少、凝血功能障碍有出血倾向时考虑止血治疗。

(8)补液、碱化尿液等促进细胞代谢产物排出，防治尿酸性肾病。

（9）纠正水、电解质及酸碱平衡失调。

（10）护肝、护胃、护心、营养等对症支持治疗。

2.化学药物治疗　化疗是目前治疗白血病最主要的方法，也是造血干细胞移植的基础。

（1）诱导缓解治疗：根据急性白血病的分型可选用 VP、DVP、DVLP、IA、DA、HA 等化疗方案。目标是使病人症状迅速得到缓解。

（2）缓解后治疗：强化巩固和维持治疗，延长缓解期，防止复发。

1）急性淋巴细胞白血病：HD Ara-C、HD MTX、MTX+Ara-C+Dxm 鞘内化疗等。

2）急性髓细胞性白血病：DA、HA、ATRA（M_3 诱导缓解）等。

3.造血干细胞移植治疗　其疗效高于普通化疗，第一次完全缓解的急性髓细胞性白血病移植后 3 年无病生存率约 50%。

4.其他　急性白血病的治疗还有细胞因子治疗、中枢神经系统白血病的防治、老年白血病的治疗等。

六、护理诊断

（一）护理诊断基本思路

该病人诊断为急性白血病，病程进展和化疗等引起三系细胞严重减少，有发生重度感染、出血的危险。病人贫血严重，头晕、乏力，需要预防坠床、跌倒。白血病化疗损伤血管，为病人进行了中心静脉置管（PICC），需要进行维护以预防导管脱出、穿刺点感染、出血、血栓等发生。化疗导致病人食欲下降、恶心、呕吐，反复的发热需要消耗大量能量，会导致病人营养失调，出现体重下降的情况。此病为恶性肿瘤性疾病，病人有明显的焦虑情绪及角色适应不良的心理问题，缺乏白血病治疗和预防并发症的知识。

（二）护理诊断

1.潜在并发症：颅内出血、肺出血、消化道出血　与血小板严重减少有关。

2.有发生败血症的危险　与白细胞计数严重减少有关。

3.有发生坠床、跌倒的危险　与重度贫血引起的头晕、乏力有关。

4.焦虑　与担心疾病预后有关。

5.角色适应不良　与急性白血病治疗难度大、效果差、死亡率高有关。

6.潜在并发症：呕心、呕吐、脱发等

7.营养失调：低于机体需要量　与白血病、发热导致的机体高代谢状态和化疗引起病人恶心、呕吐、食欲下降有关。

8.知识缺乏：缺乏急性白血病的治疗、预防出血、预防感染相关知识

七、护理查房

（一）病情变化及思维提示

69 岁女性，因头晕、四肢乏力 1 周，发现贫血 1 天入院，入院后完善相关检查，诊断

为急性白血病初治，给予化疗和对症支持治疗，化疗前置入 PICC。化疗结束后三系细胞逐渐减少，至化疗后第 7 日，血常规：WBC 0.9×10^9/L，Hb 57 g/L，PLT 11×10^9/L，中性粒细胞 0.03×10^9/L，且有肺部感染、口腔感染。考虑病人三系细胞严重减少，抵抗力低下，有发生感染加重、出血的危险，予告病重。经抗感染、注射细胞因子升血细胞、输血、止血、口腔护理、静脉营养等治疗护理，至化疗后第 10 日病人三系细胞仍严重减少，低蛋白血症，反复发热，口腔溃疡，皮肤散在瘀斑、瘀点，偶发鼻腔、牙龈出血，精神、食欲、睡眠均差。考虑病人三系细胞减少，感染未控制，且有出血倾向，有发生败血症、感染性休克、重要脏器出血尤其是颅内出血危及生命的危险，予告病危。日常生活能力评估：ADL/55 分，提示部分依赖，需要护理人员协助完成。病人体能虚弱，长时间卧床，活动轻度受限，营养缺乏，水肿，有发生压力性损伤的中度危险，有发生坠床、跌倒和血栓的高度危险。

(二) 调整护理诊断

1. 潜在并发症：颅内出血、肺出血、消化道出血　与血小板严重减少有关。
2. 有发生败血症的危险　与肺部感染、口腔感染、白细胞及中性粒细胞严重减少有关。
3. 有发生压力性损伤、坠床、跌倒的危险　与长时间卧床、体能虚弱、活动受限、水肿、营养失调、重度贫血有关。
4. 营养失调：低于机体需要量　与口腔感染、食欲差有关。
5. 有发生静脉血栓的危险　与高龄、中心静脉置管、恶性肿瘤化疗、长时间卧床有关。

(三) 护理效果评价

根据评估制定护理计划，严格落实各项护理措施，协助病人生活照护。经治疗和护理，从化疗后第 14 天起病人未再发热，口腔感染好转，血细胞逐渐升高，精神、食欲、睡眠均有明显好转，未发生压力性损伤、坠床、跌倒、静脉血栓。化疗后第 19 天，血常规：WBC 2.3×10^9/L，Hb 77 g/L，PLT 41×10^9/L，中性粒细胞 1.7×10^9/L，病人无发热、咳嗽等不适，一般情况可，大小便正常，予办理出院手续，出院带药，并予以出院宣教。

循证支持

溶血性贫血的诊断评估

当怀疑有溶血性贫血时，病史应包括已知的医疗诊断、药物治疗、个人或家庭溶血性贫血史，以及完整的系统回顾。体格检查应侧重于确定相关的疾病，如感染或恶性肿瘤。美国家庭医师协会对溶血性贫血的病史、体格检查结果及对应的诊断做了如下总结 (表 6-2-2)：

表 6-2-2　溶血性贫血的病史、体格检查结果及对应的诊断

病史、体格检查结果	对应的诊断
腹泻	• 溶血性尿毒症综合征
溶血性贫血家族史	• 镰状细胞病 • 遗传性球形红细胞增多症 • 地中海贫血 • 葡萄糖-6-磷酸脱氢酶缺乏症
发热	• 自身免疫性溶血性贫血 • 弥散性血管内凝血 • 溶血性尿毒综合征 • 感染
血尿	• 阵发性夜间血红蛋白尿 • 血管内溶血
药物相关	• 药物性血栓性微血管病性贫血 • 药物性免疫溶血性贫血 • 葡萄糖-6-磷酸脱氢酶缺乏症
近期诊断为黄疸	• 任何溶血性贫血
癌症	• 温抗体型自身免疫性溶血性贫血
单核细胞增多症或肺炎支原体感染史	• 冷抗体型自身免疫性溶血性贫血
近期输血史	• 溶血性输血反应

第三节　淋巴结肿大

病例 3

病人：女性，53 岁，汉族，会计，大专文化，丧偶，信奉基督教。医疗保险：城镇职工医保。

主诉：发现左腋窝淋巴结肿大半月余。

淋巴结分布于全身，体积较小，直径一般为 0.2~0.5 cm，质地柔软，表面光滑，与毗邻组织无粘连，无压痛，不易触及。一般体格检查仅能检查表浅的淋巴结，当淋巴结肿大时可被触及。

一、疾病诊断的基本思路

该病人主诉为淋巴结肿大，引起淋巴结肿大的疾病有多种，可先思考列出。根据肿大淋巴结的分布及表现，构建淋巴结肿大的疾病诊断思路。

(一)局限性淋巴结肿大

1.非特异性淋巴结炎　由引流区域的急、慢性炎症所引起，如急性化脓性扁桃体炎、牙龈炎等，可引起颈部淋巴结肿大。急性炎症初期，肿大的淋巴结柔软、有压痛，表面光滑，无粘连。某些慢性炎症累及淋巴结时，淋巴结偏硬，可缩小或消退。

2.单纯性淋巴结炎　淋巴结本身的炎症，多发生于颈部淋巴结，中等硬度，有疼痛、触痛。

3.淋巴结核　常发生于颈部血管周围，多发，稍硬，大小不一，有粘连，干酪样坏死时可触及波动感。

4.恶性肿瘤淋巴结转移　肺癌、胃癌、食管癌等转移至淋巴结。质地坚硬或橡皮样，表面光滑或凸起，与周围组织粘连不易推动，无压痛。

(二)全身性淋巴结肿大

1.感染性疾病　艾滋病、结核、麻风、梅毒、黑热病、丝虫病等多种病毒、细菌、原虫与寄生虫感染均可能造成全身淋巴结肿大。

2.非感染性疾病　系统性红斑狼疮、结节病、干燥综合征等结缔组织疾病，以及白血病、淋巴瘤、恶性组织细胞病等血液病均可能造成全身淋巴结肿大。

二、病史采集

(一)病史采集要点

病人症状为淋巴结肿大，应重点评估以下方面：

1.淋巴结情况　部位、大小、数目、硬度，有无压痛，活动度如何，与周围组织有无粘连，局部皮肤有无红肿、瘢痕、破溃等。

2.发病前有无诱因或明显病因　全身有无发热、皮疹、疼痛，局部有无红、肿、痛、溃疡、分泌物等感染症状，有助于寻找引起淋巴结肿大的原发病灶。

3.发病后情况　精神、食欲、大小便、睡眠有无改变，体重有无减轻。

4.既往史　既往有无慢性疾病、自身免疫性疾病或肿瘤病史。

5.个人史　有无疫病相关接触史和暴露史，有无毒物和放射、电离辐射等致肿瘤因素接触史。

6.家族史　家族有无遗传病史。

7.检查结果　包括院前检查结果、治疗经过和疗效情况。

（二）病史采集结果及病史资料分析

病史采集结果

病人半个月前无意中发现左侧腋窝有多个小包块，逐渐融合成团，最大直径约5 cm，质硬，活动度差，与周围组织界限清晰，轻压痛。无畏寒、发热、咳嗽、咳痰、胸闷、胸痛、恶心、呕吐等不适。6天前就诊于当地医院，完善相关检查，结果如下。血常规：白细胞 $3.79\times10^9/L$，中性粒细胞 $1.56\times10^9/L$，血红蛋白 108 g/L，血小板 $205\times10^9/L$；乳腺彩超：双侧乳腺小叶增生，左乳皮层低回声区，考虑炎性反应可能，建议治疗后复查；左侧腋窝包块活检：组织形态结合免疫染色为高侵袭性B细胞淋巴瘤，瘤细胞有BCL2和C-Myc双表达，建议相关分子检测除外双/三表达淋巴瘤后，考虑弥漫大B细胞淋巴瘤，生化中心来源；免疫组化结果：CK-P(-)，S100(-)，CD(3+)，ALK(-)，CD30(-)，BCL2(3+)，BCL6(3+)，Muml(-)，C-Myc(70%)，Cyclin D1(-)，CD5(-)，CD10(3+)，Ki67(60%)，Pax5(3+)，EBER(-)。其间未行特殊治疗。为求进一步治疗来我院就诊，门诊以"弥漫大B细胞淋巴瘤"收入院。起病以来，精神、食欲、睡眠可，大小便正常，体重无明显变化。

15年前曾行腰椎间盘突出手术，否认其他疾病史，否认外伤、输血史，否认食物、药物过敏史。否认疫病接触和暴露史，否认毒物、射线等接触史。

出生于湖南长沙市，久居本地，无吸烟、饮酒史。月经情况正常，适龄婚育，配偶2年前因糖尿病20余年并发肾衰竭去世，育有1女，体健。父母、兄长健在，否认家族遗传病史。

【病史资料分析】

（1）无明显原发病灶或急性感染性疾病表现。

（2）血常规变化不明显，粒系、红系稍减少。较不符合白血病、骨髓增生异常综合征等骨髓造血功能异常疾病的表现。

（3）左乳腺皮质层低回声区，暂考虑炎性反应，需要复查，观察其发展。

（4）淋巴结病理检查、免疫组化提示弥漫大B细胞淋巴瘤。

（5）淋巴瘤导致的淋巴结肿大多为无痛性、进行性肿大，一般中等硬度，早期无粘连，活动度可，大多首发于颈部或锁骨上，其次为腋下、腹股沟等处。本案例腋窝多发淋巴结肿大、相互粘连成团、质硬、活动度差、轻压痛，部分不符合弥漫大B细胞淋巴瘤导致的淋巴结肿大特征，需要与感染性淋巴结炎进行鉴别。

（三）初步诊断假设及思维提示

结合病人病史表述、症状、体征和血常规检查结果可基本排除急性感染、白血病、骨髓增生异常综合征等引起病人淋巴结肿大的可能，后续还需要完善血沉、C反应蛋白炎性指标及肝、肾脏功能检查，行骨髓穿刺术抽取骨髓液行骨髓细胞学检查以佐证。左乳皮层低回声区，考虑炎性反应可能，可抗炎治疗后复查。参考院前淋巴结活检、免疫组化检查结果，可见受检淋巴结由中等到大的细胞片状组成，生发中心 B 细胞起源，免疫表型 CD10+、BCL6+、MUM−，诊断提示为弥漫大 B 细胞淋巴瘤生发中心型。弥漫大 B 细胞淋巴瘤是非霍奇金淋巴瘤中最常见的一种类型，对该病人后续可重点评估与此疾病诊断相关的症状、体征及需要鉴别疾病的相关信息。

课程思政

科学的凯旋和人性的落幕

　　曾有一位病人这么描述被告知罹患胃癌的一幕："医生告诉我，他发现我的胃部有巨大的淋巴结。这对我而言无异于晴天霹雳，而这名医生除了告知我这个结果，再没多说一句话，甚至连'再见'或'好运'都没有说，我与他的会谈就结束了，我就这样走出他的诊室。这是科学的凯旋和人性的落幕。"

　　这个故事告诉我们，作为医务人员，首先应该关注的不是疾病的形态特征、疾病的科学描述，而是病人的情感诉求，因为诊断结果对病人的人生影响非常大。很多情况下，医务人员往往选择做最简洁的客观描述，这当然是科学的重要特征，但从人文的角度而言，这是职业素质低下的表现，因为他（她）完全无视对方的情绪反应，完全没有考虑贸然地告知结果会给对方带来什么样的情绪冲击。

（四）心理、社会评估

　　淋巴瘤是恶性肿瘤，需要进行放、化疗治疗，治疗毒性及不良反应明显，治疗费用高，且此病需要长期治疗和复诊，时长可为数年至数十年。需要对病人进行心理社会评估，并重点评估病人的社会支持情况，以了解病人对疾病相关知识的了解情况、心理情绪反应、治疗意愿、经济情况、有无亲友照顾等情况。采用社会支持评定量表（SSRS）对病人进行评估。

心理、社会评估结果

　　该病人大专文化，可通过网络、书籍等途径自行查询以了解淋巴结肿大和淋巴瘤疾病的知识和信息。病人信奉基督教，相信"主爱世人，生老病死都有安排，都是福祉"，能坦然接受患病的事实，愿意配合医务人员积极治疗，但提到治疗方案和治疗费用，表示经济困难，因有医疗保险，希望后续检查和治疗尽可能不选择自费的项目和药品。父母年事已高，住院后女儿可以抽出部分时间照顾。

　　一般情况：在家属陪同下步行入院，年貌相符，衣着整洁，意识清晰，时间、地点、人物定向力可，接触交谈被动合作，语速、音量、语言量中等，自知力完整，主动讲述自己病情。

　　认知活动：否认有错觉、幻觉及感知综合障碍。无思维内容及思维形式障碍，注意力集中，记忆力及智能正常。

　　情感反应：情感反应协调，情绪稳定，对后续治疗费用表示担心，否认既往有持续存在的情感高涨史。

　　意志行为活动：意志行为活动正常，日常生活自理，饮食、睡眠尚好，否认存在自伤、自杀及冲动伤人毁物行为。

　　社会支持评定：26分，其中客观的支持度6分，主观的支持度8分，对社会支持的利用度12分，提示具有一般的社会支持度。

【思维提示】

　　该病人沟通、理解能力尚可，暂时无明显的焦虑、恐惧、抑郁等不良情绪，能坦然面对疾病和相关诊疗。但经济条件较差，后续可能因为费用问题影响治疗并造成巨大的心理负担。女儿可留院照顾，但女儿因故耽误时将无人陪护。女儿对病人情感和治疗意愿可，关于病情沟通、理解能力较好。该病人有积极寻求社会支持的意愿和行为，但可获得的支持度不足，尤其是日常照护和经济方面的支持。对该病人心理社会支持相关的护理目标是帮助病人获得更多的社会支持、维持病人健康的心理状态、协助照护病人以减轻病人和家属的担忧，提供建议帮助病人和家属解决经济困难。

三、体格检查

（一）体格检查要点

　　淋巴结肿大相关疾病有多种，本案例诊断考虑弥漫大B细胞淋巴瘤，该病根据病理类型、分期、有无其他组织器官受累等临床表现多样，且需要与淋巴结炎进行鉴别，体格检查可重点评估相关信息。

（二）体格检查结果

体格检查结果

　　T 36.3℃，P 66 次/min，R 20 次/min，BP 134/80 mmHg，身高 156 cm，体重 63 kg，发育正常，营养良好，神志清楚，精神状态尚可，自动体位，查体合作，问答切题。查体：左侧腋窝多发淋巴结肿大，最大直径 5 cm，质硬，活动度差，与周围组织界限清晰，轻压痛，局部皮温正常；双肺呼吸音清，心率 66 次/min，律齐，无杂音。腹软，无压痛，肝、脾未扪及。

【思维提示】

　　体查结果无明显急性感染指征，也未见胃癌、肝癌等肿瘤表现，可暂不考虑上述疾病可能。该病人半个月以来进行性、无痛性淋巴结肿大，根据淋巴结组织病理形态学检查，目前诊断仍是淋巴瘤，结合免疫组化考虑弥漫大 B 细胞淋巴瘤，生发中心来源。需要进一步复查 B 超，完善 MRI、CT 和 PET-CT 等影像学检查来进行肿瘤定性定位，淋巴结切片免疫组化染色及 FISH 检测可进一步确定淋巴瘤亚型。

四、实验室及辅助检查

(一)检查项目及目的

向病人和家属解释检查的目的是为了确诊疾病和分型并全面了解身体状况，告知检查项目名称和注意事项，协助进行检查和留取标本并及时送检和确认结果回报。

1.血常规、大便常规及隐血、小便常规　观察血细胞计数和形态、泌尿道和消化道有无异常等。

2.淋巴结活检　淋巴瘤确诊和分型最主要的依据。

3.骨髓穿刺抽吸骨髓液进行骨髓涂片检查和骨髓活检　部分病人可找到淋巴瘤细胞。

4.B 超、放射性核素、淋巴造影、MRI、PET-CT　确定全身淋巴结肿大情况、病变范围和部位、有无转移和组织器官侵犯，其中 PET-CT 是目前淋巴瘤诊断和效果评价的重要工具。

5.心电图、心脏彩超、乳腺彩超、肝胆胰脾双肾彩超等　观察其他组织器官有无受累和病变。

6.肝肾功能、电解质、血沉、C 反应蛋白等　观察有无炎性反应、肝肾等脏器功能有无异常。其中乳酸脱氢酶增高提示预后不良，骨骼受累时可出现高血钙、血清碱性磷酸酶活力增加。

7.免疫组化、FISH 等细胞遗传学、分子生物学检查　结合病理检查结果，可对淋巴瘤进行分型。

(二)检查结果

实验室及辅助检查结果

对淋巴结肿大病人，经淋巴结活检即可确诊淋巴瘤，但其分型、分期尚需要对细胞化学、免疫学等检查进行判断。重要的检查结果如下。

1.血常规+白细胞分类　WBC $4.7×10^9$/L，Hb 116 g/L，PLT $205×10^9$/L，分类正常，淋巴细胞41.1%，形态正常。

2.炎性指标　红细胞沉降率、CRP 等炎性指标正常。

3.骨髓细胞学检验　增生活跃，G=49.50%、E=26.00%、G/E=1.9：1。粒系各阶段比例尚可、形态无明显异常。红系以中晚幼红细胞为主，形态、比例无明显异常。成熟红细胞无明显形态异常。淋巴细胞占 18.0%，其中幼稚淋巴细胞占 0.5%。单核细胞无明显增减。全片巨核数目可。血小板成堆分布。未见寄生虫及其他异常细胞。意见：弥漫大 B 淋巴瘤患者，此次骨髓增生活跃，幼稚淋巴细胞占 0.5%，见图6-3-1。

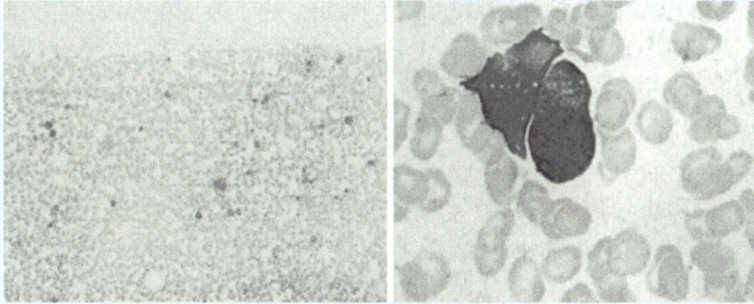

图 6-3-1　骨髓细胞学检查结果图

4.骨髓活检　造血组织增生活跃，可见部分淋巴细胞呈簇样分布，免疫组化 CD2+、CD10+、BCL2+、CD43-、CD5-，网状纤维不增加。

5.PET-CT检查　①双侧鼻咽、口咽咽旁、双侧颈部（Ⅱ-Ⅴ区）、双侧锁骨区、左侧腋窝、左侧乳腺区、左前胸壁皮肤、左胸大肌多发糖代谢增高的结节，符合淋巴瘤表现；②右下腹肠系膜区糖代谢增高的小淋巴结，考虑淋巴瘤浸润可能性大；③鼻咽后壁和双侧咽隐窝壁增厚伴糖代谢增高，考虑淋巴瘤浸润；④双侧扁桃体代谢性增高，考虑炎性改变可能性大；⑤脊柱退行性病变。

6.其他影像学检查　双肺视野清晰，无异常改变。腹腔肝、脾形态正常，未见占位性病变。

7.淋巴结活检　符合非霍奇金高级别 B 细胞淋巴瘤。免疫组化：CK-P（-），S100（-），CD3（局灶+），CD20（+），ALK（-），CD30（-），BCL2（+），BCL6（+），MUM1（+），C-Myc（+），CyclinD1（-），CD5（局灶+），CD10（+），Ki67（60%+），PAX5（+），EBER（-），见图 6-3-2。

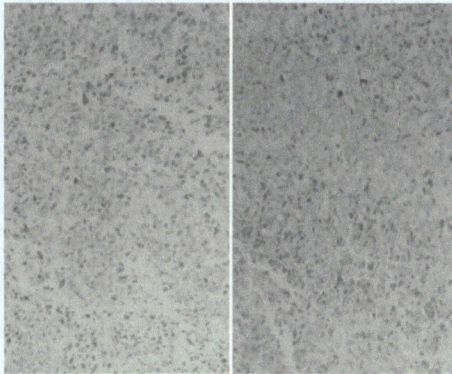

图 6-3-2　淋巴结病理检查结果图

8.其他检查　肝、肾功能相关指标正常。LDH 265U/L，血清 β_2 微球蛋白 3.7mg/L，HBV-DNA $1.6×10^4$ 拷贝，HCV-RNA（-）。超声心电图正常。其余无特殊。

【思维提示】

不明原因的淋巴结肿大是非特异的临床体征,主要考虑的疾病有感染、免疫反应、肿瘤。该病人无发热,血常规检查基本正常,全身症状不明显,应高度怀疑淋巴瘤。经评估,结合该病人病史、症状、体征和检查结果,尤其是淋巴结活检和免疫组化检查,可确诊为弥漫大 B 细胞淋巴瘤,生发中心型。

鉴别诊断:淋巴瘤多表现为无痛性、进行性淋巴结肿大,抗感染治疗无法使淋巴结缩小。淋巴瘤须和同样可导致淋巴结肿大的淋巴结炎、结缔组织病、其他肿瘤等进行鉴别。

1. 淋巴结炎 感染所致的淋巴结炎多有感染灶或感染病史,淋巴结肿大伴有红、肿、热、痛的症状,抗感染治疗可使肿大的淋巴结缩小。

2. 结缔组织病 可多处淋巴结肿大,通常不超过 1.0 cm,质地较软,扁平。多有结缔组织病的其他相关系统性和局部病变症状和体征。

3. 肿瘤侵犯导致的淋巴结肿大 多有原发肿瘤病灶的表现,且与肿瘤淋巴系统播散途径和区域有关。淋巴结活检可鉴别。白血病也可有淋巴结肿大,外周血和骨髓检查可见白血病细胞。

五、疾病的临床诊断及处理原则

(一)临床诊断

弥漫大 B 细胞淋巴瘤,生发中心来源。

(二)处理原则

目前淋巴瘤治疗的基本策略是化疗为主,必要时化疗、放疗相结合。此外根据分型和病情还可进行 CAR-T 治疗、造血干细胞移植治疗等。

1. 建立静脉通路 因此病需要静脉输入强刺激性药物、治疗时间长、需要间断治疗等,首选 PICC 或输液港置入,以用于静脉治疗。

2. 化疗 常用 CHOP、R-CHOP、EPOCH、ESHAP 等化疗方案,一般不应少于 6 个疗程。其中 R-CHOP 方案可获得较好的疗效,5 年无病生存率为 40% 以上。

3. 放疗 有扩大、全身淋巴结照射治疗两种。

4. CAR-T 细胞免疫治疗 即嵌合抗原受体 T 细胞免疫疗法。可用于复发性难治 B 细胞淋巴瘤。

5. 造血干细胞移植(HSCT) 55 岁以下、重要脏器功能正常、缓解期短、难治易复发的侵袭性淋巴瘤经 4 个疗程化疗使淋巴结缩小超过 3/4 者,可考虑大剂量联合化疗后行 HSCT,以期最大限度地杀灭肿瘤细胞,取得较长缓解期和无病生存期。

6. 对症支持治疗 抗感染、护肝、护胃、升血细胞、止血、输血及维持水电解质及酸碱平衡等。

7. 其他治疗 合并脾亢者切脾、干扰素治疗等。

六、护理诊断

(一)护理诊断基本思路

病人诊断为淋巴瘤,主要给予化疗会出现血细胞减少的症状,有发生感染、出血等并发症的危险。输液港置入可能会发生伤口感染、出血、导管堵塞等，产生护理问题。病人目前虽没有明显的负面情绪，但后续治疗难度较大、费用较高，而社会支持一般，可能会对病人心理造成一定压力，也需要考虑。

二、护理诊断

1. 有感染的危险　与淋巴瘤本身及化疗引起的粒细胞减少、免疫抑制有关。
2. 有局部出血和堵管的危险　与输液港维护不当、植港侧肢体过度活动有关。
3. 营养失调：低于机体需要量　与肿瘤消耗和化疗有关。
4. 潜在并发症：化疗药物的不良反应
5. 焦虑　与肿瘤治疗难度大、社会支持度不足有关。

本章小结

　　血液病原发或主要累及血液和造血组织器官，大多病因和发病机制不明，病人主要表现出发热、出血或出血倾向、贫血、淋巴结肿大、骨关节疼痛等症状。这些症状全身各系统很多疾病均可出现，在诊断时评估和检查就非常重要。

　　出血者主要评估出血的部位、急缓、程度、有无诱因、有无其他组织器官出血等。发热病人要重点评估发热出现的急缓、程度、热型、有无感染的诱因、有无原发病灶、有无感染病人接触史、各种导管情况等。贫血病人需要评估贫血的程度、诱因、急缓、有无慢性失血、营养状况、用药史等。

　　淋巴结肿大者评估肿大淋巴结的部位、质地、大小、有无粘连、活动度、有无急性感染或慢性肿瘤累及等。骨关节疼痛病人要评估疼痛部位是否对称、疼痛强度、有无外伤、局部有无肿胀等。

　　另外，所有病人还均应评估病人的院前检查、治疗和效果，评估病人的既往病史、个人史、家族史，为病人进行详细的体格检查，评估病人的心理社会支持状况等。血液病一般根据疾病的临床表现，结合血象、骨髓象、病理检查、细胞化学、免疫学、遗传学、B超、CT等检查可确诊和分型。因血液病大多恶性程度高、诊疗复杂、易复发，病人常会存在恐惧、焦虑、抑郁等心理问题，需要注意并有针对性地给予心理疏导。

目标检测

（肖涓）

第七课
神经系统评估

学习目标

知识要求：
1. 掌握神经系统疾病的常见症状、病史资料收集和评估要点。
2. 熟悉神经系统疾病的临床思维方法、护理诊断。
3. 了解神经系统疾病诊治与护理的相关进展。
技能要求：
1. 能对神经系统疾病病人进行正确的体格检查。
2. 具备对神经系统病史资料综合分析的能力。

神经系统是人体最精细、结构和功能最复杂的系统，按解剖结构分为中枢神经系统（脑、脊髓）和周围神经系统（脑神经、脊神经），按其功能又分为躯体神经系统和自主神经系统。神经系统疾病是指神经系统与骨骼肌由血管病变、感染、变性、肿瘤、遗传、中毒、免疫障碍、先天发育异常、营养缺陷和代谢障碍等所致的疾病，神经系统疾病的主要临床表现为运动、感觉和反射障碍，如病变累及大脑时，常出现意识障碍与精神症状。

随着社会环境的变化、生活方式的改变，以及老龄化社会的到来，神经系统疾病发病率逐年升高，已经成为导致人类死亡和残疾的重要原因之一。神经系统疾病的病人多表现为意识障碍、认知障碍、精神障碍、运动障碍、生活不能自理等，病情相对较重。随着现代医学的飞速发展，出现了诸多先进的临床辅助检查方法，如计算机断层扫描、数字减影血管造影（DSA）、磁共振成像、磁共振血管成像、诱发电位和肌电图、24 小时脑电图监测、经颅多普勒、神经和肌肉组织活检等，这些检查不仅有助于准确地诊断，也有助于选择治疗方法。此外，还有更多新的治疗手段，如功能外科立体定向技术、神经导航操作技术、神经内镜技术也大量应用于临床。这些先进的辅助检查和治疗手段使神经系统疾病的抢救成功率明显提高，致残率下降。然而神经科学的发展仍然面临许多严峻的问题，如何开展早期康复干预以减轻致残、提高病人生活质量等，都给护理工作带来很多新的挑战，尤其是在新的医疗环境下，要求"以人为本"的理念体现在护理工作中的方方面面，这些都给神经系统疾病的护理工作提出了更高的要求。不断完善护理体系、灵活运用护理程序、培养科学的临床思维是对临床护士提出的新标准、新定位，需要我们为之共同努力。

　　神经系统疾病的临床表现复杂、多样，病人常见主诉有头痛、眩晕、抽搐、意识障碍、认知障碍、语言障碍、运动障碍等。本堂课主要介绍意识障碍、抽搐、肌无力这三个常见症状，通过病例分析介绍神经系统疾病的重点症状、诊断的基本思路、体格检查，以及相关实验室及辅助检查的评估要点，提出护理诊断，为采取相应护理措施、提高整体护理水平提供依据。

第一节　意识障碍

▶ **病例1**

　　病人：女性，48岁，汉族，已婚已育，无宗教信仰。
　　主诉：头痛伴发热2天余，意识障碍1天。

　　意识是指人体对周围环境及自身的感知能力。意识活动包括觉醒和意识内容两方面，前者是指与睡眠呈周期性交替的清醒状态，后者是指感知、思维、记忆、注意、智力、情感和意志活动等心理过程。意识障碍（disturbance of consciousness）是指人体对周围环境刺激缺乏反应的一种精神状态。意识障碍多由高级神经功能受损所致，可分为觉醒度下降和意识内容改变。觉醒度下降的意识障碍表现为嗜睡、昏睡、昏迷。意识内容改变的表现为意识模糊和谵妄。特殊类型的意识障碍有去皮质综合征、无动性缄默症和植物状态。

　　意识障碍的程度往往可以反映病人的疾病预后。病人入院越早、治疗越及时，相应的发生后遗症及死亡的概率就越低。在病人的治疗护理过程中，及时发现意识障碍是最基本和最重要的护理行为。

一、疾病诊断的基本思路

　　该病人主要症状为意识障碍，表现出昏迷。引起意识障碍的相关疾病有许多，可以从以下方面进行思考。

　　1. 中枢神经系统疾病　颅内感染如各种脑炎、脑膜炎、脑脓肿等；脑血管病变如脑出血、脑栓塞、蛛网膜下腔出血、高血压脑病等；颅脑损伤如脑震荡、颅骨骨折、脑挫裂伤、颅内血肿；颅内占位病变如脑肿瘤；癫痫。

　　2. 内分泌系统紊乱与代谢障碍　甲状腺危象、低血糖昏迷、糖尿病酮症酸中毒、肝性脑病、肺性脑病、尿毒症等。

　　3. 心血管系统疾病　严重休克、心律失常引起阿-斯综合征等。

　　4. 重型感染　败血症、伤寒、中毒性菌痢等。

　　5. 中毒　有机磷农药中毒、一氧化碳中毒、乙醇中毒等。

6.**心因性**　假性意识障碍。

7.**其他**　中暑、触电、溺水等。

二、病史采集

(一)病史采集要点

对于意识障碍的评估主要从如下几方面考虑。

1.**诱因**　发病前是否有外伤、感染、情绪激动等诱因。

2.**临床表现**　包括意识障碍的程度、持续时间、进展状态；有无伴随症状。

3.**意识障碍对病人的影响**　主要包括有无头面部淤血；肢体有无瘫痪；有无口腔炎、角膜炎、结膜炎、角膜溃疡、压力性损伤；有无肌肉萎缩、关节僵硬、肢体畸形；有无排便、排尿失禁；有无头痛、呕吐。

4.**有无与意识障碍相关的疾病史**　既往是否有神经系统病史、症状或家族史。

5.**诊断、治疗及护理经过**　特别注意评估已接受过的诊断学检查和结果，已采用的治疗措施及效果，对陪护人员及家属有无能力照顾病人的情况也要进行评估。

6.**需要重点鉴别的疾病**　与意识障碍相关的疾病如脑出血、脑栓塞、低血糖昏迷、糖尿病酮症酸中毒等，问诊时需要涉及，并加以甄别。

(二)病史采集结果及病史资料分析

病史采集结果

病人家属代诉病人2天前外出散步后突发头部疼痛，疼痛部位为顶部，具体性质不详，无其他不适。后外出工作1天余，当日晚10：00出现恶心、呕吐，为非喷射性，呕吐物为胃内容物，未见咖啡色液体，呕吐8~9次，呕吐后头痛稍好转，伴有发热，具体体温未测。次日凌晨1：30病人呕吐较前好转，后自行休息。家属代诉当天凌晨5：30发现病人无法正常交流，但搀扶后可以行走，随即将其送入当地医院就诊，测体温39℃，12：30病人突发意识丧失，呼之不应，无法站立，未见抽搐、口吐白沫、眼睑上翻等症状，13：00为求进一步诊治收入我院，入院时病人呈昏迷状态，不能言语，给予疼痛刺激时会出现睁眼和肢体过屈。

既往史：平素体健，近一个月来与家人早餐期间皆食用去年制作的米酒，8年前因头部外伤行前额皮瓣植入术；否认糖尿病、高血压、冠心病病史，否认传染病史，无输血史，无药物、食物过敏史，预防接种随当地进行。

个人史：生于原籍，长在原籍；无长期外地居住史；无疫区居住史，无疫水、疫源接触史；无放射物、毒物接触史；无毒品接触史，无吸烟史，长期饮用自酿米酒，且未严格保存，无冶游史。

婚育史：适龄结婚，配偶健康状况良好，育有1子2女。

家族史：否认家族传染病及遗传病史。

【病史资料分析】

1. 发病年龄　脑外伤、蛛网膜下腔出血、颅内感染等，各种年龄段均可发生。脑血栓形成、脑出血等，发病年龄多见于60岁以上。

2. 诱发因素　脑血管病变引起的意识障碍，常因情绪激动等因素诱发，常伴有高血压病史。颅内感染引起的意识障碍，常因感染诱发。颅脑损伤引起的意识障碍，则常因外伤诱发。

3. 意识障碍的临床表现特征　意识障碍的主观判定并不能作出清晰界定，同时，脑损伤后通常合并运动和感觉系统的障碍，更会干扰意识障碍类型的判断，因此，目前临床上一般通过量表评估、影像学评估以及临床症状的改变来判断病人意识障碍及其程度。常用的评估量表包括：格拉斯哥昏迷评分表（Glasgow coma scale，GCS）、格拉斯哥-匹兹堡昏迷评分（Glasgow-Pitts Burgh coma scale，GCSP）、格拉斯哥-列日评分（Glasgow-Liege scale，GLS）、全面无反应量表（full outline of unresponsiveness，FOUR）评分、昏迷恢复量表（coma recovery scale-revised，CRSR）等，其中GCS是意识障碍病人中应用最广泛的评估工具，普遍用于对院前、急诊及住院病人意识状态的评估，且能较好地预测神经功能结局和死亡率，因此，尽早使用GCS有利于判断病人的预后。

（1）格拉斯哥昏迷评分：GCS评分项目包括睁眼反应、运动反应和语言反应3个部分，通过各项目分值所得总分来判断意识障碍程度，见表7-1-1。GCS总分为15分，最低得分为3分，分数越低表示病情越重。通常情况下，GCS总分在8分以上的病人恢复机会较大，8分及以下的病人预后较差。评估中应注意运动反应的刺激部位应以上肢为主，以最佳反应记分。

表 7-1-1　格拉斯哥昏迷评分表

评分项目	反应	得分
睁眼反应	自发性睁眼	4
	言语呼唤时睁眼	3
	疼痛刺激时睁眼	2
	任何刺激无睁眼反应	1
运动反应	按指令动作	6
	对疼痛刺激能定位	5
	对疼痛刺激有肢体退缩反应	4
	疼痛刺激时肢体过屈（去皮层强直）	3
	疼痛刺激时肢体过伸（去大脑强直）	2
	对疼痛刺激无反应	1

续表7-1-1

评分项目	反应	得分
语言反应	能准确回答时间、地点、人物等定向问题	5
	能说话，但不能准确回答时间、地点、人物等定向问题	4
	对答不切题	3
	言语模糊不清，字意难辨	2
	对任何刺激无语言反应	1

（2）意识障碍程度判断指标：除 GCS 量表外，临床还可使用重新建立的意识障碍程度判断指标，进行病人意识障碍程度判断。其指标包括语言刺激、自主运动、定向力、计算力等 11 项指标，涵盖对病人各个层面的评估，见表7-1-2。

表 7-1-2　意识障碍程度判断指标

判断项目	嗜睡	意识模糊	昏睡	浅昏迷	深昏迷
语言刺激	可唤醒	可唤醒	不易唤醒	无反应	无反应
自主运动	有	有	有	无	无
定向力	正确	障碍	不能	不能	不能
计算力	正确	障碍	不能	不能	不能
痛觉试验	明显	迟钝	极迟钝	尚有	无
生理浅反射	正常	正常	尚正常	可存在	消失
生理深反射	正常	尚正常	存在	可存在	消失
病理反射	无	无	一般无	可有	有
瞳孔对光反射	正常	存在	存在	可存在	消失
呼吸、血压	正常	无改变	无明显改变	可有改变	明显改变
大、小便	知道	尚知道	不知道	潴留或失禁	失禁

（3）意识障碍伴随症状或体征：意识障碍的病人往往伴随有不同症状或体征，如出现头痛、血压升高、偏瘫、脑膜刺激征、痫性发作等。医护人员通过观察及时发现临床症状的变化，有助于分析病因，早期救治，见表7-1-3。

表 7-1-3　意识障碍伴发症状或体征的常见病因

伴随症状或体征	可能病因
头痛	脑炎、脑膜炎、蛛网膜下腔出血、脑外伤
痫性发作	脑炎、脑出血、脑外伤、颅内占位病变、低血糖
发热	脑炎、脑膜炎、败血症
体温过低	低血糖、肝性脑病、甲状腺功能减退
视乳头水肿	高血压脑病、颅内占位病变
瞳孔散大	脑疝、脑外伤、乙醇中毒、抗胆碱能与拟交感神经药物中毒
肌震颤	乙醇或镇静药过量、拟交感神经药物中毒
偏瘫	脑梗死、脑出血、脑外伤
脑膜刺激征	脑膜炎、脑炎、蛛网膜下腔出血
肌强直	低钙血症、破伤风、弥漫性脑病
血压升高	脑梗死、脑出血、蛛网膜下腔出血、高血压脑病
心动过缓	甲状腺功能减退、心脏疾患

(三)初步诊断假设及思维提示

该病人无高血压、冠心病病史，无情绪激动诱因，心血管系统疾病可能性较小。病人长期饮用未妥善保存的米酒，不排除急性中毒的可能。病人入院时神志不清，呼之不应，给予疼痛刺激出现睁眼和肢体反应，考虑为意识障碍程度为浅昏迷，同时还伴有头痛、发热、呕吐，应高度怀疑由感染引起的脑膜炎，需要进一步进行体格检查和辅助检查进行鉴别。

(四)心理、社会评估

该病人处于意识障碍，暂无法评估其心理状态，目前主要照顾者是其配偶，应重点评估病人配偶的压力、有无焦虑、对疾病的认知和应对情况等。以了解病人家属的照护负担，以及对疾病的病因和诱因、治疗护理、防治知识及预后的了解程度，同时，评估家庭成员组成、家庭环境及经济状况、家属对病人的关心、支持程度等。该病人采用照顾者负担量表(CBI)进行评估。

心理、社会评估结果

病人配偶健康状况尚可，育有 1 子 2 女。无经济负担。

目前由病人配偶 1 人在医院照顾，无其他家庭及社会照护资源。照顾者感到有较大的照顾压力，且缺乏照护知识和技能，对疾病诊治和护理相关方案和流程等不了解。

CBI 评定：65 分，情感负担较重。

【思维提示】

由于病人出现急性意识障碍，其家属显然对此没有心理准备，对病人所患疾病缺乏了解，且独自一人照顾，提示照护负担较重，需要考虑可能出现照顾者角色紧张的护理问题。

三、体格检查

（一）体格检查要点

对于意识障碍就诊的病人，应进行全面、系统的体格检查，包括感觉功能、运动功能、神经反射等，本病人重点体格检查包括如下 2 个方面。

1. 生命体征　评估生命体征是否异常，体温异常是感染病人首先需要观察的重点。

2. 神经系统相关体征

（1）意识状态：使用 GCS 评分快速评估病人的意识状态。

（2）脑神经检查：对于无法配合的病人重点观察病人瞳孔大小、形态和对光反射。

（3）四肢肌力、肌张力及病理反射：重点评估病人的脑膜刺激征。

（二）体格检查结果

体格检查结果

> T 37.8℃，P 107 次/min，R 33 次/min，BP 122/85 mmHg，SpO_2 98%。发育正常，营养中等，急性病容。神志浅昏迷，GCS 评分 6 分，检查不合作。双侧瞳孔等大、等圆，直径约 3 mm，对光反射迟钝。双侧额纹及鼻唇沟正常，口角不偏。双侧呼吸对称，两肺呼吸音清，未闻及干、湿啰音。心律齐，未闻及病理性杂音。腹部平软，无腹部静脉曲张。颈部抵抗感、克尼格（Kernig）征（−）、布鲁津斯基（Brudzinski）征（−），巴宾斯基（Babinski）征（−）。

【思维提示】

体格检查结果显示病人体温升高，神志浅昏迷，瞳孔对光反射迟钝，颈强直，初步拟诊为化脓性脑膜炎，但应注意和其他颅内感染性疾病及脑出血相鉴别。细菌性脑膜炎：表现为剧烈头痛、颈部发硬、呕吐，血培养可检出致病菌。病毒性脑炎：主要表现为意识障碍、抽搐、精神障碍、偏瘫，脑脊液可检出病毒。脑脓肿：多会出现偏瘫、失语等脑局灶定位症状。颅内寄生虫感染：多有流行病区或食用不洁食物的病史，MRI 检查可能显示相关影像。脑出血：60 岁以上发病，有长期高血压病史，多为情绪激动或活动时发病，伴随头痛、呕吐、偏瘫等表现，头部 CT 可见脑实质高密度灶。因此，需要进一步进行相关实验室检查和影像学检查，以明确诊断、判断病情。

四、实验室及辅助检查

(一)检查项目及目的

1. 血常规　可以直观地反映感染的严重程度,急性期血象出现白细胞升高,以中性粒细胞为主。

2. 腰椎穿刺　是确诊脑膜炎的重要检查方法,有助于指导治疗、护理和判定预后;化脓性脑膜炎病人往往有颅内压力增高,脑脊液变浑浊,脑脊液检查白细胞计数>1000×10^6/L。

3. 头颅 MRI　可评估脑膜炎的严重程度,以及有无侵犯脑实质。发病后可见增厚、强化灶。

4. 其他检查　包括血液生化、凝血功能、心电图等,有利于了解病人的全身状态。

(二)检查结果

实验室及辅助检查结果

1. 血常规　白细胞 21.56×10^9/L↑,中性粒细胞绝对值 20.58×10^9/L↑。

2. 腰穿结果　①脑脊液:淡黄色,压力 190 mmH$_2$O。②脑脊液常规:细胞总数 4040×10^6/L、白细胞 3680×10^6/L、红细胞 360×10^6/L。③脑脊液生化:脑脊液蛋白 1.00 g/L、乳酸 19.0 mmol/L、葡萄糖 0.5 mol/L。

3. 颅脑 MRI　颅脑 MRI 示左额叶异常强化灶、脑膜增厚伴强化:考虑感染性病变所致;左侧中耳+乳突炎症;蝶窦少许炎症;双侧大脑中动脉 M1 段粥样硬化可疑,见图 7-1-1。

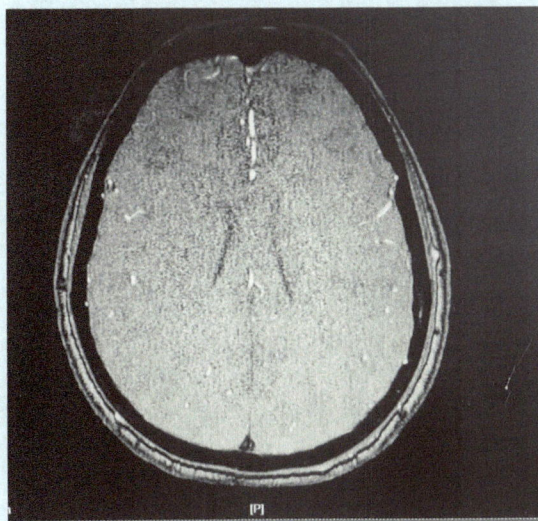

图 7-1-1　头部 MRI 影像图

【思维提示】

48 岁女性，急性起病，因头痛、发热伴意识障碍就诊，血常规结果显示白细胞显著增高，提示病人存在感染。合并意识障碍应高度怀疑颅内感染。脑脊液结果中白细胞增高、葡萄糖显著降低，血常规以中性粒细胞绝对值升高为主，提示应重点考虑为化脓性颅内感染。颅脑 MRI 有局灶增厚，提示可能由感染性病变所致，有助于明确诊断。

五、疾病的临床诊断及处理原则

(一)临床诊断

化脓性脑膜炎。

(二)处理原则

1. *一般治疗*　卧床休息，吸氧，心电监护，血氧饱和度监测，密切观察神志、瞳孔、血压、心率等生命体征。留置导尿管，记录出入水量，维持水电解质平衡。

2. *药物治疗*

(1)抗感染治疗：治疗原则是尽早使用抗生素，初期使用广谱抗生素，待血培养、脑脊液培养等明确病原菌后，根据药敏试验结果选择抗生素。若为多种病原菌混合感染，需联合用药。

(2)激素治疗：可以抑制炎性细胞因子释放，稳定血脑屏障，有助于控制脑水肿和减轻炎症反应。

(3)降温治疗：高热时应及时给予退热药物，减少脑部耗氧。

(4)支持治疗：营养脑神经、护胃、营养支持等。

六、护理诊断

(一)护理诊断基本思路

病人为化脓性脑膜炎，诊断已基本明确，目前病人处于浅昏迷状态，不排除病情加重的可能，需要严密观察病情变化。病人由于意识障碍、卧床状态，生活不能自理，难以进食，也难以保持有效咳嗽、排尿等，可能引起营养不良，以及口腔、呼吸道、泌尿道感染等。发热阶段，体温可能出现波动，或出现其他潜在并发症。另外，本病人的家庭主要照顾者感觉照护压力大，缺乏照护相关知识和技能，对压力性损伤、坠床等潜在危险等认知不够，这些都需要考虑。

(二)护理诊断

1. *急性意识障碍*　与化脓性脑膜炎有关。

2. *体温过高*　与细菌感染有关。

3. *自理能力缺陷*　与意识障碍有关。

4.有皮肤完整性受损的危险　与意识障碍长期卧床有关。

5.有感染的危险　与意识障碍致咳嗽、吞咽反射减弱或消失，以及唾液分泌减少有关。

6.有营养失调的危险/营养失调：低于机体需要量　与意识障碍不能正常进食有关。

7.有受伤的危险　与意识障碍、自我防护能力下降有关。

8.照顾者角色紧张　与照顾者角色负担过重有关。

9.潜在并发症：颅内压增高、脑疝、消化道溃疡、水及电解质平衡紊乱

七、护理查房

(一)病情变化及思维提示

病人入院第4天，神志仍为浅昏迷，持续呼吸机辅助呼吸，听诊双肺呼吸音粗，可闻及痰鸣音。持续发热，予以美罗培南1.0 g，Q4h，静脉滴注抗感染，体温最高至39℃，给予"体外培育牛黄"降温，现体温为37~38℃。痰培养结果显示为多重耐药菌感染，调整抗生素方案，给予多粘菌素B粉针25万U，Q12h，雾化吸入，加用头孢哌酮舒巴坦粉针4 g静脉滴注，Q12h联合抗感染。查凝血功能显示病人D-二聚体浓度高，加用依诺肝素钠注射液抗凝。

病人意识障碍，诊断为化脓性脑膜炎，应密切观察病人体温的变化。给予气管插管后，增加了病人肺部感染的概率，加上听诊闻及痰鸣音，考虑病人出现了肺部感染的并发症，应当相应地给予抗感染对症处理。病人浅昏迷、无法自行排痰，需要注意及时翻身拍背、吸痰、雾化，保持呼吸道通畅，同时注意协助活动肢体，防止深静脉血栓形成。本病人为多重耐药菌感染，医护人员进行诊疗护理时应做好隔离防护。

(二)调整护理诊断

1.体温过高　与感染有关。

2.清理呼吸道无效　与意识障碍、呼吸道内分泌物不能排出有关。

3.潜在并发症：深静脉血栓　与长期卧床有关。

4.有皮肤完整性受损的危险　与长期卧床、局部受压过久有关。

5.营养失调：低于机体需要量　与摄入不足，机体处于高代谢状态需要量增加有关。

(三)护理效果评估

积极抗感染治疗15天，病人病情逐渐好转，目前神志清楚，体温降至正常，可正常排痰，拔除胃管及导尿管，皮肤未出现压力性损伤，营养状况较前改善。

课程思政

平凡英雄—勇于担当的新一代

2021 年 7 月 13 日上午 9：45，中南大学湘雅医学院新校区内，一位邮政工作人员下车后突然头朝下倒地，面部血流不止。病人同行的三位同事被这突如其来的场景吓到，赶紧蹲下查看情况并拨打 120。危急关头，正逢湘雅护理学院 2020 级几名研究生路过，见此危急情况，她们毫不犹豫地投入现场急救。首先对病人进行了评估，发现病人意识障碍、面色发绀、瞳孔放大、心跳和呼吸已停止。她们当机立断，马上开始对病人进行心肺复苏，经过紧张而及时的抢救，病人复苏成功，随即被转运至中南大学湘雅三医院急诊科进行进一步的治疗，最后救治成功并康复出院。

年轻的医学生心怀仁爱之心，受过专业的培训，用自己所学守护生命健康，诠释了勇于担当的精神内涵，值得学习。

循证支持

意识障碍病人的评估是一个复杂的过程，美国神经病学学会、美国康复医学会、国家残疾独立生活和康复研究所共同颁布的循证指南对成人长期意识障碍病人的照护做了相应推荐意见（表 7-1-4）。

表 7-1-4　成人长期意识障碍病人照护推荐意见及证据等级

编号	推荐意见及证据等级
	诊断
1	应将病情较稳定的长期意识障碍病人转诊到经过专业培训的、多学科康复团队组成的环境中，以优化诊断评估、预后和管理，使其得到有效的医疗监测和康复护理（B 级）
2a	应使用已被证实有效的、可靠的标准化神经行为评估方法（如 ACRM 推荐的方法），以提高诊断的准确性（B 级，基于结果的重要性和方法的可行性）
2b	为减少脑损伤后长期意识障碍病人的误诊的发生，应根据病人的临床情况进行一系列标准化的神经行为评估（B 级，基于可信度、可行性和成本效益）
2c	当观察到（或怀疑）觉醒减弱时，医生应在进行评估意识水平之前，尝试提高觉醒水平（B 级，基于结果的重要性）
2d	医生应该在确定最终诊断之前，识别和治疗可能影响长期意识障碍准确诊断的疾病（B 级，基于可行性和成本）
2e	在进行了一系列的神经行为评估，但仍不能明确意识障碍的诊断时，医生可使用功能性神经成像或电生理学研究的多模态评估来评估神经行为以确定的意识障碍（C 级基于利与害评估、可行性、成本相对于收益）

续表 7-1-4

编号	推荐意见及证据等级
2f	在一些情况下,临床检查显示病人没有意识行为,但功能性神经成像或电生理测试表明病人有可能有意识。此时可经常进行神经行为评估,以识别是否恢复意识或有恢复意识的迹象。此时如果决定减少康复治疗的强度,可能会延误这类病人接受积极的康复管理(C 级,基于可行性及病人偏好)
	预后
3	在伤后 28 天内,与长期意识障碍病人的照顾者讨论预后时,医生应避免暗示这些病人普遍预后不良(A 级)
4	在对长期意识障碍病人实施照护时,医护人员应进行一系列标准化行为评估,以确定对建立预后至关重要的康复轨迹(B 级)
5	创伤后 VS/UWS:医生应在创伤后 2~3 个月进行残疾等级量表评分(B 级),或脑诱发电位 P300(C 级,基于可行性)或脑电图反应(C 级,基于可行性),以协助评估外伤性 VS/UWS 病人伤后 12 个月意识恢复的预后 对于创伤性 VS/UWS 病人,医生应在损伤后 6~8 周进行 MRI 检查,以评估胼胝体损伤、背外侧上脑干损伤或放射状冠状损伤,以帮助预测伤后 12 个月后持续性植物状态是否仍存在(B 级) 伤后 1~2 个月,医生对病人应该进行 SPE-CT 扫描,以帮助预测关于伤后 12 个月意识及身体功能的恢复程度(B 级) 医生可通过 MRI 检查病人在听到一个熟悉的声音呼叫病人的姓名是否存在的更高水平的听觉皮层是否活跃,来协助预测伤后 1~60 个月的病人 12 个月后的恢复情况
6	非创伤性、缺氧后 VS/UWS:医生应使用昏迷恢复量表进行评估(B 级),并可评估体感诱发电位(C 级,基于可行性),以协助预测病人伤后 24 个月意识恢复的预后

第二节　抽搐与惊厥

病例 2

病人:男性,38 岁,工人,初中文化,已婚。

主诉:反复肢体抽搐伴发作性意识丧失 4 年。

抽搐与惊厥均属于不随意运动,是神经科常见的临床症状。抽搐是指全身或局部骨骼肌非自主的抽动或强烈收缩,常可引起关节的运动和强直。当肌群收缩表现为强直性和阵挛性时,称为惊厥,一般为全身性、对称性,伴有或不伴有意识丧失。

一、疾病诊断基本思路

该病人的主要症状为抽搐,引起抽搐的相关疾病较多,需要思考和理顺。基于病因学思路,构建抽搐的相关疾病诊断思路。

1. **中枢神经系统疾病**　癫痫；颅内感染如各种脑炎、脑膜炎、脑脓肿等；脑血管病变如脑出血、蛛网膜下腔出血等；颅脑损伤如脑挫裂伤、产伤；颅内占位病变如脑肿瘤；颅内寄生虫病如脑血吸虫病、脑性疟疾等。

2. **内分泌系统紊乱与代谢障碍**　低血糖、低血钙、子痫等。

3. **心血管系统疾病**　阿-斯综合征等。

4. **消化系统疾病**　肝性脑病等。

5. **骨骼肌肉疾病**　各种炎症所致的骨骼肌肉疾病。

6. **结缔组织疾病**　狼疮脑病等。

7. **心因性**　癔症。

8. **外源性因素**　中毒、中暑、触电、溺水等。

二、病史采集

(一)病史采集要点

本病人主要症状是抽搐，对于抽搐的评估主要从以下几个方面考虑。

1. **病因与诱因**　有无抽搐相关的神经系统疾病及相关用药史；有无情绪波动、环境因素刺激、高热、失眠、饥饿、饮酒、停药等诱发抽搐的相关因素。

2. **抽搐发作的特点**　抽搐发作的频率、持续和间隔时间，抽搐是全身性还是局限性，性质是持续强直还是间歇阵挛性，发作时的意识状态，有无血压增高、脑膜刺激征、剧烈头痛、意识丧失等提示危重急症的伴随症状与体征。

3. **抽搐对病人的影响**　有无跌伤、咬伤等意外发生，有无全身无力、肌肉酸痛、精神异常等发作后反应，持续发作者应注意有无高热，同时还应注意病人亲属是否存在应对无效的情况。

4. **诊断、治疗及护理经过**　应注意已接受的诊断性检查及结果，以及已采用的治疗或护理措施及效果。

5. **需要重点鉴别的疾病**　与抽搐相关的疾病如癫痫、破伤风、颅内感染、癔症等，问诊时需要涉及，并加以甄别。

(二)病史采集结果及病史资料分析

病史采集结果

病人4年前无明显诱因下开始出现发作性肢体抽搐，以左上肢为主，伴突发意识丧失和正在进行的动作中断，呼之不应，持续5~10分钟，发作结束后立即清醒，对发作全无记忆，无跌倒、口吐白沫、大小便失禁等，可继续先前活动，每月发作1~2次。自发病以来长期服用"丙戊酸钠片，托吡酯片"，病人自觉病情无明显好转，目前发作频繁，每周发作3~4次，为求进一步诊治遂于我院就诊。

既往史：曾于10年前因"烧伤"于当地医院住院就诊，治疗期间出现"脑出血"；病人为足月顺产，无产伤、窒息、缺氧病史；无家族史。

【病史资料分析】

1. 发病年龄　婴幼儿抽搐多见于呼吸道或肠道感染、脑膜炎等所致高热引起；中青年抽搐多见于癫痫、癔症、中毒；老年抽搐多见于脑血管病、颅脑外伤、高血压、感染或神经系统变性疾病。

2. 诱发与缓解因素　癫痫发作多无明显诱因，发作几分钟后可自行缓解；癔症常因精神紧张、情绪激动、压力过大等外界刺激诱发抽搐，给予吸氧、心理暗示后，抽搐可逐步恢复正常；婴幼儿惊厥多与感染高热有关，积极控制感染、降温处理后可缓解。

3. 抽搐的临床表现

(1)全身性抽搐：以全身性骨骼肌痉挛为主要表现。癫痫大发作表现为意识突然丧失，全身肌肉强直，呼吸暂停，继而四肢阵挛性抽搐，呼吸不规则，排尿、排便失禁。发作时眼球上翻、瞳孔散大，对光反射迟钝或消失，病理反射阳性，心率增快，血压升高，出汗、唾液和支气管分泌物增多。发作半分钟左右自行停止，也可反复发作甚至持续发作。发作停止后不久意识恢复，醒后有头痛、乏力、肌肉酸痛等症状。由破伤风引起者表现为持续性的强直性抽搐，伴肌肉剧烈疼痛。由癔症引起者，发作方式不固定，时间较长，无大、小便失禁和舌咬伤等症状。

(2)局限性抽搐：以身体某一局部肌肉收缩为主要表现，多见于手足、口角、眼睑等部位。低钙血症所致手足抽搐症发作时，腕及手掌指关节屈曲，指间关节伸直，拇指内收，呈"助产士手"，或踝关节伸直，足趾跖屈，足呈弓状，似"芭蕾舞足"。

(3)伴随症状和体征：临床就诊的抽搐病人往往伴随有不同症状或体征，如出现发热、血压升高、意识障碍等，医护人员应结合伴随症状和体征，具体分析可能的病因，为病人正确的救治(表7-2-1)。

表7-2-1　伴发不同症状和体征抽搐的常见病因

伴随症状或体征	可能病因
发热	感染性疾病，如脑炎、脑脓肿、败血症、破伤风等
意识障碍	癫痫大发作、重症颅脑疾病等
发作前有先兆症状	低血糖、缺血性脑病、僵人综合征等
心音及脉搏消失，血压下降	心源性抽搐
伴门脉高压表现，肝功能异常	肝性脑病
伴手足抽搐、低钙击面征或低钙束臂征阳性	低钙血症、低镁血症等
伴血压增高	高血压脑病、尿毒症、子痫、颅内高压等

(三)初步诊断假设及思维提示

病人为38岁男性，有引起癫痫的危险因素，有脑出血及抽搐病史。症状特点主要为四肢抽搐，伴有意识障碍，每次持续 5~10 分钟，符合癫痫抽搐的发作类型及持续时间；伴突发意识丧失和正在进行的动作中断，呼之不应，发作结束后立即清醒，对发作全无记忆，符合癫痫抽搐的伴随症状；病人长期服用抗痫药物无明显好转，可能为大脑存在病灶；病人出生时无产伤、窒息、缺氧病史可排除缺血缺氧性脑病，所以首先考虑为癫痫。

此外，癔症的临床表现与癫痫有类似之处，也需要考虑，但癔症发作时没有意识障碍，发作时间长，应注意鉴别。

（四）心理、社会评估

相关研究认为，癫痫发作本身具有不可预知性特点，给病人造成了发作担忧、恐惧，在社会活动中出现癫痫发作造成的窘迫；从社会层面来看，公众对癫痫知识了解不足，常将癫痫认为是精神疾病或者是对罪恶行为的补偿，这限制了癫痫病人参与正常社交活动，导致病耻感的发生。有研究表明，癫痫病人的病耻感经抑郁介导可影响生态学执行功能。伴发抑郁的癫痫病人病耻感更明显、执行功能损害更加严重。癫痫和抑郁是两种不同的神经系统疾病，但癫痫合并抑郁时两种疾病在同一个体的共同存在，二者之间的关系是双向的。一方面，严重的、难治性、反复发作的癫痫更加容易伴发抑郁，抑郁能够提高癫痫的致残、致死率，形成恶性循环；另一方面，良好的抑郁控制手段，能够促进癫痫的治愈，而且，良好的癫痫治愈率又能降低抑郁的发病率与患病率。再者，癫痫长期反复发作可导致脑部组织结构改变，从而影响病人的认知功能，且病人服药不规律也会增加认知功能下降的风险。某些抗癫痫药物可能会导致抑郁的发生，从而促成了某些难治性癫痫的存在。此外，癫痫伴发抑郁的过程中，社会支持、对疾病的认知等均表现出一定的关联性，良好的疾病认识和社会支持对于癫痫共患抑郁的诊断和治疗具有积极作用。

基于以上原因，下一步采用相关评估工具，评估病人的心理、认知状况。①采用 Kilifi 癫痫病人羞感量表（the kilifi stigma scale for epilepsy，KSSE）对病人的病耻感进行评估。②采用医院焦虑抑郁量表（hospital anxiety and depression scale，HADS）对病人的心理健康状况进行评估。③采用简易精神状态量表（mini-mental state examination，MMSE）对病人的认知功能进行评估。

心理、社会评估结果

该病人 10 年前因烧伤伴脑出血后辞去原来的工作，靠做临时工维持生计。因皮肤大面积烧伤后留下瘢痕，害怕与人相处，尤其 4 年前出现抽搐的症状后，自觉周围的人用异样眼光看他，害怕疾病发作时会引来周围人的嘲笑。经济状况较差，生活拮据，时常自行停药。夫妻关系欠佳。

一般情况：年貌相符，衣着整洁，在家属陪同下步行入院，意识清晰，时间、地点、人物定向力可，接触交谈被动合作，语速、音量、语量中等，自知力完整，能主动讲述自己病情。

　　认知活动：否认有错觉、幻觉及感知综合障碍。无思维内容及思维形式障碍，注意力尚集中，记忆力及智能粗测正常。

　　情感反应：情感反应协调，情绪明显低落，自诉情绪差，感受不到快乐，常感烦躁，能感觉到被人歧视，不想外出，不想见外人，否认既往有持续存在的情绪高涨史。

　　意志行为活动：意志活动减退，兴趣下降，不愿与人交流，日常生活能自理，否认存在自伤、自杀及冲动伤人毁物行为。

　　KSSE 评定：病耻感得分 18 分，病人病耻感处于中等水平。

　　HADS 评定：焦虑得分 14 分，抑郁得分 13 分，病人存在中度的焦虑和抑郁。

　　MMSE 评定：得分 22 分，病人存在轻度认知功能障碍。

【思维提示】

　　癫痫具有突发性、一过性和复发性特点，症状的复发不仅使癫痫病人长期忍受躯体痛苦，而且倍受精神心理折磨，严重影响病人的生活质量。该病人患癫痫 4 年，长期服药，但疾病仍控制不佳，出现病耻感等不良心理。另外，病人文化水平有限，对于疾病缺乏正确的认知，对于坚持治疗持消极态度。加之，家庭经济状况不好，给病人造成了一定的压力，病人的情绪更加低落。评估中发现病人平素性格内向，不外出也不与人交流，加上缺少亲人的陪伴，可利用的社会资源匮乏，这些都会让病人产生不良情绪，需要护理人员重视。

三、体格检查

（一）体格检查要点

　　癫痫病人平时一般无明显异常体征。癫痫临床表现虽呈多样性，但都具有如下共同特征：①发作性，即症状突然发生，持续一段时间后迅速恢复，间歇期正常。②短暂性，即发作持续时间非常短，通常为数秒钟或数分钟，除癫痫持续状态外，很少超过半小时。③重复性，即第一次发作后，经过不同间隔时间会有第二次或更多次的发作。④刻板性，指每次癫痫发作时，其临床表现可有表情焦虑、情绪紧张、皮肤出冷汗、心率增快、血压升高等。由于病人发作时大多数有意识障碍，难以描述发作情形，故应详尽询问病人的亲属或目击者。该病人重点体格检查包括生命体征、全身一般状况、神经系统检查。

（二）体格检查结果

体格检查结果

　　T 36.6℃，P 87 次/min，R 22 次/min，BP 138/80 mmHg，神志清楚，淡漠，对答基本切题，皮肤、黏膜无黄染。头部无外伤、无血肿，颈软，双侧瞳孔等圆等大，直径 2 mm，对光反射灵敏，两侧鼻唇沟对称，伸舌居中。双肺呼吸音清，未闻及干、湿啰音，心率 87 次/min，律齐，腹部检查未见异常。四肢肌力均为 5 级，肌张力正常，两侧 Babinski 征、Kernig 征及 Brudzinski 征均阴性。

【思维提示】

病人生命体征正常，头部无损伤，脑膜刺激征阴性，无相关疾病史，提示脑外伤、脑血管病和脑瘤的可能性较小。心脏体格检查正常，心源性疾病的可能性小；神经反射存在，无失语或偏瘫，肌力及肌张力正常，无舌咬伤，结合抽搐的性质，考虑原发性癫痫的可能性大，需要进一步进行相关的实验室及辅助检查，以明确诊断、判断病情。

四、实验室及辅助检查

（一）检查项目及目的

1. 脑电图（EEG）　EEG 是诊断癫痫最重要的辅助检查方法，对发作性症状的诊断有很大价值，有助于明确癫痫的诊断及分型。近年来广泛应用的 24 小时长程脑电监测和视频脑电图（video-EEG）使发现病样放电的可能性大为提高，后者可同步监测、记录病人发作情况及相应脑电图改变，可明确发作性症状与脑电图变化间的关系。

2. 血药浓度　了解抗癫痫药物的血药浓度是否达到有效浓度。

3. 血常规、尿常规、大便常规　明确是否有贫血、感染、白细胞减少、血小板异常等情况。

4. 血电解质　检查是否存在低钙、低钾等电解质紊乱等情况。

5. 肝肾功能　了解有无药物引起的肝、肾功能损害。

6. 血糖血脂　了解是否有其他相关疾病及合并症。

7. 脑脊液　必要时行腰穿取脑脊液检查是否存在颅内感染。

8. 头颅 CT、MRI　明确是否有脑的结构性改变等引发癫痫的病因。

（二）检查结果

实验室及辅助检查结果

1. 头颅 MRI 平扫＋皮层功能成像　左侧额叶脑软化灶伴局部脑萎缩、继发灶周胶质增生；双侧内侧颞叶萎缩，MTA 左侧＝3 分，右侧＝2 分，海马硬化可能；脑内散在缺血、变性灶，见图 7-2-1。

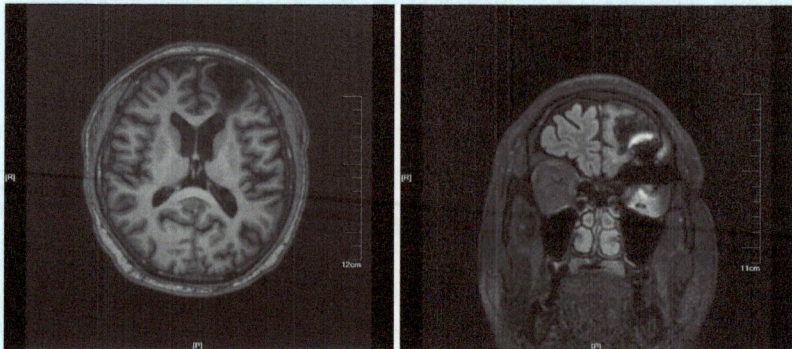

图 7-2-1　头颅 MRI 影像图

2. **血常规、肾功能、电解质、肌酶、血糖**　均未见异常。

3. **长程脑电监测**　提示双侧额后中央顶颞区散在不典型痫样放电，局灶起源，额后(运动前区)左侧可能性大，见图7-2-2。

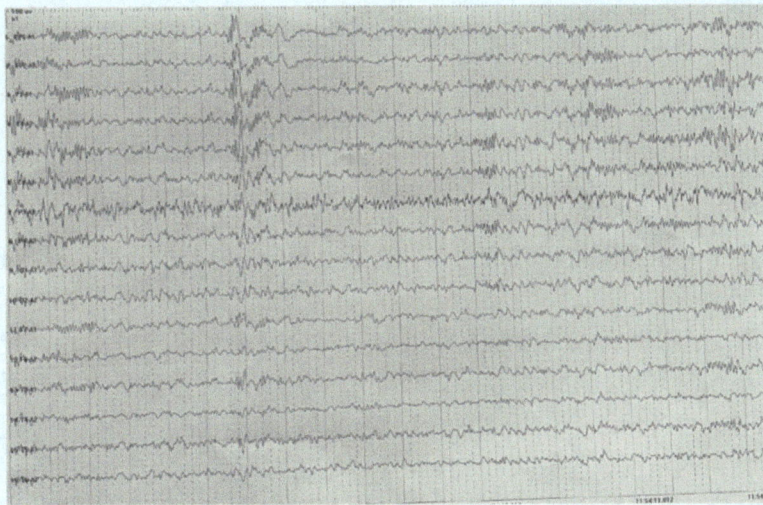

图7-2-2　脑电图

【思维提示】

重要的检查结果有两项：①头部 CT+MR 显示左额叶病灶；②长程脑电监测显示存在不典型痫样放电。结合病人基本情况，抽搐发生的诱因、性质、部位、持续时间、伴随症状和体格检查结果，考虑为额叶癫痫。脑电图上痫样放电为诊断癫痫的金标准，还可将其与癔症性抽搐相鉴别，见表7-2-2。

表7-2-2　癫痫与癔症性抽搐的鉴别

鉴别项目	癫痫	癔症性抽搐
诱因	多无	有精神刺激
发作前先兆	可有	无
起病急缓	突然	相对较缓
发作场所	不定	人多的环境
意识障碍	有	无
发作持续时间	数秒或数分钟	不定
跌倒损伤	有	无
瞳孔	散大	无变化
面色	苍白或发绀	较红
舌咬伤	常有	无
脑电图	异常	正常

五、疾病的临床诊断及处理原则

（一）临床诊断

1. 额叶癫痫
2. 脑出血后遗症期

（二）处理原则

1. 一般治疗

（1）卧床休息，减少刺激，注意环境安全，防止病人跌倒、受伤。

（2）癫痫发作时注意保持呼吸道通畅，给予吸氧、心电监护、建立静脉通道。

2. 药物治疗

（1）抗痫治疗：根据病人的癫痫发作类型与综合征类型来合理选用药物。药物治疗从单一药物、小剂量开始，逐渐加量。如果使用一种一线药物达最大可耐受剂量后仍不能控制病情发作，可考虑联合使用多种药治疗，但一般不超过 3 种。治疗过程中应按时服药、监测药物血药浓度，药物减量、停药应严格遵医嘱。

（2）镇静治疗：癫痫发作时可应用镇静药物控制发作，常用地西泮静脉注射。

（3）脑保护治疗：给予脱水药、激素类药物等，防治脑水肿、保护脑细胞。

3. 手术治疗　如经过系统的抗癫痫药物治疗无效，或出现严重不良反应者应考虑手术治疗，可行迷走神经刺激术或癫痫病变切除术。

六、护理诊断

（一）护理诊断基本思路

该病人有脑出血史，现在是脑出血后遗症期，且病人精神压力大，这可能是引发抽搐的主要原因，抽搐时会产生许多安全问题，给病人造成其他伤害，因此，必须优先考虑并高度重视。同时，该病人从 4 年前发作癫痫，但此期间并未规律服药，显示出对于疾病治疗的重要性缺乏正确的认知。病人担心别人会因为该病歧视他，导致病人出现中等程度的病耻感，加上该病反复发作，病人难以与人进行正常的交往，势必给病人心理造成很大的心理压力，心理状态表现及检查结果也显示出轻度焦虑、抑郁症状。此外，由于疾病反复发作，持续时间较长，加之有脑出血病史，病人出现轻度的认知障碍，需要给予病人足够的关注，尽量去除病因及诱因，减少癫痫发作对脑部神经元的损害，这些都是当下需要为病人解决的护理问题。对于癫痫病人来说，发作时存在着许多潜在的危险，即发生严重的并发症，也必须考虑。

（二）护理诊断

1. 有窒息的危险　与癫痫发作时意识丧失、喉痉挛、口腔及气道分泌物增多有关。
2. 急性意识障碍　与癫痫发作有关。

3. 有受伤的危险 与癫痫发作时意识突然丧失、判断力失常有关。

4. 知识缺乏：缺乏坚持长期、正确服药的相关知识

5. 自我形象紊乱 与癫痫发作、病耻感有关。

6. 焦虑 与癫痫反复发作、社交障碍有关。

七、护理查房

(一)病情变化及思维提示

该病人使用抗癫痫药物，但病情控制差，经检查发现颅内额叶出现病变，入院后完善相关术前检查，在全麻下行额叶病灶切除术。术后第 3 天，查看病人神志嗜睡，双侧瞳孔等大等圆，直径 2 mm，对光反射灵敏。头部敷料干燥，硬膜外引流管通畅，引出血性液体 200 mL。病人昨日开始有发热，体温为 37.5~38.9℃，抽血查 C 反应蛋白 141.55 mg/L，中性粒细胞 8.86×10⁹/L，给予美罗培南联合万古霉素抗感染，布洛芬降温治疗。继续给予营养支持治疗，密切监测体温。

卡马西平、丙戊酸钠等抗癫痫药物可引起血小板减少，影响凝血机制。癫痫病灶切除术可挫伤脑组织，引起颅内出血、蛛网膜下腔积血、无菌性脑膜炎等。因此在术后应保持引流管通畅，常规给予抗生素治疗，并密切监测体温，若出现高热持续不退的状况，应及时复查脑脊液并及时抗感染降温，以免导致病人发生休克。

(二)调整护理诊断

1. 体温过高 与术后坏死组织吸收/感染有关。

2. 营养失调：低于机体需要量 与手术和发热消耗大量能量有关。

3. 自理缺陷 与病人手术后卧床有关。

4. 潜在并发症：颅内出血

5. 有皮肤完整性受损的危险 与术后病人长期卧床以及发热导致皮肤潮湿有关。

(三)护理效果评估

病人住院 8 天，未出现抽搐症状，目前体温正常，神志清楚，未出现出血及其他并发症，伤口敷料干燥，营养状况较前有所改善，可自行下床活动，拟出院，并做出院指导。

第三节 肌无力

病例3

病人，女性，35 岁，汉族，高中文化，离异，医疗保险：城镇居民医保。

主诉：突发右侧肢体乏力 3 小时。

肌力下降是随意运动功能的减低或丧失，指主动运动时肌肉的力量、幅度和速度降

低。当肌力下降或丧失，导致随意运动功能障碍，称之为瘫痪。瘫痪可分为神经源性、神经肌肉接头性及肌源性等类型。神经源性瘫痪按病变部位和性质可分为上运动神经元性瘫痪和下运动神经元性瘫痪；按瘫痪的形式可分为单瘫、偏瘫、交叉性瘫、四肢瘫、截瘫等；按瘫痪程度可分为完全性瘫痪和不完全性瘫痪。瘫痪引起的肢体运动障碍是神经系统最常见的症状之一，细致、准确的评估有助于疾病的诊断，预防并发症，保证安全，促进康复，提高病人的生活质量。

一、疾病诊断的基本思路

该病人主要表现为单侧肢体无力症状。引起单侧肌无力的相关疾病有许多，凡皮层运动投射区和上运动神经元径路、脊髓损害，均可引起肌力下降。可基于病因学思路，构建瘫痪的相关疾病诊断。

1. 颅内疾病　颅内感染如各种脑炎、脑膜炎、脑脓肿等；脑血管病变如脑出血、脑栓塞、蛛网膜下腔出血等；颅脑损伤如硬膜下血肿、硬膜外血肿、脑挫裂伤等；颅内占位病变如脑肿瘤。

2. 脊髓疾病　脊髓肿瘤、脊髓损伤、脊髓灰质炎等。

3. 周围神经疾病　外周神经炎、多发性硬化、吉兰-巴雷综合征等。

4. 胸部疾病　胸主动脉瘤等。

5. 内分泌及代谢障碍性疾病　糖尿病、维生素 B_{12} 缺乏症等。

6. 血液系统疾病　血卟啉病、大细胞性贫血。

7. 中毒　有机磷农药中毒、一氧化碳中毒、乙醇中毒等。

8. 心因性　癔症性瘫痪等。

二、病史采集

(一)病史采集要点

该病人主要症状是肌无力，主要表现为一侧肢体乏力，对于病人的评估主要从以下几个方面考虑。

1. 病因与诱因　有无肌力减弱史、神经系统疾病及相关用药史；有无高血压、心脏病、糖尿病、高脂血症、痛风、吸烟、手术、妊娠等诱因。

2. 肌无力的发作特点　肌无力的形式、程度及伴发症状，有无抽搐、头痛、恶心、意识障碍等。检查肌肉的外形及体积有无萎缩、肥大及其部位、范围分布。对于症状的评估可通过视觉观察法进行评估。

3. 肌无力对病人的影响　观察病人卧、坐、立和行走的姿势、步态，评估其协调与平衡能力，预测可能发生跌倒、压力性损伤的危险性。评估病人的日常生活能力，对饮食、活动、睡眠情况是否造成影响，考虑是否需要协助、辅助或支持。了解病人情绪状态，有无焦虑、恐惧，家庭及社会因素对病人产生的影响。

4. 诊断、治疗及护理经过　特别注意观察病人的状态及言语表达是否清楚，进一步分析、检查发病原因。

5. 需要重点鉴别的疾病　与瘫痪相关的疾病如脑出血、脑梗死、脑肿瘤等。问诊应涉及，并加以甄别。

(二)病史采集结果及病史资料分析

病史采集结果

病人3小时前行走时无明显诱因突发右侧肢体无力，伴头痛，头痛为持续性胀痛，步态不稳，言语含糊，不伴有呕吐、抽搐等其他不适。当天下午1:00，病人由120救护车送至急诊就诊。患病以来，病人精神状态欠佳，食欲睡眠差，大、小便无异常，体重无明显变化。

既往史：有"高血压"病史15年，最高血压130/100 mmHg，规律服用"缬沙坦胶囊、替米沙坦胶囊、酒石酸美托洛尔片"控制血压，血压控制尚可，病人于2009年因妊娠高血压综合征行剖宫产，于2017年2月10日行子宫下段剖宫产(再次)+盆腔粘连松解+双侧输卵管结扎术。否认糖尿病、冠心病等重大疾病史，否认肝炎、结核、伤寒等传染病史，无外伤史，有输血史，无药物、食物过敏史，预防接种随当地进行。

【病史资料分析】

1. 诱发因素　瘫痪常见于神经系统疾病，如脑出血、脑动脉血栓形成、脑梗死、脑肿瘤等。有高血压、心脏病病史，近期妊娠、手术，情绪激动或体力活动时突然发病，迅速出现头痛、呕吐等颅内压升高的症状及偏瘫等局灶性神经功能缺损的症状。

2. 临床表现特征

(1)肌无力/瘫痪形式的判断。

单瘫：单个肢体的运动不能或运动无力，多为一侧上肢或一侧下肢。多见于大脑病变、脊髓灰质炎。

偏瘫：一侧面部或肢体瘫痪，常伴有瘫痪侧肌张力增高、腱反射亢进和病理征阳性等体征。常伴有同侧脑神经损害，多见于脑出血、脑血栓形成、脑栓塞、脑肿瘤等。

交叉性瘫痪：指病变侧脑神经损害和对侧肢体瘫痪，多见于脑干病变。

截瘫：双下肢瘫痪称截瘫，多见于脊髓外伤、炎症等所致脊髓横贯性损伤。

四肢瘫痪：四肢不能运动或肌力减退。多见于高颈髓病变和周围神经病变。

(2)肌力评估：肌力是指肌肉运动时的最大收缩力。肌力的评估、记录采用0~5级的6级分级法。肌力0级者称为完全瘫痪，肌力1~4级者称为不完全瘫痪。检查时，嘱病人用力做肢体伸屈动作，检查者分别从相反的方向给予阻力，测试病人对阻力的克服力量，注意两侧肢体的对比。

0级：完全瘫痪，测不到肌肉收缩。

1级：仅见肌肉收缩，但无肢体运动。

2级：肢体能在床上水平移动，但不能抬离床面。

3级：肢体能抬离床面，但不能抵抗阻力。

4级：能做抗阻力动作，但较不完全。

5 级：正常肌力。

3. 肌无力对病人的影响 对病人协调与平衡能力、日常生活活动能力进行评估。

（1）跌倒风险评估：肌无力病人是跌倒/坠床的高危人群。在治疗期间发生跌倒/坠床等事件，不仅影响病人的身心健康和生活自理能力，而且增加病人的痛苦及经济负担，因此，针对病人进行预防跌倒/坠床的评估、干预以及动态的评估显得非常重要。目前国内外跌倒/坠床风险评估工具包括：St Thomas 风险评估工具、Morse 跌倒评估量表、Berg 平衡量表，Hendrich 模型等。临床使用最广泛的是 Morse 跌倒评估量表。

（2）日常生活活动能力评估：肌无力病人由于肢体运动功能障碍，难以完成照顾自己衣、食、住、行等基本日常生活活动，需要对此进行评估。

（三）初步诊断假设及思维提示

病人为青年女性，有高血压病史，近期睡眠不好，精神状态欠佳。症状特点：行走时突发右侧肢体无力，伴头痛、步态不稳、吐词含糊等，优先考虑脑血管病。颅内感染性及肿瘤疾病所致肢体无力一般不会呈突发性，心因性一般有重大精神刺激等。

（四）心理、社会评估

任何原因导致的瘫痪，都会使病人丧失部分或者全部生活自理能力，从而产生较重的心理负担，常常引起焦虑、抑郁、悲观等情绪，影响疾病康复。对该病人重点评估其疾病自我感受负担，有无抑郁、焦虑及应对情况等，采用自我感受负担量表（self-perceived burden scale，SBPS）对病人的自我感受负担进行评估。采用抑郁自评量表（self-rating depression scale，SDS）、焦虑自评量表（self-rating anxiety scale，SAS）对病人的主观感受及焦虑状态及其轻重程度进行测量。

心理、社会评估结果

该病人性格较内向，自去年离异后独自抚养两个孩子，家境一般，白天工作，晚上做兼职，感到工作和生活压力较大，有时出现烦躁情绪。

一般情况：在家属陪同下步行入院，年貌相符，衣着整洁，意识清晰，时间、地点、人物定向力准确，接触交谈被动合作，自知力完整，主动求治。

认知活动：否认错觉、幻觉及感知综合障碍。注意力集中，记忆力及智能正常。

情感反应：情感反应协调，情绪低落，自感不开心，乏力不想动，有多方面的担心。既往有持续存在的情感高涨史。

意志行为活动：意志行为活动正常，日常生活自理，睡眠较差，觉得自己心理状况差，看不到生活的希望，否认存在自伤、自杀及冲动伤人毁物行为。

SBPS 评定：得分 36 分，表明病人有中度自我感受负担。

SDS 评定：得分 58，为轻度抑郁。

SAS 评定：焦虑程度得分 48 分，无焦虑症状。

【思维提示】

35 岁的女性病人，在离异之后一人抚养两个孩子，家庭经济状况不太好，生活压力很大，评估结果显示有明显的自我感受负担。压力源持续存在，加之工作辛苦，这会使得病人产生不良情绪。这些负性情绪可能会影响病人治疗和康复效果，需要引起护理人员高度重视。

三、体格检查

(一)体格检查要点

根据病人的临床表现特征，需要重点评估其生命体征，有无意识障碍、发热等；检查脑神经功能、感觉功能、运动功能、神经反射，评估有无病理反射及脑膜刺激征，以鉴别颅内感染、脑血管疾病、脊髓疾病或周围神经病变等。

(二)体格检查结果

体格检查结果

T 37.0℃，P 86 次/min，R 19 次/min，BP 178/115 mmHg。

神志清楚，言语吐词含糊，双侧瞳孔等大等圆，直径约 3 mm，对光反射灵敏，双眼活动可，双侧鼻唇沟对称，口角不偏，伸舌居中，颈软。心界叩诊未扩大，心率 86 次/min，律齐，未闻及杂音，双肺呼吸音清，未闻及明显干、湿啰音，腹部平软，无压痛及反跳痛。

神经系统检查，意识清楚。肌肉无萎缩，右侧上肢肌力 2 级、下肢肌力 2 级，左侧上、下肢肌力均为 5 级，四肢肌张力正常，四肢深、浅感觉正常，双侧腱反射存在。Kernig 征(-)、Brudzinski 征(-)、Babinski 征(-)，步态无法检查。

【思维提示】

病人无发热、无脑膜刺激征体征，意识清楚，可基本排除颅内感染；表现一侧肢体肌力下降，而非截瘫，且四肢深、浅感觉正常，考虑脊髓病变可能性小。主要体征为单侧肢体肌力下降，结合发病时伴有头痛、言语模糊，考虑病变部位为颅内中枢神经系统。病人急性起病，既往有"高血压"病史，需要考虑脑出血或脑梗死的可能，但病人为青年女性，无明显诱因发病，且发病时无呕吐、抽搐，无意识障碍，脑出血待排除。需要进一步进行相关实验室及辅助检查，以明确诊断、判断病情。

四、实验室及辅助检查

(一)检查项目及目的

与病人及家属沟通，指出需要进行的检查项目及必要性。

1. 头颅 CT　有助于脑血管疾病诊断。脑出血病人 CT 扫描出现边界清楚的高密度影像，脑梗死为低密度病灶。

2. 头颅 MRI 可进一步明确梗死灶部位以及病灶分布是否符合血管分布。DWI 和 PWI 对急性缺血早期诊断和血流灌注评估有重要价值。

3. 其他检查 包括血常规、血生化、凝血功能、心电图等，有利于了解病人的全身状态，明确发病机制，指导治疗。

（二）检查结果

实验室及辅助检查结果

1. 血液检查结果

（1）血常规未见明显异常。

（2）血生化检查：总胆固醇 6.6 mmol/L，升高。

（3）凝血常规：D-二聚体 0.59 mg/L，升高、纤维蛋白原浓度 7.3 μg/mL，升高。

（4）血气分析：pH 7.34、二氧化碳结合力 12.2 mmol/L，下降。

2. 头部 CT 影像学诊断：脑内缺血变性、梗死灶部分疑伴有渗血，脑肿胀（图 7-3-1）。

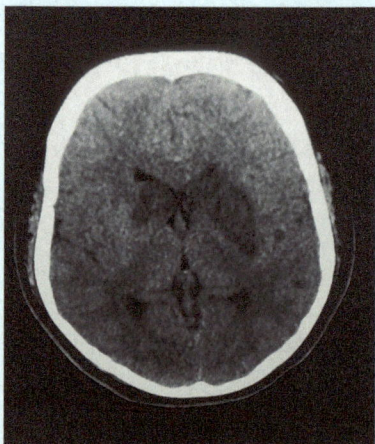

图 7-3-1　头部 CT

【思维提示】

重要的检查结果提示：①脑损伤标志物 D-二聚体、纤维蛋白原升高；②脑部 DSA 左侧大脑中动脉狭窄；③头部 CT 可见脑实质低密度灶。显示脑内缺血变性，结合该病人发病突然，无意识障碍，右侧肢体瘫痪、失语等局灶性神经功能缺损症状，可以初步考虑脑梗死导致偏瘫。

五、疾病的临床诊断及处理原则

(一)临床诊断

脑梗死导致偏瘫。

(二)处理原则

1.一般治疗
(1)吸氧，建立静脉通道，心电监护。
(2)卧床休息，做好安全措施，防坠床。

2.药物治疗
(1)溶栓药：急性期应力争在3~6小时治疗时间窗内给予溶栓治疗，并降低脑代谢；
(2)脱水药：控制脑水肿，保护脑细胞；
(3)抗凝药、抗血小板聚集药：防止再次形成新的梗死灶；
(4)扩血管药：改善微循环。

3.手术治疗
溶栓效果不佳时，可考虑通过支架成形术、动脉球囊扩张术、取栓术进行治疗。

4.康复训练
当病人生命体征平稳、神经系统症状不再发展后即可开始康复训练，帮助病人进行良肢位摆放，指导患肢被动功能锻炼。

六、护理诊断

(一)护理诊断基本思路

该病人有15年高血压病史，且血脂较高，这些都是脑梗死的危险因素。同时病人经历离异这种重大生活创伤事件，精神压力较大，导致血压水平升高、控制不佳，这可能是引起脑梗死、偏瘫的主要原因，显示出病人对高血压、高血脂可能导致的脑血管病变危害认识不足。目前病人意识清醒，突发右侧上、下肢肌力2级，生活难以自理，有可能出现跌倒、摔伤的危险。辅助检查显示病人偏瘫的原因为脑梗死，应尽早采取最佳治疗方案进行处理，挽救缺血区域，保护脑功能，这对病人来说是至关重要的。偏瘫对病人生活影响大，偏瘫康复时间较长，病人担心疾病的预后情况，抑郁自评也显示轻度抑郁症状。病人心理表现及检查结果显示，存在一定的焦虑情绪，应对病人的心理状态给予足够的关注，帮助其树立康复信心。

(二)护理诊断

1.躯体活动障碍　与偏瘫有关。
2.自理能力受限　与偏瘫有关。
3.焦虑、抑郁　与担心疾病预后有关。
4.有跌倒、坠床的危险　与偏瘫、肢体无力有关。
5.知识缺乏：缺乏高血压控制、偏瘫康复训练的相关知识

> **课程思政**
>
> **需求牵引，突破瓶颈**
>
> 　　目前，康复机器人作为医疗机器人的一个重要分支，已广泛地应用于偏瘫病人的康复护理中，在一定程度上改善了偏瘫病人的生活质量，有效地提高了医护人员的工作效率。但研究结果表明，现有的康复机器人仍缺乏对偏瘫病人的步态记忆，康复训练动作难以规范统一，从而无法准确地带动病人进行重复性运动。若突破这一瓶颈，将极大地减轻照顾者照护负担，帮助偏瘫病人们重走幸福人生路。康复机器人技术涵盖了康复医学、生物力学、机械学、机械力学、电子学、材料学、计算机科学及机器人学等诸多领域，是一项极具前景的技术，这些学科未来有望能进行交叉融合，希望有更多的医护工作者参与到医学新技术的研究中来，推动医疗技术的发展，为病人康复带来福音。

七、护理查房

（一）病情变化及思维提示

　　病人发病时间为 3 小时，经评估尚在治疗时间窗内，13：00 入院后立即予以阿替普酶溶栓治疗，并行脑血管造影观察溶栓效果。该病人溶栓后侧支循环仍未建立，告知家属，家属同意后于 18：40 在全麻下行脑血管造影+左侧大脑中动脉球囊扩张，术后病人带动脉置管、导尿管、胃管入 ICU。责任护士已和病人家属进行了良好的沟通，并给予安慰。心电图示心率 84 次/min，未出现心律失常，血压 165/105 mmHg，SaO$_2$ 98%。遵医嘱予抗凝药替罗非班 0.2 mg/h 持续静脉滴注，防止血栓形成。观察病人穿刺部位敷料无渗血，双侧足背动脉搏动良好。无牙龈出血，大便未解，小便正常。

　　脑梗死的病人早期诊断和早期溶栓很重要，尽早溶栓实施支架成形手术可以缩小坏死范围，改善预后，是一种积极的治疗措施。术后防止梗死复发是重要环节，在使用抗血小板聚集药物时，应严密观察有无出血征象，并检测凝血功能，以预防出血。同时，应告知病人进行自我观察，以减少术后出血等并发症的发生。

（二）调整护理诊断

1. 舒适度改变　与手术后被动体位有关。
2. 潜在并发症：出血、深静脉血栓形成、假性动脉瘤、高灌注综合征
3. 自理缺陷　与肢体偏瘫及脑部手术后卧床有关。
4. 有皮肤完整性受损的危险　与肢体偏瘫、卧床有关。

（三）护理效果评估

病人住院 18 天，目前神志清楚，跌倒量表评分 23 分，表明病人有轻度的跌倒风险。

日常生活活动能力评分 80 分，表明病人存在轻度依赖。右上肢肌力 2 级，右下肢肌力 3 级，显示较前有好转，未再出现脑水肿、深静脉血栓等其他并发症，营养状况有所改善，经健康教育后，病人对本疾病以及偏瘫相关知识基本了解，拟出院，并做好出院指导。

本课小结

神经系统疾病主要包括中枢神经系统和周围神经系统的疾病，病人主要临床表现为运动、感觉和反射障碍，如病变累及大脑时，常出现意识障碍与精神症状。本课重点学习的症状主要有三个：意识障碍、抽搐、肌无力，这些症状不是神经系统疾病病人独有，因此，需要进行详细询问病人病史、临床表现特征、病因及诱因等，以便甄别，同时，神经系统疾病往往使病人产生精神心理障碍，所以，对病人及家属的心理及社会方面的评估十分重要。掌握神经系统的体格检查方法，从病人整体的角度即生理、心理、家庭社会等方面，全面进行分析，以动态的、前瞻性的临床思维分析病人现存的或潜在的护理问题，作出正确的护理诊断评判，将极大地提升神经系统疾病病人的临床护理质量。

目标检测

（黄辉）

第八课
身体评估

身体评估(physical examination)是指护理人员运用自己的感官和借助于传统或简便的检查工具, 如体温表、血压计、听诊器、叩诊锤等, 客观地评估病人身体状况的一系列基本的检查方法, 包括视诊、触诊、叩诊、听诊和嗅诊五个方面。

1. 身体评估的注意事项

(1)检查前核实病人信息, 有礼貌地向病人介绍自己的身份, 以及进行身体评估的原因、目的和要求, 以取得病人的密切配合。

(2)要以病人为中心, 关心体贴病人, 要有高度的责任感和良好的医德修养, 避免交叉感染。

(3)评估用物准备齐全, 检查环境要求光线充足、室内温暖、环境安静。

(4)检查者站在病人右侧, 受检部位需要充分暴露, 注意保护病人隐私, 检查时力求全面、系统、重点突出。

(5)评估要按一定顺序, 从头到脚分段进行, 避免反复翻动病人。通常首先进行生命体征和一般检查, 然后按头、颈、胸、腹、脊柱、四肢和神经系统的顺序进行检查, 避免重复和遗漏。必要时进行生殖器、肛门和直肠检查。为了避免影响检查结果, 根据病情轻重可调整检查顺序, 以利于及时处理和抢救病人。

（6）评估过程中应注意左右对比及相邻部位的对照检查。操作方法力求准确、流畅、边检查边思考，根据病情变化进行复查，有助于补充和修正诊断。

2. 用物准备 体温表、血压计、听诊器、叩诊锤、棉签、压舌板、身高计、体重计、皮脂卡、手电筒、皮尺、米尺、笔等。

第一节 全身一般状态评估

全身一般状态（general body state）评估主要了解病人的全身状况，对正确诊断疾病及评价病情的严重程度有重要意义。评估以视诊观察为主，有时需要配合应用触诊或借助体温表、血压计、听诊器等进行检查。检查内容包括性别、年龄、生命体征、发育与体型、营养状态、意识、精神状态、面容与表情、体位、姿势、步态、皮肤和淋巴结等。

一、生命体征

生命体征（vital sign）是评估生命活动存在与否及生命质量的重要指标。包括体温、脉搏、呼吸、血压，它是及时了解病人病情变化的重要指标之一。

（一）体温

体温（temperature）测量有口测法、肛测法和腋测法，近年来还出现了耳测法和额测法。腋测法安全、方便且不易发生交叉感染，应用较多。口测法：将消毒后的体温计汞柱甩到36℃以下，汞柱端置于病人舌下，紧闭口唇5分钟后读数。正常值为36.3~37.2℃，不能用于婴幼儿及神志不清者。腋测法：将腋窝擦干，检查并清除影响体温测试的各种因素，将体温计汞柱甩到36℃以下，汞柱端放在病人一侧腋窝中央顶部，用上臂将其夹紧，放置10分钟后取出并读数、记录，正常值为36~37℃。对于婴幼儿、神志不清及某些特殊情况者，采用肛测法：病人取侧卧位，将汞柱端涂以润滑剂的肛门体温计，缓慢插入肛门，达体温计长度的一半为止，放置5分钟后取出并读数。正常值为36.5~37.7℃。

（二）脉搏

脉搏（pulse）检查一般触诊桡动脉处，检查者将一个手的示、中、环指并拢，使其指腹平放于桡动脉近手腕处，以适当压力触摸桡动脉搏动，至少30秒。也可检查颈动脉、肱动脉、股动脉、足背动脉等，并注意脉搏的频率、节律、强弱，以及呼吸对脉搏的影响等。

（三）呼吸

呼吸（respiration）易受主观因素的影响，因此，在检查呼吸时，切勿对病人有任何暗示。检查者在检查脉搏结束后，手指仍然放在桡动脉处，观察病人胸部或腹部随呼吸出现的活动情况，计数1分钟。注意观察呼吸类型、频率、深度、节律，以及有无其他异常现象。

（四）血压

血压（blood pressure）是指体循环动脉血压。血压测定有两种方法：①直接测压法，即经皮穿刺将导管送至周围动脉（如桡动脉）内，导管末端接监测压系统，自动显示血压值。②间接测量法，即袖带测量法，以血压计测量，用于测量血压的工具有汞柱式血压计、弹簧式血压计和电子血压计，以汞柱式血压计最为常用。

1. 汞柱式血压计测量法　①病人测量血压前 30 分钟内禁止吸烟和饮用咖啡，并在安静环境下休息 5~10 分钟。②检查者将血压计汞柱开关打开，汞柱凸面水平在零位。③病人可取仰卧位或坐位，被测上肢暴露、伸直并外展 45°。肘部和血压计应与心脏处于同一水平。④将血压计袖带均匀紧贴皮肤缚于上臂，气囊中部应对准肱动脉，袖带松紧以恰能放进一个手指为宜，袖带下缘应距肘窝横纹 2~3 cm。⑤将听诊器模型体件置于肘部肱动脉搏动处，轻压之。⑥旋紧与气囊相连的气球充气按钮，并开始充气，边充气边听诊，观察汞柱上升高度。待肱动脉搏动音消失后，汞柱再升高 20~30 mmHg。⑦松开气囊上的充气旋钮，使气囊缓慢放气，同时，检查者应水平注视缓慢下降的汞柱水平。下降速度以 2~6 mmHg/s 为宜，心率缓慢者下降速度更慢。⑧确定血压值：根据（柯式 Korotkoff）分期法，汞柱下降过程中，听到第一次肱动脉响亮的搏动声（第 1 期）代表收缩压；随着汞柱下降，搏动声逐渐加强（第 2 期），继而出现吹风样杂音（第 3 期），然后搏动声突然减弱或低沉（第 4 期），最终声音消失（第 5 期）。声音消失时汞柱所示数值为舒张压。用同样的方法测血压至少两次，取两次检查的平均值为血压值并记录。若收缩压或舒张压 2 次读数相差 5 mmHg 以上，应再次测量，以 3 次读数的平均值作为测量结果。⑨血压检测完毕，将气囊排空，卷好气袖并平整地放入血压计中，然后向右稍倾斜血压计，使玻璃管中汞柱完全浸入水银槽后，关闭汞柱开关和血压计。

2. 电子血压计测量法　电子血压计也是目前较为普遍的测量工具，其部件包括：①血压计本体，正面有显示屏（显示收缩压、舒张压、心率、心跳图标）、开始/停止按钮、记忆读出按钮；侧面有空气管接口、专用电池适配器接口；底面有电池盖。②袖带及空气管，包括三角标记、空气管插头、袖带、空气管。电子血压计示意图见图 8-1-1。

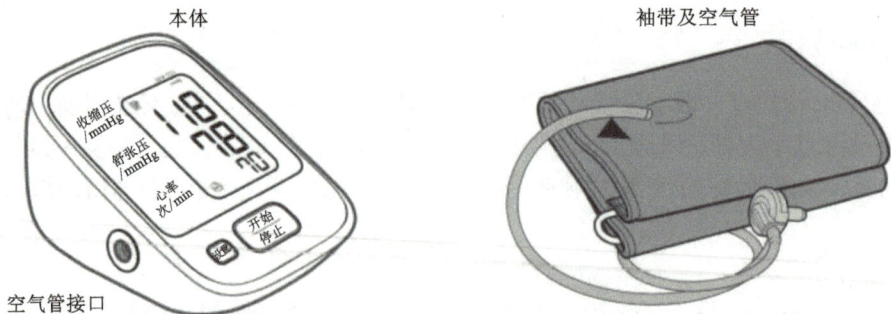

本体　　　　　　　　　　　　　袖带及空气管

收缩压/mmHg
舒张压/mmHg
心率次/min
开始停止
空气管接口

图 8-1-1　电子血压计示意图

测量方法：①病人测量血压前的准备同汞柱式血压计测量法。测量时病人取坐位，双脚平放于地面,或取平卧位。②检查者将空气管插头插入空气管接口,注意接口有无松动(有松动可能测量不准确)。③病人手臂伸入袖带,袖带下缘应距肘窝横纹约 2 cm。手掌的朝向应与袖带的空气管一致,三角标记应在中指的延长线上,袖带中心与心脏保持同一高度。④向外拉袖带的尾端,沿着手臂缠绕,调整袖带松紧度,手臂与袖带之间不要有间隙,用布扣加以固定。即使袖带倾斜,只要固定在三角标记上方,也不会影响测量结果。⑤按下开始/停止按钮,启动电源,开始自动测量。连续测量血压 2 次,取两次血压值的平均值。连续测量时,至少间隔 2 分钟以上。⑥确认测量结果。⑦取下袖带,按下开始/停止按钮,切断电源。

二、全身一般状态

(一)发育与体型

发育(development)与体型(shape)通过年龄与智力、体格成长变化状态(包括身高、体重、肌肉和脂肪含量、肢体长短、头颈和躯干形态及第二性征)及其相互间的关系综合判断是否正常。

(二)营养

营养状态(nourishment state)可根据皮肤、毛发、皮下脂肪、肌肉发育情况,结合年龄、身高、体重进行综合判断,分为良好、中等或不良。

(三)意识状态

意识(consciousness)是人对周围环境与自身的认知和察觉能力。正常人意识清晰,即对外界各种刺激有正常的反应,对周围环境有良好的定向力,对事物有正确的判断力。凡能影响大脑功能活动的疾病均会引起不同程度的意识改变,称为意识障碍。意识障碍根据意识清晰程度、意识障碍范围和意识障碍内容不同有不同的表现。常见的意识障碍有嗜睡、意识模糊、昏睡、昏迷和谵妄。

(四)精神状态

精神状态(mental state)是指人脑对外界环境各种刺激进行反应时所表现出的功能活动状态。精神状态正常的人能产生建设性活动,维持良好的人际关系,能调整自己以适应各种不良环境。精神障碍是一类伴有痛苦体验和(或)功能损害的情感、认知、行为等方面改变的异常现象,异常的精神活动可通过人的外显行为,如言谈、表情、书写、动作行为等表现出来,此为精神症状。临床常见的精神症状可分为感知觉障碍、思维障碍、注意障碍、记忆障碍、智能障碍、定向障碍、情感障碍、意志障碍、动作与行为障碍等。

(五)面容与表情

面容(facial features)与表情(expression)是评价个体情绪状态和精神状况的重要指标。健康人表情自然,神态安怡。情绪与疾病可致痛苦、忧虑、疲惫等面容与表情,某些疾病还可导致特征性的面容与表情。临床上常见的典型面容有急性面容、慢性面容、贫血面容、病危面容、二尖瓣面容、肝病面容、肾病面容、甲亢面容、伤寒面容、苦笑面容、满月面容、面具面容、肢端肥大症面容等。表情分为正常、淡漠、烦躁不安、痛苦、忧郁。

(六)体位

体位(position)是指病人卧位时身体所处的状态。常见的体位有自动体位、被动体位、强迫体位(强迫仰卧位、强迫俯卧位、强迫侧卧位、强迫坐位、强迫蹲位、强迫停立位、辗转体位、角弓反张位)。

(七)步态

步态(gait)是指走动时所表现的姿态。异常步态有蹒跚步态、酒醉步态、慌张步态、共济失调步态、剪刀步态、间歇性跛行等。

三、皮肤

(一)颜色

皮肤颜色(skin color)与种族遗传有关。同一个人不同身体部位、不同生理与疾病状态、不同环境下皮肤颜色也不相同。皮肤的表现有正常、苍白、发红、发绀、黄染、色素沉着、色素脱失。

(二)湿度

皮肤湿度(moisture)主要与汗腺和皮脂腺排泄功能、气温和湿度变化有关。病理情况下，皮肤湿度、出汗情况及特点、体臭味都具有诊断意义。大汗淋漓伴四肢皮肤发凉称为冷汗，见于休克和虚脱。入睡后出汗称为盗汗，多见于结核病。皮肤异常干燥见于维生素 A 缺乏症、黏液性水肿、硬皮病、尿毒症和脱水。

(三)弹性

皮肤弹性(elasticity)与年龄、营养状态、皮下脂肪及组织间隙所含体液量多少有关。检查皮肤弹性部位常取手背或上臂内侧(肘上 3~4 cm 处)皮肤，用示指与拇指将皮肤捏起，1~2 秒钟后松开，观察皮肤皱褶的平复速度。能迅速平复者为皮肤弹性好或正常，皱褶平复缓慢

皮肤弹性检查

者为弹性减弱，见于长期消耗性疾病、营养不良或严重脱水的病人，也见于正常老年人。

(四)皮下组织水肿

皮下组织水肿(edema)通过视诊和触诊较易确定，水肿部位的皮肤张力大且有光泽。检查时以手指按压受检部位皮肤(通常是胫骨前内侧)3~5 秒，受压组织发生凹陷则称为

凹陷性水肿。若颜面、锁骨上、胫骨前内侧及手足背部皮肤水肿，伴皮肤苍白、干燥、粗糙，指压后无组织凹陷，称为黏液性水肿，见于甲状腺功能减退症。下肢不对称性皮肤增厚、粗糙、毛孔增大，有时出现皮肤皱褶，指压无凹陷，可累及阴囊、大阴唇和上肢，称为象皮肿，见于丝虫病。

水肿检查

（五）皮疹

皮疹（skin eruption）多为全身性疾病的表现之一。发现皮疹时，应注意观察和记录存在时间与发展顺序、分布部位、形态特点、大小与排列、颜色与表面情况，以及有无自觉症状等。常见的皮疹包括：斑疹、玫瑰疹、丘疹、斑丘疹、荨麻疹、疱疹。

（六）脱屑

皮肤脱屑（desquamation）常见于正常皮肤表层不断角化和更新，一般不易察觉。病理状态下可见大量皮肤脱屑，米糠样脱屑见于麻疹，银白色鳞状脱屑见于银屑病。

（七）皮下出血

皮下出血（subcutaneous bleeding）表现为局部皮肤浅紫色，压之不褪色，除血肿外一般不高出皮肤。出血斑点的大小及分布范围因病情而异，出血斑点直径<2 mm 称为瘀点，直径为 3~5 mm 称为紫癜，直径>5 mm 称为瘀斑，片状出血伴皮肤显著隆起称为血肿。

（八）蜘蛛痣与肝掌

蜘蛛痣（spider angioma）为皮肤小动脉末端分枝扩张所形成的血管痣，因形似蜘蛛而得名。主要出现在面、颈、手背、上臂、前臂、前胸和肩部等上腔静脉回流区域，见于肝功能受损和妊娠期女性。检查方法：用棉签杆压迫蜘蛛痣的中心（即中央小动脉干部），其辐射小血管网即褪色，去除压力后又恢复。慢性肝病病人手的大、小鱼际处皮肤常发红，加压后褪色，称为肝掌（liver palm），发生机制与蜘蛛痣相同。

（九）压力性损伤与溃疡

压力性损伤（pressure sores）为局部组织长期受压，持续缺血、缺氧所致的继发性皮肤损害，多见于枕部、耳郭、肩胛部、肘部、髋部、骶尾部、膝关节内外侧、内外踝和足跟等身体易受压部位。根据组织损伤程度分为 1~4 期。检查时注意其大小、颜色、边缘、基底、分泌物及发展过程等。内踝上方等部位发生的小腿溃疡，常见于静脉周围炎、血栓性静脉炎或复发性蜂窝组织炎等。

（十）毛发

毛发（hair）的颜色、粗细、曲直、分布等常与种族、年龄、性别及疾病状态有关。毛发疾病一般可分为毛发脱落、毛发过多、毛发变色、毛发变质等。临床上以毛发脱落为多见，引起毛发脱落的因素：①局部皮肤病变，如脂溢性皮炎、麻风、梅毒。②神经营养障碍，如斑秃。③内分泌疾病，如甲状腺功能低下、垂体功能低下。④某些药物及放射性的影响。⑤灼伤及瘢痕。⑥年龄，老年人可出现毛发脱落。

(十一) 瘢痕

皮肤真皮或其深部组织外伤或病变愈合后结缔组织增生、修复所形成的斑块称为瘢痕(scar)。如手术切口部位有愈合瘢痕，颈部淋巴结结核破溃愈合后可在相应部位留下瘢痕。

(十二) 皮下结节

皮下结节(subcutaneous nodules)较大者视诊可发现，触诊检查时应注意其大小、质地、部位、活动度及有无压痛等。常见有风湿结节、囊蚴结节、痛风结节、结节性红斑等。

四、淋巴结

淋巴结分布于全身，一般检查只能发现身体各部位浅表淋巴结的变化。正常情况下，浅表淋巴结很小，直径多为 0.2~0.5 cm，质地柔软，表面光滑，无压痛，与毗邻组织无粘连，常呈链状与组群分布，通常不易触及。

(一) 检查顺序及部位

为了避免遗漏，特别注意淋巴结的检查顺序。一般按照耳前、耳后、枕骨下、颌下、颏下、颈前、颈后、锁骨上窝、腋窝、滑车上、腹股沟、腘窝的顺序进行。

(二) 检查内容

触及肿大淋巴结时，应注意其部位、大小、数目、硬度、有无压痛、移动度、界限是否清楚，以及局部皮肤有无红肿、瘢痕、瘘管等，同时寻找引起淋巴结肿大的原发病灶。

(三) 检查方法

淋巴结的检查方法主要是触诊。检查者将示、中、环三指并拢，指腹平放于受检部位的皮肤上进行滑动触摸，这里所说的滑动是指腹按压的皮肤与皮下组织之间的滑动；滑动的方式应取相互垂直的多个方向或转动式滑动，以便区别淋巴结与肌肉和血管结节。检查时务必要使受检部位的皮肤及

头颈部淋巴结检查

皮下组织放松，如检查颌下淋巴结时，让受检者低头；检查颈部淋巴结时，让受检者头稍低，并偏向检查侧；检查锁骨上窝淋巴结时，让受检者取坐位或卧位，头部稍向前屈，用双手进行触诊，左手触右侧，右手触左侧，由浅逐渐触摸至锁骨后深部(图 8-1-2)。注意腋窝淋巴结检查的手法，检查者以右手检查左侧，左手检查右侧，一般先检查左侧。

检查者左手握住受检者左腕向外上屈肘外展抬高约45°，右手指并拢，掌面贴近胸壁向上逐渐达腋窝顶部，滑动触诊，然后依次触诊腋窝后、内、前壁，再翻掌向外并将受检者外展之上臂下垂，触诊腋窝外侧壁。检查腋窝前壁时，应在胸大肌深面仔细触摸。检查滑车上淋巴结时，右手扶托受检者右前臂，以左手小指抵在肱骨内上髁上，其他三指（示、中、环指）并拢，指腹在肱二头肌与肱三头肌肌间沟中纵行、横行滑动触诊，换手以同法检查左侧（图8-1-3）。

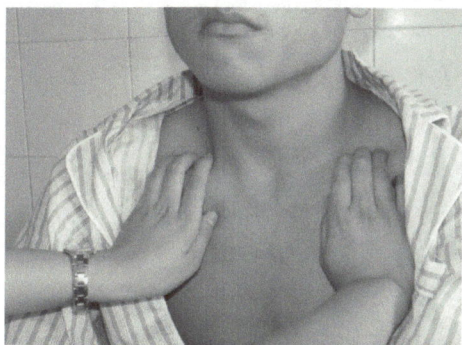

图8-1-2　锁骨上窝淋巴结检查示意图

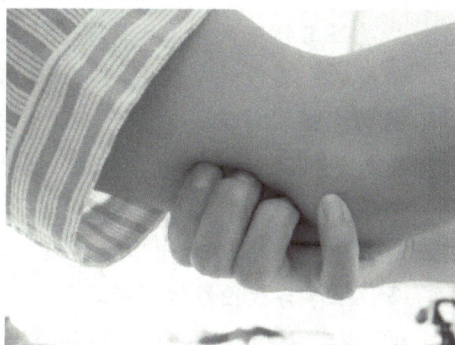

图8-1-3　滑车上淋巴结检查示意图

（四）淋巴结肿大的病因及表现

淋巴结肿大按其分布可分为局限性和全身性淋巴结肿大。

1. 局限性淋巴结肿大

（1）非特异性淋巴结炎：由引流区域的急、慢性炎症引起，如急性化脓性扁桃体炎、齿龈炎等可引起颈部淋巴结肿大。急性炎症初始，肿大的淋巴结柔软、有压痛，表面光滑、无粘连，肿大至一定程度即停止；慢性炎症时，淋巴结较硬，炎症控制后淋巴结可缩小或消退。

（2）单纯性淋巴结炎：为淋巴结本身的急性炎症。肿大的淋巴结有疼痛、触痛呈中等硬度，多发生于颈部淋巴结。

（3）淋巴结结核：肿大的淋巴结常发生于颈部血管周围，多发性，质地稍硬，大小不等，可相互粘连或与周围组织粘连，如发生干酪性坏死，则可触及波动感。晚期破溃后形成瘘管，愈合后可形成瘢痕。

（4）恶性肿瘤淋巴结转移：恶性肿瘤转移所致的淋巴结肿大，质地坚硬，或有橡皮样感，表面可光滑或突起，与周围组织粘连，不易推动，一般无压痛。胸部肿瘤（如肺癌）可向右侧锁骨上或腋窝淋巴结转移；胃癌多向左侧锁骨上淋巴结转移，因此处是胸导管进颈静脉的入口，常为胃癌、食管癌转移的标志。

2. 全身性淋巴结肿大

（1）感染性疾病：病毒感染见于传染性单核细胞增多症、艾滋病等；细菌感染见于结核病、布氏杆菌病、麻风病等；螺旋体感染见于梅毒、鼠咬热、钩端螺旋体病等；原虫与寄生虫感染见于黑热病、丝虫病等。

（2）非感染性疾病：①结缔组织疾病，如系统性红斑狼疮、干燥综合征、结节病等。②血液系统疾病，如白血病、淋巴瘤、恶性组织细胞病等。

课程思政

"查体的细致性和全面性没有限度"

著名临床医学家张孝骞教授曾说过："查体的细致性和全面性是没有限度的。要透过查体中的意外发现，去追究发病的深层原因，从而得到正确的诊断。"曾有一位年轻人被诊断患有原发性高血压，张孝骞教授在对其进行体格检查时发现病人外耳道有个小结节，经多科检查，认定这是一种交感神经节细胞瘤，原发部位在颈静脉体，从颈静脉孔进入颞骨，从外耳道长出。手术切除肿瘤后，病人的血压恢复正常。类似这样的事还有很多，张孝骞教授经过对病人进行细致的体格检查，总能发现别人发现不了的体征，提出别人想不到的诊断。可见，细致的体格检查对病人多么重要。

第二节　头部评估

头部及其器官是人体极为重要的外形特征之一，应进行全面的视诊和触诊。

一、头发与头皮

检查头发（hair）的颜色、疏密、脱发的类型与特点。头皮的检查需要分开头发，观察头皮颜色、头皮屑，注意有无头癣、疖痈、外伤、血肿及瘢痕等。

二、头颅

视诊头颅（skull）应注意其大小、外形变化和有无异常活动。头颅的大小异常或畸形可成为一些疾病的典型体征，临床常见的有方颅、小颅、巨颅、尖颅、长颅、变形颅。头部的运动异常一般视诊即可发现，头部活动受限见于颈椎疾患；头部不随意颤动，见于帕金森病；与颈动脉搏动一致的点头运动，称 Musset 征，见于严重主动脉瓣关闭不全。触诊时用双手仔细触摸头颅的每一个部位，了解其外形、有无压痛和异常隆起。头颅大小的检查需要测量头围，即用软尺自眉弓绕到颅后经枕骨粗隆环绕一圈，测量其周径。

222222222222222222

三、颜面及其器官

(一)眼

眼的检查包括眼的功能和外眼检查，需要检查视力、视野、色觉，观察眉毛有无脱落、睫毛有否倒睫，是否有眼睑下垂、水肿，眼球有无突出或凹陷、有无运动受限，角膜是否透明，是否有云翳、白斑，瞳孔形状、大小，结膜有无充血、出血、沙眼、滤泡，巩膜有无黄疸等。重点检查项目如下：

1. 视力（visual acuity） 视力分为远视力和近视力。按照通用国际标准视力表对两眼分别进行检查，一般先检查右眼，用干净的遮眼板盖于左眼前，勿使眼球受压，嘱受检者从上至下指出"E"字形视标开口的方向，记录所能看清的最小一行视力读数，即为该眼的远视力，能看清"1.0行"视标者为正常视力。如远视力未达到正常，可用针孔镜放在受检眼前，测其针孔视力，如能改善，则说明视力差多因屈光不正所致。戴眼镜者必须测裸眼视力和戴眼镜矫正视力，如果在 5 m 处不能辨别"0.1行"视标者，应让病人逐步走进视力表，直至认出"0.1行"视标为止，并以实测距离（m）除以正常人能看清该行视标的距离（50 m），如在 3 m 处看清，则其视力为 0.06，记录其视力。在 1 m 处不能辨认"0.1行"视标者，改为"数手指"，记录数指/距离（CF/cm）。手指移近眼前 5 cm 仍数不清，则改为用手指在病人眼前左右摆动，如能看到，记录为手动/距离（HM/cm）。不能看到眼前手动者，到暗室中用手电筒照受检眼，如能看到光亮，记录为光感（LP），不能看到光亮者，记录为无光感。近视力检查可了解眼的调节能力，在距离近视力表 33 cm 处看清"1.0行"视标者为正常视力，可让受检者改变检查距离，即将视力表拿近或远离至清晰辨认，以便测得其最佳视力和估计其屈光性质与度数。

2. 结膜（conjunctiva） 检查上睑结膜时需要翻转眼睑。检查方法：检查者用右手检查左侧，左手检查右侧，用示指和拇指捏住上眼睑中外 1/3 交界处的边缘，嘱受检者向下看，此时轻轻向前下方牵拉，然后示指向下压迫睑板上缘，并与拇指配合将睑缘向上捻转即可将眼睑翻开，观察结膜状况，注意是否充血、出血、发黄，是否有分泌物、颗粒与滤泡等。翻眼睑时，动作要轻巧、柔和，以免引起受检者的痛苦和流泪。

翻转眼睑

3. 眼球（eyeball） 检查眼球运动时，检查者站于受检者一侧，左手固定其头部，右手移动，置目标物（棉签或手指）于受检者眼前 30~40 cm 处，嘱受检者眼球随目标方向移动，一般按左→左上→左下，右→右上→右下 6 个方向的顺序进行，每一方向代表双眼一对配偶肌的功能。若有某一方向运动受限，提示该对配偶肌功能障碍。

眼球运动检查

4. 瞳孔（pupil）

（1）瞳孔的大小与形状：瞳孔的检查为危重病人的主要监测项目，检查时注意瞳孔的大小、形状，双侧是否等大、等圆，对光反射是否正常。

（2）瞳孔对光反射：包括直接对光反射和间接对光反射。直接对光反射：以手电筒直接照射一侧瞳孔，观察该侧瞳孔的动态反应，正常人当眼受到光线刺激后瞳孔会立即缩小，移开光线后立即复原。间接对光反射是指光线照射一侧瞳孔时，另一侧瞳孔也会出现反应，移开光源后迅速复原。检查

瞳孔对光反射

间接对光反射时，左手应置于两眼之间遮住光线，以免对检查眼形成直接对光反射。瞳孔对光反射迟钝或消失，见于昏迷病人。

（3）集合反射：检查者将示指置于受检者眼前 1 m 外，嘱其注视示指，同时将示指逐渐移向受检者的眼球，距离眼球 5~10 cm 处，可见双眼内聚，瞳孔缩小，称此为集合反射（convergence reflex）。集合反射消失见于动眼神经功能损害。

（二）鼻

1. 鼻外形与颜色　观察鼻部皮肤颜色和鼻外形，注意鼻梁皮肤有无黑褐色斑点、红色斑块，有无毛细血管扩张和组织肥厚（酒糟鼻）、有无鼻骨骨折，是否有鼻衄、分泌物等。

2. 鼻翼扇动（nasal ale flap）　鼻翼扇动表现为吸气时鼻孔开大，呼气时鼻孔回缩，常见于伴有呼吸困难的高热性疾病及支气管哮喘或心源性哮喘发作时。

3. 鼻窦（paranasal sinus）　鼻窦有 4 对，其中蝶窦因解剖位置较深，不能在体表进行检查。检查上颌窦时，检查者将双手拇指分别置于受检者左、右鼻侧颧骨下缘，其余 4 指固定于两侧耳后，两拇指用力向后上方按压，询问有无压痛，并比较两侧压痛有无区别。检查额窦时，检查者双手拇指分别置

鼻窦检查

于两眼眶上缘内侧，用力向后上方按压，其余 4 指固定于受检者头部颞侧以作为支点。或一手扶持受检者枕部，另一手拇指或示指置于眼眶上缘内侧，用力向后、向上按压，询问有无压痛，两侧有无差别。检查筛窦时，检查者双侧拇指分别置于鼻根部与眼内眦之间，用力向后方按压，其余 4 指固定于受检者两侧耳后，询问受检者有无压痛。鼻窦炎时出现鼻塞、流涕、头痛及鼻窦压痛。

（三）耳

视诊耳郭外形、分泌物，检查鼓膜情况、乳突压痛、听力。听力检查方法：用捻指声或手表声，自 1 m 以外逐渐移近受检者耳部，直到听到声音为止，测量距离。同法检查对侧，并比较两耳的测定结果。正常人约在 1 m 远处即可听到手表声或捻指声，此为粗略测定，能发现受检者是否有听力减退。

（四）口

口（mouth）的检查包括口唇、口腔内器官和组织及口腔气味等。

1. 口唇及口腔　视诊口唇颜色（苍白、发绀、深红），有无干燥、皲裂、肿胀、溃疡、疱疹等，正常人口唇红润而有光泽。观察口腔黏膜颜色，有无溃疡、出血点、色素沉着、

斑疹。注意口腔气味、有无流涎等。

2. **牙齿（tooth）**　注意牙齿数目、色泽，是否有缺齿、义齿、龋齿、残根，若发现牙齿异常，应标明所在部位。齿龈检查注意有无出血、齿槽溢脓、色素沉着等。

3. **牙龈（gum）**　正常牙龈呈粉红色，质坚韧且与牙颈部紧密结合，检查时经压迫无出血及溢脓。主要观察牙龈有无水肿、出血、牙石、牙龈瘘管及溢脓等。牙龈水肿见于慢性牙周炎；牙龈缘出血常由口腔内局部因素引起，如牙石；也可由全身性疾病引起，如维生素 C 缺乏症、肝脏疾病或血液系统出血性疾病等；牙龈的游离缘出现蓝灰色点线称为铅线，是铅中毒的特征。

4. **舌（tongue）**　观察舌的运动情况，有无伸舌偏斜、有无震颤，舌体是否肿大、舌苔颜色及厚薄、舌乳头有无萎缩或肿胀等。

5. **咽部及扁桃体**　受检者坐于椅上，头稍后仰，检查者左手持手电筒，嘱受检者口张大并发"a"音，右手将压舌板或棉签置于舌前2/3与后1/3的交界处，迅速下压，此时，软腭上抬，在照明的配合下观察软腭、腭垂、软腭弓、扁桃体、咽后壁。注意咽部有无充血、出血点、分泌物及扁桃体有无肿大，如有肿大，观察其颜色、分泌物。扁桃体肿大分为三度，见图 8-2-1。

咽部及扁桃体检查

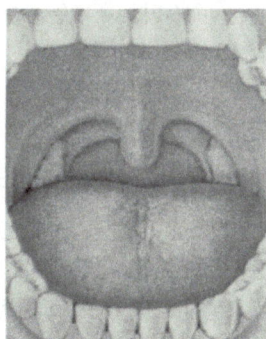

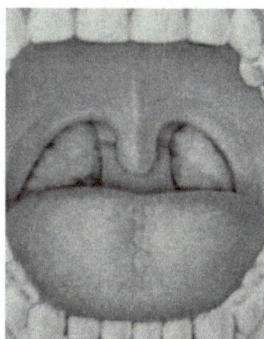

| 扁桃体 I 度肿大 | 扁桃体 II 度肿大 | 扁桃体 III 度肿大 |

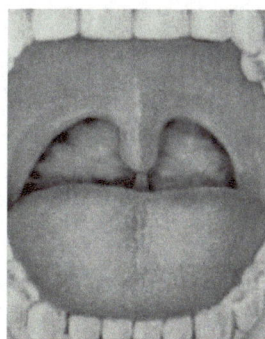

图 8-2-1　扁桃体肿大分度示意图

（五）腮腺

腮腺（parotid gland）位于耳屏、下颌角、颧弓所构成的三角区内，正常腮腺体薄而软，触诊时摸不出腮腺轮廓。腮腺肿大时可见到以耳垂为中心的隆起，可触及边缘不明显的包块。腮腺导管位于颧骨下 1.5 cm 处，横过咀嚼肌表面，开口相当于上颌第二磨牙对面的颊黏膜上，检查时，注意导管口有无分泌物。

腮腺肿大常见于以下几种情况。①急性流行性腮腺炎：腮腺迅速胀大，先为单侧，继而可累及对侧，检查时有压痛，急性期可能累及胰腺、睾丸或卵巢。②腮腺导管结石时，腮腺肿大，进食时肿胀和疼痛加重。米库利兹综合征除腮腺肿大外，还同时有泪腺、颌下腺肿大，但皆为无痛性。③急性化脓性腮腺炎：发生于免疫力低下的重症病人，多为单侧，检查时在导管口处加压后有脓性分泌物流出，多见于胃肠道术后及口腔卫生不良者。④腮腺肿瘤：多形性腺瘤质韧呈结节状，边界清楚，可有移动性；恶性肿瘤质硬、有痛感，发展迅速，与周围组织有粘连，可伴有面瘫。

第三节　颈部评估

颈部评估包括颈部外形、姿势、皮肤与包块、运动情况及颈部器官的检查。检查时受检者最好取舒适坐位，解开内衣，充分暴露颈部和肩部。检查者手法应轻柔，当怀疑颈椎有疾患时，更应注意。

一、外形与姿势

正常人颈部直立，两侧对称。瘦长体型者颈部较细长，矮胖体型者颈部较粗短。男性甲状软骨比较突出。颈部伸屈、转动自如，转头时可见胸锁乳突肌凸起，静坐时颈部血管不显露。注意有无斜颈、头不能抬起、颈部运动受限等情况。

二、皮肤与包块

视诊颈部皮肤有无蜘蛛痣，有无局部或广泛性皮肤损害，如瘢痕、瘘管、神经性皮炎、银屑病等。触诊颈部有无包块，若有包块，需要注意其部位、数目、大小、质地、活动度、与邻近器官的关系及有无压痛等特点。

三、血管

血管检查包括颈动脉和颈静脉的评估。正常人颈动脉搏动微弱或看不见，若安静状态下颈动脉搏动增强，见于主动脉瓣关闭不全、高血压、甲状腺功能亢进、严重贫血等。正常人坐位时颈静脉不明显，平卧时可稍见充盈，充盈水平仅限于锁骨上缘至下颌角距离下 2/3 内。若取坐位或半坐位时静脉充盈度超过正常水平，均为异常征象。颈静脉明显充盈、怒张，表示静脉压增高，见于右心功能不全、心包积液、上腔静脉阻塞综合征，以及胸、腹腔压力增加。

颈静脉充盈或怒张为右心衰竭的早期征象，其程度与体静脉压升高的程度呈正相关，压迫病人右上腹时，颈外静脉充盈加重，为肝颈静脉回流征阳性。检查方法：检查时嘱受检者平卧，张口平静呼吸，如有颈静脉怒张者，应将床头抬高30°~45°，使颈静脉怒张水平位于颈根部，检查者右手掌轻贴于肝区，逐渐加压，持续约10秒钟，同时观察颈静脉怒张程度。正常人颈静脉不扩张或施压之初可有轻度扩张，但迅即下降至正常水平。右心衰竭病人则有持续而明显的颈静脉怒张，但于停止压迫肝脏后立即下降，即为肝颈静脉回流征阳性。

四、甲状腺

甲状腺位于甲状软骨下方两侧，正常为 15~25 g，表面光滑柔软，不易触及。检查方法如下。

（一）视诊

受检者取坐位，头后仰，嘱受检者做吞咽动作，观察甲状腺的大小和对称性。正常人的甲状腺，除女性在青春发育期可略增大外，甲状腺外观不明显，若能看到其轮廓并随吞咽动作上下移动，即可认为甲状腺肿大。

（二）触诊

触诊包括甲状腺峡部和甲状腺侧叶的检查，检查时可站在受检者前面触诊，也可站后面触诊，可用双手或单手两种方法进行。

1. 前面触诊　①双手触诊法：检查者位于受检者前面，一手拇指施压于一侧甲状软骨，将气管推向对侧；另一手示指、中指在对侧胸锁乳突肌后缘向前推挤甲状腺侧叶，拇指在胸锁乳突肌前缘触诊，配合吞咽动作重复检查。用同样方法检查另一侧甲状腺。最后，用拇指从胸骨上切迹向上触摸甲状腺峡部，判断有无肿大或肿块。②单手触诊法：检查者

甲状腺检查

右手拇指置于环状软骨下气管右侧，将甲状腺轻推向左侧，其余示、中、环指触摸甲状腺左叶的轮廓、大小及表面情况。换手用同样的方法检查甲状腺右叶。甲状腺峡部检查同双手触诊法。

2. 后面触诊　检查者立于受检者后面，一手示、中指施压于一侧甲状软骨，将气管推向对侧，另一手拇指在对侧胸锁乳突肌后缘向前推挤甲状腺，示指、中指在其前缘触诊甲状腺，配合吞咽动作重复检查。换手用同样的方法检查另一侧。最后用一手的示指自胸骨上切迹向上触摸甲状腺峡部（图8-3-1）。

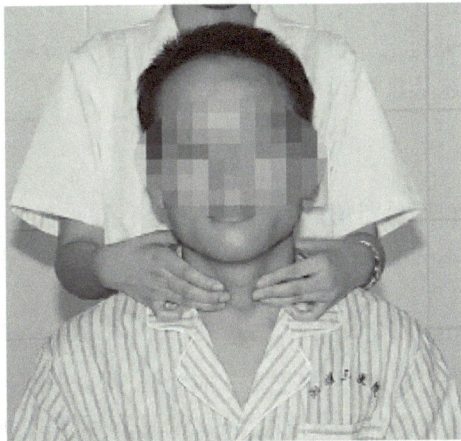

图8-3-1　甲状腺检查（后面触诊）

触及甲状腺时应注意其大小、质地、有无结节、是否对称、有无压痛及震颤。甲状腺肿大程度判断：Ⅰ度，不能看出肿大但能触及；Ⅱ度，既能看到肿大又能触及，但在胸锁乳突肌以内；Ⅲ度，超过胸锁乳突肌。

引起甲状腺肿大的疾病包括：甲状腺功能亢进、单纯性甲状腺肿、甲状腺癌、慢性淋巴性甲状腺炎（桥本甲状腺炎）、甲状旁腺腺瘤，需要结合临床表现及相关检查加以鉴别。

（三）听诊

触到甲状腺肿大时，用钟形听诊器听诊甲状腺是否有血管杂音。甲状腺功能亢进者，可闻及收缩期或连续性"嗡鸣"音。

五、气管

受检者取坐位或仰卧位，使颈部处于自然直立状态，检查者将示指与环指分别置于两侧胸锁关节上，然后将中指置于胸骨上窝气管正中，观察中指是否在示指与环指中间，若距离不等则表示有气管移位。大量胸腔积液或气胸时，可使气管推向健侧；肺不张时，可使气管拉向患侧。

气管检查

第四节　胸部评估

胸部是指颈部以下和腹部以上的区域，主要由胸壁、胸廓、乳房、气管、支气管、肺、心脏、淋巴管、血管、食管和纵隔等构成，其中胸廓和肺部检查是胸部检查的重点内容。

一、胸部体表标志

胸部体表标志包括骨骼标志、自然陷窝和人工画线与分区，利用胸部体表标志确定胸部脏器位置和轮廓、描述体征的位置和范围。

（一）骨骼标志

前胸壁有胸骨、胸骨角（路易斯角）、肋骨、锁骨，后胸壁有第七颈椎棘突、肩胛骨下角。

1. 胸骨上切迹（suprasternal notch）　位于胸骨柄的上方。正常情况下气管位于切迹正中。

2. 胸骨角（sternal angle）　胸骨柄与胸骨体连接处稍向前突所形成的角，可在体表扪及。其两侧分别与左、右第 2 肋软骨相连接，成为计数肋骨的重要标志。

3. 剑突（xiphoid process）　位于胸骨体下端，呈三角形，其底部与胸骨体相连接。

4. 肩胛骨（scapula）　为后胸壁上部活动较大的骨性标志，于两上肢自然下垂时占第 2~8 后肋范围。肩胛骨最下端称肩胛下角，相当于第 7 或第 8 后肋水平或相当于第 8 胸椎的水平。

5. 脊柱棘突（spinous process）　为后正中线的标志。第 7 颈椎棘突是颈胸交界部的骨性标志，最为突出，容易见到和触到，其下为计数胸椎的起点。

(二)胸部人工画线

1. 前正中线(anterior midline)　通过胸骨中点的垂直线。

2. 锁骨中线(perpendicular line)　通过锁骨的肩峰端与胸骨端两者中点的垂直线。

3. 腋前线(anterior axillary line)　腋窝前皱襞向下延伸的垂直线。

4. 腋后线(posterior axillary line)　腋窝后皱襞向下延伸的垂直线。

5. 腋中线(midaxillary line)　自腋窝顶部于腋前线与腋后线之间的中点向下的垂直线。

6. 后正中线(posterior midline)　通过脊椎棘突的垂直线。

7. 肩胛线(scapular line)　上肢自然下垂时通过肩胛下角的垂直线。

(三)解剖区域及自然陷窝

1. 肩胛上区(suprascapular region)　肩胛冈以上的区域,外上界为斜方肌上缘,内侧为肩胛骨内缘,相当于上叶肺尖的下部。

2. 肩胛下区(infrascapular region)　肩胛下线与第 12 胸椎水平线之间的区域。后正中线将此区分为左右两部。

3. 肩胛间区(interscapular region)　两肩胛骨内缘之间的区域。后正中线将此区分为左右两部。

4. 腋窝(axillary fossa)　上肢内侧与胸壁相连的凹陷部。

5. 胸骨上窝(suprasternal fossa)　胸骨柄上方的凹陷部,正常气管位于其后。

6. 锁骨上窝(supraclavicular fossa)　锁骨上方的凹陷部,相当于肺尖部位。

7. 锁骨下窝(infraclavicular fossae)　为锁骨下方的凹陷部,下界为第 3 肋骨下缘,相当于上叶肺尖的下部。

胸部人工画线与分区见图 8-4-1、图 8-4-2、图 8-4-3。

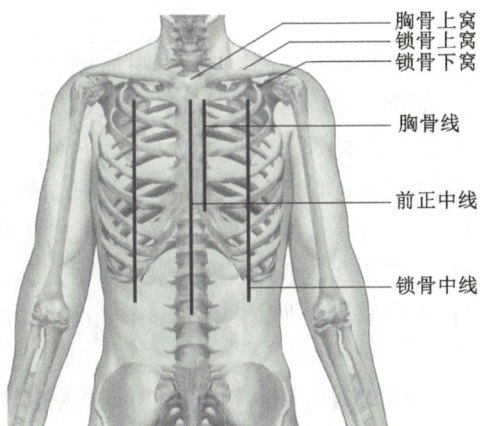

图 8-4-1　胸部体表标志与分区(正面观)

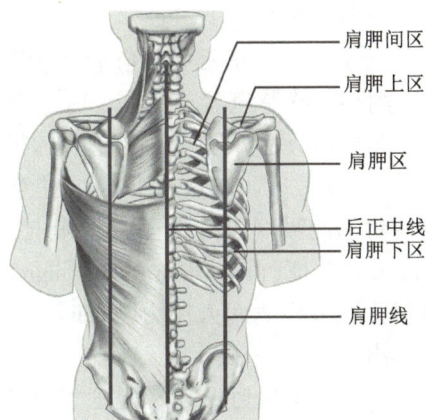

图 8-4-2　胸部体表标志与分区(背面观)

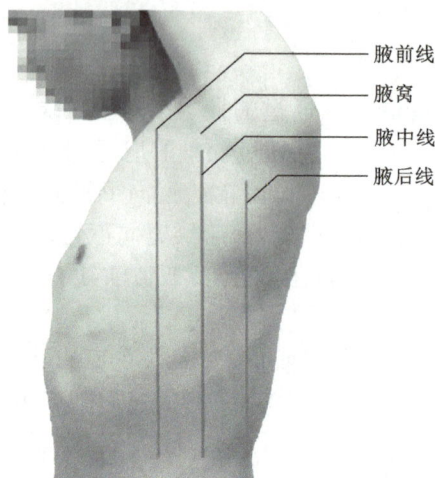

图 8-4-3　胸部体表标志与分区(侧面观)

腋前线
腋窝
腋中线
腋后线

二、胸廓与胸壁

病人病情允许时取坐位或立位，裸露全部胸廓，平静呼吸。检查者从前、后、左、右对病人胸廓形态进行全面、详细的视诊。病人卧位时，注意不得因为检查而反复改变病人体位。

(一)视诊

检查内容包括胸廓外形、胸壁、呼吸运动、呼吸频率与深度、呼吸节律等。

1. **胸廓外形**　正常胸廓两侧大致对称，呈椭圆形，前后径与横径的比例为 1∶1.5，婴幼儿和老年人胸廓的前后径略小于左右径，病理胸廓包括扁平胸、桶状胸、佝偻病胸(鸡胸、佝偻病患珠、肋膈沟、漏斗胸等)、胸廓一侧变形、局部隆起、脊柱畸形(前凸、后凸或侧凸)等。

2. **胸壁静脉**　正常胸壁静脉多无明显显露。当上腔或下腔静脉血流受阻后侧支循环建立，则胸壁静脉充盈或曲张，应注意血流方向。如前壁静脉扩张、血流方向向下，见于上腔静脉阻塞；如仅一侧胸壁静脉扩张可能为头臂静脉阻塞。

3. **肋间隙(intercostal space)**　注意肋间隙有无回缩或膨隆。吸气时肋间隙回缩提示呼吸道阻塞使吸气时气体不能顺利地进入肺内，常与胸骨上窝、锁骨上窝同时发生凹陷，称为三凹征(three depressions sign)。肋间隙膨隆见于大量胸腔积液、张力性气胸或严重阻塞性肺疾病病人用力呼气时，胸壁肿瘤、主动脉瘤及心脏增大者，相应的肋间隙亦常膨出。

4. **呼吸运动**　呼吸运动是通过膈肌、肋间外肌、肋间内肌和腹壁肌等呼吸肌舒缩完成，正常情况下吸气为主动运动，一般成人静息呼吸时潮气量为 500 mL。视诊时注意呼吸运动类型及呼吸频率、节律、深度以及两侧呼吸运动是否对称。

(1)类型(type)：呼吸运动有胸式呼吸与腹式呼吸两种类型，成年女性以胸式呼吸为主，表现为胸壁的起伏；成年男性及儿童以腹式呼吸为主，表现为胸廓下部及上腹部腹壁的起伏。通常两种呼吸运动不同程度同时进行，以其中一种呼吸运动为主。某些疾病可使这两种呼吸运动发生变化。肺炎、胸膜炎、严重肺结核、肋间神经痛、肋骨骨折等胸部疾患，可使胸式呼吸减弱，而腹式呼吸增强；在腹膜炎、大量腹水、肝脾极度肿大、腹腔内巨大肿瘤及妊娠后期时，由于膈肌运动受限，腹式呼吸减弱而胸式呼吸增强。呼吸运动减弱或消失见于胸腔积液、气胸、胸膜增厚或粘连、肺实变、肺部肿瘤、肺部空洞和肺气肿等。呼吸运动增强见于代偿性肺气肿、酸中毒深大呼吸等。上呼吸道部分阻塞病人，吸气时呼吸肌收缩，导致胸腔内负压极度增高，从而引起三凹征，由于吸气时间延长，又称为吸气性呼吸困难。下呼吸道阻塞病人，因气流呼出不畅，呼气需要用力，引起肋间隙膨隆，且呼气时间延长，又称为呼气性呼吸困难，常见于 COPD 和支气管哮喘。

（2）频率（rate）：正常成人平静状态下呼吸频率为 12～20 次/min，新生儿约 44 次/min。成人呼吸频率超过 20 次/min 为呼吸过速（tachypnea），见于发热、疼痛、贫血、甲状腺功能亢进症及心力衰竭等。一般体温每升高 1℃，呼吸约增加 4 次/min，呼吸与脉搏之比为 1 : 4，即每呼吸 1 次，脉搏搏动 4 次。成人呼吸频率低于 12 次/min 为呼吸过缓，见于麻醉或镇静药过量、颅内压增高等。

（3）深度（depth）：呼吸浅快见于呼吸肌麻痹、严重肠梗阻、腹水和肥胖等，也见于肺部疾病，如肺炎、胸膜炎、胸腔积液和气胸等；呼吸深快见于剧烈运动、情绪激动、过度紧张等；深而慢的呼吸见于严重代谢性酸中毒，如糖尿病酮症酸中毒、尿毒症酸中毒等，发生原因为细胞外液碳酸氢钠不足，pH 降低，通过深、大而慢的呼吸代偿经肺排出过多的 CO_2，以调节体内酸碱平衡，此种深长的呼吸称为库斯莫尔（Kussmaul）呼吸；表浅而缓慢的呼吸可见于休克、昏迷、脑膜炎等。

（4）节律（rhythm）：正常成人在静息状态下，呼吸节律均匀、整齐。病理状态下，呼吸节律可有周期性变化。常见呼吸节律改变有潮式呼吸、间停呼吸及叹息样呼吸等。①潮式呼吸：又称为陈-施（Cheyne-Stokes）呼吸。呼吸逐渐由浅慢变深快，继之由深快变浅慢，直至呼吸暂停，一般 5～30 秒，然后再重复以上周期性变化。因呼吸形式似海潮涨退，故称为潮式呼吸。发生机制是因呼吸中枢兴奋性降低，导致呼吸的反馈系统失常。常提示病情危重，预后不良，多见于中枢神经系统疾病，如脑炎、脑膜炎、脑出血、脑肿瘤、脑外伤、脑血管痉挛和脑栓塞等，也可见于糖尿病酮症酸中毒、尿毒症酸中毒及巴比妥类中毒等。②间停呼吸：又称比奥（Biot's）呼吸。表现为规律呼吸几次后突然停止，间隔一段时间后又开始呼吸，即周而复始的间断呼吸。部分间停呼吸可有深浅及节律的不规则改变。发生机制同潮式呼吸，呼吸中枢抑制较潮式呼吸更重，病情更重，多出现于呼吸完全停止前。③叹息样呼吸：在正常呼吸的基础上间隔一段时间即出现一次深大呼吸，类似叹气样；其后自觉症状减轻或消失，转移其注意力可使深大呼吸消失，多为功能性改变，见于神经衰弱、忧郁或精神紧张者。④抑制性呼吸：表现为胸部发生剧烈疼痛所致的吸气相突然中断，呼吸运动短暂地受到抑制。

(二)触诊

1. 胸壁压痛(chest wall tenderness) 检查者右手四指并拢,以手指掌面轻压胸壁。正常时无压痛,如出现压痛,要注意胸壁压痛的部位、程度及深浅。胸骨压痛检查用大拇指按压,注意有无压痛。

2. 皮下气肿(subcutaneous emphysema) 皮下气肿是指胸部皮下组织有气体积存。视诊可见胸壁外观肿胀;触诊可引起气体在皮下组织内移动,有捻发感或握雪感。皮下气肿多由胸部外伤、肋骨骨折、肺部疾病、胸腔闭式引流术、人工气胸疗法等引起,亦偶见于局部产气杆菌感染。

胸壁压痛检查

三、乳房

乳房(breast)位于前胸部胸大肌和胸筋膜的表面。正常儿童和男性的乳房多不明显。男性乳房在乳头下方有少量的乳房组织,但与其他皮下组织非常相似,较难分辨。女性乳房在青春期后逐渐长大,呈半球形,乳头也长大呈圆柱状。成年女性乳房位于第2肋骨至第6肋骨之间,内侧至胸骨线旁,外侧可达腋中线。乳房的外上部向腋窝呈角状延伸。乳头在乳房前中央突起,与第4肋间隙或第5肋骨水平相平。妊娠和哺乳期乳腺增生,乳房明显增大,乳晕扩大,颜色加深。停止哺乳后乳腺萎缩,乳房变小。老年女性乳房萎缩更加明显。乳房主要进行视诊和触诊。为便于记录病变部位,常以乳头为中心分别作一条水平线和一条垂直线,这样将乳头分成4个象限,即外上、外下、内上、内下象限(图8-4-4)。男性检查者检查女性病人时,应有病人的家属或女性医护人员在场。

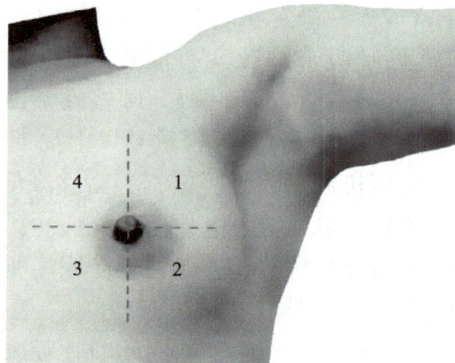

1.外上象限;2.外下象限;3.内下象限;4.内上象限。

图8-4-4 乳房的画线和分区

(一)视诊

病人取坐位,面对亮光,两肩等高,充分暴露颈部、前胸和两上臂。

1. 对称性和大小(symmetry and size) 正常女性坐位时两侧乳房基本对称,但两侧乳房发育程度不同时亦有轻度不对称者。一侧乳房明显增大见于先天畸形、囊肿形成、炎症或肿瘤等。一侧乳房明显缩小则多为发育不全。

2. 乳房皮肤(skin of breast)　局部皮肤发红应考虑乳房炎症或乳腺癌。单纯炎症常伴局部肿胀、疼痛和发热。肿瘤所致者皮肤常显暗红色，不伴热痛。

3. 乳头(nipple)　正常乳头呈圆柱形，两侧大小相等，颜色相似，表面有皱褶。乳头回缩若自幼发生，为发育异常；若近期发生，则可能为癌变或炎症。乳头有血性分泌物，常见于乳腺癌；乳头有清亮的黄色分泌物，常见于慢性囊性乳腺炎。

4. 乳晕(areola)　乳晕是指围绕在乳头周围的部分，颜色可由粉红色到咖啡色。范围大小也有较大的差异。应观察其大小、形状、对称性、颜色和表面特征。视诊时还应观察腋窝和锁骨上窝有无红肿、包块、溃疡、瘘管和瘢痕，此为乳房淋巴引流最重要的区域。

(二)触诊

触诊乳房时，受检者通常取坐位或仰卧位。仰卧位时，应置一小枕头于受检侧的肩胛骨下，并嘱受检者将手臂置于枕后，有助于乳房对称地分布于胸前。受检者若取坐位，应双臂下垂，必要时双手高举或双手叉腰。检查者将示指、中指和环指并拢，用指腹进行触诊。乳房较小者，检查者可用一只手托住乳房，另一只手将乳房组织向胸壁挤压进行触诊；乳房下垂时检查者可用双手进行触诊，即检查者用一只手自下面托住乳房，另一只手由上面向下加压进行触诊。先由健侧乳房开始，后检查患侧。由外上象限开始，左侧按顺时针方向，右侧按逆时针方向，由浅入深进行触诊，直至四个象限检查完毕。然后触诊乳头、乳晕处，每侧乳头均应以轻柔的力量挤压，注意有无肿块或分泌物。最后检查有压痛或肿块处，先轻触诊，然后深触诊检查。

触诊乳房时需要注意乳房的硬度和弹性，有无压痛，若触及包块，需要注意其部位、大小、数目、形态、硬度、活动度及压痛情况。

四、肺和胸膜

肺和胸膜的检查是胸部检查的重点内容之一，一般按照视、触、叩、听诊的顺序进行。

(一)视诊

视诊主要检查呼吸运动，这一点已在胸廓与胸壁视诊中进行了阐述。

(二)触诊

1. 胸廓扩张度(thoracic expansion)　即呼吸时的胸廓活动度。触诊前胸时，检查者左、右拇指分别沿两侧肋缘指向剑突，拇指尖在前正中线两侧对称部位，指间距约 2 cm，手掌和其余伸展的手指置于前侧胸壁；触诊后胸时，检查者双手置于受检者背部，约于第 10 肋骨水平，拇指与后正中线平行，

胸廓扩张度检查

并将两侧皮肤向中线轻推，嘱受检者做深呼吸运动，观察和比较两手的动度是否一致。正常人平静呼吸或深呼吸时，两侧拇指随胸廓活动而对称性的离合，两侧胸廓呈对称性的张缩。一侧胸廓扩张受限，见于大量胸腔积液、气胸、胸膜增厚和肺不张。

2.**语音震颤**（voice fremitus） 检查者将两手掌或两手掌面尺侧缘，轻轻平放于受检者两侧胸壁对称部位，嘱其用同样的强度重复发"yi"的长音，此时，检查者可感知震动感，然后两手交叉重复一次，自上而下，先前胸、后背部，边触诊边比较两侧相应部位语音震颤的异同，注意有无双侧、单侧及局部增强、减弱或消失。通常前胸壁胸骨角附近及背部肩胛间区声音最强，前胸上部强于下部，右胸上部强于左胸上部，正常成人、男性和消瘦者强于儿童、女性和肥胖者。

语音震颤检查

3.**胸膜摩擦感**（pleural friction fremitus） 检查者双手掌分别平置于受检者前胸下部或腋中线第5、6肋间，嘱患者做深呼吸运动，以触之有无摩擦感（类似两层皮革相互摩擦样感觉）。胸膜炎症、胸膜原发或继发肿瘤、肺部病变累及胸膜时，因纤维蛋白沉积于胸膜，使其表面粗糙，呼吸时脏层与壁层相互摩擦，方可触及胸膜摩擦感；当出现胸腔积液时，胸膜摩擦感消失；在积液吸收过程中，摩擦感可再次出现。

胸膜摩擦感检查

（三）叩诊

1.**叩诊方法** 叩诊时受检者通常取坐位或仰卧位，放松肌肉，两臂垂放，呼吸均匀。为了充分暴露，检查腋前部时宜将前臂上举置于头顶上，检查背部时头低垂，上身略向前倾斜，交叉抱肘，以显露肩胛骨掩盖的区域。叩诊时注意：①按顺序自上而下，先前胸，后侧胸、背部，进行左右、上下对比。②叩诊前胸及两侧时板指必须平贴于肋间隙并与肋骨平行；叩诊背部时，在肩胛间区板指与脊柱平行，肩胛下区，板指仍保持与肋骨或肋间隙平行。③叩击力量要均匀，轻重应适宜，节奏灵活、短促而富于弹性，在每一区域叩击2~3下，再移至另一区域。④分析各种叩诊音的特征，并注意板指的感觉。

2.**肺部叩诊音** 正常的胸部叩诊音为清音。其音响强弱和音调高低与肺脏含气量、胸壁厚度以及邻近器官的影响有关。肺上叶与肺下叶相比，体积较小，含气量较少，加之上胸部肌肉相对较厚，因此，前胸上部的叩诊音较下部稍浊。右肺上叶体积较左肺上叶小、且惯用右手者右侧胸大肌比左侧厚，则右肺上部的叩诊音比左侧稍浊。背部的骨骼肌肉厚实，所以叩诊音较前胸部稍浊。左侧腋前线下方因靠近胃泡而叩诊呈鼓音，右侧腋下部因受肝脏的影响而叩诊音稍浊。

3.**肺部叩诊**

（1）肺上界：即肺尖的宽度。检查者站在受检者的后外侧，从斜方肌前缘中央部开始逐渐向外侧叩诊，当音响由清音变为浊音时作一记号，即为肺上界的外侧终点，然后再由上述中央部转向内侧叩诊，直到清音变为浊音时，即为肺上

肺上界检查

界的内侧终点。此清音带的宽度可认为是肺尖的宽度，正常宽度为4~6 cm，又称克勒尼希峡，右侧较左侧稍窄。

肺上界变窄或叩诊浊音，常见于肺结核所致的肺尖浸润、纤维性变及萎缩。肺上界变宽，叩诊呈过清音，则常见于COPD。

(2)肺下界：嘱受检者平静呼吸，检查者分别从锁骨中线第2肋间隙、腋窝顶部、肩胛线上第8肋间隙由肺野的清音区开始向下叩诊，当叩诊音由清音变为浊音即为肺下界。正常人两侧肺下界基本相等，在平静呼吸时，肺下界在锁骨中线、腋中线及肩胛线的位置，分别为第6、8、10肋间隙，通常左稍低于右侧。病理情况下，肺下界上移见于肺不张、膈肌麻痹、腹腔积液、腹腔巨大肿瘤等。肺下界下移常见于COPD、腹腔内脏下垂等。

(3)肺下界移动范围：检查时嘱受检者取坐位，首先在平静呼吸时，于肩胛线上叩出肺下界的位置，此时，嘱受检者深吸气后屏气，沿该线继续向下叩诊，当叩诊音由清变浊时，画一标记，让受检者恢复平静呼吸后，再嘱受检者作深呼气并屏住呼吸，从肩胛下角开始重新叩出肺下界，另画一标记，测

肺下界检查

定两标记间距离。正常人肺下界移动度为6~8 cm。肺下界移动范围减小见于肺气肿、肺不张、肺纤维化、肺水肿和肺部炎症等，气胸、胸腔积液、胸膜肥厚或膈肌麻痹时肺下界移动范围也减小。

(4)胸部异常叩诊音：正常肺脏的清音区范围内出现浊音、实音、过清音或鼓音时，为胸部异常叩诊音。异常叩诊音的类型取决于病变的性质、范围的大小及部位的深浅。肺部叩诊为浊音及实音常见于肺组织炎症、实变等含气量减少的病变，如肺炎、肺结核、肺梗死、肺不张等，肺内不含气的占位性病变如肺肿瘤、肺囊肿病、未液化的肺脓肿等，以及胸膜

肺下界移动范围检查

腔病变如胸腔积液、胸膜增厚等。肺张力减弱而含气量增多时，叩诊呈过清音，常见于COPD等。当肺泡壁松弛，肺泡含气量减少时，局部叩诊可呈现一种兼有浊音和鼓音的混合性叩诊音，称为浊鼓音，见于肺不张、肺炎充血期或消散期和肺水肿。胸膜腔积气，如气胸时叩诊呈鼓音。肺内空腔性疾病其腔径大于3 cm，且靠近胸腔时叩诊也可呈鼓音，见于空洞型肺结核、液化了的肺脓肿和肺囊肿等，若空腔巨大，位置表浅且腔壁光滑或张力性气胸的病人，叩诊时局部呈鼓音，但具有金属性回响，又称为空瓮音（amphorophony）。

(四)听诊

肺部听诊时，受检者取坐位、半卧位或卧位。如坐在凳子上，身体不要歪斜，双手自然下垂或置于膝上，全身肌肉放松；如坐在床上，两腿不应伸直，充分暴露胸部，以免衣服与听诊器摩擦产生杂音。冷天注意检查室内和听诊器体件的温度，避免寒冷使肌肉收缩而产生杂音。肺部听诊一般用模型体件听诊，置于胸壁肋间隙，适当加压以紧贴胸壁。

1. **听诊顺序及部位**　一般由肺尖开始，自上而下，由前胸到侧胸(由腋窝向下)，最后检查背部(自肩胛上区、肩胛间区至肩胛下区)，要进行两侧对称部位比较听诊。听诊的部位包括：前胸部为锁骨上窝，锁骨中线上、中、下部，腋前线上、下部和腋中线上、下部，左右两侧共 16 个听诊部位。背部听诊为腋后线上、下部，肩胛间区上、下部，肩胛下区内、外部，左右两侧共 12 个部位。根据需要可在某一部位多听几个点，每次至少听 1~2 个呼吸周期。

2. **听诊内容**

(1)正常呼吸音。正常呼吸音主要有以下 3 种(图 8-4-5)：①支气管呼吸音，类似把舌尖抬高后张口呼出空气时发出的"哈"音，其特征为呼气期较吸气期长，音较强，调较高，正常在喉、胸骨上窝、背后 6、7 颈椎及 1、2 胸椎附近可听到。②支气管肺泡呼吸音，其特点为吸气与呼气声音的时间、强度及音调几乎相等。此音在胸骨角附近及肩胛间区 3、4 胸椎附近可听到。③肺泡呼吸音，类似张口向内吸气时产生的"夫"音，声音柔和，有如微风吹拂的声音。其特点为吸气期的音长、强而调高，呼气期音短、弱而调低。此音在正常两侧肺野均可听到。

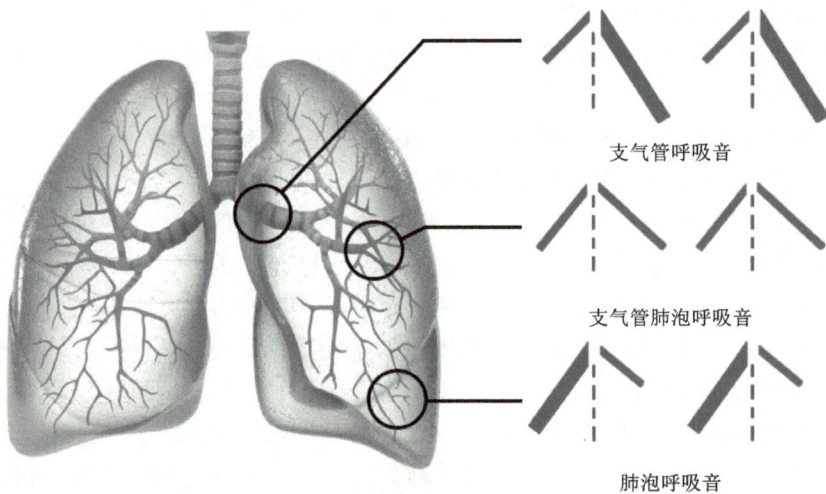

图 8-4-5　三种正常呼吸音示意图

支气管呼吸音

支气管肺泡呼吸音

肺泡呼吸音

(2)异常呼吸音。异常呼吸音主要有以下 3 种：①异常肺泡呼吸音，包括肺泡呼吸音减弱或消失；肺泡呼吸音增强；呼气音延长；断续性呼吸音；粗糙性呼吸音等。②异常支气管呼吸音，指在正常肺泡呼吸音部位听到支气管呼吸音，可由肺组织实变、肺内大空腔、压迫性肺不张等因素引起。③异常支气管肺泡呼吸音：指在正常肺泡呼吸音的范围内听到的支气管肺泡混合性呼吸音，常见于支气管炎、肺结核或大叶性肺炎初期等。

(3)啰音。啰音是呼吸音以外的附加音(图 8-4-6)，根据性质的不同可分为两大类：①湿啰音(crackles)是由于吸气时气体通过呼吸道内的分泌物如渗出液、血液、黏液等，形成的水泡破裂所产生的声音，故又称水泡音。其特点为：断续而短暂，一次常连续出现多个，于吸气时或吸气末较为明显，有时也出现于呼气早期，部位较恒定，性质不易变，中、小水泡音可同时存在，咳嗽后可减轻或消失。根据呼吸道腔径大小和腔内渗出物的多少，啰音分为粗、中、细湿啰音和捻发音。②干啰音（rhonchi）是由于气管、支气管或细支气管狭窄或部分阻塞，空气吸入或呼出时发生湍流所产生的声音。可见于炎症引起的黏膜充血、水肿和分泌物增加，支气管平滑肌痉挛，管腔内肿瘤或异物阻塞，以及管壁被管外肿大的淋巴结或纵隔肿瘤压迫引起的管腔狭窄。其特点为：音调较高，持续时间较长，吸气及呼气时均可听及，但以呼气时为明显，强度、性质及部位易改变。根据音调的高低可分为高调和低调两种。

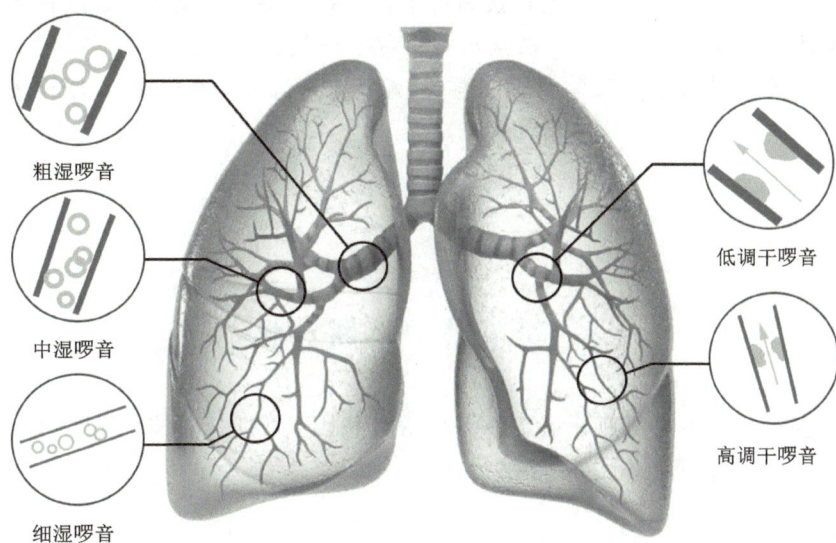

图 8-4-6　啰音发生的机制与部位

　　肺部局限性湿啰音，仅提示该处的局部病变，如肺炎、肺结核、支气管扩张等；两侧肺底湿啰音，多见于心力衰竭导致的肺淤血和支气管扩张等；如两肺野布满湿啰音，则多见于急性肺水肿和严重支气管肺炎。局限性干啰音，是局部支气管狭窄所致，常见于支气管内膜结核或肿瘤；发生于双侧肺部的干啰音，常见于支气管哮喘、慢性支气管炎、COPD 和心源性哮喘等。

　　（4）语音共振（speech resonance）。嘱被检查者发"yi"长音，检查者用听诊器胸件听诊前胸和后胸肺野，从上往下，由内到外，作两侧比较。注意强度和性质（区别支气管语音、胸语音、羊鸣音和耳语音）。语音共振一般在气管和大支气管附近听到的声音最强，在肺底较弱。

　　（5）胸膜摩擦音。胸膜摩擦音是胸膜发生炎症时，由纤维素渗出导致胸膜粗糙，脏层和壁层胸膜随呼吸运动相互摩擦所产生的声音。在前下侧胸壁最易闻及，其音调颇似用一手掩耳，以另一手指在其手背上摩擦时所听到的声音。一般于吸气末或呼气初较为明显，屏气时即消失。常见于纤维素性胸膜炎、胸膜肿瘤、肺梗死、尿毒症等。

小细节温暖病人的心

北京协和医院院长张抒扬教授回忆恩师方圻时说过一段话:"我跟他见第一面的时候,他就讲做医生的最讲究医德。每当病人进到他诊室,他总是要站起来去迎接,而且都是笑容可掬,和蔼可亲。每当给病人检查的时候,都要搓搓手,用手把听诊器焐热再去听诊病人。我跟着老师就像徒弟跟着师父学艺一样,本应该是我开门去做这些事情,但老师从来都是自己做,老师的腰不好,但他从不省略起身去迎接病人的步骤,看完之后还要起身去送病人的动作。老师认为这看似只是一个小的动作,但在医患之间却能够建立信任和尊重,在病人心中留下的是温暖和依靠。"

方圻是中国著名医学家和医学教育家,以认真、严谨的工作作风著称,这种作风得益于张孝骞的教导。

第五节 心脏评估

心脏检查对于初步判定有无心脏病,了解其病因、性质、部位、程度等都有很大帮助。检查时按视、触、叩、听的顺序进行。

一、视诊

受检者尽可能取仰卧位,平静呼吸,充分暴露胸部,光线最好来源于左侧。视诊时应从不同角度进行观察,如观察心尖搏动时,视线应与心尖搏动呈切线方向;观察心前区有无异常搏动和隆起时,两眼应与受检者胸廓同高。视诊的内容包括心前区外形、心尖搏动及心前区异常搏动。

(一)心前区外形

观察有无异常隆起或凹陷。正常人心前区与右侧相应部位对称。大量心包积液时,心前区外观显得饱满。心前区局部异常隆起提示:①心脏增大,特别是儿童时期器质性心脏病;②鸡胸和漏斗胸畸形伴有心前区隆起者,常合并先天性心脏病。凹陷胸是指胸骨向后移位,可见于马方综合征及部分二尖瓣脱垂病人。

(二)心尖搏动

心脏收缩时,左心室前壁在收缩早期撞击心前区胸壁,使相应部位肋间组织向外搏动,称为心尖搏动(apical impulse)。视诊心尖搏动时应注意其位置、强度和范围。正常状态心尖搏动在第五肋间左锁骨中线内 0.5~1.0 cm;范围为 2.0~2.5 cm。体型肥胖或女性乳房垂悬时不易看见。心尖搏动的改变包括心尖搏动的位置、强弱及范围的改变。

1. 生理因素　心尖搏动的位置可因年龄、妊娠、体位和体型不同而有所变化。仰卧时心尖搏动略上移；左侧卧位时心尖搏动可向左移2~3 cm；右侧卧位时心尖搏动可右移1.0~2.5 cm；婴幼儿、矮胖体型、妊娠时心脏常呈横位，心尖搏动向外上移位，可达第4肋间；瘦长体型心脏呈垂直位，心尖搏动向下移，可达第6肋间。心尖搏动的强弱和搏动范围与心脏活动的强弱、胸壁厚度及肋间隙的宽窄有关。体胖、肋间隙较窄者，心尖搏动较弱且范围较小；体瘦、肋间隙较宽者，心尖搏动较强且范围较大；情绪激动或剧烈运动时，心脏活动增加，心尖搏动增强，范围稍大。

2. 病理因素

（1）心尖搏动移位：①心脏疾病。左心室增大时，心尖搏动向左下移位；右心室增大时，心脏顺钟向转位，心尖搏动向左或左上移位；左、右室增大时，心尖搏动向左下移位，并可伴有心界向两侧扩大；右位心时，心尖搏动在胸骨右缘第5肋间。②胸部疾病。凡能使纵隔及气管移位的胸部疾病，均可导致心尖搏动移位。一侧胸腔积液或积气，可将纵隔推向健侧，心尖搏动随之向健侧移位；一侧肺不张或胸膜粘连，纵隔向患侧移位，心尖搏动向患侧移动。侧卧位时，心尖搏动如无移位，提示心包纵隔胸膜粘连；胸廓或脊柱畸形时，心脏位置发生改变，心尖搏动亦相应变化。③腹部疾病。大量腹水、腹腔巨大肿瘤等，使腹内压增高，膈肌位置升高，心脏横位，可使心尖搏动位置上移。

（2）心尖搏动强度及范围的变化：①心尖搏动增强指心尖搏动强而有力，其范围直径大于2 cm。见于各种原因所致的左心室肥大、甲状腺功能亢进症、发热、贫血等。②心尖搏动减弱指心尖搏动微弱无力、范围小、甚至不能触及。见于心包积液、肺气肿、左侧胸腔积液或气胸及严重休克时；心肌炎及心肌病等在急性心脏扩张时，心尖搏动减弱且较弥散。③负性心尖搏动指心脏收缩时心尖区胸壁内陷，此现象又称 Broadbent 征。见于粘连性心包炎与周围组织有广泛粘连时。在右心室明显肥大时，因心脏顺钟向转位，亦可出现。

（三）心前区异常搏动

胸骨左缘第二肋间搏动，见于肺动脉高压。胸骨右缘第二肋间搏动，见于升主动脉瘤或主动脉弓瘤。胸骨左缘三、四肋间出现搏动，见于右心室肥大。剑突下搏动可为右心室肥大或腹主动脉搏动所致。

二、触诊

（一）心尖搏动

心脏触诊时用右手全掌置于心前区，注意心尖搏动的位置。示指和中指并拢，用指腹确定心尖搏动的准确位置、范围及有无抬举性搏动。抬举性心尖搏动为左心室肥大的可靠体征。

心尖搏动触诊检查

(二)震颤

检查震颤(thrill)时,用手掌在心底部和胸骨左缘第三、四肋间触诊,注意有无震颤。震颤是可触到的一种细微的震动感,触及时,用手掌尺侧确定其具体位置,判断是收缩期还是舒张期,可以利用心尖搏动或颈动脉搏动来确定发生的时期,紧随心尖搏动出现或与颈动脉搏动几乎同时出现的为收缩期震颤,如仍难以判断时,可同时听诊,根据震颤与心音的关系加以确定,然后按震颤部位和时期的不同对其临床意义做出判断(表8-5-1)。震颤是器质性心血管疾病的特征性体征之一,常见于某些先天性心脏病和心脏瓣膜狭窄时,而瓣膜关闭不全时震颤很少见。

震颤触诊检查

表8-5-1　心前区震颤的临床意义

部位	时期	常见病变
心尖部	舒张期	二尖瓣狭窄
胸骨左缘第二肋间	收缩期	肺动脉瓣狭窄
胸骨左缘第二肋间	连续性	动脉导管未闭
胸骨右缘第二肋间	收缩期	主动脉瓣狭窄
胸骨左缘第三、四肋间	收缩期	室间隔缺损

(三)心包摩擦感

心包摩擦感(pericardium friction rub)检查在胸骨左缘第三、四肋间处最易触到,收缩期明显,舒张期亦能触及。受检者取坐位前倾或深呼气之末更容易触及,常见于急性心包炎,但当心包渗出液增多时,壁层与脏层心包分离,摩擦感则消失。

三、叩诊

叩诊可确定心界,判断心脏和大血管的大小、形状及其在胸廓中的位置。心脏不含气,不被肺掩盖的部分叩诊呈实音,其边界为绝对浊音界;心脏两侧被肺掩盖的部分叩诊呈相对浊音。叩诊心界是指心脏相对浊音界,反映心脏的实际大小。

(一)叩诊方法

采用指指叩诊法,以轻叩诊法进行叩诊,或根据受检者胖瘦采取适当力度叩诊,用力要均匀,以听到叩诊音由清音变浊音来确定心界。受检者坐位时,检查者坐于受检者对面,左手叩诊扳指与所叩心缘平行(即与肋间垂直),但对消瘦者也可采取左手叩诊板指与心缘垂直(即与肋间平行)的手法;受检者卧位时,检查者立于受检者右侧,叩诊扳指与心缘垂直(即放于肋间、紧贴胸壁)。

(二)叩诊顺序

先叩心左界，从心尖搏动最强点外 2~3 cm 处开始(一般为第五肋间左锁骨中线稍外)，由外向内，叩诊至浊音处用笔做标记，如此向上逐一肋间进行，直至第二肋间，均在清音变浊音处作标记；然后叩心右界，先沿右锁骨中线自上而下叩出肝上界，再于其上一肋间(通常为第四肋间)处由外向内叩出浊音界，作一标记，然后逐一肋间向上叩诊，直至第二肋间，并分别作标记。

心脏叩诊检查

(三)测量记录

用硬尺测量左、右各标记点至前正中线的垂直距离，再测量左锁骨中线至前正中线的距离。正常成人心脏相对浊音界与前正中线的距离见表 8-5-2。

表 8-5-2　正常成人心脏相对浊音界与前正中线的距离

右/cm	肋间	左/cm
2~3	II	2~3
2~3	III	3.5~4.5
3~4	IV	5~6
	V	7~9

注：左锁骨中线距前正中线为 8~10 cm。

四、心浊音界改变及其临床意义

(一)心脏病变

1. **左心室扩大**　心左界向左下扩大，心腰加深接近直角，使心脏浊音区呈靴型。常见于主动脉瓣关闭不全，又称为主动瓣型心或靴型心，也可见于高血压性心脏病。

2. **右心室增大**　右心室轻度增大时，心脏绝对浊音界扩大，相对浊音界无明显变化；显著增大时，相对浊音界向左、右两侧扩大，但以向左扩大明显。常见于肺源性心脏病。

3. **左、右心室增大**　心浊音界向两侧扩大，心左界向左下扩大，呈普大型心。常见于扩张型心肌病、重症心肌炎和全心衰竭等。

4. **左心房增大与肺动脉段扩大**　左心房显著增大时，胸骨左缘第三肋间心浊音界扩大，使心腰消失。当左心房与肺动脉段均增大时，胸骨左缘第二、三肋间心浊音界向外扩大，使心腰部饱满或膨出，心浊音界呈梨形。常见于二尖瓣狭窄，又称为二尖瓣型心或梨形心。

5. **心包积液**　心包积液达一定程度，心浊音界向两侧扩大，并且随体位而改变，坐位时心浊音区呈三角烧瓶形，仰卧位时心底部浊音区明显增宽，呈球形。

6. 主动脉扩张 胸骨右缘第一、二肋间浊音界增宽，常伴收缩期搏动。

(二)心外因素

一侧胸腔大量积液或气胸时，患侧心界叩不出，健侧心浊音界向外移位。肺气肿时，心浊音界变小或叩不出。腹腔大量积液或巨大肿瘤时，心脏呈横位，叩诊时心界向左扩大。

四、听诊

心脏听诊时受检者可采取坐位或仰卧位，必要时可使受检者改变体位，或嘱受检者在深呼气末屏住呼吸，有助于听清和辨别心音和杂音。

(一)心脏瓣膜听诊区

心脏各瓣膜区开放与关闭时所产生的声音传导至体表，最易听清的部位称为心脏瓣膜听诊区，与其解剖部位不完全一致。通常分为五个听诊区。二尖瓣区(mitral valve area)位于心尖搏动最强点，心脏大小正常时多位于第五肋间左锁骨中线稍内侧；当心脏增大时，听诊部位随心尖位置向左或左下移动。肺动脉瓣区(pulmonary valve area)位于胸骨左缘第二肋间。主动脉瓣区(aortic valve area)位于胸骨右缘第二肋间。主动脉瓣第二听诊区(second aortic valve area)位于胸骨左缘第三、四肋间。三尖瓣区(tricuspid valve area)位于胸骨体下端左缘或右缘(图 8-5-1)。

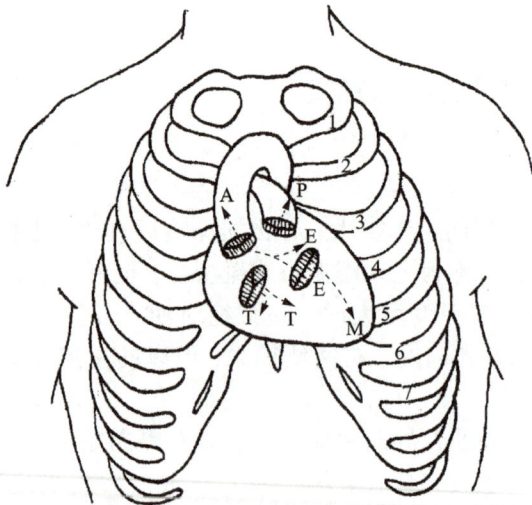

注：M 为二尖瓣听诊区；P 为肺动脉瓣听诊区；A 为主动脉瓣听诊区；
E 为主动脉瓣第二听诊区；T 为三尖瓣听诊区。

图 8-5-1 心脏瓣膜听诊区

(二)听诊顺序

心脏听诊顺序通常按下列逆时针方向依次听诊：二尖瓣区(M)→肺动脉瓣区(P)→主动脉瓣区(A)→主动脉瓣第二听诊区(E)→三尖瓣区(T)。另外一种8字形听诊方法顺序：二尖瓣区(M)→主动脉瓣区(A)→肺动脉瓣区(P)→三尖瓣区(T)，主要依据瓣膜损害及杂音出现的概率，二尖瓣区最高，主动脉瓣次之，肺动脉瓣及三尖瓣的器质性损害少见。

(三)听诊内容

心脏听诊内容主要包括心率、心律、心音、额外心音、杂音和心包摩擦音。

1. 心率(heart rate)　即每分钟心搏次数。正常成人安静状态下心率为60~100次/min。成人心率超过100次/min，婴幼儿心率超过150次/min为心动过速。生理性心动过速见于运动、情绪激动等。病理性见于发热、贫血、甲状腺功能亢进症、心力衰竭和休克等。成人心率低于60次/min为心动过缓。生理性心动过缓见于运动员和长期从事体力劳动的健康人；病理性见于胆汁淤滞性黄疸、颅内压增高、甲状腺功能减退症、房室传导阻滞和普萘洛尔等药物作用。

2. 心律(cardiac rhythm)　心律指心脏跳动的节律。正常成人心律规整，部分成人、青年和儿童稍有不齐，称为窦性心律不齐，一般无临床意义。听诊能发现的心律不齐主要有期前收缩(premature beat)和心房颤动(atrial fibrillation)。

3. 心音(heart sound)　按其在心动周期中出现的先后，依次命名为第一心音(first heart sound, S_1)，第二心音(second heart sound, S_2)，第三心音(third heart sound, S_3)和第四心音(fourth heart sound, S_4)。正常情况下只能闻及S_1、S_2，在青少年可闻及S_3，闻及S_4多数属病理情况。S_1与S_2的鉴别见表8-5-3。

表8-5-3　S_1与S_2的鉴别

鉴别要点	第一心音	第二心音
音调	较低钝	较高而脆
强度	较响	较S_1弱
时限	历时较长，持续约0.1秒	历时较短，约0.08秒
最响部位	心尖部	心底部
与心尖搏动的关系	与心尖搏动同时出现	心尖搏动后出现
与心动周期的关系	S_1与S_2之间间隔(收缩期)较短	S_2到下一心动周期S_1间隔(舒张期)较长

心音改变可表现为心音强度的改变、心音性质的改变和心音分裂。

(1)心音强度的改变：除胸壁厚度、肺含气量多少等心外因素，影响心音强度主要因素还有心室收缩力、心排血量、瓣膜位置和瓣膜的活动性及其与周围组织的碰击(如人工瓣与瓣环或支架的碰撞）等。如 S_1 增强见于心室收缩力增强时，常见于二尖瓣狭窄、高热、贫血、甲状腺功能亢进症和完全性房室传导阻滞；S_1 减弱见于心室收缩力减弱时，常见于二尖瓣关闭不全、P-R 间期延长、心肌炎、心肌病、心肌梗死和左心衰竭及主动脉瓣关闭不全。主动脉瓣区第二心音（A2）增强，常见于高血压、主动脉粥样硬化等；肺动脉瓣区第二心音（P2）增强，为肺动脉内压增高所致，常见于肺心病、二尖瓣狭窄伴肺动脉高压、左向右分流的先心病（房间隔缺损、室间隔缺损、动脉导管未闭等）和左心衰竭。S_2 减弱常见于低血压、主动脉瓣或肺动脉瓣狭窄和关闭不全。S_1 和 S_2 同时增强见于心脏活动增强后，如运动后、情绪激动、贫血等；S_1 和 S_2 同时减弱，见于心肌严重受损，如心肌炎、心肌病、心肌梗死等，以及左侧胸腔大量积液、肺气肿或休克等循环衰竭。

（2）心音性质改变：主要见于心肌严重病变时，如大面积急性心肌梗死和重症心肌炎等，S_1 因失去原有的低钝特性且明显减弱而与 S_2 极为相似，形成"单音律"。当心率增快，两个心音强弱相等，间隔均匀，有如钟摆的嗒声音，故称钟摆律（pendular rhythm）。若同时有心动过速，心率超过 120 次/min，酷似胎儿心音称为胎心律（embryocardia）。

（3）心音分裂（splitting of heart sounds）：心音分裂是 S_1 或 S_2 的两个主要成分之间的间距延长，致听诊时闻及其分裂为两个声音。S_1 分裂偶见于健康儿童和青年。病理情况下，当左右心室收缩明显不同步时，S_1 的两个成分相距 0.03 s 以上时，可出现 S_1 分裂。常见于心电或机械活动延迟使三尖瓣关闭明显迟于二尖瓣，如完全性右束支传导阻滞、右心衰竭、先天性三尖瓣下移畸形、二尖瓣狭窄或心房黏液瘤。S_2 分裂临床较常见，分为以下四类。①生理性分裂（physiologic splitting）：正常人尤其是儿童和青年，深吸气时胸腔负压增加，右心回心血量增多，右心室排血时间延长，使肺动脉瓣关闭延缓，如明显迟于主动脉瓣关闭时，则深吸气末在肺动脉瓣区可听到 S_2 分裂。②通常分裂（general splitting）：此类是最常见的类型，如完全性右束支传导阻滞、肺动脉瓣狭窄、二尖瓣狭窄时，右心室排血时间延长，肺动脉瓣关闭明显迟于主动脉瓣的关闭，可产生 S_2 分裂。③反常分裂（paradoxical splitting）：在完全性左束支传导阻滞、主动脉瓣狭窄、重度高血压等病理情况下，主动脉瓣关闭明显迟于肺动脉瓣关闭，即 P_2 在前，A_2 在后，呼气时较吸气时更明显。反常分裂几乎都是病理性的。④固定分裂（fixed splitting）：S_2 分裂不受吸气或呼气的影响，心音两个成分间的时距相对固定，常见于房间隔缺损，吸气时增加的右心房回心血量及右心房压使血液左向右分流减少，呼气时右心房回心血量减少，但左向右分流增加，从而使右心房容量和右心室排血量保持相对固定，形成 S_2 固定分裂。

4.额外心音（extra cardiac sound） 指在正常 S_1、S_2 心音之外听到的附加心音，与心脏杂音不同，多数为病理性，大部分出现在 S_2 之后即舒张期，也可出现在收缩期。常见的额外心音有：①舒张期额外心音，包括奔马律（gallop rhythm）、开瓣音（opening snap）、心包叩击音（pericardial knock）、肿瘤扑落音（tumor plop）。②收缩期额外心音，包括收缩早期喀喇音和收缩中、晚期喀喇音。③医源性额外音，包括人工瓣膜音和人工起搏器音。

（1）舒张期奔马律：系一种额外心音发生在舒张期的三音心律，常同时存在心率增快，额外心音与原有的 S_1、S_2 组成类似马奔跑时的蹄声，故称奔马律，以舒张早期奔马律最为常见。舒张早期奔马律的出现，提示有严重器质性心脏病，常见于心力衰竭、急性心肌梗死、重症心肌炎与扩张性心肌病等。舒张晚期奔马律，多见于阻力负荷过重引起心室肥厚的心脏病，如高血压性心脏病、肥厚型心肌病、主动脉瓣狭窄等。

（2）开瓣音：又称二尖瓣开放拍击声，常位于第二心音后 0.05~0.06 秒，开瓣音的存在可作为二尖瓣瓣叶弹性及活动尚好的间接指标，是二尖瓣分离术适应证的重要参考条件。

（3）心包叩击音：见于缩窄性心包炎，在 S_1 后 0.09~0.12 秒出现的中频、较响而短促的额外心音。在舒张早期心室快速充盈时，心包增厚，阻碍心室舒张以致心室在舒张过程中被迫骤然停止，导致室壁振动而产生的声音，在胸骨左缘最易闻及。

（4）肿瘤扑落音：见于心房黏液瘤病人，位于心尖或其内侧胸骨左缘第 3、4 肋间，在 S_2 后 0.08~0.12 秒，出现时间较开瓣音晚，声音类似，但音调较低，且随体位改变。

5. 心脏杂音（cardiac murmur）　是指在心音与额外心音之外，在心脏收缩或舒张时出现的异常声音。杂音产生的机制是由于血液流速增快、瓣膜口狭窄、大血管通道狭窄、瓣膜关闭不全、心腔或大血管间有异常通道、心腔内有漂浮物或血管腔扩大，血流由层流变成湍流，进而形成漩涡，撞击心壁、瓣膜、腱索或血管壁发生振动，从而在相应部位产生声音（图 8-5-2）。闻及杂音时，应从杂音的部位和传导方向、心动周期中的时期、性质、强度及形态、体位和呼吸及运动对杂音的影响进行描述。

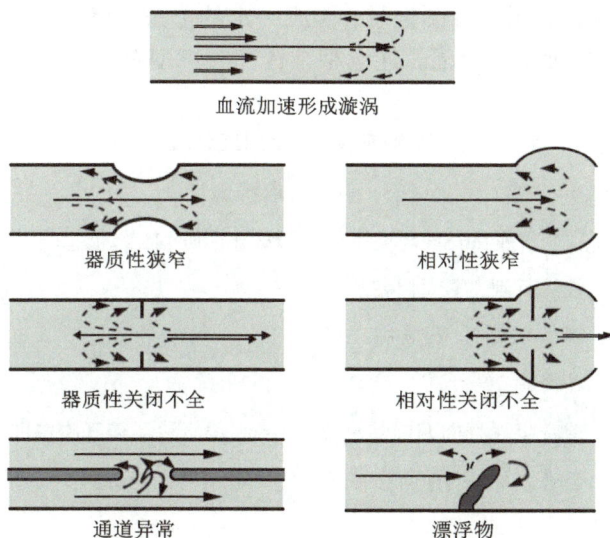

图 8-5-2　心脏杂音产生的机制示意图

（1）杂音的特性与听诊要点。

1）最响部位和传导方向：杂音在某瓣膜听诊区最响，则提示该区相应瓣膜病变，如杂音在心尖部最响，提示二尖瓣病变。杂音传导方向都有一定规律：二尖瓣关闭不全的杂音向左腋下传导；主动脉瓣狭窄的杂音向颈部传导；二尖瓣狭窄的杂音局限于心尖区。

2）心动周期中的时期：不同时期的杂音反映不同的病变。收缩期杂音，即发生在 S_1 和 S_2 之间；舒张期杂音，发生在 S_2 和下一个心动周期的 S_1 之间；连续性杂音，即连续出现在收缩期和舒张期；双期杂音，即收缩期及舒张期均出现但不连续。还可根据杂音在收缩期或舒张期出现的早晚而进一步分为早期、中期、晚期或全期杂音。一般舒张期杂音和连续性杂音均为病理性器质性杂音，而收缩期杂音则有器质性杂音和功能性杂音两种可能。

3）性质：由于杂音的不同频率而表现出音色与音调的不同，临床上常用柔和、粗糙描述杂音音调。杂音的音色可形容为吹风样、隆隆样（雷鸣样）、机器样、喷射样、叹气样（哈气样）、乐音样和鸟鸣样等。一般而言，功能性杂音较柔和，器质性杂音较粗糙。临床上可根据杂音的性质，推断不同的病变，如二尖瓣区舒张期隆隆样杂音提示二尖瓣狭窄；二尖瓣区收缩期粗糙的吹风样杂音，提示二尖瓣关闭不全；主动脉瓣区收缩期叹气样杂音，提示主动脉瓣关闭不全；机器样杂音见于动脉导管未闭；乐音样杂音见于感染性心内膜炎、梅毒性心脏病。

4）强度与形态：即杂音的响度及其在心动周期中的变化。一般狭窄越严重、血流越快、狭窄口两侧压力差越大，心肌收缩力越强，杂音越响，反之亦然，但严重狭窄致血流通过极少，杂音反而减弱或消失。收缩期杂音强度一般采用 Levine 6 级分级法（表 8-5-4）。记录杂音强度时，以杂音的级别为分子，6 级为分母，例如杂音的响度为 3 级，则记录为 3/6 级杂音。舒张期杂音多为器质性，一般不分级。杂音形态是指在心动周期中杂音强度的变化规律，用心音图记录，构成一定的形态。常见的杂音形态有递增型杂音、递减型杂音、递增递减型杂音、连续型杂音和一贯型杂音。

表 8-5-4　杂音强度分级

级别	响度	听诊特点	震颤
1	最轻	很弱，须在安静环境下仔细听诊才能听到，易被忽略	无
2	轻度	较易听到，不太响亮	无
3	中度	明显的杂音，较响亮	无或有
4	响亮	杂音响亮	有
5	很响	杂音很强且向四周甚至背部传导，但听诊器离开胸壁即听不到	明显
6	最响	杂音震耳，即使听诊器离胸壁一定距离也能听到	强烈

5）体位、呼吸和运动对杂音的影响：采取一些特殊体位、深吸气、深呼气和适当运动，可使杂音增强或减弱，有助于判断病变部位和性质。左侧卧位时二尖瓣狭窄舒张期的杂音增强；前倾坐位时主动脉关闭不全舒张期的杂音增强；仰卧位可使二尖瓣关闭不全、三尖瓣关闭不全和肺动脉瓣关闭不全的舒张期杂音更明显。呼吸可致心脏位置及左右心室的心排出量改变从而影响杂音的强度。深吸气时，胸腔负压增加，回心血量增加，可使三尖瓣、肺动脉瓣关闭不全等与右心相关的杂音增强；深呼气时，二尖瓣、主动脉瓣关闭不全等和左心有关的杂音增强。吸气后紧闭声门，用力做呼气动作，胸腔压力

增高,回心血减少,可使经瓣膜产生的杂音减弱,肥厚型梗阻性心肌病的杂音增强。运动时心率加快,心排出量增加,可使器质性杂音增强,如二尖瓣狭窄舒张期杂音于活动后增强。

(2)杂音的临床意义:根据产生杂音的部位有无器质性病变,杂音可区分为器质性与功能性。功能性杂音多见于收缩期,无心脏增大,杂音柔和,吹风样,无震颤。收缩期生理性与器质性杂音的鉴别见表8-5-5。

表 8-5-5　收缩期生理性与器质性杂音的鉴别

鉴别点	生理性	器质性
年　龄	儿童,青少年可见	不定
部　位	肺动脉瓣区和(或)心尖区	不定
性　质	柔和,吹风样	粗糙,吹风样、高调
持续时间	短促	较长,常为全收缩期
强　度	一般为 3/6 级以下	常为 3/6 级及以上
震　颤	无	3/6 级以上常伴有
传　导	局限、传导不远	传导较远而广
心脏大小	正常	有心房或心室增大

1)收缩期杂音。①二尖瓣区:功能性收缩期杂音见于部分健康人、运动、发热、贫血、妊娠与甲状腺功能亢进等,听诊为吹风样,柔和,一般在 2/6 级以下。相对性收缩期杂音因左心室扩大引起的二尖瓣相对性关闭不全,见于高血压心脏病、冠心病、贫血性心脏病和扩张型心肌病等,听诊为吹风样,粗糙、响亮、高调,一般在 3/6 级以上,多占据全收缩期,遮盖 S_1,并向左腋下传导,呼气及左侧卧位时明显。器质性收缩期杂音主要见于风湿性二尖瓣关闭不全、二尖瓣脱垂综合征等。②主动脉瓣区:器质性收缩期杂音见于主动脉瓣狭窄。杂音为喷射性或吹风样,响亮而粗糙,向颈部传导,常伴有震颤,且 A2 减弱。相对性收缩期杂音见于升主动脉扩张、高血压和主动脉粥样硬化等。杂音柔和,常有 A2 亢进。③肺动脉瓣区:生理性收缩期杂音多见于青少年及儿童,听诊为吹风样,柔和、短促,一般在 2/6 级以下。相对性收缩期杂音见于肺动脉高压导致肺动脉扩张产生的肺动脉瓣相对狭窄;器质性收缩期杂音见于先天性肺动脉瓣狭窄,为喷射性,响亮而粗糙,常伴有震颤,少见。④三尖瓣区:相对性收缩期杂音多见于右心室扩大引起的三尖瓣相对性关闭不全,听诊为吹风样,柔和、短促,在 3/6 级以下。器质性收缩期杂音极少见。⑤其他部位:常见的有胸骨左缘第 3、4 肋间响亮而粗糙的收缩期杂音伴震颤,提示室间隔缺损或肥厚型梗阻性心肌病。

2)舒张期杂音。①二尖瓣区:器质性舒张期杂音见于风湿性二尖瓣狭窄,听诊主要为舒张中晚期隆隆样杂音,较局限,常伴震颤,S_1 增强或开瓣音。相对性舒张期杂音主要见于较重度主动脉瓣关闭不全，导致左室舒张容量负荷过高，使二尖瓣基本处于半关闭状态，呈现相对狭窄而产生杂音，称 Austin-Flint 杂音，性质柔和，不伴有震颤和开瓣音。②主动脉瓣区：可见于各种原因导致的主动脉瓣关闭不全。杂音呈舒张早期开始的递减型柔和叹气样，常向胸骨左缘及心尖传导，于前倾坐位呼气末屏住呼吸、主动脉瓣第二听诊区最清楚。③肺动脉瓣区：多见于肺动脉高压、肺动脉扩张导致相对性关闭不全。杂音呈递减型、吹风样或叹气样、柔和，常合并 P2 亢进，胸骨左缘第 2 肋间最响，平卧或吸气时增强，称 Graham 杂音。常见于二尖瓣狭窄伴明显肺动脉高压、肺心病等。④三尖瓣区：见于三尖瓣狭窄，极少见。

3) 连续性杂音：常见于先心病动脉导管未闭。杂音粗糙、响亮似机器转动样，持续于整个收缩与舒张期，其间不中断。在胸骨左缘第 2 肋间稍外侧最响，常伴有震颤。

6. 心包摩擦音（pericardial friction sound）　当心包脏层与壁层由炎症等生物性或理化因素致纤维蛋白沉积而粗糙，在心脏搏动时脏层与壁层互相摩擦产生振动而出现的声音。可在整个心前区闻及，胸骨左缘 3、4 肋间处、于坐位前倾或呼气末最清楚，音质粗糙、音调高、搔抓样（似指腹摩擦耳郭）与心搏一致。发生在收缩期与舒张期，屏气时仍存在。见于各种感染性心包炎，也可见于风湿性病变、急性心肌梗死、尿毒症、系统性红斑狼疮和放射性损伤等非感染性情况。当心包腔积液达一定量时，摩擦音可消失。

第六节　血管评估

全身的血管包括动脉、静脉和毛细血管，在各种疾病，特别是心血管疾病中有重要变化，可为疾病的诊断提供有价值的线索和依据。

一、脉搏

脉搏（pulse）是指体表动脉管壁的周期性起伏。正常成人脉搏为 60~100 次/min，强弱均匀、节律整齐、动脉壁柔韧具有一定弹性。儿童脉搏平均约为 90 次/min，婴幼儿可达 130 次/min。

（一）检查方法

脉搏的检查方法见第八课第一节相关内容。

（二）检查注意事项

（1）触诊脉搏时要注意了解脉搏的速率、节律、紧张度、强弱、脉波及动脉管壁情况。

（2）肢体的两侧均需要触诊，并对脉搏的强弱及出现时间是否相同进行比较。生理情况下两侧差异很小。必要时还要对上、下肢脉搏进行对比检查。

(三) 常见的异常脉搏及临床意义

临床上有许多疾病可使脉搏发生变化，常见的异常脉搏如下。

1. 洪脉 (bounding pulse) 指形态正常而振幅大的脉搏。见于发热、甲状腺功能亢进、主动脉瓣关闭不全等。

2. 细脉 (tiny pulse) 指脉管充盈度较小，搏动幅度较小者。见于心力衰竭、休克、主动脉瓣狭窄等。

3. 脉搏短绌 (pulse deficit) 由于部分心搏的心输出量显著减少，不能使周围血管产生搏动，如同时测量心率与脉率，可发现脉率小于心率。见于各种心律失常如频发性室性期前收缩、心房颤动等。

4. 脱落脉 (loss of pulse) 正常人脉律规则，二度房室传导阻滞者可有脉搏脱漏，称脱落脉。

5. 水冲脉 (water hammer pulse) 检查者用右手紧握患者的手腕掌面桡动脉处，逐渐将患者前臂高举过头，感触动脉的搏动。如脉搏骤起骤落、急促有力，犹如潮水汹涌，称为水冲脉，为脉压增大的表现，见于主动脉瓣关闭不全、甲状腺功能亢进、严重贫血等疾病。

6. 交替脉 (pulse alternans) 指节律正常而强弱交替出现的脉搏。为心肌受损的表现，见于冠状动脉粥样硬化性心脏病、高血压心脏病、原发性心肌病引起的左心衰竭。

7. 奇脉 (paradoxical pulse) 指吸气时脉搏明显减弱甚至消失，呼气时又出现或恢复原状的现象。常见于心包积液和缩窄性心包炎，是心包填塞的重要体征之一。其产生主要与左心室排血量减少有关。正常人吸气时肺脏膨胀，从肺静脉回流到左心室血量减少，左心室排血量减少，动脉收缩压相应降低，动脉搏动减弱。当呼气时肺静脉回流到左心室的血量又增多，脉搏恢复原状。随呼吸周期的不同脉搏发生相应改变，正常情况下这种生理性的改变通常触摸不到，故脉搏无明显改变。而当心包积液或心包缩窄时，心脏舒张受限，吸气时回心血量减少，使右心排血量减少，致使肺循环流入左心房血量也随之进一步减少，最终导致左室排血量降低，形成脉搏减弱甚至不能扪及，故又称为吸停脉。

8. 脉搏消失 (pulseless) 即无脉。主要见于严重休克和多发性大动脉炎，后者系由于某一部位动脉闭塞从而引起相应部位脉搏消失。

二、血压

(一) 测量方法

血压测量方法见第八课第一节相关内容。

(二) 血压标准

根据中国高血压防治指南 2018 年修订版。18 岁以上成人的血压按不同水平进行定义和分级 (表 8-6-1)。

表 8-6-1　成人血压水平的定义和分级

类型	收缩压/mmHg		舒张压/mmHg
正常血压	<120	和	<80
正常高值	120~139	和（或）	80~89
高血压	≥140	和（或）	≥90
1级高血压（轻度）	140~159	和（或）	90~99
2级高血压（中度）	160~179	和（或）	100~109
3级高血压（重度）	≥180	和（或）	≥110
单纯收缩期高血压	≥140	和	<90

注：当收缩压与舒张压分属不同级别时，以较高的分级为准；单纯收缩期高血压也可按照收缩压水平分为1、2、3级。

（三）血压变动的临床意义

1. 高血压　高血压是一种以动脉血压持续升高、进行性心脑血管损害为特征的疾病。血压的测量受许多因素的影响，如情绪激动、紧张、运动等，成人采用标准测量方法，当在安静、清醒的条件下经非同日至少3次测量，血压值均达到或超过收缩压140 mmHg和（或）舒张压90 mmHg时，可诊断为高血压，如果仅收缩压达到标准则称为单纯收缩期高血压。高血压绝大多数是原发性高血压，即高血压原因不明。5%~10%为继发性高血压，多见于肾动脉狭窄、嗜铬细胞瘤、慢性肾炎、皮质醇增多症、原发性醛固酮增多症等。

2. 低血压　成人血压低于90/60 mmHg为低血压。病理性低血压多见于急性失血、休克、心肌梗死、脑动脉硬化等严重疾病。直立性低血压常见于体质瘦弱的人群，表现为从平卧位改为站立位后收缩压下降20 mmHg以上，并伴有头晕或晕厥。

3. 双上肢血压差别显著　双上肢血压可有不同，一般右上肢血压高于左上肢血压5~10 mmHg，超出此范围多见于多发性大动脉炎或先天性动脉畸形等疾病。

4. 上、下肢血压差异常　正常下肢血压高于上肢血压20~40 mmHg，如上肢血压升高，下肢血压不高或降低，形成反常的上、下肢血压差别，临床诊断应考虑多发性大动脉炎或胸、腹主动脉型大动脉炎等疾病。

5. 脉压改变　收缩压和舒张压之差为脉压，脉压正常值为30~40 mmHg。脉压增大常见于高血压、动脉硬化、甲状腺功能亢进、急性心功能不全等疾病。脉压减低常见于低血压、严重二尖瓣狭窄、严重心功能不全等疾病。

三、周围血管征

（一）枪击音

若用听诊器在四肢的股动脉、肱动脉、足背动脉处听到一种短促如射枪的"Ta-Ta"

声音称为枪击音(pistol shot sound)。

(二)杜柔(Duroziez)双重杂音

将听诊器胸件置于股动脉或肱动脉处,稍加压力,可听到收缩期和舒张期吹风样杂音,称为杜柔双重杂音。

(三)毛细血管搏动征(capillary pulsation sign)

用手指轻压患者指甲末端或以清洁玻片轻压其口唇黏膜,若发现局部边缘有红白交替的节律性血管搏动现象,称为毛细血管搏动征。

水冲脉、枪击音、杜柔双重杂音和毛细血管搏动征均为周围血管征。主要见于主动脉瓣关闭不全、甲状腺功能亢进症及严重贫血等脉压增大的疾病。

四、血管杂音

血管杂音主要是血流加速或血流紊乱,形成湍流,导致血管壁振动而引起的。包括动脉杂音和静脉杂音。

(一)动脉杂音

动脉杂音多见于周围动脉,如①甲状腺功能亢进症时,在甲状腺上可听到连续性血管杂音。②肾动脉狭窄时,可在患者腹部或腰背部闻及收缩期动脉杂音。③多发性大动脉炎致血管狭窄时,可在累及部位,如两侧锁骨上、颈后三角区闻及收缩期动脉杂音。

(二)静脉杂音

由于静脉压力低,不易出现涡流,静脉杂音一般不明显。较有意义的有颈根部近锁骨处闻及颈静脉营营声,坐位及站立位时较为明显,该杂音系静脉血流快速流入上腔静脉所致,为无害性杂音。肝硬化时由于门静脉高压,腹壁侧支循环静脉扩张,血流增快,在脐周围或上腹部可闻及连续的静脉嗡鸣声。

▌第七节　腹部评估

腹部上起横膈,下至骨盆入口,包括腹壁、腹膜腔和腹腔脏器等。为准确描述和记录脏器及病变的部位和范围,常借助腹部天然体表标志和人为画线将腹部划分为不同区域,以便熟悉脏器的位置及其体表投影。

腹部评估顺序不是之前惯用的视、触、叩、听诊,而是按视、听、叩、触诊顺序进行,这是为了避免触诊的各种手法影响胃肠蠕动,使肠鸣音发生变化。但记录时为了格式的统一,仍按视、触、叩、听诊顺序。

腹部检查时,受检者取仰卧位,裸露全腹,避免受凉。腹部及全身肌肉放松,两腿弯曲,避免紧张,可嘱患者作缓慢腹式呼吸,必要时,可一边与受检者交流,一边检查,以分散其注意力,从而减轻受检者自主性的腹肌紧张。检查者的手必须温暖,检查手法轻柔。

一、腹部体表标志

常用的体表标志如下:

1. 肋弓下缘(costal margin)　由第8~10肋软骨连接形成肋缘和第11、12浮肋构成,其下缘为腹部上界,常用于腹部分区及肝脾测量。

2. 剑突(xiphoid process)　为胸骨下端的软骨,是体表腹部的上界,常作为肝脏测量的标志。

3. 腹上角(upper abdominal angle)　为两侧肋弓与剑突根部的夹角,常用于判断体型及肝脏测量的定位。

4. 髂前上棘(anterior superior iliac spine)　为髂嵴前方突出点,是腹部九区分法的标志。

5. 脐(umbilicus)　位于腹部中心,在第三、四腰椎之间,是腹部四区分法的标志。

6. 腹直肌外缘(lateral border of rectus muscles)　相当于锁骨中线的延续,是腹部九区分法的标志。

7. 腹中线(midabdominal line)　为胸骨中线的延续,是腹部四区分法的垂直线。

8. 腹股沟韧带(inguinal ligament)　为腹部体表的下界,也是寻找股动脉、股静脉的标志。

9. 耻骨联合(pubis symphysis)　为两耻骨间的纤维软骨连接,共同组成腹部体表下界。

10. 脊肋角(costovertebral angle)　为两侧背部第12肋骨与脊柱的夹角。

二、分区及各区脏器分布

(一)四区分法

通过脐画一水平线和一垂直线,两线相交将腹部分为四个区域,分别命名为右上腹、右下腹、左上腹、左下腹(图8-7-1)。各区包含的主要脏器如下:

1. 右上腹部(right upper quadrant, RUQ)　肝、胆囊、幽门、十二指肠、小肠、胰头、右肾上腺、右肾、结肠肝曲、部分横结肠、腹主动脉。

2. 右下腹部(right lower quadrant, RLQ)　盲肠、阑尾、部分升结肠、小肠、右输尿管、膨胀的膀胱、女性的右侧卵巢和输卵管、增大的子宫、男性的右侧精索。

3. 左上腹部(left upper quadrant, LUQ)　肝左叶、脾、胃、小肠、胰体、胰尾、左肾上腺、左肾、结肠脾曲、部分横结肠、腹主动脉。

4. 左下腹部(left lower quadrant, LLQ)　乙状结肠、部分降结肠、小肠、左输尿管、膨胀的膀胱、女性的左侧卵巢和输卵管、增大的子宫、男性的左侧精索。

四区分法最为常用且简单易行,但较粗略,难以准确定位(如上腹中部的压痛,耻骨上肿块等),为其不足之处。

(二)九区分法

在腹部画两条水平线和两条垂直线。上水平线为两侧肋弓下缘最低点的连线，下水平线为两侧髂前上棘的连线，两条垂直线分别为通过左、右髂前上棘至腹中线连线的中点的连线。四线相交将腹部分为九个区域，见图8-7-2。

1. **右季肋部**（right hypochondrial region） 肝右叶、胆囊、结肠肝曲、右肾、右肾上腺。

2. **右腰部**（right lumber region） 升结肠、空肠、右肾。

3. **右髂部**（right iliac region） 盲肠、阑尾、回肠末段、淋巴结、女性右侧卵巢及输卵管、男性右侧精索。

4. **左季肋部**（left hypochondrial region） 脾、胃、结肠脾曲、胰尾、左肾、左肾上腺。

5. **左腰部**（left lumber region） 降结肠、空肠或回肠、左肾。

6. **左髂部**（left iliac region） 乙状结肠、女性左侧卵巢及输卵管、男性左侧精索。

7. **上腹部**（epigastric region） 胃、肝左叶、十二指肠、胰头和胰体、横结肠、腹主动脉、大网膜。

8. **中腹部**（umbilical region） 十二指肠下部、空肠及回肠、下垂的胃或横结肠、输尿管、腹主动脉、肠系膜及其淋巴结、大网膜。

9. **下腹部**（hypogastric region） 回肠、乙状结肠、输尿管、充盈的膀胱或增大的子宫。

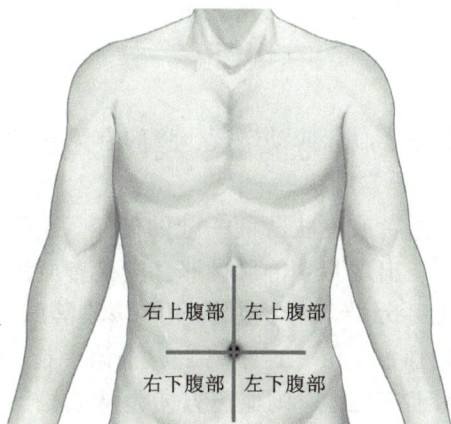

图8-7-1 腹部体表四区法示意图

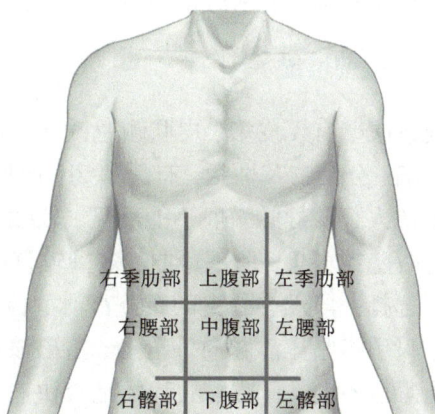

图8-7-2 腹部体表九区法示意图

三、视诊

视诊时受检者取仰卧位，两手自然置于身体两侧，双腿弯曲使腹肌松弛，充分暴露腹部，注意保暖，暴露时间不宜过长，以免腹部受凉引起不适。检查者站立于受检者右侧，光线要充足而柔和，按一定顺序由上而下进行视诊，有时为了观察细小的隆起或蠕动波,检查者需要俯身或蹲下,从侧面切线方向观察。视诊的主要内容有腹部外形、呼吸运动、腹壁静脉、胃肠型和蠕动波,以及疝等。

(一)腹部外形

正常人腹部对称,平卧位时前腹壁处于肋缘至耻骨联合的水平或略低,称为腹部平坦。肥胖者及小儿(尤其餐后)腹部外形饱满或隆起;老年人腹肌松弛,加之皮下脂肪较多,腹部外形略显膨大而松弛;消瘦者皮下脂肪少,腹部下陷或低平,这些均属于正常范围。

1. 腹部膨隆　平卧时前腹壁明显高于肋缘与耻骨联合所在的平面,外观凸起,称为腹部膨隆(abdominal protuberance)。①全腹膨隆:常见于腹腔积液、腹内积气、腹腔巨大包块等。②局部膨隆:见于脏器肿大、腹内肿瘤、炎性包块、腹壁上的肿物或疝等。

2. 腹部凹陷　仰卧位时前腹壁明显低于肋缘与耻骨联合的平面,称腹部凹陷(abdominal concavity)。①全腹凹陷:见于消瘦和脱水者,严重者呈舟状腹,见于恶性肿瘤、结核等慢性消耗性疾病所致的恶病质,亦可见于糖尿病、严重的甲状腺功能亢进、神经性畏食等。②局部凹陷:较少见,多因腹部手术或外伤后瘢痕收缩引起。

(二)呼吸运动

正常人可见到呼吸时腹壁上下起伏,吸气时上抬,呼气时下陷,称为腹式呼吸。腹式呼吸减弱见于急性腹痛、腹膜炎、大量腹腔积液、腹腔内巨大肿块或妊娠等。腹式呼吸消失见于胃肠穿孔所致的急性腹膜炎或膈肌麻痹等。腹式呼吸增强不多见。

(三)腹壁情况

视诊腹壁有无皮疹、皮肤颜色改变、瘢痕及腹纹、血管搏动情况,脐部有无异常突出或凹陷、分泌物及性状,有无溃疡,腹股沟处有无异常肿块等。

正常人腹壁静脉一般不能看见,较瘦、皮肤较白者或皮肤薄而松弛的老年人,腹壁静脉有时隐约可见,但不迂曲,多呈较直的条纹。若出现腹壁静脉曲张,应检查血流方向。可选择一段没有分支的腹壁静脉,检查者将右手示指和中指并拢压在该段静脉上,然后一只手指紧压静脉向外滑动,挤出该段静脉内血液,至一定距离后放松该手指,另一手指紧压不动,看挤空的静脉是否快速充盈,如迅速充盈,则血流方向是从放松手指的一端流向紧压手指的一端。再采用相同的方法放松另一手指,即可核实血流方向。门静脉梗阻时,其血流方向为脐水平线以上的腹壁静脉自下向上,而脐以下静脉为自上向下;门静脉高压显著时,于脐部可见到一簇曲张静脉向四周放射,如水母头(caput medusae)(图8-7-3)。下腔静脉梗阻时,腹壁静脉血流向上(图8-7-4)。上腔静脉梗阻时,腹壁和胸壁的静脉血流方向向下。

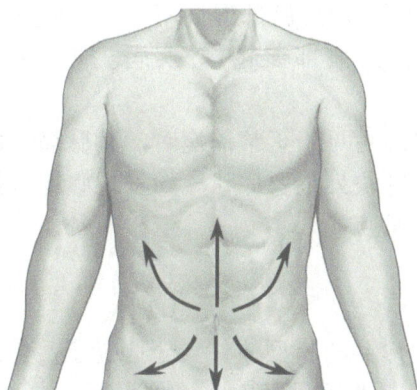

图8-7-3　门静脉高压时腹壁
浅静脉的血流分布与方向

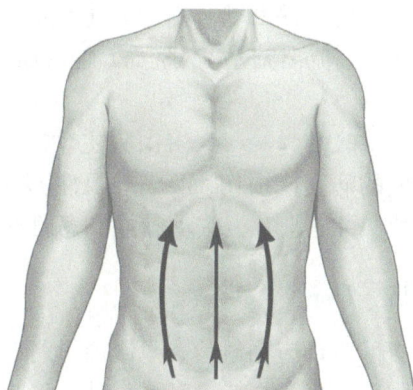

图8-7-4　下腔静脉梗阻时腹壁
浅静脉的血流分布与方向

（四）胃肠型和蠕动波

正常情况下，除腹壁特别菲薄或松弛，如老年人和极度消瘦者外，腹部一般看不到胃、肠轮廓及蠕动波。胃肠道梗阻时，梗阻近端的胃或肠段因内容物积聚而饱满隆起，可显出各自的轮廓，称为胃肠型（gastric or intestinal pattern），同时伴有该部位的蠕动加强，可以看到蠕动波（peristalsis）。蠕动波自左季肋部向右推进，至右腹直肌下消失，为正蠕动波；有时这种蠕动波自右向左，为逆蠕动波。小肠梗阻时蠕动波多出现于脐部，蠕动波方向不一。严重梗阻时，脐部可见横行排列呈多层梯形的肠型和较大肠蠕动波。结肠远端梗阻，肠型多出现于腹部周边。如发生肠麻痹，则蠕动波消失。

（五）腹壁其他情况

1. 皮肤　包括颜色、皮肤表面的光滑程度、水肿、皮疹、瘢痕、体毛、出血点、腹纹等情况的观察。不同类型的皮疹，常提示不同的疾病。充血性或出血性皮疹常出现于发疹性高热疾病或某些传染病，如麻疹、猩红热、斑疹伤寒及药物过敏等，而紫癜或荨麻疹可能是腹痛的病因。散在点状深褐色色素沉着常为血色病。腹股沟及系腰带部位有褐色素沉着，见于肾上腺皮质功能减退（艾迪生病）。急性出血性胰腺炎血液渗到皮下，左腰部皮肤呈蓝色（格雷-特纳征）。脐周或下腹壁皮肤呈蓝色，为腹腔内或腹膜后大出血征象（卡伦征），见于宫外孕破裂或出血性胰腺炎。妇女妊娠时，在脐与耻骨之间的中线上有色素沉着，分娩后逐渐转为银白色而长期存在。腹部瘢痕多为外伤、手术或皮肤感染的遗迹，某些特定部位的手术瘢痕，常提示病人的手术史，有利于诊断和鉴别。

2. 疝　腹部疝是腹腔内容物经腹壁或骨盆的间隙或薄弱部分向体表突出而形成的，可分为腹内疝和腹外疝。腹内疝少见，腹外疝多见。经脐环脱出的疝为脐疝，多见于婴幼儿。腹腔内脏经腹白线脱出腹外称为白线疝。腹腔内脏器或组织自腹部切口突出的疝为切口疝，是剖腹手术的常见并发症。腹腔内的器官或组织连同腹膜壁层形成的疝囊通过腹股沟管内口或腹股沟三角进入腹股沟管或阴囊形成腹股沟疝。

3. **脐部**   正常人脐部稍凹陷，无异常分泌物。脐部明显突出见于大量腹水者，腹壁肥胖者脐常呈深凹状。新生儿出生断脐后脐部易并发脐湿（脐部湿润不干）、脐疮（脐部红肿热痛，流出脓水）、脐血（血从脐中溢出）、脐突（脐部突起）等疾病，应注意消毒护理。

4. **上腹部搏动**   大多由腹主动脉搏动传导而来，可见于正常消瘦者。动脉瘤是由于动脉壁的病变或损伤，形成局限性膨出，以搏动性肿块为主要症状。如发现腹部有搏动性肿块，可能患有腹主动脉瘤和急性化脓性阑尾炎等疾病。

四、听诊

腹部听诊应在触诊、叩诊前进行，检查者将听诊器的膜型体件置于腹壁上，全面地听诊腹部各区，尤其注意上腹部、脐部。听诊内容主要有：肠鸣音、血管杂音、振水音、摩擦音、搔弹音，妊娠5个月以上的女性还可在脐下方听到胎心音。

（一）肠鸣音

肠蠕动时，肠管内气体和液体随之流动，产生一种断续的咕噜声或气过水声，称为肠鸣音（gurgling sound）。正常情况下4~5次/min。其频率、音调、强弱变异较大，餐后频繁而明显，休息时稀疏而微弱。听诊可在全腹任何部位进行，但以脐部最清楚，为准确评估肠鸣音次数和性质，应在固定部位至少听诊1分钟，如未闻及肠鸣音，则延续至闻及肠鸣音为止或听诊至少5分钟。

1. **肠鸣音活跃**   肠鸣音超过10次/min，音调不特别高亢。见于急性肠炎、服泻药后或胃肠道大出血等。

2. **肠鸣音亢进**   肠鸣音次数增多且响亮高亢，甚至呈金属音。见于机械性肠梗阻。

3. **肠鸣音减弱**   肠鸣音次数明显少于正常，或数分钟才能听到1次。见于老年性便秘、腹膜炎、电解质紊乱（低钾血症）及胃肠动力低下等。

4. **肠鸣音消失**   持续听诊3~5分钟仍未闻及肠鸣音，用手叩拍或搔弹腹部仍不能闻及肠鸣音。见于急性腹膜炎、腹部大手术后或麻痹性肠梗阻。

（二）振水音

检查时，受检者仰卧，检查者以一耳凑近其上腹部或以听诊器体件置于此处，同时，用稍弯曲的手指以冲击触诊法振动胃部，听到胃内气体与液体相撞击而发出的声音，称为振水音（succussion splash）。正常人餐后或饮进大量液体时可有振水音。清晨空腹或者餐后6~8小时以上仍出现振水音，提示胃内有较多液体潴留，见于幽门梗阻或者胃扩张等情况。

（三）血管杂音

正常的血管听诊时听不到杂音。血管杂音可分为动脉性杂音和静脉性杂音。

1. **动脉性杂音**   常在腹中部或腹部一侧，有收缩期及舒张期的分别，主要见于腹主动脉瘤或腹主动脉狭窄。

2. 静脉性杂音　呈一种柔和、连续性的嗡鸣音，常在脐周或上腹部，尤其是腹壁静脉曲张严重部位，此音提示门静脉高压时侧支循环形成。

（四）摩擦音

在脾周围炎、脾梗死、肝周围炎及胆囊炎累及局部腹膜等情况下，可于深呼吸时，于各相应部位听到摩擦音（friction rubs），严重时可触及摩擦感。

（五）搔刮试验

搔刮试验（scratch test）用于肝下缘触诊不清楚时，以协助测定肝下缘。受检者仰卧位，检查者左手持听诊器膜型体件于右锁骨中线肋缘之上，右手示指在右锁骨中线自下而上呈"Z"字形轻轻搔刮右上腹腹壁，或在上腹部半圆形等距离范围内由远处向膜型体件处轻轻搔刮腹壁，当其未达到肝缘时，只听到遥远轻微的声音，搔刮到肝表面时，声音明显增强而近耳。此法用于腹壁较厚或不能满意配合触诊的病人，也可用于鉴别右上腹肿物是否为肿大的肝脏。

五、叩诊

腹部叩诊主要用于了解腹腔脏器的大小、位置，以及有无叩击痛，胃肠道充气情况及腹腔内有无积气、积液和肿块等。一般应用间接叩诊法，叩诊顺序：从左下腹开始，逆时钟方向至右下腹，再至脐部结束。叩诊内容主要包括腹部叩诊音、肝浊音界叩诊、肝区叩击痛、移动性浊音叩诊、膀胱叩诊等。

（一）腹部叩诊音

正常情况下，腹部叩诊大部分区域均为鼓音，仅肝脏、脾脏、子宫等实质脏器区及腹部近腰肌处为实音。如果肝、脾或其他脏器极度肿大、腹腔内肿瘤或大量腹水时，鼓音范围缩小，病变部位可出现浊音或实音。当胃肠高度胀气和胃肠穿孔致气腹时，则鼓音明显。

（二）肝脏与胆囊叩诊

1. 肝上下界叩诊　受检者取仰卧位，平静呼吸，检查者沿右锁骨中线由肺区向下叩诊，由清音变为浊音处即为肝上界，此处相当于被肺遮盖的肝顶部，又称肝相对浊音界。正常匀称体型者肝上界位于右侧第五肋间。再向下叩 1～2 肋间，则浊音变为实音，此处的肝脏不再被肺掩盖而直接贴近胸壁，称肝绝对浊音界，亦为肺下界。确定肝下界时，由腹部

肝上下界叩诊检查

鼓音区开始沿右锁骨中线向上叩，叩至浊音处即为肝下界。肝上、下界之间的距离称为肝浊音区上、下径，为 9～11 cm。值得注意的是由于肝下界与胃、结肠等重叠，很难叩准，需要采取触诊确定。肝浊音界上移可见于右肺纤维化、右下肺不张、右肺切除术后、腹部巨大肿物、大量腹腔积液等；肝浊音界下移见于肺气肿、右侧张力性气胸等；肝浊

音界消失见于急性胃肠穿孔。

2. **肝区及胆囊叩击痛**　采用捶叩诊法叩击病人肋肝区，检查有无肝区叩击痛。肝区叩击痛常见于肝炎、肝脓肿、肝癌、肝淤血等。

胆囊位于深部且被肝脏掩盖，不能叩诊其大小，但胆囊区叩击痛为胆囊炎的重要体征。

（三）胃泡鼓音区及脾脏叩诊

胃泡鼓音区（traube area）位于左前胸下部，约呈半圆形，为胃底穹窿含气所致。其上界为横隔及肺下缘，下界为肋弓，左界为脾脏，右界为肝左缘。正常人胃泡鼓音区的长径中位数为9.5 cm（5.0~13.0 cm），宽径为6.0 cm（2.7~10.0 cm）。其大小受胃泡含气量多少及邻近器官组织病变的影响。检查时在左锁骨中线前胸下部，自上而下作间接叩诊，由肺区清音变为鼓音，即为胃泡鼓音区的上界，再于水平方向叩诊鼓音区大小。此区明显扩大见于胃扩张、幽门梗阻等，明显缩小见于心包积液、左侧胸腔积液、肝左叶肿大、脾肿大等。胃泡鼓音区全转为浊音，见于急性胃扩张或溺水。

当脾脏触诊不满意或在肋下触到很少的脾缘时，可用脾脏叩诊法进一步检查脾脏大小。一般脾脏浊音区的叩诊采用轻叩法，受检者仰卧或右侧卧位，检查者用指指叩诊法在左腋中线上轻叩诊，正常时脾脏浊音区为左腋中线第9~11肋，其宽度为4~7 cm。前界不超过腋前线，后界与肾脏浊音区之间隔有结肠鼓音区。脾浊音区扩大见于各种原因所致的脾肿大。脾浊音区缩小见于左侧气胸、胃扩张和肠胀气等。

（四）移动性浊音

移动性浊音是确定腹腔有无游离积液的重要方法。受检者先取仰卧位，检查者立于受检者右侧，先从脐平面向左侧叩诊，发现浊音时，叩诊板指固定不动，嘱病人右侧卧位，重新叩诊该处，如为鼓音，表明浊音移动，然后向右侧移动叩诊，直达浊音区，叩诊扳指不动，嘱病人向左侧翻身作左侧卧位，再次叩诊，听取音调有无改变，以核实浊音是否移动。正

移动性浊音叩诊检查

常人无移动性浊音，若出现移动性浊音阳性，提示腹腔内游离积液为1000 mL以上。如果腹腔积液量少，用以上方法不能查出时，可让受检者处于肘膝位，使脐部处于最低位，由腹侧部向脐部叩诊，如由鼓音转为浊音，则提示有120 mL以上腹腔积液可能。也可让受检者站立，如下腹部积有液体，叩诊呈浊音，液体的上界呈一水平线，此水平线上为浮动的肠曲，叩诊呈鼓音。

（五）膀胱叩诊

受检者取仰卧位，于耻骨联合上方叩诊膀胱区，以判断膀胱充盈程度。膀胱空虚时，因耻骨联合上方有肠管存在，叩诊呈鼓音，叩不出膀胱的轮廓。当膀胱内有尿液充盈时，耻骨联合上方叩诊呈圆形浊音区。女性在妊娠时子宫增大，子宫肌瘤或卵巢囊肿时，在该区叩诊也呈浊音，应予鉴别。排尿或导尿后复查，如浊音区转为鼓音，即为尿潴留所致。

（六）肋脊角叩击痛

肋脊角叩击痛主要用于检查肾脏病变。受检者取坐位或侧卧，检查者以左手掌平放于受检者肋脊角处，右手握拳用轻到中等的力量叩击左手背。正常时肋脊角处无叩击痛，当有肾炎、肾盂肾炎、肾结石、肾结核及肾周围炎时，肾区有不同程度的叩击痛。

六、触诊

触诊是腹部检查的主要方法。为了达到满意的腹部触诊效果，检查时注意：①受检者检查前应排尿。②取低枕仰卧位，两手自然置于身体两侧，两腿屈膝并稍分开，以使腹肌尽量松弛，嘱其做平静呼吸。检查肾脏时可用坐位或立位。③检查者立于右侧，先以全手掌放于腹壁上部便于受检者适应片刻，并感受腹肌紧张度，然后以轻柔动作按顺序触诊腹部各区。④全腹触诊时，先浅触诊，后深触诊，一般自左下腹开始沿逆时针方向至右下腹，再至脐部。原则是先触诊健康部位，逐渐移向病变区域，以免造成患者错觉，边触诊边观察受检者的反应与表情。腹部触诊方法包括：

1. 浅部触诊　将右手轻放腹壁上，利用掌指关节及腕关节弹力，柔和、依次地进行滑动触摸（使腹壁压陷约 1 cm）。此法适用于检查腹壁的紧张度、抵抗感、表浅的压痛、肿块、搏动和腹壁上的肿物等。

2. 深部触诊法　常用的方法有：①深部滑行触诊：嘱受检者张口平静呼吸，检查者以并拢的示指、中指、环指末端逐渐压向腹后壁脏器或包块（使腹壁压陷 2 cm 以上，甚至为 4~5 cm 以上），在被触及脏器或包块上做上、下、左、右的滑动触摸，如为肠管或索条状包块，则应作与长轴相垂直方向的滑动触诊。此法有利于检查腹腔深部脏器和胃肠病变的检查。②深压触诊法：以一个或两、三个手指，逐渐按压以明确压痛的部位，如阑尾压痛点、胆囊压痛点及反跳痛等。③双手触诊法：用两手进行触诊，右手按滑行触诊法进行，而左手将被检查的部位或脏器托起推向右手，以便能清楚地触及检查的脏器，必要时可嘱受检者侧卧。此法常用于检查肾脏、脾及肝脏（主要用于轻度肝脾肿大的患者）。④冲击触诊法：此法仅适用于大量腹水且肿大的肝脾或肿块难于触及时才采用。方法即用右手三四个并拢的手指，取几乎垂直的角度，置于腹壁上相应的部位，作数次急速而较有力的冲击动作，在冲击时即会触及腹腔内脏器或肿块在指端沉浮。采用此法应注意避免用力过猛，防止受检者不适。⑤钩指触诊：用于肝、脾触诊，尤其是婴幼儿、腹壁松弛者。

（一）腹壁紧张度

腹壁紧张度检查用浅部触诊法进行触诊。正常腹壁柔软，某些病理情况可使全腹或局部紧张度增加或减弱。①腹壁紧张度增加：全腹紧张度增加见于腹腔内炎症，腹肌呈反射性痉挛，腹壁紧张，有抵抗感，也可因腹腔内容物增加引起。急性胃肠穿孔或脏器破裂所致的急性弥漫性腹膜炎时，腹壁常有明显紧张，硬如木板，称板状腹（rigidity）；结核性腹膜炎时，炎症发展缓慢，对腹膜的刺激缓和，且伴有腹膜增厚，肠管和肠系膜粘连，触之腹壁柔韧且有抵抗，不易压陷，称揉面感（dough kneading sensation），此症状也可见于腹膜转移癌。局部腹壁紧张度增加常为腹内脏器炎症累及腹膜所致。②腹壁紧张度降低：见于慢性消耗性疾病或大量放腹水后、经产妇或老年体弱、脱水的患者。

（二）压痛及反跳痛

压痛多来自腹壁或者腹腔内脏器病变。浅表腹壁病变者，触诊局部或抬头曲颈使腹肌紧张时触痛明显。检查反跳痛时，可在触诊腹部出现深压痛后，示指、中指和环指可于原处稍停片刻，待压痛感觉趋于稳定后，迅速将手抬起，如此时病人感觉腹痛骤然加重，并伴有痛苦表情或呻吟，说明反跳痛阳性，表明腹部病变累及壁层腹膜，见于急、慢性腹膜炎。一些位置

阑尾压痛与反跳痛检查

较固定的压痛点常反映特定的疾病，如位于右锁骨中线与肋缘交界处的胆囊点压痛，标志胆囊的病变；位于脐与右髂前上棘连线中、外 1/3 交界处的麦氏点压痛（Mc Burney point tenderness），标志阑尾的病变。

（三）脏器触诊

1. 肝脏触诊　常用的方法是单手或双手触诊。

（1）单手触诊：检查者将右手四指并拢，掌指关节伸直，平置于受检者右锁骨中线上估计肝下缘的下方或叩诊肝浊音界的下方，示指前端的桡侧与肋缘平行或示指与中指的指端指向肋缘，嘱受检者作较深而均匀的腹式呼吸，随受检者呼气压向腹壁深部；吸气时，手指缓慢抬起，以向上迎触下移的

肝脏触诊检查

肝缘，如此反复进行，手指逐渐向肋缘移动，直到触及肝缘或肋缘为止。经复查后如已触及肝下缘，则应继续向两侧移动检查，以确定整个肝下界的位置。以同样的方法于前正中线上触诊肝左叶，并在平静呼吸时分别测量其与肋缘或剑突根部的距离，以厘米表示。

（2）双手触诊：双手触诊时检查者右手位置同单手法，但左手手掌置于受检者右腰部，将肝脏向上托起，拇指张开置于右季肋部，触诊时左手向上推，使肝下缘紧贴前腹壁，并限制右下胸扩张，以增加膈肌下移的幅度，进而使吸气时下移的肝脏更易被触及。

对于儿童和腹壁薄软者，可用钩指触诊法（knock method），即检查者位于受检者右肩旁，面向其足部，将双手掌搭在其右前胸下部，双手第 2~5 指并排屈曲呈钩状，嘱受检者做深呼吸，检查者随深吸气而进一步屈曲指关节，这样指腹容易触到下移的肝下缘。此手法亦可单用右手第 2~5 指并拢，屈成钩状进行。

肝脏触诊时需要注意：①最敏感的触诊部位是示指前端的桡侧，应以示指前外侧指腹触诊肝脏。②触诊肝脏需要密切配合呼吸动作，于吸气时手指上抬速度要落后于腹壁的抬起，而呼气时手指应在腹壁下陷前提前下压，这样就可能有两次机会触到肝缘。③肝脏巨大时，手指可能自始即在肝脏上面，故触不到肝缘，应下移初始触诊的部位自髂前上棘或更低的平面开始。

触及肝脏时，应仔细体会其大小、质地、边缘及表面状态、有无压痛、搏动、肝区摩

擦感及肝震颤等。

1)大小：正常人肝脏的大小在右锁骨中线肋缘下，一般触不到肝下缘，仅少数正常人于深吸气时可触及，但为 1 cm 以内；在剑突下可触及肝下缘，多为 3~5 cm。当肝下缘超出上述标准，肝脏质地柔软，表面光滑且无压痛，首先应考虑肝脏下移，此时，可用叩诊法叩出肝上界，若肝上界正常或升高时，提示肝大，肝脏弥漫性增大见于各类肝炎、肝淤血、脂肪肝、早期肝硬化、白血病、血吸虫病；局限性增大见于肝脓肿、肝囊肿、肝肿瘤，常可触到局部隆起。肝脏缩小见于急性或亚急性重症肝炎、肝硬化晚期。

2)质地：一般将肝脏质地分为三级，质软、质韧和质硬。正常肝脏质地柔软，如触噘起之口唇；质韧(中等硬度)如触鼻尖，见于各类肝炎、脂肪肝；质硬如触及前额，见于肝硬化和肝癌。

3)表面形态及边缘：触及肝脏时应注意肝脏表面是否光滑，有无结节，边缘是否整齐。正常人肝脏表面光滑，边缘整齐，厚薄一致。肝边缘圆钝常见于脂肪肝或肝淤血。肝硬化者，肝脏表面有小结节，边缘不整齐；肝癌、多囊肝者，肝脏表面呈粗大不均匀的结节状，边缘厚薄也不一致。

4)压痛：正常肝脏无压痛，当肝包膜有炎性反应或被增大的肝脏牵拉时，则有压痛。急性肝炎、肝淤血时，常有轻度弥漫性压痛；较表浅的肝脓肿有剧烈而局限性压痛。

5)搏动：正常肝脏触不到搏动，当肝大压到腹主动脉或右心室增大到向下推压肝脏时，可出现肝脏搏动。

6)肝区摩擦感：检查者将手掌轻贴于被检查者肝区，让其做腹式呼吸动作，此时所感到的一种断续而粗糙的振动感。此征见于肝周围炎。产生机制是由于肝表面和邻近的腹膜有纤维素性渗出物，二者相互摩擦所产生。

7)肝震颤：用浮沉触诊法检查。手指压下时感到一种微细的震动感，称肝震颤(liver thrill)。见于肝包虫病，由于包囊中的多数子囊浮动撞击囊壁而形成震颤。此试验的阳性率不高，但具有特殊诊断意义。

2. 胆囊触诊 胆囊触诊用单手滑动触诊法、钩指触诊法均可。胆囊触诊时检查者以左手掌平放于受检者右肋缘部位，拇指指腹以中等压力勾压于胆囊点处，即右肋缘与腹直肌外缘交界处，然后嘱其缓慢深吸气，在吸气过程中发炎的胆囊下移时碰到用力按压的拇指，即可引起疼痛，此为胆囊触痛，如因剧烈疼痛而致吸气中止，称 Murphy 征阳性，否则为阴性。

胆囊触诊检查

正常人胆囊不能被触及。胆囊肿大时，在右上腹部腹直肌外缘与肋缘交界处触到卵圆形或梨形柔软肿块，随呼吸运动上下移动，常有明显压痛，见于急性胆囊炎。胆囊肿大呈囊性感，无压痛，见于壶腹周围癌。有实性感且伴轻度压痛，见于胆囊结石或胆囊癌。

3. 脾脏触诊 可用单手或双手触诊。

(1)单手触诊。脾脏明显肿大，位置较表浅时，用单手触诊稍用力即可触到。触诊时受检者取仰卧位，双腿屈曲或取右侧卧位，右下肢伸直，左下肢屈曲。检查者立于受检者右侧，将右手掌平放于其左上腹部，中间三指并拢，示指桡侧缘面向肋缘，自脐水平线开始触诊。自下而上与受检者的腹式呼吸配合，手指向肋缘方向探触下移的脾脏边缘，手指逐渐向肋缘方向移动，直到触到脾下缘或肋缘为止。

（2）双手触诊。如果脾脏轻度肿大，并且位置较深，则需要用双手触诊法进行。受检者仰卧，屈膝，检查者位于受检者右侧，左手绕过受检者腹前方，手掌置于其左腰部（左胸下部第9～11肋处），将脾脏由后向前托起并限制胸廓运动，用右手掌平置于脐部，与肋弓大致呈垂直方向，自脐水平开始触诊，如同肝脏触诊，配合呼吸，迎触脾脏，直至触及脾缘或左肋缘。在脾脏轻度肿大而平卧位不易触到时，可让受检者改为右侧卧位，双下肢屈曲，再用双手触诊，有利于发现轻度肿大脾脏。检查时应注意其大小、边缘、切迹、硬度、有无压痛及表面状态等。

脾脏肿大的测量与记录法（图8-7-5）：第Ⅰ线，又称甲乙线，指左锁骨中线与左肋缘交点至脾下缘的距离。第Ⅱ线，又称甲丙线，是左锁骨中线与左肋缘交点至脾脏最远的距离，一般应大于第1线。第Ⅲ线，又称丁戊线，指脾右缘与前正中线的距离，超过正中线，以"+"表示；未超过正中线，则以"−"表示。

脾脏肿大的分度及临床意义：临床上，将肿大的脾脏分为轻、中、高三度。深吸气时，脾在肋缘下不超过2 cm为轻度肿大，见于各类肝炎、伤寒、急性疟疾、感染性心内膜炎及败血症等；超过2 cm，在脐水平线

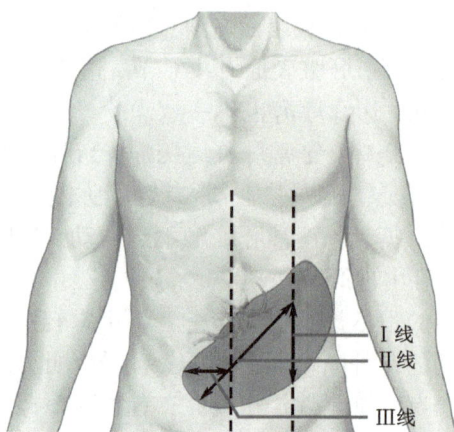

图8-7-5　脾脏肿大的测量法

以上者为中度肿大，见于肝硬化、慢性淋巴细胞白血病、淋巴瘤、慢性疟疾等；超过脐水平线或前正中线则为高度肿大（即巨脾），见于慢性粒细胞白血病、脾脏肿瘤、骨髓纤维化等。

4. 肾脏触诊　肾脏检查一般采用双手触诊法，可取仰卧位或站立位。仰卧触诊右肾时，嘱其两腿屈曲，并做较深呼吸，检查者立于其右侧，以左手掌托住其右腰部，并向上推动，右手掌平放在上腹部腹直肌外缘，手指方向大致平行于右肋缘而稍横向。当受检者吸气时，若能触到光滑圆钝的脏器可能为右肾下极。若用双手夹持肾下极，受检者常有酸痛或类似恶心的不适感。触诊左肾时，左手越过受检者前方而托住左腰部，右手掌平放于其左腹直肌外缘，依前法双手触诊左肾。如卧位未触及肾，还可让受检者站立床旁，检查者位于其侧面作双手触诊。

正常人肾脏一般不易触及，身材瘦长者，肾下垂、游走肾或肾脏代偿性增大时，肾脏较易触到。触及肾脏时应注意其大小、形态、硬度、表面情况、移动度及有无压痛。在深吸气时能触到1/2以上的肾脏即为肾下垂。如肾脏下垂明显并能在腹腔各个方向移动时称为游走肾。肾脏肿大见于肾盂积水或积脓、肾肿瘤、多囊肾等。当肾盂积水或积

脓时，肾的质地柔软而富有弹性，有时有波动感。多囊肾时，一侧或两侧肾脏为不规则形增大，有囊性感。肾肿瘤则表面不平，质地坚硬。

5.膀胱触诊　正常膀胱空虚时隐存于盆腔内，不易触到。膀胱触诊一般采用单手滑行触诊法。受检者取仰卧位，屈膝，检查者右手自脐开始向耻骨方向触摸，触及肿块后应详查其性质，以便鉴别其为膀胱、子宫或其他肿物。膀胱增大多由积尿所致，呈椭圆形或圆形，触之呈囊性感，不能用手推移，按压时有憋胀感或有尿意。极度肿胀时，触之质硬，但光滑。排尿或导尿后缩小或消失，借此可以与妊娠子宫、卵巢囊肿及直肠肿物等鉴别。膀胱肿大常见于尿路梗阻、脊柱病（如截瘫），也可见于昏迷、腰椎或脊椎麻醉后、手术后局部疼痛病人。

6.腹部包块　健康体质消瘦者在腹部触诊时，腹腔内某些器官可以被触及。常能被触及的脏器有腹主动脉、腹直肌肌腹与腱划、第4~5腰椎椎体、骶骨岬、乙状结肠、横结肠、右肾下极、充盈的膀胱、妊娠子宫等。

腹部触诊时还可能触及一些病理包块。包括肿大或移位的脏器、炎症包块、囊肿、肿大淋巴结，以及肿瘤肿块、肠内粪块等。应注意鉴别是正常腹部可触及的脏器还是异常包块，鉴别时应注意其位置、大小、形态、质地、移动度、有无压痛、活动度及搏动等特点。

■ 第八节　脊柱、四肢与关节评估

一、脊柱

脊柱位于背部正中，上端接颅骨，下端达尾骨尖，具有支持体重、维持躯体各种姿势、保护脊髓和灵活的运动等功能。脊柱检查通常以视诊、触诊、叩诊相互结合，其主要内容包括脊柱的弯曲度、有无畸形、脊柱的活动范围是否受限、有无压痛、有无叩击痛等。

（一）视诊

1.脊柱弯曲度　正常人脊柱有四个生理性弯曲，即颈椎稍向前凸，胸椎稍向后凸，腰椎有较明显前凸，骶椎明显后凸。检查脊柱时，受检者应脱去上衣，取立位，双足并拢，双手臂自然垂直，检查者从侧面视诊受检者的脊柱有无前凸及后凸畸形，然后从背面视诊脊柱有无侧凸畸形，或用手指沿脊柱的棘突以适当压力（不使受检者感到疼痛）自上向下划压，随即皮肤上出现一条红色充血印痕，以此观察脊柱有无病理性改变。

（1）脊柱侧凸（scoliosis）：可分为姿势性侧凸和器质性侧凸两种。①姿势性侧凸：无脊柱结构的异常，常见于儿童发育期坐位姿势不良、椎间盘突出症、脊髓灰质炎后遗症等，如站立位有侧弯，而坐位或卧位时消失，可因双下肢不等长等所致。②器质性侧凸：改变体位不能使侧凸得以纠正，见于胸膜粘连、慢性胸膜肥厚、佝偻病、肩及胸部畸形等病变。

（2）脊柱前凸（lordosis）：脊柱过度向前弯曲，多发于腰椎。可见于晚期妊娠等生理情况，也可因大量腹水、腹腔巨大肿瘤、先天性髋关节脱位等疾病所致。

（3）脊柱后凸（kyphosis）：脊柱过度后弯称为脊柱后凸，多发生于胸段，也称驼背。常见原因有佝偻病、胸椎结核、强直性脊柱炎、脊椎退行性变、脊柱外伤骨折等。

2. 脊柱活动度 受检者立位，嘱其分别作颈椎段和腰椎段的前屈、后伸、左右侧弯、旋转等动作，以观察脊柱的活动情况，注意是否有活动受限现象。检查颈椎活动时，应固定受检者双肩，使躯干不参与运动；检查腰椎活动时，固定受检者臀部，使髋关节不参与运动。已有脊柱外伤或关节脱位者，应避免脊柱活动，防止损伤脊髓。

脊柱活动度检查

脊柱颈椎段活动度受限常见于颈部肌纤维组织炎及韧带劳损、结核或肿瘤所致脊椎骨质破坏、外伤所致骨折或关节脱位。脊柱腰椎段活动度受限常见于腰部肌纤维组织炎及韧带劳损、椎间盘突出、腰椎结核或肿瘤、外伤所致骨折或脱位。

（二）触诊

嘱受检者取坐位，身体稍向前倾，检查者用右手拇指自枕骨粗隆开始，由上而下逐个按压脊椎棘突、椎旁肌肉，观察有无压痛。若某一部位有压痛，提示压痛部位的脊椎或肌肉可能有病变或损伤。脊椎结核、椎间盘突出、脊椎外伤或骨折病理状态影响脊柱的承重和传递功能，可导致腰痛。若脊柱两旁肌肉有压痛，常为急性腰背肌劳损所致。

脊柱压痛检查

（三）叩诊

受检者取端坐位，检查者可采用两种方法检查。①直接叩诊法：以叩诊锤或手指直接叩击各个脊椎棘突，深部的锥体疾患如结核、脊柱炎，叩打局部可出现深部疼痛，而压痛不明显。②间接叩诊法：左手掌面置于受检者头顶，右手半握拳，以小鱼际肌部叩击左手背，如受检查出现疼痛，即为叩击痛阳性。正常脊椎无叩击痛，脊椎有病变时，在病变部位可出现叩击痛。叩击痛阳性常见于脊柱结核、脊椎骨折及椎间盘突出等。

脊柱叩击痛检查

二、四肢与关节检查

四肢与关节的检查需要充分暴露受检部位，通常使用视诊和触诊，两者相互配合。检查时，受检者体位依检查内容不同而异，上肢、踝关节与足部检查时，受检者一般取立位或坐位；髋关节检查时病人取仰卧位，双下肢伸直，腰部放松；膝关节检查时，取立位及仰卧位，必要时辅以步行。检查的内容包括四肢与关节的形态、活动度或运动情况。观察四肢的长度与周径、关节的形态与姿势，注意双侧对比，同时，观察皮肤与指甲的颜色、形态、有无皮肤损害及局部肿胀等，触诊有无肿块、压痛，注意四肢有无畸形，有无肢体瘫痪、肌肉萎缩、手指震颤、杵状指、反甲等。

(一)常见肢体的异常

1. **匙状甲**　又称反甲，特点为指甲中央凹陷，边缘翘起，指甲较正常变薄，表面粗糙有条纹(图8-8-1)。常见于缺铁性贫血和高原疾病，偶见于风湿热及甲癣。

2. **杵状指、趾**　手指或足趾末端增生、肥厚，指甲从根部到末端拱形隆起呈杵状膨大(图8-8-2)。其发生机制可能与肢体末端慢性缺氧、代谢障碍及中毒损害有关。常见于支气管扩张症、慢性肺脓肿、支气管肺癌、发绀型先天性心脏病、亚急性感染性心内膜炎、肝硬化等疾病。

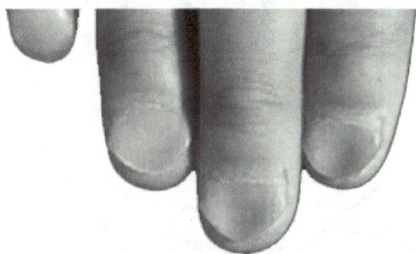
图8-8-1　匙状甲

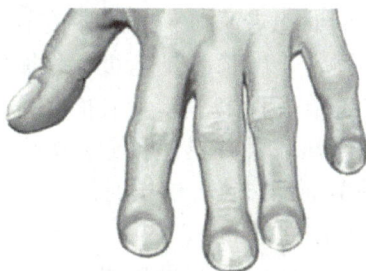
图8-8-2　杵状指

3. **肢端肥大**　软组织、骨骼、韧带均增生与肥大，致肢端较正常明显粗大，手指、足趾粗而短，手、足背厚而宽，皮肤粗糙变厚，多色素沉着，多汗、多毛，为垂体前叶嗜酸性细胞肿瘤和增生所致的生长激素分泌过多引起，见于肢端肥大症与巨人症。

4. **肝掌**　在手掌大鱼际、小鱼际和指端腹侧部位有红斑，称为肝掌，认为与雌激素增多有关，是肝功能减退的临床表现之一。

5. **肌肉萎缩**　视诊可见肌肉组织体积缩小，触诊时松软无力。可为神经营养障碍引起，如急性脊髓灰质炎、周围神经损伤等，也可为肌炎或长期肢体废用所引起。

6. **骨折与关节脱位**　骨折时可见肢体缩短或变形，骨折部位肿胀、瘀血，触诊有压痛、反复活动，有时可触到骨擦感及听到骨擦音。关节脱位时可见肢体位置改变，关节运动受限，不能伸屈、内翻、外展和旋转。

7. **下肢静脉曲张**　视诊时可见小腿静脉如蚯蚓状弯曲、怒张，久立加重，卧位时抬高下肢可以减轻。严重时有小腿肿胀感，局部皮肤颜色呈暗紫红色或有色素沉着。常见于长时间负重、站立工作者或血栓性静脉炎病人。

8. **水肿**　肢体对称性水肿，多为全身性水肿的一部分，下肢较上肢更明显，常见于静脉血栓形成、肢体瘫痪或神经营养障碍。单侧肢体水肿，多为局部静脉或淋巴液回流受阻所致，可见于淋巴管阻塞，如丝虫病，患丝虫病后淋巴管扩张破裂，淋巴液外溢引起纤维组织大量增生，因而皮肤变厚，称为象皮肿。视诊时下肢虽有明显肿胀，但指压后无组织凹陷。

(二)常见关节的异常

1. **方肩和肩章状肩**　正常双肩对称，双肩呈弧形。肩关节结核病变时，关节边缘骨质遭到破坏,发生坏死,由于关节腔空、无肱骨头、肩峰突起,形成典型的方肩畸形。外伤性肩锁关节脱位、锁骨骨折者患侧肩下垂,肩部突出如戴肩章状,称肩章状肩。

　　2. 膝关节变形　膝关节红、肿、热、痛及运动障碍见于风湿性关节炎风湿活动期、结核性或外伤性关节炎、痛风等;膝关节梭形膨大,见于膝关节结核;关节间隙附近有突出物常为半月板囊肿;膝关节匀称性胀大,双侧膝眼消失并突出,见于膝关节积液,触诊有浮动感并出现浮髌现象。

　　浮髌试验主要用于确定膝关节损伤时是否出现关节积液。正常关节腔内有液体约 5 mL,当关节腔积液超过 50 mL 时,浮髌试验为阳性。检查浮髌试验时患者平卧,患腿膝关节伸直,检查者一手固定于患膝髌骨上极,并加压压迫髌上囊,使关节液积聚于髌骨底面,另一手示指从上向下轻压髌骨并迅速抬起,按压时能感到髌骨与关节面的碰击,松压时髌骨又浮起,即为浮髌试验阳性(图 8-8-3)。

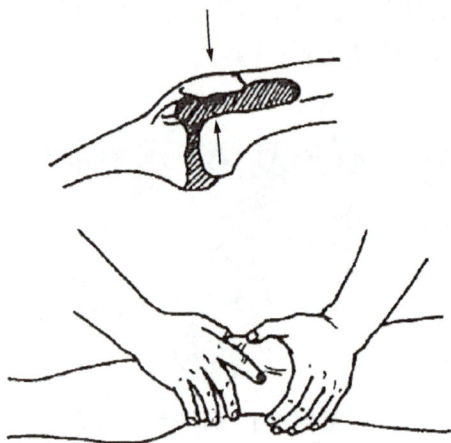

图 8-8-3　浮髌试验

　　3. 膝外翻与膝内翻　双膝靠拢时,若双踝分离呈"X"形,称为膝外翻;双踝靠拢时,若双膝分开呈"O"形,称为膝内翻。见于佝偻病或大骨节病。

　　4. 足内翻与外翻　站立或行走时,仅以足外侧负重,跟骨和跟腱向内侧偏移,称为足内翻。足外翻时,足内侧纵弓下陷,跟骨和跟腱向外偏移,足内侧负重。见于先天性畸形、脊髓灰质炎后遗症、胫后肌瘫痪等。常见的足畸形见图 8-8-4。

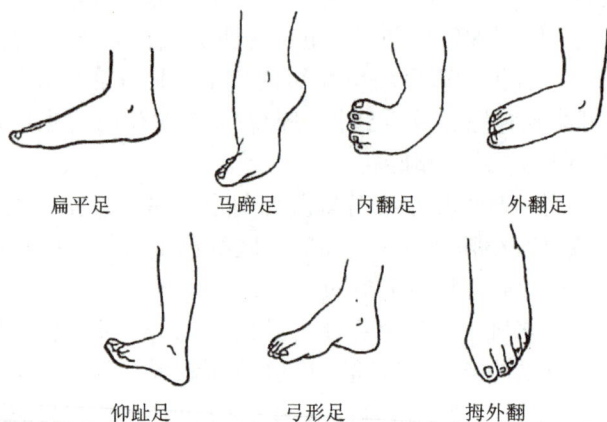

扁平足　　　马蹄足　　　内翻足　　　外翻足

仰趾足　　　弓形足　　　拇外翻

图 8-8-4　常见的足畸形

(三) 关节运动功能

　　关节运动检查时主要测定主动及被动运动的范围,观察活动时有无疼痛,有无异常活动、肌痉挛、强直或挛缩，检查关节、肌腱及其周围组织，评估关节功能、肌力等情况等。

1. **各关节功能活动范围**　人体各关节的功能活动范围，是指每个关节从中立位运动到各方位最大角度的范围。目前采用国际上通用的中立位 0°法记录关节活动范围。

（1）腕关节：以腕关节、手与前臂成一直线，掌心向下，为腕关节的中立位 0°。一般腕关节背伸 30°~60°，掌屈 50°~60°，内收（桡侧偏斜）25°~30°，外展（尺侧偏斜）30°~40°。

（2）肘关节：以肘关节伸直为中立位 0°。一般肘关节屈曲 135°~150°，过伸 5°~10°，旋前（掌心向下）、旋后（掌心向上）80°~90°。

（3）肩关节：将上肢尽可能从前方上抬并超过头部高度，一般肩关节前屈约 135°，将上肢从下方向后上方运动，一般后伸 45°。内收肘部 45°~50°，外展可达 90°。嘱受检者屈肘后做外展动作，先将手置于脑后，再向下运动置于腰后侧，检查肩关节的内旋和外旋功能。正常内旋 90°，外旋 30°。

（4）髋关节：受检者取仰卧位，以髋关节伸直、髌骨向上为中立位 0°。检查者一手按压其髂嵴，另一手将屈曲的膝关节推向前胸，正常髋关节屈曲为 130°~140°。受检者俯卧，检查者一手按压其臀部，另一手握小腿下端，屈膝 90°后上提，正常后伸 15°~30°。受检者仰卧，双下肢伸直平放，检查者将其一侧下肢自中立位越过另一下肢向对侧活动，正常内收 20°~30°。将一侧下肢自中立位外移，远离躯体中线，正常外展 30°~45°。保持受检者下肢伸直，髌骨和足尖向上，检查者双手置于受检者大腿下部和膝部，旋转大腿，或受检者屈髋屈膝，向内侧或外侧转动下肢，髋关节可内旋或外旋 45°。

（5）膝关节：缓慢地屈曲受检者膝关节，以膝关节伸直为中立位 0°，一般膝关节屈曲 120°~150°。正常膝关节可完全伸直，有时可过伸 5°~10°。

（6）踝关节：握住受检者足部并将其向上方和下方推动，以足与小腿成 90°为中立位 0°，一般踝关节跖屈 40°~50°，背伸 20°~30°。将踝部向左右两侧运动，正常足内、外翻各为 30°。

2. **关节运动功能障碍的临床意义**　引起关节运动异常的常见病因有：①关节的退行性变、炎症、创伤、肿瘤等引起关节疼痛。②肌肉痉挛。③关节囊、关节腔及其周围组织的炎症、肥厚及粘连。④髋关节脱位。⑤关节积液。⑥骨或软骨的增生、骨性关节强直、痛风石等。

第九节　神经系统评估

神经系统检查主要包括脑神经、感觉神经、运动神经、神经反射和自主神经检查，进行神经系统检查前，需要确定病人对外界的意识状态。本节所涉及的许多检查要求在受检者意识清醒的状态下完成。

一、脑神经

脑神经（cranial nerve）共有 12 对，检查时按顺序进行。

1. 嗅神经(olfactory nerve)　嘱受检者闭目,检查者用手按压其一侧鼻孔,用盛有有气味而无刺激性溶液的小瓶(如松节油、薄荷水等)或病人熟悉的香皂等轮流置于受检者的另一侧鼻孔前面,嘱其说出嗅到的气味。以了解其嗅觉是否正常,有无减退或消失。同法检查对侧鼻孔。嗅觉障碍多见于鼻黏膜病变、严重颅脑损伤、嗅沟脑膜瘤、颞叶肿瘤以及脑膜炎等。双侧嗅觉障碍多见于鼻黏膜病变;一侧嗅觉障碍则较多见于嗅神经传导病变。

2. 视神经(optic nerve)　视力、视野检查,具体见本课第二节头部评估相关内容。

3. 动眼神经(oculomotor nerve)、滑车神经(trochlear nerve)、外展神经(abducens nerve)　此三对脑神经共同管理眼肌运动,合称眼球运动神经。眼球运动检查,具体见本课第二节头部评估相关内容。

4. 三叉神经(trigeminal nerve)　感觉纤维分布于面部皮肤及眼、鼻、口腔黏膜;运动纤维主要支配咀嚼肌、颞肌。

(1)感觉功能:以针刺检查面部的痛觉,以棉絮检查触觉,用盛有冷、热水的试管检查温度觉,自上而下、由内向外轻触前额、鼻部两侧及下颌,让受检者分辨,两侧对比,观察有无减退、消失或过敏,并定出感觉障碍区域。

(2)运动功能:先观察双侧颞肌及咀嚼肌有无萎缩,然后检查者以双手触按受检者颞肌及咀嚼肌,嘱受检者做咀嚼动作,注意有无肌力减弱。嘱受检者露齿,观察张口时下颌有无偏斜。一侧三叉神经运动支受损时,病侧咀嚼肌肌力减弱或出现萎缩,张口时下颌偏向病侧。

5. 面神经(facial nerve)　面神经主要支配面部表情和具有舌前2/3味觉功能。检查时先视诊受检者两侧额纹、眼裂、鼻唇沟及口角是否对称,再嘱其作皱额、闭眼、露齿、吹口哨的动作。一侧面神经周围性损害时,病侧额纹减少、眼裂较大、鼻唇沟变浅,不能皱额、闭眼,露齿时口角歪向健侧,鼓腮及吹口哨时病变侧漏气。中枢性损害时,因上半部面积受两侧皮质运动区的支配,只出现病灶对侧下半部面肌瘫痪。

味觉功能的检查可让受检者伸舌,检查者以棉签蘸少许有味道的溶液,如醋、盐、糖等,轻擦于一侧的舌前部,嘱受检者用手指指出预先写在纸上的咸、甜、酸、苦四个字之一,但不能讲话、缩舌和吞咽,分别测试两侧。每种味觉试验完后,用水漱口,再测试下一种味道。

6. 前庭蜗神经(vestibulocochlear nerve)　前庭蜗神经检查包括听力和前庭功能检查。

(1)听力:具体见本课第二节头部评估相关内容。

(2)前庭功能:询问受检者有无眩晕、呕吐、平衡失调(步态不稳、向患侧倾倒、闭目难立征、误指试验时手指向患侧偏倚等),检查有无自发性眼球震颤,若出现这些表现,提示前庭功能病变。

7. 舌咽神经(glossopharyngeal nerve)、迷走神经(vagus nerve)　舌咽神经支配舌后1/3味觉和咽部感觉,并支配软腭和咽肌的运动;迷走神经支配咽喉的感觉和运动。由于二者在解剖和功能上关系密切,常同时受损。

(1)运动功能:检查前先询问受检者有无声音嘶哑、带鼻音,有无饮水呛咳或吞咽困难,再嘱其张口发"啊"音,观察腭垂是否居中,两侧软腭上升是否有力、对称,腭垂有无偏斜。若一侧软腭上抬减弱、腭垂偏向对侧，提示该侧神经受损。

（2）感觉功能：嘱病人张口，用棉签轻触两侧软腭和咽后壁，询问其感觉，此外，舌后1/3的味觉减退为舌咽神经损害，检查方法同面神经。

（3）咽反射：以压舌板分别轻触两侧咽后壁，观察有无作呕反应，称为咽反射。有神经损害者，患侧反应迟钝或消失。

8.副神经（spinal accessory nerve）　检查时先观察胸锁乳突肌与斜方肌有无萎缩，然后，检查者将一手置于受检者腮部，嘱其对抗阻力转颈，以测试其胸锁乳突肌的肌力。将两手置于受检者双肩，向下按压，嘱其对抗阻力做耸肩运动，以测试其斜方肌的肌力。副神经受损时，可出现一侧肌力下降或肌肉萎缩。

9.舌下神经（hypoglossal nerve）　嘱受检者伸舌，观察有无舌偏斜、舌肌萎缩或舌颤动，单侧舌下神经麻痹时，伸舌时舌尖向患侧偏斜，常见于脑血管病变。双侧舌下神经麻痹时，舌不能伸出口外，伴语言和吞咽困难。

二、感觉功能

（一）浅感觉

包括痛觉、触觉和温度觉检查。

1.痛觉　用大头针的针尖和针帽交替均匀地轻刺病人的皮肤，让其陈述感受，注意两侧对称部位的比较，判断有无感觉障碍及其类型（正常、过敏、减退或消失）与范围。痛觉障碍见于脊髓丘脑侧束损害。

2.触觉　用棉签轻触病人的躯干及四肢皮肤或黏膜，询问其有无轻痒的感觉。正常人对轻触感很灵敏，触觉障碍见于脊髓丘脑前束和后索病损。

3.温度觉　用盛有热水（40～50℃）及冷水（5～10℃）的试管交替接触受检者皮肤，让其回答自己的感受（冷或热）。温度觉障碍，见于脊髓丘脑侧束损伤。

（二）深感觉

1.运动觉　检查者用示指和拇指轻持病人手指或足趾的两侧做被动伸或屈的动作，嘱病人根据感觉说出"向上"或"向下"，观察其反应是否正确。运动觉障碍见于脊髓后索病损。

2.位置觉　检查者将受检者肢体置于某一位置，让其回答自己肢体所处的位置或用对侧肢体模仿。位置觉障碍见于脊髓后索病损。

3.振动觉　将振动的音叉置于病人的骨隆起处，如内踝、外踝、指尖、桡骨茎突、肘部、肩部、髂前上棘、胫骨结节等，询问有无振动感，注意两侧对比。正常人有共鸣性振动感，振动觉障碍见于脊髓后索病损。

（三）复合感觉

复合感觉是大脑综合分析和判断的结果，又称皮质感觉。包括皮肤定位觉、两点辨别觉、实体觉和体表图形觉。正常人闭目情况下可正确辨别，大脑皮质病变时发生障碍。

1. **皮肤定位觉**　检查者用手指或棉签轻触病人的体表某处皮肤，要求病人指出被触部位。皮肤定位觉障碍见于皮质病变。

2. **两点辨别觉**　检查者用分开的钝脚分规轻触病人皮肤上的两点，若病人能分辨为两点，则再逐步缩小双脚间距，直至病人感觉为一点时，测其实际间距，双侧比较。正常人身体不同部位的分辨能力不同，舌尖、鼻端、指尖敏感度最高，四肢近端和躯干较差。触觉正常而两点辨别觉障碍见于额叶病变。

3. **实体觉**　嘱受检者闭眼，将硬币、钥匙、钢笔等依次放于受检者手心，经抚摸后，看能否说出物体的名称。检查时先测患侧。实体觉障碍见于皮质病变。

4. **体表图形觉**　受检者闭眼，检查者在其皮肤上画圆形、方形、三角形等简单图形或写简单的字，观察其能否识别，须双侧对照。如有障碍，提示为丘脑水平以上病变。

三、运动功能

(一)肌力

肌力(muscle strength)检查时，嘱受检者用力做肢体伸屈动作，检查者分别从相反的方向给予阻力，测试其对阻力的克服力量，注意两侧肢体的对比。肌力的记录常采用 0~5 级的 6 级分级法。

0 级：完全瘫痪，测不到肌力收缩。

1 级：仅见肌肉收缩，但无肢体运动。

2 级：肢体能在床上水平移动，但不能抬离床面。

3 级：肢体能抬离床面，但不能抵抗阻力。

4 级：能做抵抗阻力动作，但较不完全。

5 级：正常肌力。

肌力减退或消失称为瘫痪，按瘫痪的程度可分为完全性瘫痪和不完全性瘫痪，完全性瘫痪即肌力为 0 级。肌力 1~4 级者称为不完全性瘫痪。

(二)肌张力

肌张力(muscle tone)是指静息状态下肌肉的紧张度。检查时嘱受检者完全放松被检肢体，通过触摸肌肉的硬度，以及根据关节被动运动时的阻力对肌张力的情况作出判断。触摸肌肉时有坚实感，做被动运动检查时阻力增加，称为肌张力增高，表现为痉挛性、强直性。

(三)不自主运动

不自主运动(involuntary movement)是指患者在意识清楚的情况下，随意肌不自主收缩所产生的一些无目的的异常动作，多为锥体外系损伤的表现。

1. **震颤(tremor)**　震颤为躯体某部分虽不自主，但有节律性的抖动。常见有以下三种。

(1)静止性震颤(static tremor)：静止时出现，运动时减轻，睡眠时消失，常伴肌张力增高，见于帕金森病。

（2）姿势性震颤（postural tremor）：在身体保持某种姿势时出现，运动及休息时消失，较静止性震颤细而快。检查时嘱受检者两上肢平伸，可见手指出现细微的不自主震颤。姿势性震颤常见有生理性震颤，如应用肾上腺素后、甲状腺功能亢进、焦虑状态等，以及扑翼样震颤、特发性震颤。

（3）动作性震颤（kinetic tremor）：又称意向性震颤，在动作时出现，动作终末愈接近目的物时愈明显，休息时消失。见于小脑疾患。

2. 手足抽搐（tetany）　发作时手足肌肉呈紧张性痉挛，在上肢表现为腕部屈曲、手指伸展、指掌关节屈曲、拇指内收靠近掌心并与小指相对。在下肢表现为踝关节与趾关节皆呈屈曲状。见于低钙血症和碱中毒。

3. 舞蹈样运动（choreic movement）　为面部肌肉及肢体的快速、不规则、无目的、不对称的不自主运动，表现为"做鬼脸"、转颈、耸肩、手指间断性伸屈、摆手和伸臂等舞蹈样动作，常难以维持一定的姿势，睡眠时可减轻或消失。多见于椎体外系尾状核、壳核病变。

（四）共济失调

某组肌群协调一致的运动，称为共济运动（coordination）。运动的协调与平衡由小脑、前庭系统、深感觉及锥体外系共同调节，这些部位的任何病变，尤其是小脑的病变，可使运动缺乏准确性，称为共济失调（ataxia）。共济失调的检查方法如下。

1. 指鼻试验（finger-to-nose test）　嘱受检者将前臂外旋、伸直，用示指触自己的鼻尖，先慢后快，先睁眼、后闭眼，重复做上述动作。正常人动作准确。小脑半球病变者同侧指鼻不准；如睁眼时指鼻准确、闭眼时出现不准为感觉性共济失调。

2. 跟-膝-胫试验（heel-knee-shin test）　嘱受检者仰卧，先抬起一侧下肢，然后将足跟置于另一侧膝部下端，并沿胫骨徐徐滑下至足背，先睁眼、后闭眼，重复进行。小脑损害时动作不稳，感觉性共济失调者闭眼时足跟难以寻到膝盖。

3. 轮替动作（alternate motion）　嘱受检者伸直手掌并反复作快速旋前旋后动作，以观察拮抗肌群的协调动作，共济失调者动作缓慢，不协调。一侧快速动作障碍则提示该侧小脑半球病变。

4. 闭目难立征（Romberg sign）　嘱受检者双足并拢直立，两臂前伸，然后闭眼，如出现身体摇晃或倾斜为阳性。仅闭眼时站不稳而睁眼时能站稳提示两下肢有感觉障碍，为感觉性共济失调。闭眼、睁眼皆不稳则提示小脑蚓部病变。

四、神经反射

（一）浅反射

刺激皮肤或黏膜引起的反应称为浅反射。

1. 角膜反射（corneal reflex）　嘱受检者睁眼向内侧注视，以捻成细束的棉絮从患者视野外接近并轻触外侧角膜，避免触及睫毛，正常反应为被刺激侧迅速闭眼和对侧也出现眼睑闭合反应，前者称为直接角膜反射，后者称为间接角膜反射。

角膜反射检查　　　　　　　　　　　腹壁反射检查

2. **腹壁反射**（abdominal reflex）　受检者仰卧，双下肢屈曲使腹壁完全松弛，用棉签杆分别在两侧上（肋缘下）、中（脐平）、下（腹股沟上）腹壁上自外向内轻轻划过。腹壁反射存在时，可看到该处腹壁肌肉收缩。上部反射消失见于胸髓 7~8 节病损，中部反射消失见于胸髓 9~10 节病损，下部反射消失见于胸髓 11~12 节病损。双侧上、中、下腹壁反射均消失见于昏迷或急腹症病人。一侧腹壁反射消失见于同侧锥体束病损。肥胖、老年及经产妇因腹壁过于松弛腹壁反射也可减弱或消失。

3. **提睾反射**（cremasteric reflex）　受检者仰卧，检查者用棉签杆轻划大腿内侧上方的皮肤，同侧的提睾肌即收缩，使睾丸上提，正常男性提睾反射均可引出。双侧反射消失见于腰髓 1~2 节病损；一侧反射减弱或消失见于锥体束损害。局部病变如腹股沟疝、阴囊水肿等也可影响提睾反射。

4. **跖反射**（plantar reflex）　受检者仰卧，下肢伸直，检查者手持其踝部，用竹签划足底外侧，由足跟向前至近小趾关节处转向踇趾侧，正常反射为足趾向跖面屈曲，即巴宾斯基征阴性（图 8-9-1）。跖反射消失见于骶髓 1~2 节病损。

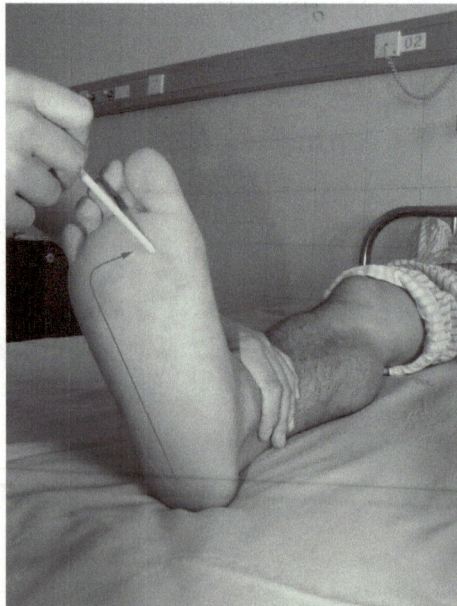

图 8-9-1　跖反射检查示意图

(二)深反射

刺激骨膜、肌腱所引起的反射称为深反射。检查时注意肢体放松，且双侧肢体保持对称。转移受检者的注意力，以避免精神因素影响检查结果。对比检查两侧腱反射时，叩击力量必须相等。

肱二头肌反射检查

1. **肱二头肌反射(biceps reflex)**　检查者左手扶托受检者屈曲的肘部，将左拇指置于受检者肱二头肌肌腱上，右手持叩诊锤叩击置于肌腱上的拇指，正常反应为肱二头肌收缩，前臂快速屈曲，见图8-9-2。反射中枢为颈髓5~6节。

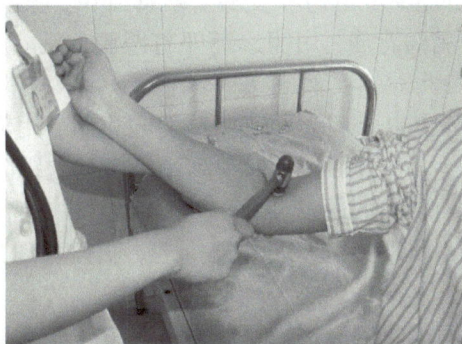

图8-9-2　肱二头肌反射检查示意图

2. **肱三头肌反射(triceps reflex)**　受检者肘部屈曲，检查者左手托住其前臂及肘关节，右手持叩诊锤叩击受检者尺骨鹰嘴上方肱三头肌肌腱，正常反应为肱三头肌收缩，引起前臂的伸展，见图8-9-3。反射中枢为颈髓6~8节。

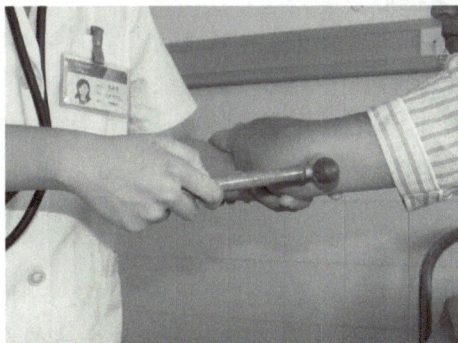

图8-9-3　肱三头肌反射检查示意图

肱三头肌反射检查

3. **桡骨膜反射(radio periosteal reflex)**　嘱受检者肘关节半屈曲，前臂略外旋，腕关节自然垂下，检查者左手托扶受检者腕部，右手持叩诊锤叩击桡骨茎突。正常反应为肱桡肌收缩，前臂旋前、屈肘。反射中枢为颈髓5~8节。

4. 膝腱反射（patellar tendon reflex）　受检者取坐位，小腿自然下垂，或取仰卧位，检查者用左手在受检者腘窝部托起下肢，使髋、膝关节稍屈曲，用叩诊锤叩击髌骨下方股四头肌腱。正常反应为股四头肌收缩，表现为小腿伸展。

膝腱反射检查　　　　　　　　　　跟腱反射检查

5. 跟腱反射（achilles tendon reflex）　受检者取仰卧位，膝半屈，下肢外展及外旋，检查者用手扶受检者的脚趾稍向背屈，用叩诊锤叩打跟腱，反应为腓肠肌收缩，表现为足向跖面屈曲。

6. 阵挛（clonus）　锥体束以上病变导致深反射亢进时，用力使相关肌肉处于持续性紧张状态，该组肌肉则发生节律性收缩，即为阵挛。常见有踝阵挛和髌阵挛两种。

（1）踝阵挛：受检者取仰卧位，髋和膝关节稍屈曲，检查者一手托扶其小腿，另一手托住其足掌前端，突然用力使踝关节背屈并维持之。阳性表现为腓肠肌与比目鱼肌发生连续性节律性收缩，而导致足部呈现交替性屈伸动作。

（2）髌阵挛：受检者下肢伸直，检查者拇指和示指压于髌骨上缘，用力向远端方向快速连续推动数次，然后维持适度的推力。阳性表现为股四头肌发生节律性收缩致使髌骨上下移动。

课程思政

医者仁心

　　年轻时的一次查房经历让我终生难忘。那天，我随老主任查看一位病人，经过简单询问后，主任给病人做体格检查，他弯腰轻轻帮病人脱下袜子，检查其皮肤情况及是否有水肿，然后又照样穿上，那模样仿佛是一位慈祥的父亲对儿子的深情关爱，那一刻令我肃然起敬，我知道老主任那几天自己身体状况欠佳，腰痛不已，可他用实际行动诠释了医者仁心的真谛。

　　老主任一直深受病人的赞誉，这不仅靠的是他精湛的医术，更多时候是让病人感到被关怀。今天的病人在很多医生眼中，不再是活生生的人，而是监护仪上的数据、电脑上的指标，因而医患关系出现了越来越大的裂痕。"正其谊不谋其利，明其道不计其功"，医学是自然科学和人文社科相结合的学科，医者不能只将自己简单地看成科学的应用者，更要关注人心。

　　　　　　　　　　　　　——一位年轻医生对医者仁心的感悟

(三)病理反射

病理反射是指锥体束受损时,大脑失去了对脑干和脊髓的抑制作用而出现的异常反射,也称锥体束征。1岁半以内的婴幼儿由于神经系统发育未完善,可出现这种反射,但不属于病理性变化。临床常见的有以下几种。

1. 巴宾斯基(Babinski)征 检查方法同跖反射。巴宾斯基阳性表现为蹈趾背屈,其余四趾呈扇形展开。此征见于锥体束损害。

巴宾斯基征检查

奥本汉姆征检查

2. 奥本汉姆(Oppenheim)征 检查者用拇指及示指沿受检者胫骨前缘用力由上向下推动,如蹈趾背屈、四趾展开者为阳性。

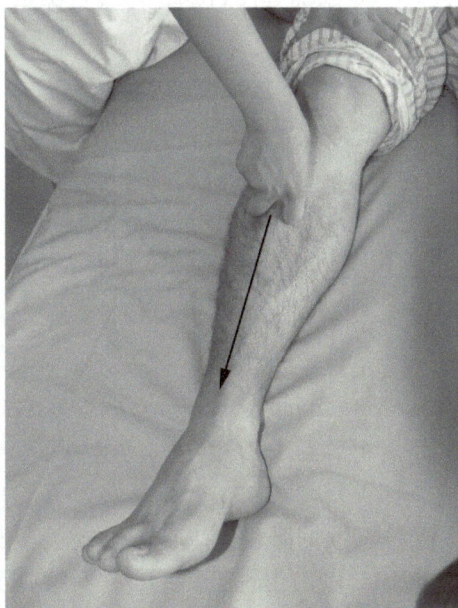

图 8-9-4 Oppenheim 征检查示意图

3. 戈登(Gordon)征　检查者用拇指和其余四指握挤受检者腓肠肌,阳性反应同巴宾斯基征。

戈登征检查　　　　　　　　　　　　霍夫曼征检查

4. 霍夫曼(Hoffmann)征　检查者用左手握住受检者前臂近腕关节处,右手示指和中指夹住其中指,并向前上方提拉,再用拇指的指甲急速弹刮受检者中指的指甲,如有拇指屈曲内收,其余手指末节有屈曲动作,即为阳性反应。此为上肢的锥体束征,多见于颈髓病变。

(四)脑膜刺激征

脑膜刺激征为脑膜受到激惹的体征,见于脑膜炎、蛛网膜下腔出血和颅压增高等,常见的脑膜刺激征有以下几种。

1. 颈强直(neck rigidity)　受检者取仰卧位,检查者以手托扶其枕部做被动屈颈动作以测试颈肌抵抗力(图8-9-5),若颈部有明显的抵抗感,称为颈强直。

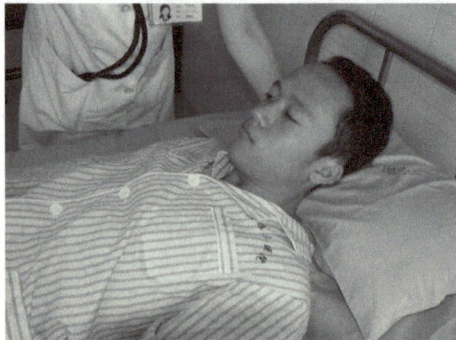

图 8-9-5　颈部阻力检查示意图

2. 克尼格(Kernig)征　受检者取仰卧位,使其一侧髋关节和膝关节屈曲成直角,然后用手抬高受检者小腿,若在135°以内出现抵抗感,并有疼痛和屈肌痉挛,即为克尼格征阳性。

3. 布鲁津斯基(Brudzinski)征　受检者取仰卧位,两下肢自然伸直,检查者一手置于受检者胸前,以维持胸部位置不变,另一手托其枕部使头部前屈,若膝关节与髋关节有反射性屈曲者即为阳性。

克尼格征检查

布鲁津斯基征检查

本课小结

身体评估在前面各系统评估中都有涉及，但没有全面、系统地介绍身体评估的方法及其临床意义，本课的内容包括全身一般状况、头颈部、胸部、腹部、脊柱、四肢及神经系统的评估，并配有短视频。因护理人员对肛门、直肠及生殖器的体格检查极少操作，故未涉及。身体评估对系统地评估病人、判断病情十分重要。护理人员经过问诊获得了病史资料，通过对其分析、综合与判断，对病人所患疾病的系统、器官及病变的类型可能有初步印象，在此基础上进行身体评估则带有很强的目的性，旨在寻找引起临床表现的原因、支持诊断的依据，以进一步明确疾病诊断和护理诊断。身体评估力求全面、系统，同时，也要重点突出、有的放矢地进行重点检查。检查时注意以病人为中心，体贴、关心病人，要有良好的医德修养，而且，检查要全面、系统、准确、重点突出。同学们虽然在本科阶段学习过身体评估，但仍有不少同学进入研究生阶段后对此掌握不够，一方面可能存在认知问题，认为身体评估不是护理人员的工作重点，可有可无；另一方面，本科阶段实践训练不够扎实，以至于没有很好掌握。身体评估的检查方法要达到熟能生巧的程度，就必须反复练习，熟练掌握操作要领，熟悉正常体征、异常发现及其临床意义，并进行深入分析，只有这样，才能进一步提升对病人的评估能力。

目标检测

（王小清　王秀华　刘民辉）

第九课

心律失常

学习目标

知识要求：
1. 掌握临床常见心律失常心电图的特征。
2. 熟悉常见心律失常的临床意义和护理诊断。
3. 了解心律失常的发生机制。
技能要求：
1. 能正确进行心电图检查操作。
2. 具备对常见心律失常心电图综合分析的能力。

第一节　心律失常概述

一、概念

心律失常(arrhythmia)是指心脏起搏和传导功能紊乱而发生的心脏节律、频率或激动顺序异常，表现为心动过速、心动过缓、心律不齐和心脏停搏。心脏停搏或颤动是心脏骤停的主要表现形式，是心脏性猝死的重要原因。

二、病因及发病机制

(一)病因

引起心律失常的原因很多，有些是生理性的，但更多是病理性的。正常人在吸烟、饮酒、饮茶或咖啡、饱餐、劳累、紧张、情绪激动等情况下可出现心律失常。病理状态包括各种器质性心脏病、自主神经功能紊乱、药物中毒、内分泌代谢异常、酸碱平衡失调、电解质紊乱、急性感染、手术和心导管刺激等。

(二)发病机制

包括冲动形成异常和(或)冲动传导异常。

1.冲动形成异常

(1)自律性异常：窦房结、结间束、冠状窦口附近、房室结的远端和希氏束—浦肯野纤维等处的心肌细胞均有自律性。自主神经系统兴奋性改变或其内在病变，均可导致不适当的冲动发放。此外，心肌缺血、药物、电解质紊乱、儿茶酚胺增多等因素均可使无自律性的心肌细胞(如心房、心室肌细胞)在病理状态下出现自律性异常增高而形成各种快速性心律失常。

(2)触发活动：指心房、心室与希氏束—浦肯野纤维在动作电位后产生除极活动，称为后除极，多发生于局部儿茶酚胺浓度增高、心肌缺血—再灌注、低血钾、高血钙、洋地黄中毒时。若后除极的振幅增高并达阈值，则可引起反复激动，持续的反复激动构成持续性快速性心律失常。

2.冲动传导异常

折返是所有快速心律失常中最常见的发生机制。产生折返需要具备以下基本条件：①心脏两个或多个部位的传导性与不应期各不相同，相互连接形成一个闭合环。②其中一条通道发生单向传导阻滞。③另一条通道传导缓慢，使原先发生阻滞的通道有足够时间恢复兴奋性。④原先阻滞的通道再次激动，从而完成一次折返激动。冲动在环内反复循环，从而产生持续而快速的心律失常。

三、分类

心律失常种类很多，通常按其发生原理分类(图9-1-1)。

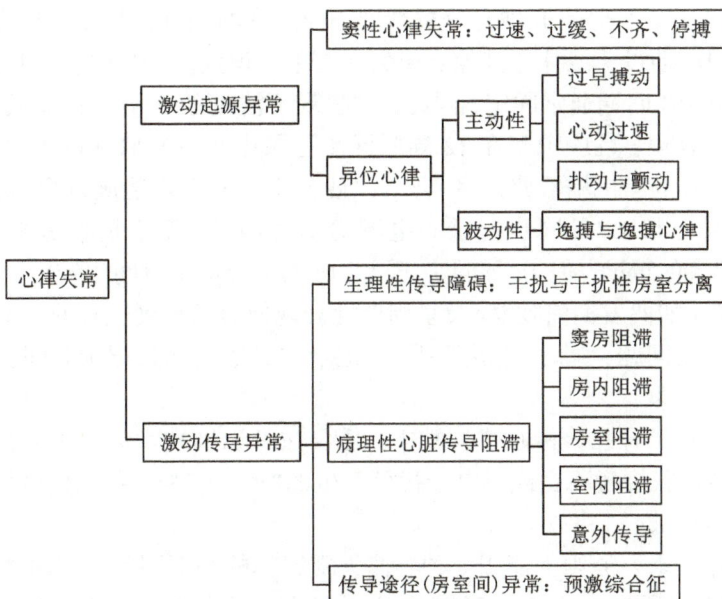

图9-1-1　心律失常分类

■ 第二节　心律失常心电图的分析方法

心电图检查是诊断心律失常最重要的一项无创伤性检查技术,其对心律失常的诊断价值目前尚没有其他方法能够取代。

一、心律失常心电图分析要点

1. 寻找 P 波　寻找 P 波是分析心律失常的关键,尤其是辨认出窦性 P 波,并找出 PP 之间的规律。对于窦性 P 波而言,一般在 II、V_1 导联最为清楚。这是因为窦性 P 波多数在 II 导联表现得相对高大、清晰,而在 V_1 导联常呈正负双向,形态独特。所以说,II、V_1 导联是寻找和分析窦性 P 波的最佳导联。

2. 分析 P 波与 QRS 波群的关系　分析两者的关系即是分析心室激动是否为正常激动经心房下传。正常下传的激动,PR 间期在一定的时限范围内并在同一导联保持恒定。

3. 分析 QRS 波群形态、频率及规律　QRS 波群为振幅最大的波,反映心室除极过程的电位变化,正常情况下,因探测电极位置不同而呈现多种形态。分析时要特别注意 QRS 波群是否宽大畸形以及出现的规律,同一导联宽大畸形的 QRS 波群是一种形态还是多种,频率的快慢、有无病理性 Q 波以及电压情况,这对明确是否为心室异位起搏(主动、被动)或室内传导阻滞、有无心肌梗死以及心室肥大等有重要意义。

4. 根据以上的分析确立主导心律　确立主导心律即找出占多数、同一性质、呈一定规律性的激动,以此为基础再去分析和辨别其他激动。

二、分析心律失常时其他应注意的问题

1. 设法辨识 P 波　寻找 P 波是分析判别心律失常的关键,但有时 P 波矮小,或表现似是而非,或因心动过速或伴有其他心律失常而不易识别。分析时应注意:与 QRS 波群相关的 P 波,其 PR 间期通常固定,因此,对表现不清楚的 P 波应注意同一导联中各个搏动 PR 间期的表现,且应观察在 12 导联同步记录中每一导联在同一时刻的表现。此外,可通过调大心电图机增益放大"P"波,以便分析。若仍不能满意显示,可选用 S_5 导联或食管内导联记录 12 导同步记录心电图对确立激动(无论是心房激动还是心室激动)的起源有很大的帮助,但 12 导同步记录心电图常规记录时间比较短。对持续时间较短暂的心律失常(如偶发期前收缩)及呈周期性表现但时间跨度较长的心律失常,按常规记录往往难以发现问题,此时应选用"手动"记录方式适当加长记录时间,尤其是记录 P 波清晰的 II、V_1 导联。

2. 注意技术误差　在分析心律失常中,需要注意识别技术误差引起的假心律失常,例如:电极板与皮肤接触不良或肌电干扰可产生的"P""F""f"波;肢体移动可产生类似期前收缩的"QRS"波。

3. 合理解释结果　原则上能用一种心律失常解释的心电图不必用两种或更多的心律失常来解释,即以所谓"一元论"解释。如在明确有室性期前收缩的心电图上,还存在类

似房性期前收缩伴差异性传导抑或室性期前收缩的图形，则统一考虑成室性期前收缩为妥。

4. 紧密结合临床　对同一种心电图表现可以用多种方案进行解释时，应根据其发生率高低决定取舍。例如，对一个既可以考虑为室性期前收缩也可以考虑为交界性期前收缩伴室内差异传导的提前发生且宽大畸形的 QRS 波群，由于前者的发生率远高于后者，故应诊断为室性期前收缩。但心电图诊断也应顾及临床治疗的安全，如某些难以鉴别的宽 QRS 心动过速，可能是室性心动过速，也可能为快速房颤伴束支阻滞或室上性心动过速伴室内差异性传导，那么，为防止耽误重大疾病的及时治疗则首先考虑室速，其他诊断待排查。

5. 详细询问病史　详细询问患者既往有无类似心律失常发作，有无进行过心电图检查及近期用药情况。若有以往描记的心电图，一定要仔细阅读和比较。

三、梯形图的应用

梯形图是用来分析心电图各波之间的关系和阐明心律失常发生机制的图解方法，是分析复杂心律失常的常用方法。它一方面可以帮助你条理清晰地分析复杂的心律失常，另一方面又可将你对心律失常的理解直观地表达出来，使人易于理解。

梯形图的绘制是在需要分析的心电图的下方画数条横线构成数行，分别代表窦房结（S）、窦房交界区（S-A）、心房（A）、房室交界区（A-V）和心室（V），另配以适当的符号，例如，加黑圆点表示激动的起源；垂线代表激动的开始（绘制时需要对准 P 波及 QRS 波群的起点）；斜线代表激动传导所经历的时间，右下斜线代表激动前向传导，右上斜线代表激动逆向传导；"⊥"表示前向传导受阻，"⊤"表示逆向传导受阻等。梯形图分为三行（四条横线）与五行（六条横线）梯形图两种。不同的心律失常采用不同的梯形图表达，大多数心律失常一般用三行梯形图就可以满足（图 9-2-1），对要表示窦房结区域电活动情况时需要用五行梯形图。

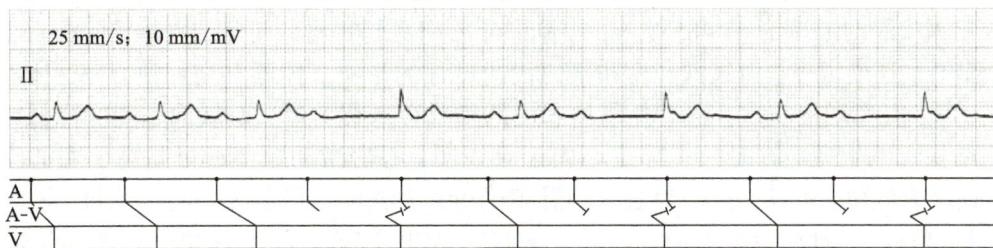

图 9-2-1　心电图梯形图

第三节　窦性心律与窦性心律失常

预习案例

　　病人：女性，63 岁。主诉：发现心率慢 2 月余。患者 2 月余前自测血压时发现心率慢，为 50 次/min 左右，时有头晕。2021 年 12 月 22 日于我院门诊行心电图检查示：①窦性心动过缓(49 次/min，QRS 76 ms)；②二度Ⅱ型房室传导阻滞(房室传导呈 2∶1)；③不完全性右束支传导阻滞。2021 年 12 月 29 日我院 24 小时动态心电图示：最快心率 52 次/min，最慢心率 33 次/min，平均心率 40 次/min。结论：①平均心率过缓；②偶发室性期前收缩；③多呈二度二型房室传导阻滞，个别时段不排除高度房室传导阻滞；④偶见交界性逸搏；⑤多导联 ST 段改变。

思考

1. 如何判断窦性心律失常？

2. 病态窦房结综合征心电图特点是什么？窦性停搏有何临床意义？

　　窦房结具有最高的固有发放冲动频率和自律性的特性，故在正常情况下，心脏的激动由窦房结支配。凡是由窦房结冲动引起的心律称为窦性心律，正常人窦性心律的频率为 60~100 次/min，频率低于 60 次/min 为窦性心动过缓，高于 100 次/min 者为窦性心动过速。窦性心律的个体差异性受许多因素影响，包括年龄、性别和自主神经调节。健康婴幼儿心率最快，为 110~150 次/min，6 岁之后随着年龄增大心率逐渐减慢。青少年和成年人安静时心率为 65~85 次/min，到老年心率更趋缓慢。窦房结自律性除受自主神经调节外，还受温度、血氧饱和度和其他代谢过程的影响。体温升高加快心率，体温每升高 1℃，心率增快 8 次/min。血氧饱和度的增加可减慢心率，血氧饱和度的降低则使心率增快。电生理检查时的多部位心内记录表明，心房激动顺序最早是高位右心房除极，其次为低位右心房，然后为冠状静脉窦的近端和远端，最后为左心房除极，心房除极向量自右前上向左后下方向，正常 P 波的额面电轴范围为 0~+90°，一般为+40°~+60°。P 波电轴往往与标准Ⅱ导联的轴向平行，投影在Ⅱ导联上的 P 波振幅最高，这对识别 P 波很重要。正常窦性心律时 P 波有规律地出现，P-P 间距规则，相差不超过 0.12 s，有些作者提出最大 P-P 间距不超过最小 P-P 间距的 10%，若超过上述范围，则称为窦性心律不齐。PR 间期代表激动从心房传导到心室的时间，正常窦性心律的 PR 间期必须大于 0.12 s，否则需要考虑有房室旁路存在的可能。PR 间期延长表示房室传导延缓，但房内阻滞也可导致 PR 间期轻微延长。

　　总之，正常窦性心律必须符合下述条件：①窦性 P 波有规律地发生；②P 波的频率 60~100 次/min；③P-P 间距互差不超过 0.12 s；④PR 间期>0.12 s。

　　如果不符合上述条件则称为窦性心律失常。窦性心律失常包括窦性心动过速、窦性心动过缓、窦性心律不齐、窦性停搏及窦房传导阻滞等。若在一系列窦性 P 波中同时合并有异位激动或传导障碍，诸如房室分离、逸搏、阻滞或有期前收缩等，只要窦性 P 波有规则地发生其基本心律仍应诊断为窦性心律。

一、窦性心律

【心电图特征】

(1)P 波在 Ⅰ、Ⅱ、aVF、V_4~V_6 导联直立，在 aVR 导联倒置。

(2)P 波规律出现，静息状态频率 60~100 次/min，婴幼儿 130~150 次/min。

(3)P-R 间期 0.12~0.20 秒；P-P 间距固定，同一导联差异<0.12 秒。

二、窦性心动过速

　　窦性心动过速时窦性激动点多位于窦房结头部，心房除极产生的心电综合向量主要指向左下方，使 Ⅱ、Ⅲ、aVF 导联 P 波多数较平时高大。有时在 P 波增高的同时，Ta 波也随之增大，使 PR 段向下倾斜，并且 Ta 波可延伸到 QRS 波群与 ST 段的连接处，使之呈 J 点型 ST 段下移。窦性心动过速时常伴有 T 波改变，多见于女性青年，这多与交感神经兴奋有关，待心率降低或服用普萘洛尔后，T 波可恢复正常(图 9-3-1)。

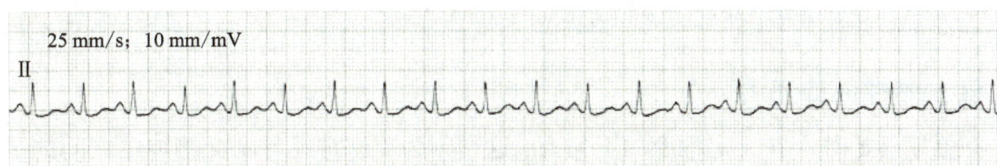

25 mm/s; 10 mm/mV

Ⅱ

图 9-3-1　窦性心动过速(心率 119 次/min)

【心电图特征】

(1)具有窦性心律特点，频率>100 次/min。

(2)PR 间期及 QT 间期相应缩短，有时可伴有继发性 ST 段轻度压低和 T 波振幅降低(图 9-3-1)。

【临床意义】

　　常见于婴幼儿、运动、恐惧、情绪激动、低血压、吸烟等生理状态；发热、心肌缺血、心力衰竭、贫血、急性失血、休克、甲状腺功能亢进、心肌炎和药物(比如拟交感或其他肾上腺素能激动剂、阿托品和其他抗胆碱能药物、乙醇、咖啡因类、尼古丁)。

三、窦性心动过缓

　　成人窦性心律的频率小于 60 次/min 时称为窦性心动过缓。但近年来大样本健康人群调查发现,约 15% 正常人静息心率低于 60 次/min,尤其是男性。因此,有不少国内外学者建议将正常人窦性心动过缓的诊断标准改为 50 次/min。窦性心动过缓多由迷走神经张力增高引起,心率多不稳定,心电图常伴有窦性心律不齐,严重窦性心动过缓时可产生逸搏。若窦性频率小于 40 次/min,应怀疑存在 2:1 窦房传导阻滞。

【心电图特征】(图 9-3-2)

(1) P 波具有窦性心律的特点。

(2) PR 间期>0.12 s。

(3) P 波的频率<60 次/min;<45 次/min 为严重的窦性心动过缓。

(4) 常伴有窦性心律不齐或出现逸搏、干扰性房室脱节。

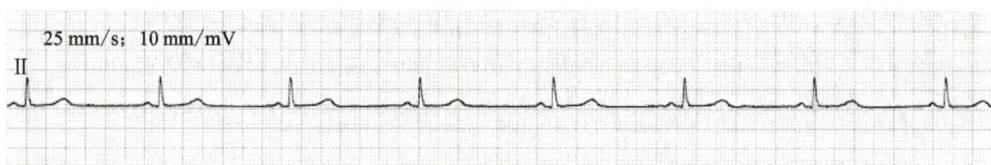

图 9-3-2　窦性心动过缓(心率 45 次/min)

【临床意义】

常见窦性心动过缓的原因主要有:正常人(特别在睡眠中)、运动员或高强度体力劳动者、应用心血管药物(比如 β 受体拮抗药、钙拮抗药、胺碘酮、迷走神经刺激药物或应用拟副交感神经药物)、病态窦房结综合征、中枢神经影响,革兰氏阴性杆菌败血症、颈部肿瘤、纵隔肿瘤、阻塞性黄疸、呕吐反射、低温、心肌梗死(尤其急性下壁心肌梗死)、黏液性水肿、其他药物(如可乐定、西咪替丁等)。

四、窦性心律不齐

正常窦性心律存在一定程度的不匀齐,这是因为交感神经与副交感神经之间的平衡在不断地变化,使窦房结发出的冲动不均匀所致。窦性心律不齐不过是这种不匀齐较多数正常人更为明显。故窦性心律不齐属正常变异。

【心电图特征】(图 9-3-3)

(1) 具有窦性心律特点。

(2) 节律不整齐,在同一导联上 PP 间期差异>0.12 秒。窦性心律不齐常与窦性心动过缓同时存在。

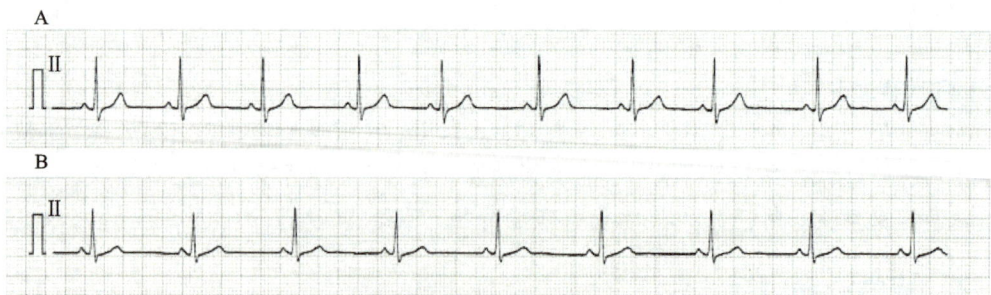

图 9-3-3　窦性心律不齐

【临床意义】

常见于健康的青少年，多与呼吸周期有关，称呼吸性窦性心律不齐，一般无临床意义；也可见于自主神经功能失调、器质性心脏病、洋地黄中毒和窦房结内游走性心律不齐病理情况。

五、窦性停搏

窦性停搏又称窦性静止，指由于某种原因导致窦房结在一段时间内停止发放冲动，使心房或整个心脏暂停活动。此时低位起搏点常"保护性的"发出激动，表现出逸搏或逸搏心律（图9-3-4）。

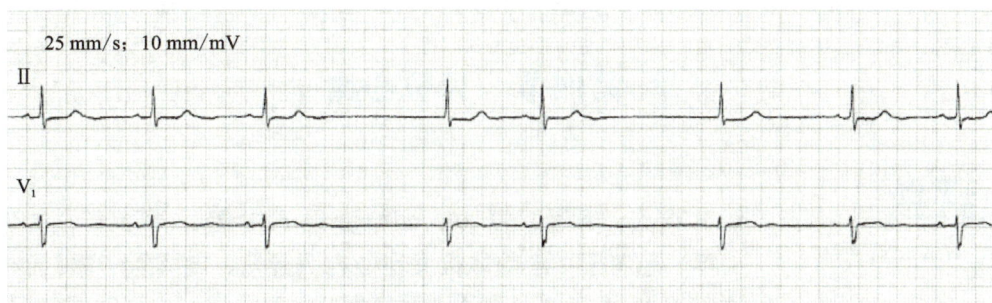

图9-3-4　窦性停搏、交界性逸搏

【心电图特征】

(1)具有窦性心律特点。

(2)规则的P-P间距中突然出现P波脱落，形成长P-P间距，且长P-P间距与正常P-P间距不成倍数关系。

(3)长间歇后可出现结性或室性逸搏，如窦性停搏时间过长，可出现交界性或室性自主性心律。

【临床意义】

常见于急性心肌梗死、心肌缺血、急性心肌炎、窦房结和心房肌退行性纤维化、迷走神经张力过高、电解质紊乱如血钾过高、抗心律失常药物毒性作用、心脏手术损伤窦房结。

六、病态窦房结综合征

病态窦房结综合征(sick sinus syndrome，SSS)，简称病窦综合征，又称窦房结功能不全。由窦房结及其邻近组织病变而引起窦房结起搏功能和(或)窦房传导障碍，从而产生多种心律失常的综合表现。

【心电图特征】

(1)持续的窦性心动过缓，心率<50次/min（图9-3-2），且不易用阿托品等药物

纠正。

(2)窦性停搏或窦房传导阻滞(图9-3-4)。

(3)在显著窦性心动过缓基础上,常出现室上性快速心律失常(房速、房扑、房颤等),称慢-快综合征。

(4)若病变同时累及房室交界区,可出现房室传导障碍,或发生窦性停搏时,长时间不出现交界性逸搏,称双结病变。

【临床意义】

多见于起搏传导系统退行性病变及冠心病、心肌炎尤其是病毒性心肌炎,心肌病等。

第四节　异位心律

预习案例

> 病人:男性,59 岁,体检发现心电图异常 2 年,气促 1 年。患者于 2 年前体检发现心电图异常,自诉为房颤(无相关资料),1 年前出现活动后气促,上三层楼可出现明显气促,2022 年 1 月于长沙市中心医院门诊治疗,诊断为心房颤动。体查:脉搏 92 次/min;呼吸 20 次/min;血压 140/98 mmHg。心前区无隆起,心尖搏动位于第五肋间左锁骨中线内 0.5 cm,未触及细震颤,心界无扩大,心率 109 次/min,心律不齐,第一心音强弱不等,各瓣膜听诊区未闻及病理性杂音。我院心电图:心房颤动伴快速心室率。
>
> **思考**
> 1.房颤的常见病因有哪些?房颤病人有哪些特征性体征?
> 2.房颤的心电图特征是什么?

一、期前收缩

期前收缩是指起源于窦房结以下的异位起搏点自律性增高,在窦房结激动尚未抵达其位置前,提前发出激动,简称早搏,是临床上最常见的心律失常。期前收缩的发生机制与折返激动、触发活动、异位起搏点的兴奋性增高有关。根据异位起搏点的位置,分为房性、交界性和室性期前收缩,其中以室性期前收缩最为常见,房性次之,交界性较少见。异位搏动与其前窦性搏动之间的时距,称联律间期(coupling interval)。房性期前收缩的联律间期应从异位 P 波起点测量至其前窦性 P 波起点;室性期前收缩的联律间期应从异位搏动的 QRS 起点测量至其前窦性 QRS 起点。期前收缩后出现一个较正常心动周期为长的间歇,称代偿间歇(compensatory pause)。由于房性异位激动,常易逆传侵入窦房结,使其提前释放激动,引起窦房结节律重整,因此房性期前收缩大多为不完全性代偿间歇,即联律间期与代偿间歇之和小于正常心动周期的两倍。而交界性和室性期期前收缩,距窦房结较远,不易侵入窦房结,故往往表现为完全性代偿间歇,即联律间期与代偿间歇之和等于正常心动周期的两倍。在同一导联中出现两种或两种以上形态及联律间期互不相同的异位搏动,称多源性期前收缩。如联律间期固定,而形态各异,则称为多形性期前收缩,其临床意义与多源性期前收缩相似。期前收缩每分钟少于 5 次者称偶发性期前收缩;期前收缩每分钟多于 5 次者称频发性期前收缩。

(一)房性期前收缩

房性期前收缩(premature atrial contraction)即由心房内异位起搏点提前发出的激动,又称为房性期前收缩。

【心电图特征】(图 9-4-1)

(1)提前出现的房性异位 P′波,该 P 波的形态与窦性 P 波不同,可以直立,也可以倒置(必须注意检查在它前一次正常窦性激动的 T 波,以辨认其中是否隐藏着房性期前的 P 波)。

(2)P′R 间期大于或等于 0.12 s,若某个房性期前收缩的 PR 间期较其他房性期前收缩明显延长,应查明是否由于干扰性 PR 间期延长。

(3)提前出现的房性异位 P′波之后 QRS 波可以表现出三种形式:①提前出现的房性 P′波之后无 QRS 波跟随,称为房性期前收缩未下传。②提前出现的房性 P′波之后跟随一个正常的 QRS 波。③提前出现的房性 P′波,跟随一个宽大畸形的 QRS 波(P′P 间期大于或等于 0.12 s),多呈右束支阻滞图形,少数呈左束支阻滞图形,称为房性期前收缩伴室内差异性传导。

(4)房性期前收缩后大多伴有不完全性代偿间歇。

(5)房性期前收缩可以呈二联律、三联律。

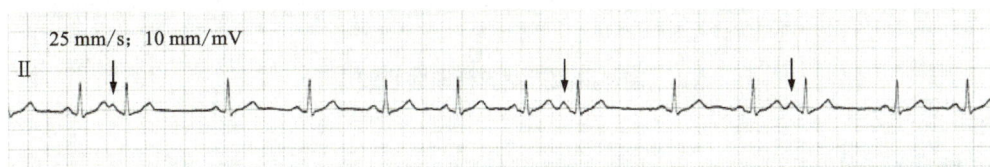

图 9-4-1　房性期前收缩

【临床意义】

偶发的房性期前收缩多见于正常健康人,而频发的、成对的及多源性的房性期前收缩多见于器质性心脏病患者。心电图上同时有心房肥大或房内传导阻滞的改变时,房性期前收缩几乎 100% 是器质性的。临床上房性期前收缩主要见于心肌炎、心肌病、冠心病、风湿性心瓣膜病、肺源性心脏病、甲状腺功能亢进等,并常是快速房性心律失常的先兆。

(二)交界性期前收缩

交界性期前收缩(premature junctionalcontraction)即由位于房室交界区异位起搏点提前发出的激动,又称为交界性期前收缩。

【心电图特征】(图9-4-2)

(1)提前出现的QRS波,而该QRS波形态与正常窦性QRS(≤0.12 s)基本相同(也可以有差异性传导)。

(2)激动前向传导激动心室,QRS波之前之后可以无P波。

(3)激动逆向传导激动心房,产生逆行P′波。P′波在Ⅱ、Ⅲ、aVF导联倒置,aVR导联直立,有三种表现:①逆行P波出现于QRS波之前,P′R间期多小于0.12 s。②QRS波前后均未见P′波。③逆行P′波出现于QRS波之后,RP′间期多小于0.20 s。

(4)交界性期前收缩后多伴有完全性代偿间歇。

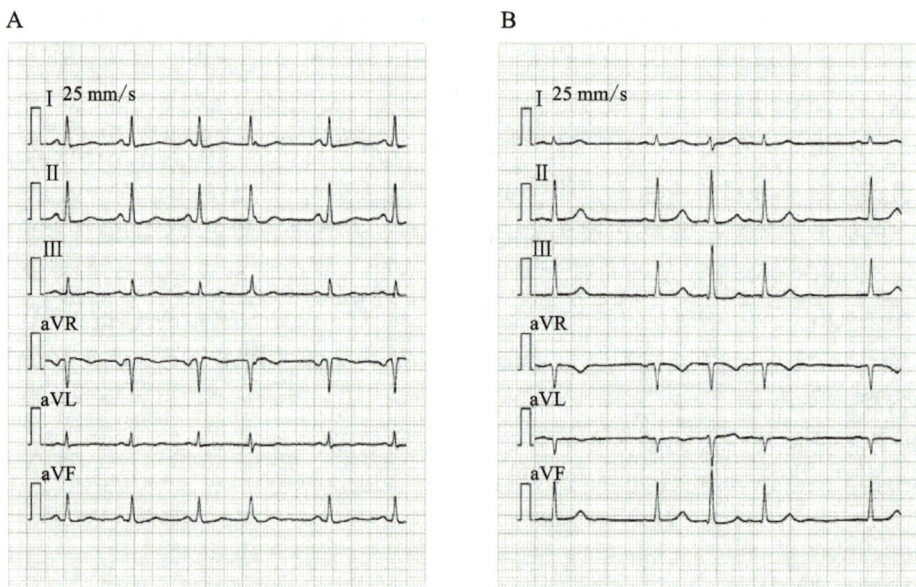

图9-4-2 交界性期前收缩

【临床意义】

偶发的交界性期前收缩多见于健康人,频发、连发的交界性期前收缩多发生于器质性心脏病患者,如心肌炎、心肌病、冠心病、风湿性心瓣膜病等。

(三)室性期前收缩

室性期前收缩(premature ventricularcontraction)即由心室内异位起搏点提前发出的激动,又称为室性期前收缩。

【心电图特征】(图9-4-3)

(1)QRS-T波群提前出现,其前无相关的P波。

(2)期前出现的QRS波群形态宽大畸形,时限通常>0.12 s,T波方向多与QRS波群的主波方向相反。

(3)多为完全性代偿间歇。

室性期前收缩若出现在两次正常窦性搏动之间,其后没有代偿间歇,称为间位性室性期前收缩。若室性期前收缩与正常窦性搏动交替出现,称为室性期前收缩二联律;若每两次正常窦性搏动之后出现一个室性期前收缩,称为室性期前收缩三联律。

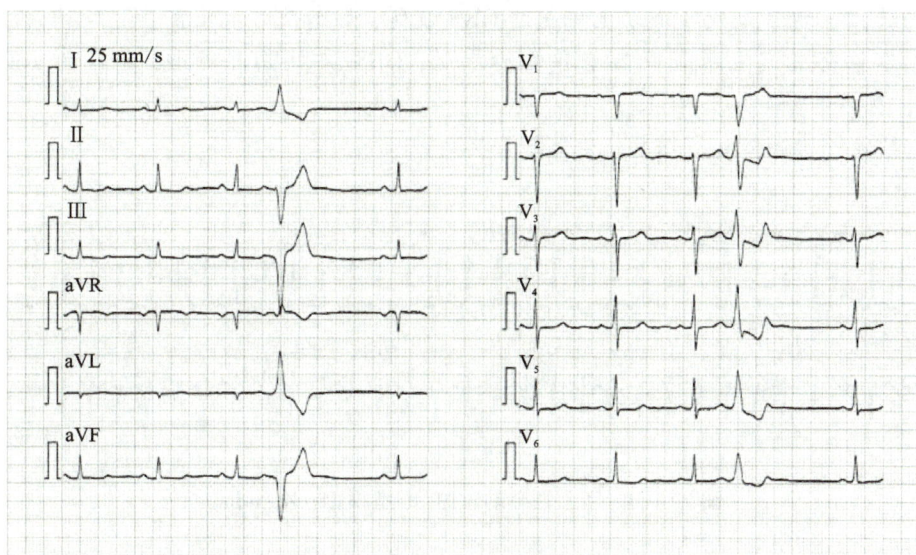

图9-4-3 室性期前收缩

【临床意义】

偶发的室性期前收缩,一般无重要临床意义,健康人24小时动态心电图检测,约有50%的人可发生室性期前收缩,并在饮酒、情绪激动或过度劳累后易于出现。频发、成对的、多源及多形性室性期前收缩多发生于器质性心脏病患者。病理性室性期前收缩中,冠心病、心肌梗死、心肌炎、心肌病、高血压性心脏病、任何类型心脏病并发充血性心力衰竭、电解质紊乱及药物中毒是其常见病因。

二、异位性心动过速

异位性心动过速是指异位节律点兴奋性增高或折返激动引起的快速异位心律(期前收缩连续出现3次或3次以上)。临床常见为阵发性心动过速,其特点是突发突止、频率较快,常有复发,可持续数秒、数分钟至数小时不等,少数可持续数天甚至数月。根据异位节律点发生的部位,可分为房性、交界性及室性心动过速。房性与房室交界性阵发性心动过速在心电图上P波不易辨别,且异位起搏点均在希氏束以上,故统称阵发性室上性心动过速。

(一)阵发性室上性心动过速

阵发性室上性心动过速(paroxysmalsupraventricular tachycardia,PSVT)简称室上速，泛指起源于心室以上或途径不局限于心室的一切快速心律，包括：房室折返性心动过速、房室结折返性心动过速、窦房结折返性心动过速、房性及交界性心动过速、心房扑动及颤动等。如不伴有室内差异性传导或束支阻滞或经旁路传入心室，心动过速的 QRS 波群时间不增宽而表现为窄 QRS 波群心动过速。

【心电图特征】(图 9-4-4)

(1)连续出现 3 个或 3 个以上快速的 QRS 波群，形态及时限正常。

(2)若伴有束支阻滞或室内差异性传导时，QRS 波可宽大畸形，频率为 160~250 次/min，节律规整。

(3)P 波不易辨别；常伴继发性 ST-T 改变。

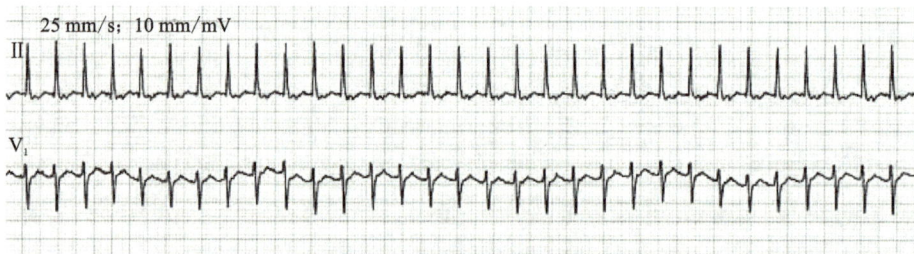

图 9-4-4　室上性心动过速(心室率 186 次/min)

【临床意义】

房室折返性心动过速和房室结折返性心动过速多不具有器质性心脏疾病，形成折返的环形通路的解剖学定位比较明确，可通过射频消融术根治。房性心动过速包括自律性和房内折返性心动过速两种类型，多发生于器质性心脏病基础上。

(二)阵发性室性心动过速

阵发性室性心动过速(paroxysmal ventriculartachycardia,PVT)简称室速，是指起源于希氏束分叉以下、连续出现 3 次或 3 次以上(程序刺激诱发者连续 6 次或 6 次以上)、频率>100 次/min 的室性搏动。持续性的室速可导致血流动力学状态的恶化，如果得不到及时有效的处理，可导致猝死，所以说室性心动过速是一种严重的心律失常。因 QRS 波群宽大畸形，故心动过速属宽 QRS 波群心动过速。宽 QRS 波群心动过速虽多见于室性心动过速，但也可见于室上性心动过速，其鉴别诊断具有很重要的临床意义。

【心电图特征】(图 9-4-5)

(1)QRS 波群形态宽大畸形，时限通常>0.12 秒。

(2)频率多为 140~200 次/min，节律可稍不齐。

（3）如能发现 P 波，PR 无固定关系（房室分离），并且 P 波频率慢于 QRS 波频率。

（4）常伴继发性 ST-T 改变，偶尔心房激动夺获心室或发生室性融合波，亦支持室性心动过速的诊断。

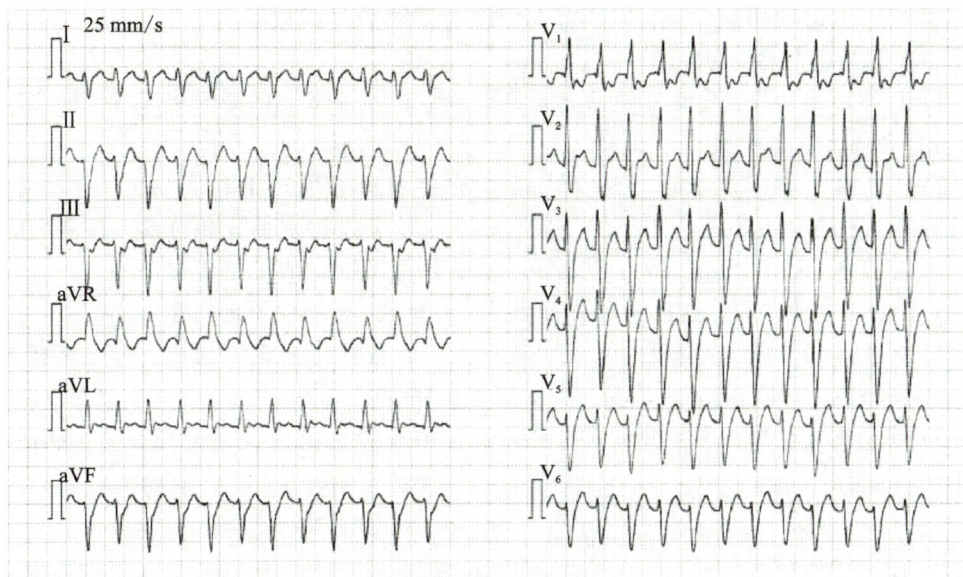

图 9-4-5　室性心动过速

【临床意义】

阵发性室性心动过速是一种严重的心律失常，多见于器质性心脏病，如急性心肌梗死、心肌病、电解质紊乱、洋地黄中毒等。如发展为室扑或室颤，可致血压下降、休克或急性泵衰竭，甚至死亡。

知识拓展：非持续性室性心动过速

三、扑动与颤动

扑动与颤动是一种频率比阵发性心动过速更快的异位心律。异位心律起源于心房或心室，分别称为心房扑动、心房颤动、心室扑动、心室颤动。主要的电生理基础为心肌的兴奋性增高，不应期缩短，同时伴有一定的传导障碍，形成环形激动及多发微折返。

（一）心房扑动

心房扑动（atrial flutter，AFL）简称房扑，其频率比房性心动过速频率更快，而较心房颤动慢，介于两者之间。房扑多为阵发性，常是窦性心律与心房颤动相互转变时的短暂现象，故临床上远较房颤少见，但亦有少数患者持续数月或数年。

【心电图特征】（图9-4-6）

（1）正常P波消失，代之以一系列形态相同、大小一致、间距相等多呈"锯齿"样的F波。FF之间无等电位线。

（2）F波的频率多为250～350次/min。有些病例可慢至180次/min，有些可快达400次/min。F波一般不能全部下传心室，房室传导多以固定的比例如2∶1、4∶1双数下传，也可以3∶1、5∶1或3∶2比例下传，少数呈不固定的房室传导比例。

（3）F波多在Ⅱ、Ⅲ、aVF导联最为明显，有时在（V₁/V）导联也较为清楚。

（4）心室律可匀齐也可不匀齐。因FF规则，若房室传导比例固定，则心室律匀齐；若房室传导比例不固定或伴文氏型传导，则即心室律不匀齐。

（5）QRS波群形态正常，出现室内差异性传导或原先有束支传导阻滞者，QRS波群宽大畸形。

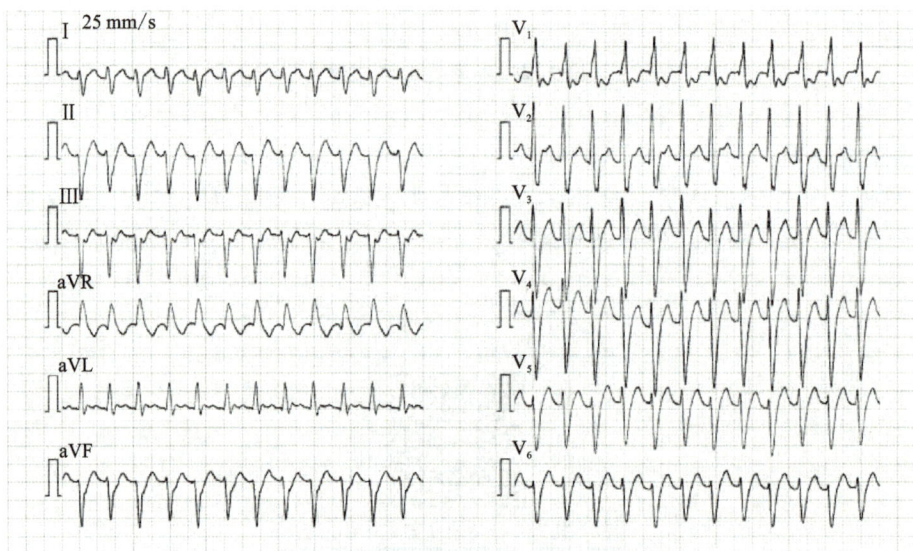

图9-4-6　心房扑动（2∶1房室传导）

（二）心房颤动

心房颤动（atrial fibrillation，AF）简称房颤，又称心房纤颤，是最常见的心律失常，其发生率仅次于窦性心律失常和期前收缩，居第三位。多有器质性心脏病基础，发生机制较为复杂，多数患者可能由心房内小折返激动所致。

【心电图特征】(图 9-4-7)

(1)P 波消失,代以大小不等、形状各异的颤动波(f 波),频率为 350~600 次/min。

(2)RR 绝对不齐;QRS 波形态多正常。

(3)若前一个 RR 间距偏长而与下一个 QRS 波相距较近时,易出现一个宽大畸形的 QRS 波,此为伴有室内差异传导,并非室性期前收缩,注意鉴别。

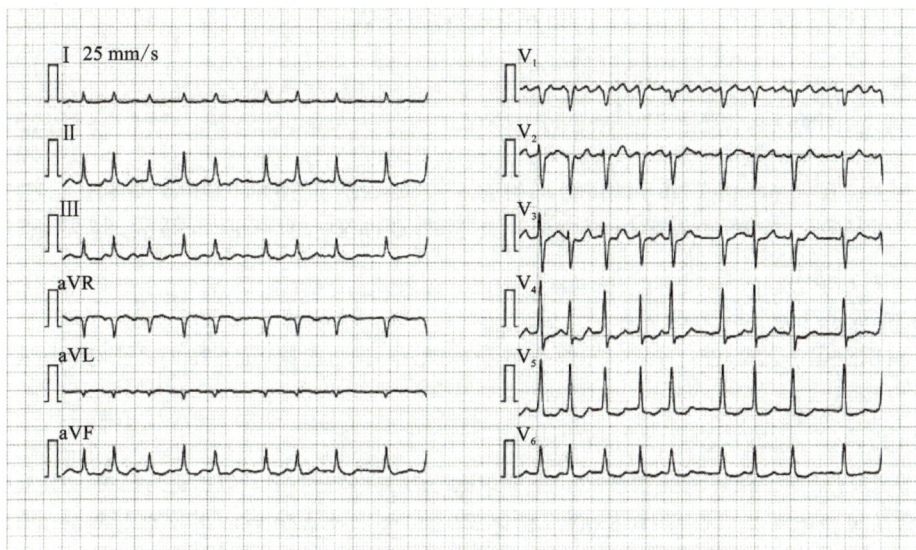

图 9-4-7　心房颤动

【临床意义】

心房扑动与颤动多发生在器质性心脏病基础上,如风湿性心脏病、冠心病、心肌病等。但也有少部分患者无明显器质性心脏病,如情绪激动、酒精中毒等。房颤时整个心房失去协调一致的收缩,心排血量降低,易形成附壁血栓。

(三)心室扑动

心室扑动(ventricular flutter)简称室扑,心室异位起搏点发放激动加速和心室各部分心肌传导速度和复极不均匀,其不应期长短不等,因而激动可从不应期较短的心肌折返到不应期较长的心肌,在心室肌内出现快速而较规则的局部折返现象所致。是介于室性心动过速与心室颤动之间的极其严重的心律失常。临床上少见,主要是因为持续时间短,多数很快转为心室颤动,少部分转为室性心动过速。

【心电图特征】(图 9-4-8)

(1)宽大畸形的 QRS 波群与 T 波相融合而不能区分,形成大振幅的、形态节律规则的、类似"正弦曲线"的心室扑动波,或者说很像心房扑动波的放大版。

(2)频率快,多为 180~250 次/min。

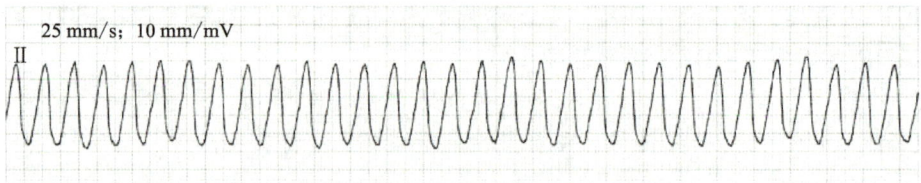

图 9-4-8　心室扑动

(四)心室颤动

心室颤动(ventricular fibrillation)简称室颤,是心脏停搏前的短暂征象,若治疗不及时,常迅速致死。室颤的发生机制主要由折返激动所致,且折返所循的环路不断改变其方向、大小和部位。

【心电图特征】(图 9-4-9)

(1)QRS-T 完全消失,代之以形态各异、大小不同、间隔不等的心室颤动波,就像房颤波的放大。

(2)频率多为 250~500 次/min。

在室颤的初始,颤动波振幅较大,振幅>0.5 mV,称之为"粗"颤;随着心肌功能的进一步损害,颤动波振幅降低,振幅<0.5 mV,称之为"细"颤。前者使用电击除颤效果较好。

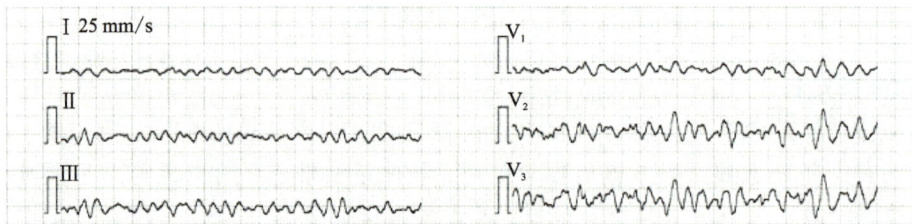

图 9-4-9　心室颤动

【临床意义】

心室扑动和心室颤动均是极严重的致死性心律失常。心室颤动时心脏完全失去排血功能,常见于严重心肺功能障碍、电解质紊乱、各种疾病的临终期。心室扑动常不能持久,不是很快恢复,就是转为室颤而导致死亡。

课程思政

最美奋斗者

当战机在天空中呼啸，当航母在大海中遨游，歼-15舰载机工程总指挥罗阳的事迹值得我们铭记和学习，他用生命书写航空传奇，用一生奉献航空事业。2012年11月18日至25日，罗阳在辽宁舰上参加舰载机起降试验训练，为翔实地搜集整理起降试验的相关数据，他不顾身体不适，一直坚持到起降试验成功，但他却因突发急性心肌梗死导致心源性猝死，不幸倒在了工作岗位上。立志凌云处，铸魂海天间，罗阳自投身航空工业以来，始终奋斗在祖国航空事业第一线，30年来兢兢业业，无怨无悔，直至生命的最后一刻。习近平总书记评价道："罗阳身上所具有的信念的力量、大爱的胸怀、忘我的精神、进取的锐气，正是我们民族精神的最好写照，他们都是我们民族的脊梁。"

循证支持

室性期前收缩诊治流程见图9-4-10。

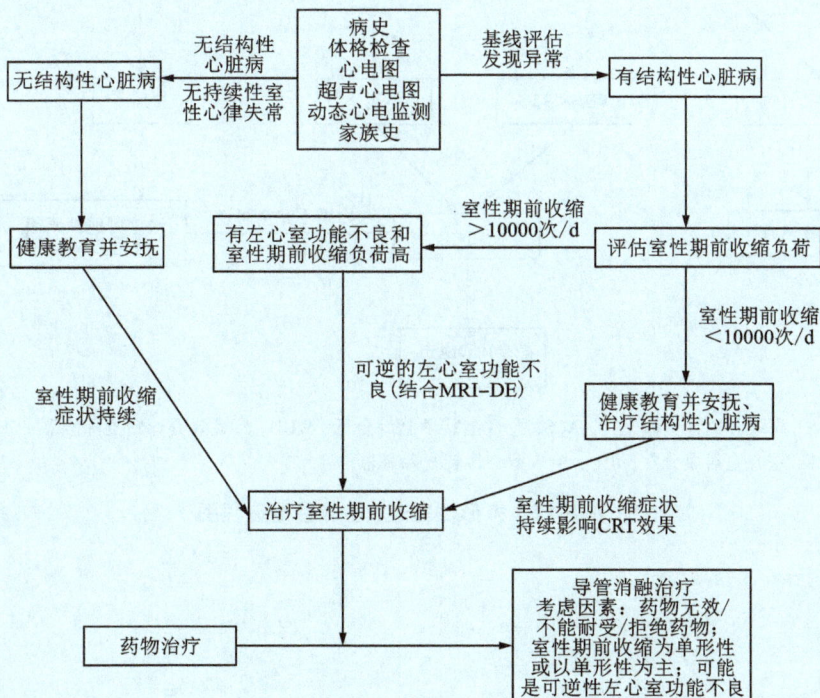

注：CRT，心脏再同步治疗；MRI-DE，延迟增强磁共振成像。

图9-4-10　室性期前收缩诊治流程图

多形性室速、室颤诊治流程见图 9-4-11。

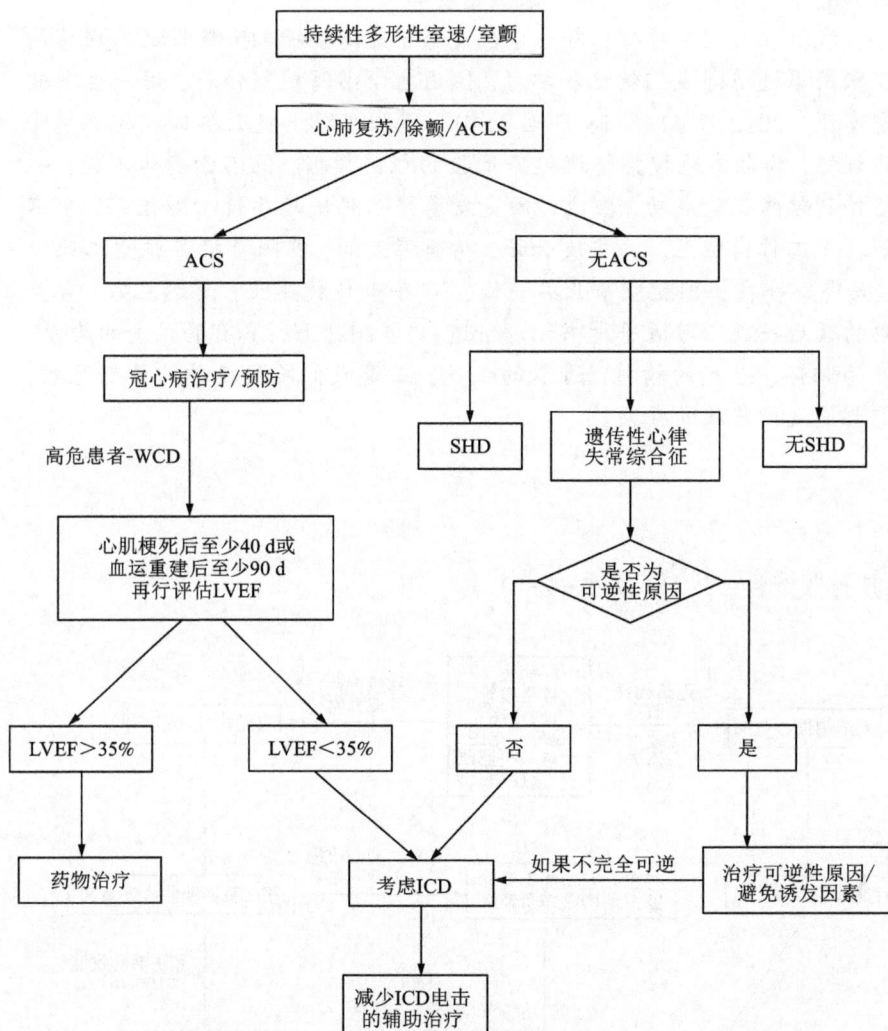

注：ACLS，高级心血管生命支持；ACS，急性冠状动脉综合征；WCD，穿戴式心律转复除颤器；SHD，结构性心脏病；LVEF，左心室射血分数；ICD，植入型心律转复除颤器。

图 9-4-11　多形性室速、室颤诊治流程图

第五节　传导阻滞

预习案例

> 病人：男性，68 岁，主诉：活动后胸闷、气促、头晕半月余。患者自诉半月前无明显诱因在走路时突感胸闷、气促，伴头晕，休息 1~2 分钟后缓解，到益阳市南县人民医院就诊，当时心率为 35 次/min，予以中药口服后症状稍改善，10 天前为求进一步诊治，到我院门诊就诊，门诊测量心率为 47 次/min。2022-3-23 门诊心电图窦性心律，二度Ⅱ型房室阻滞(莫氏现象)，完全性右束支阻滞。
>
> **思考**
>
> 1.引起房室传导阻滞的常见病因有哪些?
>
> 2.病人心率低于 40 次/min 时，可能会出现哪些临床表现?

心脏传导阻滞(heart block)可由器质性心脏病引起，也可是迷走神经张力增高引起的功能性抑制或是药物作用及位相性影响。按发生的部位分为窦房传导阻滞、房内阻滞、房室传导阻滞和室内阻滞。

一、房室传导阻滞

房室传导阻滞(atrioventricular block，AVB)是临床上最常见的一种心脏传导阻滞。房室传导阻滞可发生在不同水平，房室结和希氏束是常见的发生传导阻滞的部位。按阻滞程度可分为三度。

(一)一度房室传导阻滞

一度房室传导阻滞是指激动从心房传至心室的时间延长，在心电图上表现为 PR 间期延长超出正常范围。但无论延长程度如何，每次室上性激动均能下传心室，不出现传导中断现象。

【心电图特征】(图 9-5-1)

(1)在成人 PR 间期>0.20 秒(老年人>0.22 秒，14 岁以下的儿童>0.18 秒)。大多在 0.21~0.35 秒，少数可以更长，偶有达 1.0 秒者。

(2)PR 间期受心率、年龄影响较明显，PR 间期超过"不同心率、年龄 PR 间期的最高限度"。

(3)前后两次心电图比较，心率在没有明显改变的情况下 PR 间期延长超过0.04 秒。

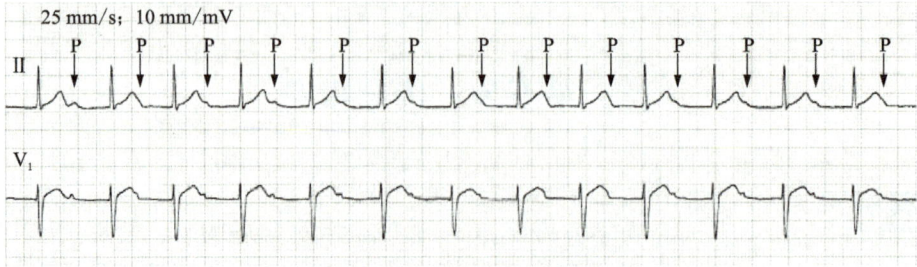

图 9-5-1 一度房室传导阻滞

【临床意义】

一度房室传导阻滞多发生在有病变的心脏,如心肌炎(尤其是风湿性心肌炎)、冠心病、急性下壁心肌梗死、先天性心脏病及心脏手术等;也可见于正常人,迷走神经张力增高是其产生原因,常发生于卧位或睡眠时,立位或活动时 PR 间期转为正常。此外,某些药物(如洋地黄、β-受体拮抗剂等)也可导致 PR 间期延长。而出现于一些无明显冠心病或其他器质性心脏病的老年人的一度房室阻滞,多为传导系统退行性变所致,无重要意义。

(二)二度房室传导阻滞

二度房室传导阻滞是指激动自心房传至心室的过程中,部分激动传导中断,即出现心室漏搏的现象。在心电图上表现为一部分 P 波后不继有 QRS 波群。二度房室阻滞最早由文氏(Wenckebach)及莫氏(Mobitz)所描述,故又称为文氏型及莫氏型(Ⅰ型、Ⅱ型)房室阻滞。

二度Ⅰ型房室传导阻滞(亦称 Morbiz Ⅰ型)又称文氏型、莫氏Ⅰ型房室阻滞,是二度房室阻滞最多见的类型。其阻滞部位多位于房室结或希氏束的近端。

【心电图特征】(图 9-5-2)

(1)P 波规律地出现,PR 间期逐渐延长(每次延长数值逐渐减少),R-R 间期逐渐缩短,直至 P 波后脱漏 1 次 QRS 波群。

(2)漏搏后房室传导阻滞得到一定改善,PR 间期又趋缩短,之后又复逐渐延长,如此周而复始地出现,称为文氏现象(Wenckebach phenomenon)。

(3)通常以 P 波数与 P 波下传的比例表示房室传导阻滞的程度,如 4:3 传导表示4 个 P 波中有 3 个可下传心室,仅有 1 个由于阻滞不能下传。

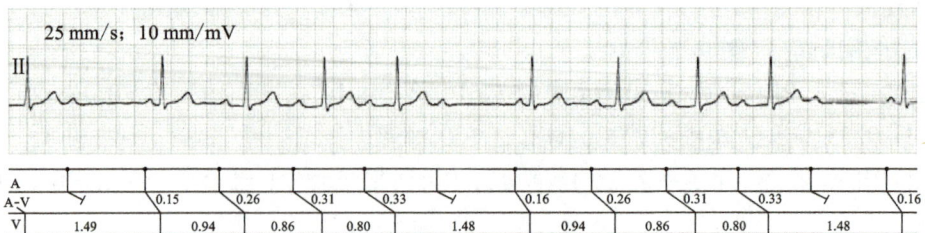

图 9-5-2 二度Ⅰ型房室传导阻滞(文氏现象)

【临床意义】

二度Ⅰ型房室传导阻滞大多为一过性的，常因洋地黄过量、急性下壁心肌梗死、急性风湿热、病毒性心肌炎、高钾血症等引起，当病情好转后，可转为一度房室阻滞或消失。正常健康人、运动员可在安静状态或睡眠中，因迷走神经张力增强，出现二度Ⅰ型房室阻滞，活动时或应用阿托品后便消失。

二度Ⅱ型房室传导阻滞（MorbizⅡ型），又称莫氏Ⅱ型房室阻滞，比莫氏Ⅰ型少见。其阻滞部位都在房室结以下，位于希氏束内或双侧束支水平（大部分为双侧束支）。

【心电图特征】（图9-5-3）

（1）PR间期恒定（正常或延长），部分P波后脱漏QRS波群，房室传导比例可呈2∶1、3∶2或4∶3等。

（2）凡连续出现两次或两次以上的QRS波群脱漏者，称高度房室传导阻滞，易发展为完全性房室传导阻滞。

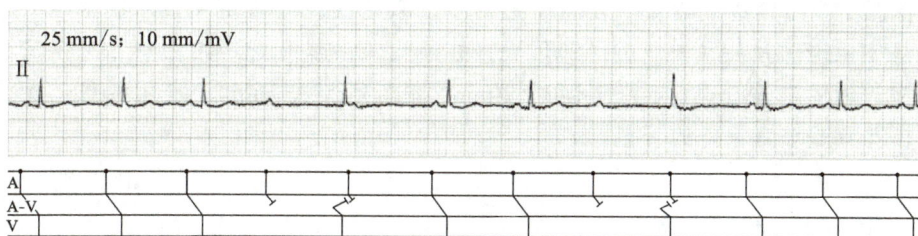

图9-5-3　二度Ⅱ型房室传导阻滞

【临床意义】

二度Ⅱ型房室阻滞发生在房室结以下部位，几乎都是病理性的，预后较差，易进展为高度及完全性房室传导阻滞，并易发生阿-斯综合征，故是安装心脏起搏器的适应证。临床常见于急性（前壁）心肌梗死、洋地黄中毒及原发性传导束退化症。

（三）三度房室传导阻滞

三度房室传导阻滞即完全性房室传导阻滞。因心房的激动完全不能通过阻滞部位时，在阻滞部位以下的潜在起搏点发放激动，出现交界性逸搏心律（QRS形态正常，频率一般为40～60次/min）或室性逸搏心律（QRS形态宽大畸形，频率一般为20～40次/min），以交界性逸搏心律为多见。

【心电图特征】（图9-5-4）

（1）P波与QRS波毫无关系（PR间期不固定），各自保持固有节律。

（2）心房率快于心室率。

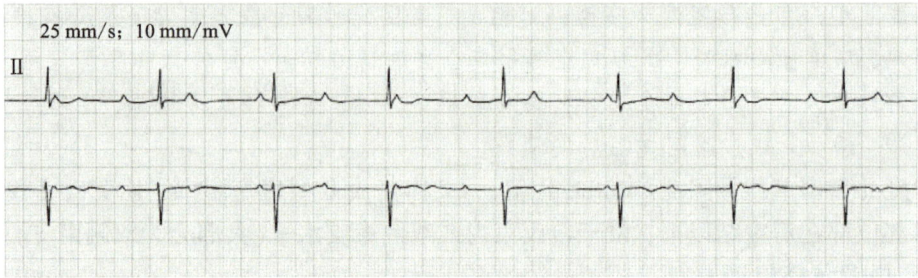

图 9-5-4　三度房室传导阻滞

【临床意义】

三度房室阻滞可呈暂时性或持久性。暂时性的三度房室阻滞多由一些急性病变或因素引起，如急性下壁心肌梗死、急性心肌炎、药物过量等，阻滞部位多在房室交界区，在病因去除后，多可改善或消失。发生于冠心病、原发性传导束退化症、扩张性心肌病等的三度房室阻滞常呈持久性，阻滞部位大多在希氏束—浦肯野纤维内。三度房室传导阻滞如伴有过缓的逸搏心律（交界性<40 次/min，室性<25 次/min），提示低位起搏点功能低下，有发展至心室停搏的可能。

二、束支与分支阻滞

根据 QRS 波群的时限是否≥0.12 秒可分为完全性束支阻滞和不完全性束支阻滞。所谓完全性束支阻滞并不意味着该束支绝对不能传导，只要两侧束支的传导时间差别超过 40 ms，延迟传导一侧的心室就会被对侧传导过来的激动所除极，从而表现出完全性束支阻滞的图形改变。

（一）右束支阻滞

右束支阻滞（right bundle branch block，RBBB），右束支细长，由单侧冠状动脉供血，且不应期比左束支长，故易发生传导阻滞。沿右束支下传的激动比左束支延迟 0.025 秒以上时，QRS 波群即可增宽变形，呈右束支阻滞图形特征。

【心电图特征】（图 9-5-5）

（1）QRS 波群时间≥0.12 秒。

（2）QRS 波群形态改变：V_1 或 V_2 导联 QRS 呈 rsR′型或 M 形，此为最具特征性的改变；V_5、V_6、Ⅰ导联 S 波增宽而有切迹；aVR 导联呈 QR 型，其 R 波宽而有切迹；V_1 导联 R 峰时间>0.05 秒。

（3）继发性 ST-T 改变：V_1、V_2 导联 ST 段轻度压低，T 波倒置；Ⅰ、V_5、V_6 导联 T 波方向一般与终末 S 波方向相反。若图形符合上述特征，但 QRS 波群时间<0.12 秒，称不完全性右束支阻滞；若 QRS 波群时间≥0.12 秒，称完全性右束支阻滞。

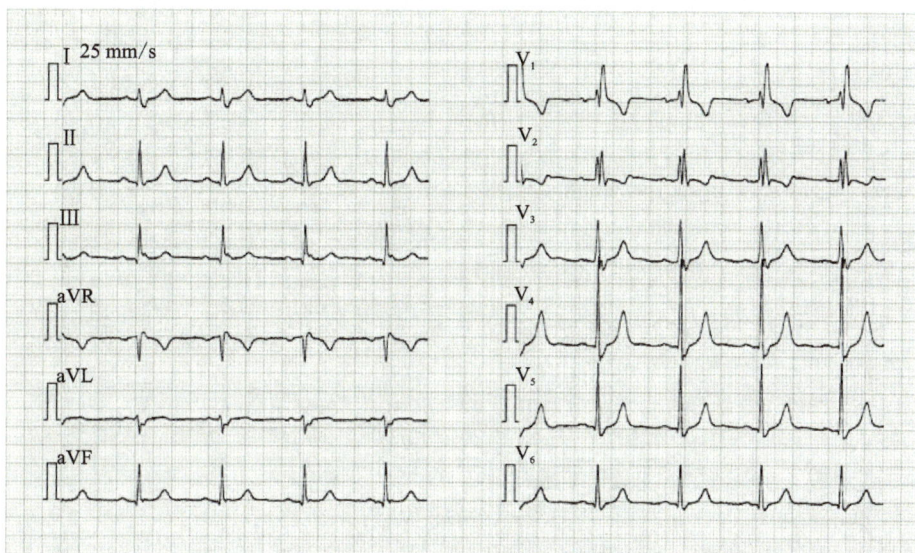

图 9-5-5　完全性右束支传导阻滞

【临床意义】

不完全性右束支阻滞心电图改变多见于先天性心脏病，尤以右室容量负荷过重的心脏病常见，如房间隔缺损等。其他可见于风湿性心脏病二尖瓣狭窄、肺心病等。也可为正常变异，约 2.4% 的正常人可出现不完全性右束支阻滞图形。心电图显示的不完全性右束支阻滞是否表明右束支传导延缓仍有争议。不完全性右束支阻滞中约有 5% 可发展为完全性右束支阻滞。

完全性右束支阻滞大多见于器质性心脏病，如冠心病、高血压心脏病、风湿性心脏病、肺心病、心肌炎、心肌病、先天性心脏病、传导系统退行性病变以及高钾血症等。急性心肌梗死时新出现的右束支阻滞是一恶性预兆，常伴大面积梗死，预后较差。出现于年轻人的单纯性的完全性右束支阻滞多不具有临床意义。

(二)左束支阻滞

左束支阻滞(left bundle branch block，LBBB)，左束支粗短，从希氏束分出后很快发出许多分支在左侧室间隔内膜下呈扇形展开，主要分成(左前及左后分支)两组纤维。左束支由双侧冠状动脉供血，受损机会较少，病变比较广泛时才能使其全部受损。故一旦发生完全性左束支阻滞，多提示有器质性心脏病。

【心电图特征】(图 9-5-6)

(1)QRS 波群时间≥0.12 秒。

(2)QRS 波群形态改变：V_1、V_2 导联呈宽而深的 QS 型或 r 波极小的 rS 波；I、aVL、V_5、V_6 导联 R 波增宽、顶峰粗钝或有切迹；V_5、V_6 导联 R 峰时间>0.06 秒。

(3)心电轴可有不同程度的左偏。

(4)继发性 ST-T 改变：ST-T 方向与 QRS 主波方向相反。若图形符合上述特征，但

QRS 波群时间<0.12 秒，称不完全性左束支阻滞；若 QRS 波群时间≥0.12 s，称完全性左束支阻滞。

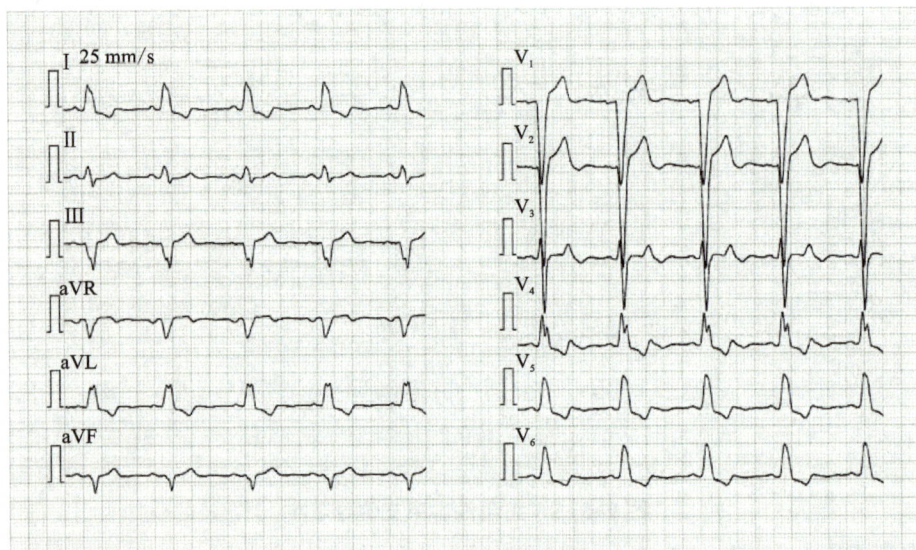

图 9-5-6　完全性左束支传导阻滞

【临床意义】

不同于右束支阻滞，左束支阻滞罕见于正常人。临床上，完全性左束支阻滞常见于高血压和冠心病，其次为心肌病、心肌炎、瓣膜性心脏病(尤其是主动脉瓣病变)等。单纯性完全性左束支阻滞多与传导系统原发性退行性病变有关。

(三)左前分支阻滞

左前分支阻滞(left anterior fascicular block，LAFB)，过去又称为左前半支阻滞。左前分支细长，由左束支主干分出后，向上向前分布于室间隔的前上部及左心室的前壁和侧壁。左前分支由单侧冠状动脉供血，在左束支分支阻滞中，以左前分支阻滞最多见。

【心电图特征】(图 9-5-7)

(1)心电轴左偏，以≥45°有较肯定的诊断价值。

(2)Ⅱ、Ⅲ、aVF 导联 QRS 波呈 rS 型，SⅢ>SⅡ；Ⅰ、aVL 导联呈 qR 型，RavL>RI。

(3)QRS 时间轻度延长，但<0.12 秒。

【临床意义】

左前分支阻滞最常见于冠心病。其他可见于心肌病、心肌炎、先天性心脏病、传导系统退行性变、高钾血症等。少数为无心血管疾病的单纯性左前分支阻滞，预后良好。

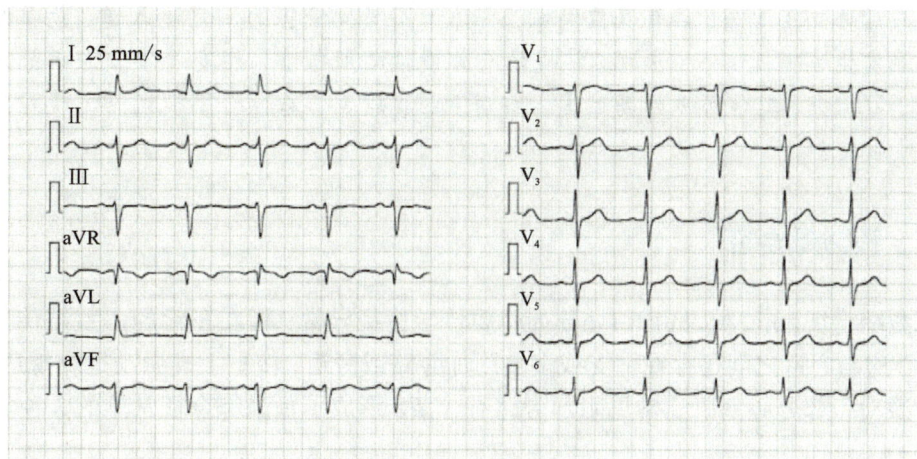

图 9-5-7 左前分支阻滞

（四）左后分支阻滞

左后分支阻滞（left posterior fascicular block，LPFB），过去又称为左后半支阻滞。左后分支粗而短，似为左束支主干的延续，向后向下散开分布于后乳头肌、室间隔后部及左室后下壁。左后分支接受左、右冠状动脉的双重供血。

【心电图特征】（图 9-5-8）

（1）心电轴右偏在+90°～+180°。

（2）Ⅰ、aVL 导联 QRS 波呈 rS 型；Ⅲ、aVF 导联呈 qR 型，且 q 波时限<0.025 秒；RⅢ>RⅡ；QRS 时间<0.12 秒。

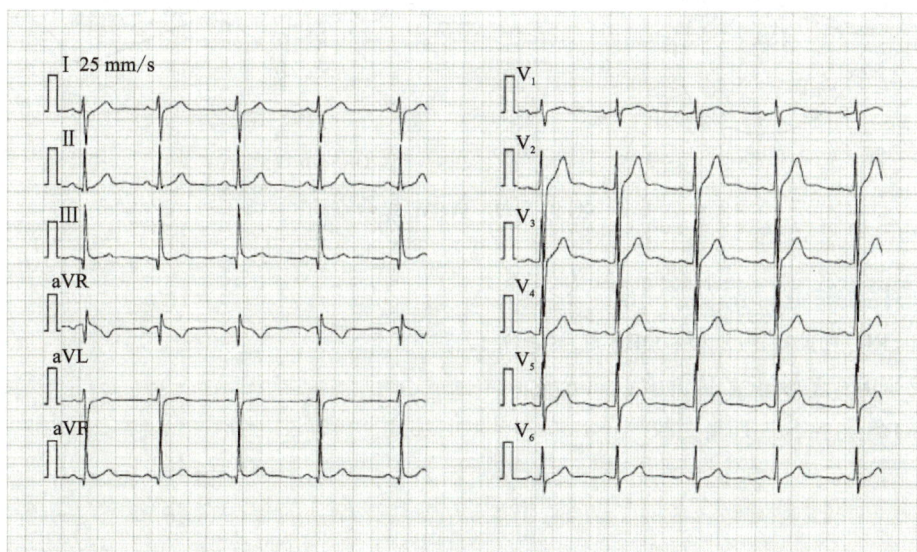

图 9-5-8 左后分支传导阻滞

【临床意义】

因左后分支粗而短,具有双重供血,且位于不易受侵害的左室流入道,故单纯左后分支阻滞发生率很低,一旦出现,常提示有弥漫性心肌损害,病变严重。左后分支阻滞最常见于冠心病,其他可见于高血压心脏病、心肌病等。急性心肌梗死时出现左后分支阻滞,预后较差。

三、预激综合征

预激综合征(pre-excitation syndrome)属传导途径异常,指在正常的房室结传导途径之外,心房与心室之间还存在1支或多支附加旁路或旁道,使室上性激动抢先抵达心室,并提前激动一部分心室肌。常见附加旁路有3条,形成了预激综合征常见的3种类型。

(一)WPW 综合征

WPW 综合征(Wolff-Parkinson-Whilesyndrome)又称经典型预激综合征,属显性房室旁路。根据 V_1 导联 delta 波极性及 QRS 主波方向可对旁路进行初步定位,如 V_1 导联 delta 波正向且以 R 波为主,则一般为左侧旁路;如 V_1 导联 delta 波负向或 QRS 主波以负向波为主,则多为右侧旁路(图 9-5-9)。

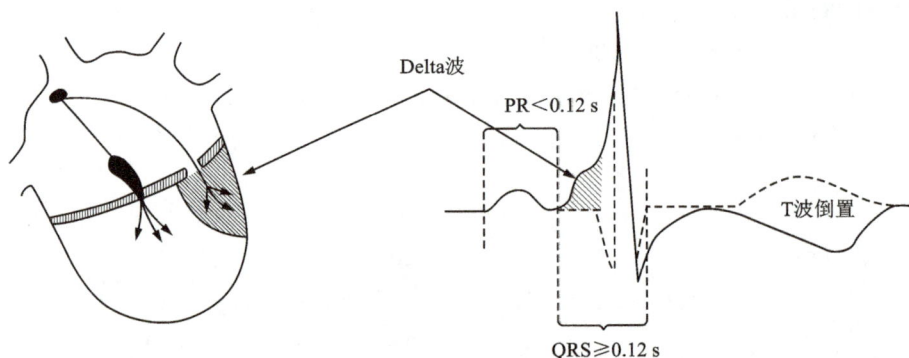

图 9-5-9　WPW 综合征

【心电图特征】(图 9-5-10)

(1)PR 间期<0.12 秒;QRS 增宽≥0.12 秒。

(2)QRS 起始部有预激波(delta 波)。

(3)继发性 ST-T 改变。

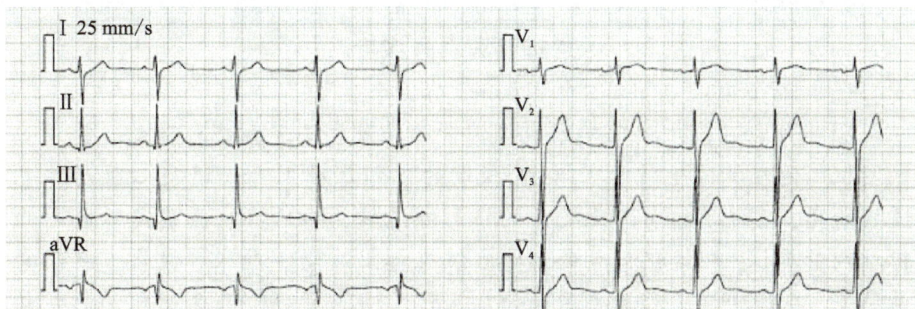

图 9-5-10　WPW 综合征

二、LGL 综合征

LGL 综合征(Lown-Ganong-Levine syndrome)又称短 PR 综合征。

【心电图特征】

(1)PR 间期<0.12 秒。

(2)QRS 时限正常,起始部无预激。

三、Mahaim 型预激综合征

Mahaim 型预激综合征,此类型少见。

【心电图特征】

(1)PR 间期正常或长于正常值。

(2)QRS 波群增宽,时限≥0.12 秒,起始部可见预激波。

(3)可有继发性 ST-T 改变。

【临床意义】

预激综合征多见于没有器质性心脏病的健康人,发作时可引发房室折返性心动过速。WPW 综合征如合并心房颤动,还可引起快速的心室率,甚至发生室颤,是一种严重心律失常的类型。近年采用导管射频消融术可彻底对其根治。

第六节　心律失常患者常见的护理诊断

1. 活动耐力下降　与心律失常导致的心悸和心排血量减少有关。

2. 潜在并发症:猝死　常见于室颤患者。

3. 潜在并发症:脑栓塞　常见于房颤患者。

4. 焦虑　与心律失常反复发作、疗效欠佳、病人知识欠缺、入院后对环境与仪器陌生有关。

5. 恐惧　与室速无休止发作、ICD 反复放电有关。

知识链接

真理需要科学探索
心电图机的"前世今生"

20 世纪初，荷兰病理学家威廉·爱因托汶发明了弦线电流针，制成心电图机。他在英国生理学家 A.D. 沃勒的工作基础上开始进行心脏动作电流的研究，改进了德·阿森瓦氏的镜影电流计，1903 年，他确定心电图的标准测量单位，即描记记录的影线在纵坐标上波动 1 厘米，代表 1 毫伏的电位差，在横坐标上移动 1 厘米为 0.4 秒。1912 年研究正常心电图的变动范围，并提出"爱因托芬三角"理论。因研究心电图机理和发明心电图描记器，威廉·爱因托汶获 1924 年度诺贝尔生理学或医学奖。

1945 年，Lengere 等首次记录心内心电图；1956 年，Holter 发明 24 小时动态心电图；1960 年，Giraud 等首先记录希氏束电图，$V_3R \sim V_4R$、$V_7 \sim V_9$；1971 年，Wellens 开始心内程序刺激（电生理时代开始）；1973 年，Strauss 记录心内晚电位；1973 年，Cranefield 提出触发激动的概念。1978 年，Cramer 记录出窦房结电图。1981 年，Simson 记录体表晚电位。20 世纪 80 年代初期，同步 3 导联、6 导联心电图。20 世纪 80 年代中期，同步 12 导联心电图……目前，已有第三代新型远程心电图机。12 导联同步测量，支持快速采集 9 秒常规心电图（ECG）及 24 小时动态监护（Holter）两种模式。

本课小结

心律失常是临床常见疾病，多与心血管疾病有关，也可由其他系统或者全身性疾病导致，而便捷易行的心电图检查，则是临床上识别和判断各种心律失常的重要手段。本章讲述了心律失常的常见病因、发病机制及临床意义，并详细介绍了心律失常心电图的分析方法和注意事项，总结了临床较常见的多种心律失常的心电图特点。作为高层次的护理人员，除了熟练掌握心电图操作的常规技能之外，更应该重视对常见心律失常临床表现，特别是其心电图特点的深入学习，以便及时发现心律失常尤其是恶性心律失常的存在，从而提高自身专业技能及临床综合水平。

目标检测

（董莉妮）

第十课

视觉思维训练

学习目标

知识要求：
1. 了解视觉思维的相关理论。
2. 熟悉视觉艺术训练在临床实景图片观察中的应用。
3. 掌握艺术作品的基本鉴赏方法。
技能要求：
1. 具备对绘画作品基本的观察、分析能力。
2. 具备对病人及其所处环境快速、准确观察的能力。
3. 具备对病人及其所处环境综合分析的能力。

就健康评估过程而言，护理人员需要连续地收集和分析病人主观及客观的健康资料，以发现病人的健康问题，从而确定其护理需求。客观评估的手段包括视、触、叩、听诊等方法，视诊即观察、思考与分析，良好的临床观察能力的养成尤为重要，特别是护理学硕士研究生，作为护理教育培养的高级人才，对各种能力的要求更高。

在临床工作中，护理人员需要全面、仔细地观察病人的状况，这不仅为医生提供至关重要的诊断信息，也是护理人员发现病人健康问题的基础，保证高质量护理的前提。随着医学模式的转变，护理人员不仅仅要关注病人的生理状况，还需要关注到其心理、精神和家庭社会等方面的问题，因此，观察内容不仅仅是病人局部或全身的病态情况，还应包括病人的面部表情、性格与行为特征、周围环境、衣着装束等方面。因此，需要认真思考并综合分析这些内容中隐含的重要信息，从而对病人的健康问题作出正确的判断。对病人的观察犹如鉴赏一幅绘画作品，"画"中的各种元素都透露出一定的信息，只不过，挂着墙上的画是静态的，而眼前的这幅"画"却是动态的。要达到自然、熟练、准确地观察和判断的目的，对即将入职或初入职的护士来说有很大难度，视觉思维训练不失为一种提高观察技能的好办法。

视觉思维（visual thinking）是指视觉感官对外部刺激进行反应形成"视觉意象"，并以"视觉意象"为中介，在观察、想象、构绘三者间的相互作用中进行的创造性思维。有学者提出：视知觉并不是对刺激物的被动复制，而是一种积极的理性活动，包含思维的成分，也就是说，从感性信息的捕捉到获得最普遍的理性概念是一个连续、统一的过程，这一过程的本质特征是在它的每一个阶段上都要涉及抽象的思维活动。临床观察也是视觉思维的呈现，观察技能在医学实践中具有举足轻重的地位，由认知心理学家豪森（Housen）和艺术教育家耶纳文（Yenawine）所开发的视觉思维策略（visual thinking strategies，VTS）教学法开始在医学教育中尝试。这是一种利用艺术讨论来发展视觉素养、批判性思维和沟通技巧的教育方法。相关研究证实：此方法能显著提升医学生的临床观察能力。

■ 第一节　绘画鉴赏中的视觉思维

一、绘画鉴赏的相关视觉思维理论

作为鉴赏主体的人及其思维与作为鉴赏客体的绘画艺术作品之间的相互融合过程称之为"审美活动"或"审美行为"，是美学研究的重要内容之一。与传统美学研究侧重形而上的哲学逻辑思维不同，现代美学研究更侧重心理学和精神分析的实验研究，其研究成果主要有符号学和阐释学理论、接受美学理论和完形心理学理论。这些理论既研究人的审美活动与审美过程，也研究艺术作品的视觉、内涵结构与层次。当代艺术美学的心理研究成果不仅拓展了传统美学研究的领域和内涵，其相关的研究成果还广泛地运用于审美教育、艺术治疗等领域。在这些理论中，影响最深入和广泛并被众多非艺术领域借鉴的是接受美学理论和格式塔心理学。

（一）接受美学理论

罗曼·英伽登（Roman Ingarden，1893—1970 年，当代波兰哲学家，接受美学代表人物之一）最有代表性的接受美学理论著作是《文学的艺术作品》。在这本书中，英伽登将文学作品的结构分为六个层次，这六个层次相互结构为一个内在的"召唤结构"。所谓文学鉴赏，就是鉴赏主体将文学作品中的"召唤结构"唤醒并复活为鉴赏者个体的审美意象和心理体验。虽然"召唤结构"理论在英伽登那里主要是研究文学艺术作品的结果，但学术界普遍认为这个理论具有超越于文学的普遍美学意义与价值。于是，就有美术研究者将英伽登的"召唤结构"运用于美术作品的研究，认为美术作品的"召唤结构"由四个层面组成：第一个层次称为"物质材料层"，也就是美术作品所借用的物质性材料与媒介，如中国画中的宣纸、水和墨、颜料，油画中的画布、油性颜料和其他综合性材料，雕塑艺术中的大理石、青铜等。这些是鉴赏者最初接触到的美术作品的"物性特征"。第二个层次是形式结构层，这个层次是美术作品的语言、风格、形式，也是艺术家独特的个人性情等精神心理因素与第一个层次的物质相互融合，既含有物质性又具有特定的精神、情感内涵。第三个层次指的是美术作品中的题材内容反映具体现实社会生活所携带来的客观对象本身自有的思想、观念等。第四个层次是意义集合层，指的是作为召唤结构整体中所包含的思想、观念、情感的相互融合总和。

（二）格式塔理论

格式塔（Gestalt）源于音乐心理研究，德裔美国学者鲁道夫·阿恩海姆（Rudolf Arnheim）将格式塔理论拓展至视觉艺术研究，相关研究著作有《视觉艺术》《走向艺术心理学》等，其中最为著名的则是《艺术与视知觉》。

在《艺术与视知觉》一书中，阿恩海姆深入论述了格式塔心理学的几个重要原理：一是知觉简化原则，二是似动运动原则，三是方向性张力原则，四是美术的表现性结构与人的内在心理结构相互对应原则。因为格式塔心理学强调艺术作品的视觉结构和人的心理结构互为对应，使它不仅具有独特的理论学术价值，还可以运用于临床医学上的治疗和心理测试。阿恩海姆在他的《艺术心理学新论》中专门论述了作为治疗手段的艺术对刚刚兴起的艺术治疗起到了推动作用。

阿恩海姆在《艺术心理学新论》中明确主张："将艺术作为一种治病救人的实用手段并不是出自艺术本身的要求，而是源于病人的需要，源于困境之中的人的需要。任何能达到满意治疗效果的手段都会受到欢迎，如药剂、身体锻炼、疗养、临床交谈和催眠术等。为什么艺术不可以也这样？于是，以一种犹豫和半信半疑的态度，尝试用艺术来治疗疾病的人出场了。"

二、从精英特权享受到大众自由选择的艺术

阿恩海姆认为："在我们所处的特定文化中，艺术在过去是属于贵族的，在极大程度上是为了取悦少数人。"西方如此，中国过去也是这样。传统中国社会的艺术是文人阶层的特权和符号。所以，中国传统艺术最重要的价值标准就是高雅，与之相反的则是低俗、通俗。传统中国艺术的审美趣味就是文人的趣味，也就是高雅的趣味。

由于王权政治制度被民主政治制度所取代，西方社会及其文化艺术也由王权社会转向民主社会，艺术也就从过去的贵族艺术发展成为现代的大众艺术。艺术治疗就在这样一个社会艺术与文化意识形态转变中应运而生，通过艺术治疗及其成功的方式证明：每一个人都可以是艺术的受益者。作为一个心理学家和倡导艺术介入医学治疗的学者，阿恩海姆特别强调：人类的存在在本质上说是精神的，而并非物理的。这是因为"物理"的事物是作为精神性的经验而对我们产生影响。毕竟，物理意义上的成功和失败最终只是根据其对当事者心灵的作用来决定的。自由的丧失、财产的丢失乃至物理的伤害，都是作为精神方面的感受而传达到人的。

虽然在强调艺术的精英特权性质这一点上，中国传统和西方传统没有区别，但强调艺术的终极目标和最高价值是人的生活，最高的艺术应该是生活化的艺术，这些却是中国传统文化和艺术理念所独有的。因为有这样的差异，所以，西方传统社会的艺术创作和艺术鉴赏是两个完全不同的阶层。创作阶层是非贵族的艺术家，而鉴赏阶层却只是精英贵族。而在中国传统社会中，创作艺术和鉴赏艺术的都是文人、士大夫阶层。所谓琴棋书画的修养，既包括鉴赏品位，也包括艺术的实践操作。只有创作实践和鉴赏的相互补充和统一，才能最大限度地完善一个人的心理与人格。因此，中国传统的美学理念实际就具有艺术治疗的含义。

三、艺术教育是审美教育的核心和重中之重

如果说传统的艺术教育和审美教育只是少数精英的特权，那么在现代社会，艺术教育和审美教育则是所有人成长过程中的自由选择。传统社会的精英特权是建立在不平等的阶级差异的等级社会制度之上的，人人平等的现代社会理念和社会制度，使每一个人都有自我选择、自我塑造、自我成长的权利。在法定的义务教育和基础教育阶段，以音乐和美术为主干的艺术课程面向所有学生，这为他们今后的艺术教育打下了一定的基础。而且，随着社会的发展进步和高等教育的改革，越来越多的大学将艺术与审美教育课程纳入学生的通识教育体系中，这进一步为学生接受艺术教育提供了条件。

终身教育、终身学习是当代社会的发展趋势对当代人的时代要求，与其他学科和专业特征相比，艺术教育具有更明确的终身教育特征。博物馆、美术馆、画廊、艺术博览会、电影、电视节目及网络视频课程等，构成了一个庞大且可持续的艺术社会教育资源。

大学是个人融入社会前的十分重要的学习阶段。所以，大学教育不仅仅要强制性地要求学生完成相应的学业，更要要求学生学会进入社会后的终身学习，形成终身学习的理念意识，掌握终身学习的方法。大学的专业教育应当如此，包括艺术与审美教育在内的人格完善教育也应该如此。所以，大学艺术教育不仅要在基础教育阶段上进一步提升学生，更要指导学生在充分了解丰富多彩的社会艺术教育资源之后，养成学生终身艺术与审美教育的自觉和自我教育的方法。这包括两个方面的内容：一方面是理性的认识教育，使学生认识到当代社会的发展对每个人的艺术教育与审美教育越来越重要，形成当代人艺术与审美教育的必然性和普遍性观念，同时，也让学生认识到，社会丰富多彩的艺术教育资源足够达成终身艺术教育的目的。另一方面是感性认识的教育，即艺术教育以审美教育为核心，使学生在接受教育过程中，在精神情感上体验到艺术教育的愉悦性，从而使学生的精神情感在未来的人生中自觉地建立起与艺术审美王国的必然联系。在此基础上，认识到艺术审美王国的独特性和在美好人生中无可取代的独特地位和作用。除此之外，大学艺术教育还应该通过现场聆听音乐会和参观博物馆、美术馆等方式，使学生初步掌握社会美术教育的方法。

四、医学和专业的艺术与审美教育

医学既是现行大学制度下最重要的学科，更是现代社会最重要的行业和产业，有数以千万计的从业者。医护从业者是现代社会的重要组成部分，由于其职业的特殊性而显示出独特的行业精神与行业心理品质。这种独特的行业精神与心理品质，构成了现代医学教育特色之一。如何科学合理地使医学专业的学生在接受专业知识和专业技能、专业素质教育的同时，专门设置根据他们未来的职业要求、职业特征和职业发展而需要的精神与心理课程，使之在具体的医护职业生涯中，既能够维护自身的精神与心理的健康，又能以更大的责任心、爱护心和同情心投入到本职工作中。这些无疑对当代医学高等教育的改革和发展提出了严峻的挑战。

医院既是一个不同于社会其他场所的独特空间，更是一个有特殊日常的不同社会环境，这自然会使长期在医院工作的医护人员无形中脱离、孤立于外部社会，从而带来对

医护人员心理的消极影响，甚至进而影响到他们的职业行为。护理学更强调护患的精神、心理、情感互知互识特征，因而，护理专业教育更要求护生具备较好的包括心理学在内的人文社科知识和素养，这不仅是护理专业素质教育的组成部分，也是护理人员维护自身心理与精神健康所需要的。此外，现代教育也越来越意识到，大学教育不仅仅是职业教育，而应该是人的全面发展教育和持续改进、自我完善的教育。这就是说，除专业知识、专业技能和专业素养教育外，还要求在融入社会、与人的交流沟通和个性发展与完善等方面教育学生并开设相应的课程，促使学生在进入职场后能尽快地在胜任专业工作、融入社会、个性和自我完善之间平衡发展。

越来越多的现代大学教育研究理论与大学教育改革实践证明：艺术教育与审美教育在促进人与人之间、人与社会的和谐之间具有特殊的重要作用，因此，艺术教育与审美教育内容在人文社科通识课程体系中的重要性越来越受到重视，而且，除了面向所有学生的艺术教育课程外，根据不同专业和未来职业走向的不同而开设相应的艺术课程，这种跨学科交叉，更能显示出提高专业技能的优势，尤其是护理高端人才的培养，艺术教育与审美教育日趋重要。

课程思政

艺术素养助力科技创新

"中国航天之父""中国导弹之父""两弹一星"功勋奖章获得者钱学森，既是科学与艺术的集大成者，也是科学与艺术结合的受益者。年少求学时，钱学森便对艺术充满热爱，即使学业繁重，也会挤时间学习音乐、绘画和书法等。进行"两弹一星"研究时，他也会在艺术熏陶中发散自己的思维，寻找灵感。钱学森曾说："艺术的修养，对我后来从事的科学工作很重要，它开拓了科学的创新思维，我们当时搞火箭的一些想法，就是在和艺术家们交流中产生的。"所以，科学与艺术二者是互相促进、互相渗透、共同启发的。如今随着科学技术的飞速发展，科技与艺术的交叉融合越来越普遍，已成必然趋势，艺术不仅是科学大师应具备的素质，更是科技创新中所必备的要素。

第二节　艺术作品的基本鉴赏方法

艺术作品的鉴赏与审美是感性的，但要具备这样的高水平感受能力，理性的认识与方法训练是必不可少的。同样，作为一个护理人员，也需要掌握正确的注意、观察、分析和判断方法，并持续在具体护理工作实践中运用，直至熟能生巧，这样才能全面评估病人的健康状况，及时发现病人存在的问题，并迅速做出应对处理。本节将系统介绍艺术作品的基本鉴赏方法，为临床观察思维和能力的培养提供经验与借鉴。

一、注意

注意是艺术鉴赏的开始，它要求鉴赏者集中精神，把心意从周围纷乱的环境中集中到鉴赏对象中，做到视觉与心意统一，避免视而不见。当注意力高度集中之后，观察就开始了。一般而言，我们对人的观察都是从脸庞开始的，这是因为人最丰富而明确的信息都会集中在脸上。最容易识别和判断的信息是对象的性别和年龄，之所以要从性别和年龄的观察开始，是因为不同性别和年龄的人，心理和精神内涵会有很大的差异。虽然性别和年龄相对容易观察和判别，但也有特殊的情况，特别是中老年人的年龄很容易判断不准确。绘画中有的人是侧面或背部，年龄就更难以准确判断。

二、观察

在明确了年龄和性别之后，接下来观察人物的头饰和衣服特征。这是进一步明确对象身份的重要证据，而人物的社会身份直接与人的特定心理与情绪相关。然后，观察人的面部和五官，其中最重要的是眼睛和嘴唇，每一个人的眼神、嘴唇和面容都会形成一个相互影响的视觉与心理的统一结构，所以，观察时三者要相互比照和印证。其中最重要的是眼神。

眼睛被称为人的心灵之窗，它最能真实地反映心理世界的丰富多彩和具体内容。人的心灵具有复杂性和可变性，所以，视觉眼神的内涵有时候是明确的，但常常也是不那么明确的。艺术作品水准的高低优劣往往在这一点上显示出来，即画中的眼神内涵是明确与模糊的统一。因为这样才显示出艺术令人迷惑不解又想解的恒久魅力，让人感受到画有尽意无穷的艺术韵味。与脸色的相对稳定不同，嘴唇是生动可变的，但嘴唇的变化又有相对的限度，所以，嘴唇的细微变化会直接与眼神和表情相互呼应。最后观察的是人的体态，包括身体的动态和手、腿的姿势等。一般而言，西方绘画中人物的体态和姿态都是画家创意构思而成的，所以，具体的体态和姿态都有内在的含义。

从美术鉴赏的过程而言，注意和观察不仅密切相关，而且还相互影响。注意是纯粹抽象的心理素质，与意志关系密切。能够排除周围环境的干扰和自身心思的纷乱而凝神聚力于某一事物（如一幅画）就是意志强大的表现，意志强大才有注意力的高度集中。而注意力高度集中，观察就能事无巨细、历历在目、了然于心。

三、分析

一般而言，在注意力高度集中的前提下，观察只是纯粹的视觉客观行为，并没有明显的思维活动。但人的思维具有强大的扩散性，因而无处不在、无时不有，所以，即使是生理视觉能力的客观观察，也不可避免地带有思维性，这就是观察过程中的辨别。也就是说，我们的观察和辨别是同步的。我们观察到人的年龄、性别，实际上就是在不同年龄和性别之间做出辨别和确认/不确认。例如对一个背面的人就很难辨别其准确的年龄，从来没见过的衣服（这在外国绘画中非常普遍）就很难确认画中人的社会身份。至此，观察就具有明显的思维特征了。但观察中的辨别和确认思维更多的是知识和经验的唤起，这只是思维的初级阶段，真正的思维是分析。

　　所有的研究都表明，思维是人区别于其他动物的最本质的特征。人的思维来自大脑，而人脑有一个生长的过程，人的思维不仅取决于大脑的生长，也取决于人的思维自身的发展，即外界对大脑思维的影响。特别是大脑的生长和人的身体生长同步，有一个明确的发育限度；而人的思维的生长却可以没有限度，很多年长者的思维处于越来越活跃的状态。这一切都构成了人的思维之谜。分析是人的思维最基本形式，但思维本身的高度开放性和未知性，使分析这种思维形式同样具有从简单到复杂的多样性，具体到绘画鉴赏中的分析也是如此。

　　最简单的分析就是局部的视觉元素分析，如分析不同眼神背后的心理特征，不同衣服背后的多重含义，不同动态所要表达的不同内涵，等等。应该说，一幅画是可以通过观察分解成各种类型的视觉元素的，画家描绘出来的各种视觉元素都是有意或无意的。但一幅堪称经典的绘画，其中所有的视觉元素，无论是画家有意，还是无意，都是画家自我判断的最佳感觉，也就是这样画是最好的。至于好在哪里，画家清清楚楚地知道，还是说不清、道不明，并不重要。如著名的《蒙娜丽莎》的神秘微笑，并没有明确的文献记载是达·芬奇刻意画出来的，但今天却成为这幅画最大的视觉特征，无数的人分析神秘微笑背后的内涵。

　　局部视觉元素的分析仅是鉴赏的开始，更重要的是将相互关系密切的视觉元素形成整体分析。一幅画，无论是简洁还是复杂，都可以解构为几个视觉单元。其中最重要的是人的头部和面部。发型、发式、发饰、五官、表情，堪称人的第一个视觉单元。艺术与审美的奇妙多蕴涵在这个单元里。第二个视觉单元是人的衣着、衣饰和体态，这些指的是单个的人。如果画中人物是两个以上，就会通过人与人之间的关系建立第三个视觉单元。如果是多人组成的一幅画，画家还会将画中人分群、分组，每一群或组的人构成第四个视觉单元。画中所有人与背景环境结构为第五个视觉单元。对于这五个视觉单元，我们都可以当作局部视觉元素一样分析。

　　在绘画鉴赏特别是外国绘画和古代绘画的鉴赏中，最常见的现象是难以辨别视觉元素。因为无法确认画中的视觉元素，如蒙娜丽莎身上的衣服与文艺复兴时意大利社会的关系，其衣服如此穿着的意图就不可能分析清楚。要提高鉴赏能力，首先是要广泛地积累知识和生活经验，提高视觉辨别能力，所以，没有相应的外国历史文化知识和中国传统历史文化知识的修养，是不可能具有高级的绘画艺术鉴赏力的。另外，美术学研究中一个非常重要的领域就是图像考古学，即研究画中人的衣着、首饰及画中所有物品及其含义。这些研究进一步证明了艺术作品的丰富内涵。作为一个真正的鉴赏家，也要熟悉美术学专家的研究成果。眼睛观察是分析的基础，但分析能力却是由鉴赏者的生活经验、知识修养、思想观念等共同组成的。

四、判断

　　如同注意和观察之间存在的密切关系一样，分析和判断之间同样具有密切的关系。甚至很多情况下，分析实际就包含了判断。例如，分析一幅画中人物的眼神，实际上就包含了对这眼神内涵的认识和肯定。缺乏眼神内涵相应的认识和肯定，那只是对眼神的观察。而对眼神的内涵明确的认识和肯定，实际就是判断的结果。但是，分析或者分析中的判断，与真正的判断思维还是明显不同的。这个不同体现在如下两个方面。

第一，分析总是具体的、局部的，而判断具有明显的抽象性和整体性。这就是说，判断思维要超越视觉的局限，进入到抽象的或者说透过视觉现象看本质的层次，只有到了这个层次才算是纯粹思维。也只有到了超越具体视觉现象的纯粹思维层次，思维才可能与更多的视觉现象背后的相关性联系起来，形成一个相互联系的思维网络或整体思维。只有将视觉现象的内涵放置在这种作为整体的思维网络中，才能真正做出透过现象认识本质的准确判断。

第二，分析的具体性和局部性决定了分析总是趋向于表面和简单，而一旦超越了这个表面和简单，就发现其内涵的丰富和复杂。所以，判断思维要比分析思维复杂得多。这里就引出了美术鉴赏中的一个奇特现象，即表面视觉现象非常丰富多彩、复杂多变，其内涵却浅显、空洞，一眼看上去就很清楚，并不需要透过现象看本质的思维网络判断。这就是一般的流行通俗文化（如广告、海报）和精英视觉文化（如绘画艺术）的区别，也是一般绘画和经典绘画之间的区别。例如第三节所要讲解的几幅绘画作品就是此种艺术经典。

所谓哲学，就是超越具体事物把握普遍本质的纯粹思维学科。从古希腊开始，欧洲就一直强调人存在的思维本质，而判断则是思维的最高形式，这样，思维能力和价值判断就成为一切文明的核心和关键。又因为所有的文艺都是通过具体的感官被人接受而影响人的情感、情绪，这在欧洲人看来是无须思维的感性行为。因此，他们一方面认为人应该是感性行为和理性思维的统一，但另一方面又明确地认为理性思维高于感性行为。这就自然推理出：文艺必不可少，但只是低级的娱乐。虽然有益，但因为低级，过度则有害。这与中国古代的所谓"玩物丧志"意思相近。

欧洲人对文艺的这种认识和判断直到18世纪才被质疑。其中最著名的质疑者就是被誉为现代美学创立者的鲍姆嘉通（Alexander Gottlieb Baumgarten，1714—1762）。他认为文艺的感性行为不是低于逻辑的思维行为，二者完全不同。所以，除了传统的理性思维学科外，他倡导建立与之对应的感性学科，他将这个学科命名为 Asthetica，汉语翻译为美学。但真正彻底扭转2000多年欧洲人对文艺偏见的哲学家是康德。康德抛弃了美学这个概念，以审美判断力取而代之，而审美判断力是纯粹理性思维和实践理性思维之间的桥梁和通道。康德就是这样用先验的哲学体系说明文艺的感性不是浅显和简单的，而是将博大精深的内涵以简洁的形象展示。就像一望无垠且波澜不惊的海面，它表面的魅力实际是由极其复杂丰富多彩的内涵形成的。像从宇宙苍穹到花鸟小草的美，远不只是表面那样简单，而是大自然的根本法则和秩序的呈现。正是康德对审美判断力的凸显和提升，不仅极大地推动了西方文艺的里程碑式的革命和发展，而且，使人类认识到文艺不再是可有可无的低级娱乐，而是人类最重要的基本能力。审美教育，就像其他所有的教育一样，也是培养人的能力，而且是更具有普遍性和决定性作用的一般能力，与通常的分析和判断思维能力同等重要。

美术鉴赏的对象是具体的美术作品，而任何一件美术作品都是一个独立完整的统一体。鉴赏者通过鉴赏活动对美术作品形成一个心理上的完整把握。这个把握体现在两个方面：一是鉴赏者感觉到心理与情感的愉悦。这个心理与情感的愉悦既与一般的愉悦有相似之处，但又有明显的不同。这个不同就是造成愉悦的原因是思维的结果，而不是感官的结果。也就是说，真正的审美愉悦是思维生产的愉悦，这个思维就是上面所说的思维网络形成的判断结果。二是思维网络是一个多维多层的复杂系统，既与人天生的性情有关，也与人的生活经验、知识结构有关，还与人的专门艺术修养有关。这些长时间而构建起来的精神存在面对一幅画时，会迅速找出与感官知觉到的绘画相关部分，组建一个与之对应的思维网络，并对作为整体的绘画作出判断，判断的结果就是内心的具体愉悦感。

同样的画，不同的鉴赏者因其生活经历的不同，建立的思维网络就会有所不同，做出的审美判断就会有差异，内心的愉悦自然也会不同。同一个鉴赏者，面对的美术作品不同，作品的内涵与鉴赏者共建的思维网络也不同，审美判断和愉悦内涵也就不同。所以，一个杰出的艺术鉴赏家，是在艺术鉴赏活动和自己的人生、知识、思想观念、艺术修养的长时间交互中塑造出来的。而且，每一个鉴赏家也是不尽相同的，越高级的艺术鉴赏家，就更与众不同，既更富于特立独行的个性，也更容易与人相处，就像先贤所言，是和而不同的君子。这也是艺术教育和审美教育的终极目标。

第三节　经典绘画作品鉴赏与分析

本节将以东、西方绘画的经典作品为教学内容，通过艺术作品中的单个人、人与人之间、人与环境之间三个层面，由浅入深地分析艺术作品的内涵和审美特征，在认识艺术作品丰富多彩的内涵时了解人的精神与心理的复杂多样性。本节精选了六幅绘画经典作品，通过对每一幅作品的解析，深入阐释其内在的含义，使大家在了解艺术的魅力和价值的同时，进一步提升观察和分析、判断能力。这六幅作品分别是：中国画家汤小铭的《永不休战》、刘文西的《祖孙四代》、詹建俊的《狼牙山五壮士》，以及荷兰画家伦勃朗的《杜普医生的解剖课》、俄罗斯画家费多托夫的《少校求婚》、荷兰画家维米尔的《戴珍珠耳环的少女》。

一、《永不休战》

中华民族在历史的发展过程中，使得中国传统文化精神中的信仰具有相对性、宽容性和多元性。在多元的精神信仰中，文化信仰具有最广泛的社会基础和超越朝代变迁的持久特征。这种文化信仰对中国传统绘画也产生了深远而持久的影响，形成了具有鲜明特色的艺术与审美文化题材的中国画类型——文人高士画。

所谓文人高士画，就是以被历史文化证明和公认的伟大文人为题材及主题而创作的绘画。这些入画的文人都是确有其人的历史人物。从战国时期的伟大诗人屈原到清代伟大小说家曹雪芹，而且，对于同一个人物，各个时期的画家都可以反复地画。这与欧洲绘画从古到今总有人画基督和圣母等宗教人物是一样的道理，差异仅仅在于他们是宗教信仰，我们是文化信仰。

在近现代的文化人物中，鲁迅先生的道德文章是举世公认的，堪与屈原、李白、杜甫、苏东坡等传统文人高士并列而入画。而且，由于时代特殊，描绘鲁迅先生的绘画特别多，其中被公认为最好的作品是汤小铭的油画《永不休战》。

油画是新文化运动中才传入中国的西方画种。以现实生活中真实人物为描绘对象的肖像画就是西方油画的题材类型之一。但西方的肖像画和中国的文人高士画有一个明显的差异：西方肖像画强调画中人物外形逼真，所有画都是对着真人写生描绘。而中国的文人高士都要经过历史证明其伟大以后才能入画。所以，画家作画时，文人高士已经是流芳百世的历史人物，而画家无从知晓其人的真实容貌，这就决定了中国的文人高士画不可能逼真地描绘本人的容貌。画家只能根据阅读他们的文章和事迹凭感觉和想象描绘形象，这就使得中国画家更重视文人高士的精神气质，而不是他们的外在容貌。中国文化相信文如其人，一个人的精神气质可以寄托在他的文章中，就像我们阅读李白、杜甫的诗，就可以在想象中感受他们不同的精神气质一样。中国的画家，就是先在诗文中想象感受文人高士的精神气质，然后再描绘出他们的画像。

汤小铭创作《永不休战》时，鲁迅先生早已去世。而且，可以参考的照片也极少。这幅画实际上是广东鲁迅纪念馆向画家订制的，而订制的原因则是纪念馆陈列中鲁迅先生晚年照片太少。之所以找汤小铭画，就是因为他喜欢阅读鲁迅先生的书。所以，《永不休战》虽然是一幅油画，却不同于西洋画中的肖像画。虽然有照片参考，保留了鲁迅先生的真实容貌，但这幅画却像中国传统绘画的文人高士画一样，更强调表现鲁迅先生的精神气质，而不是简单地画得像。这幅画完成后参加了1972年的全国美术作品展，受到广泛的好评。虽然前前后后还有很多人画过鲁迅先生，但直到今天，这幅画依然被认为是与鲁迅先生形象最贴切的一幅画。这当然不是指视觉容貌，而是指精神气质。

中国传统文人高士绘画题材存在、发展的根本原因是传播文化信仰，凸显文化的精神意义与价值，使人们在欣赏绘画的审美愉悦同时受到具体的文化精神熏陶和教育。不同时期的文人高士代表的是具体又各不相同的精神，不同的个体精神共同汇成民族的文化精神，如画屈原，就是表现其"宁溘死以流亡兮""虽九死其犹未悔"的精神。正是现实中屈原个人的这种精神，通过其行为、诗歌表现出来，再通过画家描绘屈原的凸显和强调，这种精神就升华为中华民族文化精神而为后世中国人所传承。

鲁迅先生是近现代文人，其事迹和作品非常丰富。那么，最独特、最典型的鲁迅精神是什么？那就是鲁迅先生著名诗句中所言的"横眉冷对千夫指，俯首甘为孺子牛"精神，尤其是对所有反动势力"一个也不宽恕"的无所畏惧的斗争精神。鲁迅先生是一个知识分子，也就是传统所谓的文人，他的斗争武器就是手中的笔，以笔做刀枪。鲁迅先生的晚年，身患严重的疾病，身体衰弱，但他横眉冷对千夫指的战斗精神却没有丝毫的减退。《永不休战》本来是应纪念馆的要求订制一件鲁迅先生晚年肖像画，选择这样一个题材与主题无疑更具有艺术的典型性。

与西方传统肖像画一般都直接以人物或姓名为画题不同，中国传统文人高士画则强调标题的具体精神内涵，如画屈原多以汨罗江或泽畔行吟为题。所以，汤小铭的画鲁迅先生肖像却题为《永不休战》，也是更吻合中国传统文人高士画而不是西方肖像画的艺术理念。

西方肖像画因为强调人物的真实容貌与社会身份，一般凸显的是人的视觉形象和衣着动态，而淡化甚至完全消解空间环境。而中国文人高士画则强调空间环境与主题之间的关系，如画屈原行吟图一定要画在江水边。所以，《永不休战》同样采用的是文人高士画的艺术思路。画中的鲁迅先生坐靠在藤椅上，腿上搭着毯子以保暖；左边是桌子，桌面上摆着厚厚的书稿和闹钟、相框、镜子、水杯等家用物品。鲁迅先生双手放在右边的小方桌面上，左手轻轻地压着稿纸，右手握着毛笔。但空间环境在画中只是起到烘托的作用，画中主体是鲁迅的握笔挺胸像。所以，这又是一幅以人物形象和动态为主体的肖像画。

《永不休战》最重要的艺术构思，一是鲁迅的动态，二是人物的性格刻画。这没有所谓客观的素材可摹仿，都需要画家的想象和塑造。而决定想象的是作品所要表达的主题，即表现什么样的鲁迅精神？没有描绘鲁迅奋笔疾书的写作动态，是因为低头书写虽然符合生活的真实，但不足以充分清楚、准确地刻画人物的性格气质。因为，只有眼睛这个心灵之窗才足以充分地显示出人物性格气质，特别是鲁迅先生横眉冷对千夫指的勇士特征。同时，低着头也难以清楚地描绘鲁迅先生晚年身患疾病面容。于是，就采用了画面上看去有些像摄影中的摆拍动态。这种摆拍动态虽然有些不太吻合现实生活的真实，但却能更强烈地表达作品的主题思想。这也是那个年代最常见的创作思维方式，被称之为革命现实主义和革命浪漫主义相结合的创作方法。

当然，重中之重是鲁迅先生的面部表情及其反映出来的性格气质。这也是在当时备受好评时被充分肯定的。1973 年，上海人民出版社出版的《美术作品介绍》刊登了《永不休战》，并配有上海画家陈逸飞撰写的专题评论《无产阶级彻底革命的颂歌》一文。文章是这样描述画中的鲁迅先生："他那紧锁着的浓眉和炯炯有神的目光，凝聚着对反动派的无比仇恨；他那无产阶级革命家的宽广胸怀，翻腾着新文化运动的滔滔激流；他那紧握笔杆子的手似乎要将整个黑暗的旧中国砸碎；他那锋利的笔芒犹如刺向敌人胸膛的匕首。""为了表现鲁迅在病中这一特定的情节，作者用了盖在膝上的毯子，放在背后的枕头等，删去了其他生活中不必要的细节，因此更能突出表现其主要部分，使主题更加鲜明。作者很好地发挥了熟练的油画技巧，并大胆地将色彩处理成灰调子，衬托出了鲁迅当时战斗环境的艰苦，更有力地表现了鲁迅永不休战的崇高思想境界。"这幅画在当时备受好评，甚至流传这样的说法：1972 年的全国美展只有一张《永不休战》是好画，其余都不是好画。这幅画本来是广东鲁迅纪念馆订制的，因为影响太大，北京和上海的鲁迅纪念馆都进行了复制，并悬挂在纪念馆中。

《永不休战》的艺术成功之处在于制造并解决了一个矛盾，即通过病中的鲁迅表现他的战斗精神与刚强意志。如果过多地渲染疾病在身的感觉，视觉上就会弱化刚强意志。如果淡化甚至看不出病痛，既不符合历史的真实，也不符合永不休战的主题。所谓永不休战，就是生命不息，战斗不止。如果没有病痛的视觉特征，就表达不出这个艺术的主题。1976 年，复刊的《美术》杂志发表《永不休战》时配发的署名"骁名"的文章：不克厥敌，战则不止——重读油画《永不休战》。文中细致地分析了作品的这个艺术特征："画病中的鲁迅，需要很谨慎地处理躯体的骤病和精神的刚强之间的关系。作品没有去渲染人物的病态，而是着力刻画人物的精神品质。人物整个动态从容而且稳定，额头、眼神、鼻翼、嘴角和面部肌肉的刻画，都鲜明、准确而又生动地揭示出人物刚毅不屈的精神性格，特别是对眼神的刻画，似乎是在凝思文路，又似乎是横眉冷对一切怨敌；既刻画出对敌人的满腔愤慨和怒向刀丛的神情，又描绘出对貌似强大的敌人的蔑视和必胜信念。把许多复杂的情绪有机地统一在一个肖像中。这些刻画不是表面的，而是通过似乎平静的面部表情，着力揭示出人物蕴藏在心底的思绪波涛。鲁迅的'病'，在人物形象上主要是通过手的刻画表现出来的。那一双按纸拈笔的手，枯瘦而又坚实有力，对揭示人物内心世界起了很重要的作用。"

《永不休战》诞生于新文化运动后的中西融合文化背景，是中国传统文人高士画和西方肖像画取长补短的中国现代美术作品典范。中国传统绘画美学的"形神兼备"和西方现实主义绘画对人物心理与性格的刻画和塑造相得益彰，逼真地描绘了鲁迅先生的精神和性格。画家虽然画的是晚年患病中的鲁迅，却同样准确地呈现了他鲜明、独特、丰富的精神世界。这既是一个真实而又具体的历史文化人物的精神世界，也是中国传统"先天下之忧而忧""各持己见，一意孤行"的文化精神和西方知识分子的独立人格、坚守人道主义社会责任的合二为一的现代中国文化精神。

二、《祖孙四代》

新文化运动的最重要意义是标志着中国主动了解、学习、研究西方文化，并尝试着将西方文化融入中国传统文化中，以解决现实的困境与问题。在此之前的洋务运动、变法维新等学习西方都是被动的，也就不可避免地导致了最后的失败。正是在新文化运动的潮流推动下，作为中国传统文化最重要部分的中国画也开始主动融入西方绘画的某些视觉元素，形成了中西融合的新中国画特征。

新中国成立后，中国共产党继承新文化运动传统，在新中国文化建设各方面推广中西融合。新建的所有美术院系中国画专业都要开设西画的素描、色彩等课程。同时，将苏联的社会主义、现实主义美术理念引入中国，要求所有美术创作都要运用现实主义的创作方法，真实地反映现实生活，反映中国人民的革命斗争和社会主义建设的新生活。

作为新中国培养的第一代美术工作者，刘文西不仅接受了中西融合的新中国画理念，同时，也接受了社会主义、现实主义的美术创作理念。大学毕业后，他主动要求到相对落后的西部工作，并按照现实主义的艺术要求，深入陕北农民的现实生活中，创作了既具有陕北农民社会主义建设现实生活内容，又具有典型的中西融合绘画风格的作品——《祖孙四代》。作品一经传播就受到广泛好评，成为新中国成立后中西融合风格新中国画和反映社会主义建设生活现实主义美术作品的典范。中西融合新中国画是将西画的写实造型、色彩、透视等视觉元素和中国画传统的"以形写神、形神兼备"美学相互结合。刘文西的《祖孙四代》就是在具体创作中践行这种结合的优秀作品。

《祖孙四代》借鉴了传统的全家福概念，具有某种群体肖像画特征。但人物的背景不是家庭环境，而是劳动的土地上，这样更强调了画中人物的劳动阶级性质。这样的人物与场景入画，其内涵就是劳动人民当家做主人的社会主义新时代。

画中人物占据了绝大部分的空间，脚下的土地和头顶的天空相对很小，这使画面具有顶天立地视觉效果。本来这是绘画中常见的英雄图式，即以顶天立地的构图强调英雄人物的高大与伟岸。但这幅画中的人物只是普通农民，并非一般意义上的英雄。将视觉身份上的普通劳动人民以顶天立地的英雄图式描绘出来，目的在于强调劳动人民的伟大。人民，只有人民，才是创造历史的真正动力。这是一种全新的马克思主义历史观，与过去数千年的旧社会鄙视、歧视劳动人民完全不同。因为劳动人民才是真正创作历史的动力，他们也就是真正的英雄。画中人物越朴素无华，就越能传递出这种全新的人民英雄伟大的新观念。《祖孙四代》不仅是它真实地描绘了新中国劳动人民翻身当家做主人的形象，更重要的是通过这种纪念碑式的顶天立地英雄图式传播了有史以来全新的历史唯物主义新观念、新思想。

为了强化这种人民才是真正的英雄新观念，画家在具体人物形象塑造上，着力表现的不是一般人的特征，而是劳动人民特有的劳动特征，凸显画中人的阶级性。首先是他们的视觉形象。从蹲在地上的老爷爷，到站在老爷爷旁边的儿子，头上都带着典型的劳动者才戴的头巾。虽然第三代的青年农民没戴头巾，但他的短发同样显示出他的劳动者特征。第二代和第三代父子虽然都面带笑容，但两人的喜悦有很大不同。年轻农民的喜悦是发自内心的喜悦和开心，这是一种精神上的放松和满足。而他的父亲，由于长时间是在旧社会度过的，不仅劳累过度还吃不饱、穿不暖，更重要的是被有钱有势的地主、官僚、兵痞压迫和欺侮。这样受剥削、受压迫的大半生，对他的精神与心理产生了严重的影响，所以，他虽然脸上有笑容，但表情明显与儿子不同，眼前的幸福生活并不能让他忘记过去的苦难。而最老的爷爷则是只到人生的晚年才进入了衣食无忧、受人尊敬的新社会，但过去的苦难与悲哀对老人的影响太深，所以，他的脸上没有多少笑意，但老人能够清楚地感受到新、旧社会的本质差别，所以，虽然旧社会对他的身心摧残严重，但新社会的生活使他内心安静平和。

老爷爷身上的小孙女是这幅画的点睛之笔，也是画家的匠心独运所在。她的衣着和小辫同样显示出她的劳动人民家庭特有的素朴之美。四代人中，只有她是出生于社会主义新时代，但因为她的年龄太小，根本感受不到新与旧的变化，所以，她的脸上除了平和、安静和天真外，并没有多少表现情绪的表情。而正是这种平和、天真的表情，说明她的自然成长，她所面对的环境对她没有任何的伤害，在这样的环境里，她可以无忧无虑地自然成长。

祖孙四代人，在同样的时空里，却有着不尽相同的心理、精神和表情，这是他们不尽相同的人生经历造成的，而决定他们不尽相同的人生经历，是新、旧社会劳动人民完全不同的生活两重天。为了强化画中人物的劳动人民特征，画家在具体塑造形象时，突出了他们衣着的朴素，甚至衣服上还有补丁。地上粗糙的茶壶和喝水的碗也同样具有强化这种朴素到有些简陋的物质生活的作用。这一方面反映的是新中国才十来年，数十年战乱造成的经济水平较低和物质生活落后还没有能够完全改变。另一方面则是以简单的物质生活与翻身当家做主人的精神面貌形成对比。物质上不宽裕，但精神上很幸福。在画的最左边，画家还描绘了一个耕地拖拉机的局部。这一方面说明的是青年农民是一个拖拉机手，虽然他和父辈一样是农民，但却不是传统手工劳动的农民，而是社会主义新时代操作机器劳动的农民。另一方面则是强调社会主义的本质是工业化和现代化，是推动社会生产力的发展和进步的动力。

这幅画题为《祖孙四代》，又运用了全家福的视觉表现方式，画中人物具体生动，但却不是现实生活中某个家庭的群像，而是劳动人民翻身当家做主人的社会主义新时代所有劳动人民的新形象和新面貌。以具体可感的四个人物形象，反映的却是数以亿计的劳动者现实生活和他们对未来美好生活的向往。这就是《祖孙四代》特有的艺术价值和巨大的社会教育意义。

三、《狼牙山五壮士》

《狼牙山五壮士》是根据抗日战争时期真人真事创作于1959年的一幅布面油画。

1941年，八路军晋察冀军区第一军分区第一团七连六班奉命在河北省保定易县狼牙山阻击日军和伪军，仅剩马宝玉、葛振林、宋学义、胡德林、胡福才退守到狼牙山山顶，已弹尽粮绝。为不被敌人所俘，五人义无反顾地从山顶跳下悬崖，其中马宝玉，胡德林，胡福才三人壮烈牺牲，葛振林和宋学义因落下中为悬崖上树木所挡，幸免于难。

新中国成立以后，狼牙山五壮士作为抗日战争英雄群体故事广为流传，成为革命历史画创作的重要题材之一。在众多以狼牙山五壮士为题材创作的美术作品中，以1959年由年轻油画家詹建俊创作的《狼牙山五壮士》巨幅油画最负盛名，不仅是革命历史画中的佼佼者，也是新中国油画极为著名的经典作品之一。

文艺是在毛泽东《在延安文艺座谈会上的讲话》精神指导下发展起来，以正确的政治内容和完美的艺术形式相互统一为最高创作准则，油画《狼牙山五壮士》就是这一新中国文艺创作准则在美术创作中的集中体现。油画是新文化运动时期从西方传入中国的外来美术画种，因为其强烈逼真地反映现实生活的艺术表现力而在新中国获得巨大的发展。在反映中国革命和中国社会主义建设的历史故事和现实生活中，结合中国优秀传统文艺美学，逐渐形成了具有明显中国特色社会主义的油画艺术风格，这就是革命的现实主义和革命的浪漫主义有机统一。《狼牙山五壮士》的最重要艺术价值就是表现了这种有中国特色社会主义的油画风格。

革命历史画，既强调历史人物和历史事件的真实性，更强调绘画的革命性。这种革命性体现在两个方面，一是绘画作品中人物与事件所具有的革命精神，也就是要画出历史人物和事件的具体的革命精神，不同的人物和事件，革命精神会有所不同，而绘画则要使这种具体的革命精神更集中、更典型、更强烈。二是绘画创作出来以后，要通过展览、出版、解说等方式向社会和民众传播这种革命精神。虽然革命历史画是美术作品，也具有审美教育的作用和意义，但相对于一般美术作品而言，革命历史画更强调它的认识作用和教育作用，艺术的语言、风格和形式，既是追求艺术的美感，更是表达革命精神、实现认识作用和教育作用的手段。两者必须是缺一不可、相互彰显的高度统一。不可能有离开作品的革命精神和革命的认识作用、教育作用而独立的艺术性和审美性。

《狼牙山五壮士》这幅油画的革命性，具体而言，就是宁死不屈、不怕牺牲、视死如归的大无畏英雄气概。中国人民反抗日本帝国主义发动的侵华战争之所以最后能够取得伟大的胜利，归根结底，靠的就是中国人民这种一不怕苦、二不怕死的革命英雄主义精神。在抗日战争中，这种革命英雄主义的故事和人物成千上万，狼牙山五壮士的故事就是其中具有典型性的故事之一。在这幅画创作之前，故事就在全国广泛传播，既是对全国人民进行革命教育的生动教材，又鼓舞了他们投入到社会主义革命和社会主义建设的精神气概。画家创作这件作品，就是要通过具体的视觉形象，使人如临其境地感受到英雄们感天动地、气壮山河的精神气概，并在获得教育的过程中使英雄们的精神永垂不朽、代代相传。

因为肩负着这样的责任和使命，画家在创作过程中，不仅要反复研究、思考、构思和画图，更要广泛地听取意见，包括一般观众的意见，并根据他们的意见作出修改。可以说，这件作品的完成和成功，除了画家个人的努力和才华外，也离不开作品产生的特殊时代背景和更多人以不同方式参与到作品的创作中。宁死不屈的英雄气概和革命精神，是《狼牙山五壮士》的主题，也是创作的基本指导。正是在这样的主题思想指导下，逐渐形成了绘画的纪念碑式构图。纪念碑是人类历史为铭记历史上英雄人物及事迹而修建的独特艺术性建筑，因而具有独特而又具体的象征性。北京天安门广场的《人民英雄纪念碑》就是中华人民共和国成立之初为缅怀先烈而修建的著名建筑，也成为革命英雄主义教育最著名的圣地。纪念碑以其厚重和直冲云天的气势震撼着所有参观者。

《狼牙山五壮士》的构图同样具有这样的震撼性。五个英雄站立成为一个整体，脚下是山巅的岩石，五个人的身躯如同合成的纪念碑高耸入云。他们的身后是绵延的远处山峰，而他们合成为一个整体的英雄形象以最高峰的视觉性融入群峰之中。这样的构图，既符合历史的真实：他们是退守到没有退路的狼牙山之巅而跳下悬崖的，他们站在山之巅，近大远小的透视原理使他们看上去既融入远方的山峰，又成为众多高低错落山峰中的最高峰。因为他们的形象组成的山峰融入群峰中，也就使他们也像自然的山峰一样，千百年伫立在祖国的土地上，永垂不朽！

如果说，五个英雄形象合成的整体有如山峰一般的纪念碑，而具体到每一个英雄个体则都是不怕牺牲、宁死不屈的英雄形象和英雄气概。画家在广泛了解每一个英雄的不同性格特征的基础上，又通过不同的站立姿势，不同的体态和动作，不同的面部表情和心理，赋予每一个英雄人物从视觉形象到内心情思不尽相同的特征。正是这种普遍性和个性的高度统一，构成了《狼牙山五壮士》这幅油画的革命内容和艺术形象相得益彰的价值。

四、《杜普医生的解剖课》

《杜普医生的解剖课》是 17 世纪荷兰画家伦勃朗的早年成名作，也是医学题材中最著名的绘画。

伦勃朗是欧洲美术史上著名的天才画家之一，1632 年创作这幅画时才 26 岁。画中共有八个人，外加一具用于解剖的尸体。背景除了一张若有若无的报纸外，墙壁只是虚无抽象的光色，从而使人物成为画面的基本视觉结构。多人绘画的视觉结构法则之一就是将人物分为若干组，将人与人之间的关系首先处理成组与组之间的关系，再将每一组处理为个人之间的关系。

画家非常明显地展示杜普医生的独特性。他不仅在体态位置上与其他人脱离，而且是唯一的戴帽者，衣服款式也与其他人明显不同，再加上标题，基本上可以确定这幅画是杜普医生个人出资订制的。将一堂解剖课夸张成有如一个降众的公开社交场所，且赤裸裸地强调杜普医生鹤立鸡群的显赫地位，显然是这幅画备受订画者推崇的重要原因。订画者非常满意，使一个名不见经传的青年画家名声大噪，从此订单络绎不绝，可见杜普医生在当地巨大的影响力。

画中的杜普医生手持手术刀，头戴华丽的斗篷帽，身上的衣服也极尽精致考究。其余七个人或者以体态或者以面部环绕着杜普。七个人的丰富多彩表情也与杜普的面无表情的从容淡定形成鲜明对比，使画面自然生成一种以一压众的气场态势。一望即知的是杜普医生在给其余的人做解剖示范和讲解，但若观察一下听众的年龄就可以发现，他们几乎都比杜普年长。由此可见，这并不是一般的医学院解剖课讲授，而是医生同行之间的学术交流和研讨，是杜普医生将自己的新发现和新观点向其他外科同行报告。

画中所有人都衣着华美精致，但又明显不同于天主教国家王公贵族们的那种奢侈无度的富丽堂皇，衣着如此讲究，更像是显摆其财富和身份的生活聚会，而不是专业人士、同行之间的学术交流的工作场所。如此创意所要传达的是，虽然荷兰不是一个天主教加王权的贵族国家，但普通民众的生活品质如衣着并不逊色于王公贵族，即使是一场解剖学的学术交流会，其庄重也不亚于贵族们的聚会。虽然同样讲究生活品质，但富有的市民与奢靡的贵族显然不同，这在服装的款式上一目了然。另外，作为欧洲也是世界第一个自由市场国家，医生作为一个行业的社会地位和经济地位非常高，这从他们的衣服上看就一目了然。而医生经济社会的提高，不仅间接反映了全社会的繁荣昌盛，人们有足够的钱用于保障身体的健康，而且还间接地指出社会整体健康状态的极大改善。医生经济社会地位高，自然会吸引更多的人从医，医护人员多了，社会的医疗条件和医疗资源就增加了，保障病人都能就医。

杜普医生头戴华丽的宽檐礼帽，衣着严肃精致却与其他人的大披肩明显不同。这既强调了他的特立独行，更是暗示他的优越地位。与他装扮一致的是他的表情，淡定从容，若无其事，边做解剖示范边讲解，与杜普医生的淡定完全不同的是另外七个人丰富的面部表情和体态，以这种视觉和感觉的对比构思创意，显示出画家新颖独特的思维，又恰如其分地满足了订画者的诉求。七个人又明确分为三组，通过与杜普医生的空间距离和对他所讲内容的不同反应予以区分。中间三个人离解剖的尸体最近，看得更清楚，脸上的表情和身体的动态反应也最强烈。显然，他们已经被杜普的新发现折服，极力想亲眼在尸体上证实耳朵听到的关于杜普医生的新发现。所以，他们的脸上不仅显露出惊讶不已和异常的兴奋表情，而且还努力伸着脖子朝着杜普手中手术刀所指的尸体被割开的手臂处看。三人的体态与表情又同中有异，反映出他们之间的个性差异。与这三个人全神贯注于听讲观察明显不同的是位于他们左边的两位侧立者。虽然他们面朝杜普的方向，但眼光并没有聚焦于手术刀所指位置，注意力也没有集中于杜普的讲解，而是空洞地望着画外，脸部的表情也只是若有所思的平淡。这说明他们正沉溺于自我对杜普所讲的思考、分析和判断，而不是急着去证实。为了将神思集中于自己的思考和判断，他们心不在焉，若无其事地望着画外，显示出与旁边三个人完全不同的心态和做派。正面最远处的一个人因为离尸体最远而无法看清手术刀所指的位置，所以，他干脆就像一个局外人若无其事地想象思考，仅仅是在逻辑关系上推断杜普所讲有无正确的可能，显示出逻辑比经验更可靠的思辨理性特征。他左侧的那一位离尸体稍近一些，想看得更清楚但又因为远而不甚了了。这就使他一方面朝着尸体的方向睁大眼睛，但脸上的表情却是什么东西都看不清的神态。画的右下角是一本又大又厚又旧的正翻开的书，与占据几乎整个画面的人群对峙着，看上去有些不伦不类。

以上是可以通过注意和观察能够获得的画中信息并作出的相应推理判断。但是，这还只是画的表意。实际上，作为一幅绘画艺术的经典之作，它还有更深的内涵意蕴。

其一，何谓学术和学术的本质。这幅画最初只是一幅私人订制的肖像画，这种订制肖像画的风气在当时的荷兰非常流行。很多画家都创作过这一类作品，伦勃朗也画了大量这样的订制作品。作为一幅私人订制肖像画，画中之人，杜普和其他七个人都是真实存在的，都需要亲自为画家做模特，也都有形神兼备的订制要求。但伦勃朗不满足于这些基本要求，他别具匠心地构思创意出一个情节和制造出特定的情境。他最初的想法可能只是更好地满足订制人的诉求和期望：特别突出订制人杜普。但在具体的创作过程中，画家的整个思想意识和价值观念就无意识地参与到创意和描绘中，从而使这幅画的内涵远远超越了满足订制者的诉求和期待。

17 世纪的荷兰，首先是从西班牙王权的管辖中获得独立和自由，接下来是通过一系列的法律和社会制度确保公民在宗教信仰、生活方式、道德观念等方面的自由权力。从而使当时的荷兰无论是法律制度、思想观念还是情感心理都走在欧洲最前列。自由的精神有如荷兰的空气，每个人都可以直接呼吸感受到。伦勃朗就是呼吸着这种空气的荷兰画家，他将呼吸到的自由空气转化到这幅画的主题中。

所谓学术，首先是个体学者的独特发现或独一无二的创造。如画中所示，杜普就是一个这样的独特发现者。他是一个医生，在自己的行医实践(解剖手术)中发现了前所未有的人的生理特征或疾病现象(右下角的大书显然是一本专业的医学知识书，这本书示意的就是杜普发现了书中未曾有记载的知识)。为了确认自己发现的正确性，他需要向自己的专业同行报告他的发现和认识。为了证明自己的正确和新知识的价值，他不仅要做学理上的讲解，也就是逻辑关系的必然性，还要有解剖实践的证明。但即使是这样，同行们的反应仍然各不相同，有的被新发现完全征服；有的持怀疑态度，试图证伪；有的则仅仅是认为在逻辑上都不可能，表现出不以为然的态度；有的陷入沉思，以便于做出谁是谁非的自我独立判断。右下角的书是堪称神来之笔的创意，它的外形是一本书，但其意义却是一个象征符号。它既是知识和学术的象征，且有某种古老和权威的意义，但更是太旧太老而需要更新和发展的意义。这说明的是，所谓进步和发展，就是要证明已有的知识(书本)不够完整。杜普的新发现之新，就是这厚厚的书中没有记载，但在人体结构中却通过解剖明确存在的。个人的新发现，即使与传统知识相悖，也有公开表达的自由。这是学术自由也是学术内涵的第一层含义。发现者可以学理阐释和实验证据并举地公开自己的新发现，但其他人有怀疑的权利。无论是对学理逻辑的怀疑，还是对实验证据的怀疑。甚至仅仅是对传统知识产生的怀疑。怀疑的自由，证伪的自由，这是学术自由，也是学术内涵的第二层。

其二，整体的社会自由是具体的学术自由之基。尼德兰地区本是西班牙王国的领地，从 16 世纪开始，尼德兰人就开始反抗西班牙统治的独立运动。结果是南部的弗兰德斯地区依然归属于西班牙王国统治，北部的荷兰独立为城市共和国。所以，17 世纪的荷兰不仅是一个政治上完全独立的国家，而且包括宗教信仰在内的社会管理诸多方面都不同于天主教王权国家，是第一个没有国教的宗教信仰自由之邦。政治上的独立和共和，以及宗教信仰的自由，使荷兰成为大量宗教异端的避难所，人口激增，极大地推动了工商业的繁荣和发展。全面的社会自由不仅养育了学术自由的制度，更是润物细无声地养育了荷兰人的自由精神与自由意识。荷兰独一无二的社会文化风俗习惯的自由环境，塑造了代代相传到如今的荷兰精神和灵魂。哈尔斯画中人物的微笑，维米尔画中人物的单纯和宁静，本质上都是荷兰自由土壤生长出的自由之美。与同时期的其他国家艺术审美趣味完全不同。如果说《杜普医生的解剖课》中的人物算是上层社会精英，他们更关注的是思想言论自由和学术自由。而哈尔斯和维米尔笔下人物都是底层社会普通民众，他们关注的则是我行我素、安贫乐道和自由自在的日常生活的自由。

五、《少校求婚》

艺术作品中的人物内心世界及其变化与个人相关，也与他人相关，还与人特定的生活环境相关。接下来，通过鉴赏 19 世纪俄罗斯画家费多托夫的《少校求婚》，分析环境与画中人内心世界的关系。这是一幅实际尺寸很小，但结构气势却很大的绘画杰作。

《少校求婚》有高度的现实生活逼真感，作品对观众的代入有如电影一般强烈，整幅画就像一个电影镜头的定格，这是上面五幅作品所没有的。之所以如此，最重要的原因是画中除了人物外，画家极其细致地描绘了空间环境。画家以当代高超摄影家的视角，在二维平面上描绘了一个精准的室内三维空间，天花板和地板，正前和左右两侧的墙壁共同打造出仿佛足以置身其中的空间。天花板正中吊着一盏极为精致华丽和气派的蜡烛吊灯。吊灯的材质质感和形体结构描绘精准、细腻而逼真。环绕着吊灯和谐一体又相互呼应的是天花板上装饰精美的图案装饰。正面墙壁一览无余，五幅尺寸不一的绘画或照片满满地占据了从左到右的墙面正中，中间最大的肖像画下是一张靠墙而立的几案，上面摆满了金光闪闪的精美器皿。左面墙壁上除门洞外，同样挂满了装框华丽的绘画，墙角是餐桌和椅子，桌面铺着图案精美的桌布。右面墙的门开着，与门外的房间相连。墙壁上对称地挂着一幅画。地板由棕色方形的石材铺就，近景地板上蜷伏着一只黑白相间毛色的猫。如此不厌其烦地精细描绘室内空间及其物品，其意图不言自明：这是一个殷实、富有且喜欢炫耀的家庭。

逼真的空间外就是如同舞台演出的人物，主角就是站立于正中的两位女性。左边是一位身穿半透明白色摇地长裙礼服的少女，侧脸洋溢着青春稚嫩的模样。外露的脖子和胸部有如贵族女性的性感，脖子上戴着贵重的项链。在自己的家里如此着装且显露美艳和性感，自然是事出有因。但少女的稚嫩模样和白色的长裙象征的依然是单纯和天真的美好。

与少女形成对比的另一位主角是她右后方的中年女性，也穿着拖地长裙，却是红白蓝等色彩交错因而更显华丽富贵，对应着室内摆设的奢华，意指她就是财富的主人。与中年女性身着华服不相称的是她平淡的发型和近乎俗气的脸。正是这张脸透露出真正的秘密：这不是一个世家贵族的府邸，而是一个暴发的资本家或富商之家。

少女整个身体都向左倾，欲走开，中年女性一方面望着意欲躲走的少女，右手则抓着少女的裙摆以示她不要走。画家在构思两个人的体态与动势时，巧妙地制造出动中有静和静中有动的奇怪感觉，从而清清楚楚地表明一走一抓的表演性质。少女的身体看似在动，心意却不想走。中年女性心知肚明，所以也只是轻轻地抓着裙摆，好像是要少女听从自己的意愿不要真正走掉，又要假装不情不愿地走开的模样。两位女性的全画主角地位明显而突出，不仅位于画面正中，而且体现了画家的苦心孤诣。因为构思创意的重点并非可以看见的年龄差异与着装区别，而在于两个人的表情、着装看似对立实则默契的心思。比两个女主角次一级的是右边三个人。处于三个人正中的是穿红底长衫的老年妇女，她一面正对着白胡子老头急切地说着什么，左手却指向门外站着的青年男子。全身深色衣装的白胡子老头揣着两手，面无表情，面对老年妇女的急切无动于衷，好像一切都与他无关的样子。与老头淡漠完全不同的是门外穿军装佩剑的青年男子，一副想进又不敢，着急又不知如何是好的模样。一身笔挺军装和佩剑的男性青年却有如此模样，制造出某种喜剧的滑稽效果。左边墙角是第三组点缀式人物配角，衣着的朴素和正做的端摆食物活，说明他们是家中的仆人。但即使是最不重要的配角，画家一点也不马虎。正中的人端着食物上餐桌，而夹在两边的一男一女却隔着她交头接耳。他们仿佛是这个舞台表演的观众，边看边议论。而画面所呈现的正是表演的最高潮，两个人似乎在争论着高潮后的结局。

这是一个有着极强文学描述感的画面，虽然是一个瞬间，但故事却非常完整。这个殷实富有的家是白胡子老头一辈子的心血换来的，因为忙于赚钱，直到近于老迈时才结婚。等到女儿长大成人后，自己已经年老体衰，掌控家庭财富的权力也顺势转到了刚近中年的妻子手中。对于家里的一切，他都是一个没有权力左右的外人，只能退到边角冷眼旁观。

彼得大帝的改革开放，推动了俄罗斯资本主义经济的发展，也使俄罗斯社会新生了一批资本家和商人暴发户。与暴发的资本家商人相比，原有的贵族经济地位明显衰落，但是，当时的俄罗斯依然是一个君主专制的沙皇国家，沙皇的统治基础也依然是过去的贵族阶级。一方面是独占政治权力的贵族，经济地位却日益衰败。另一方面是经济地位如日中天的暴发户，却没有任何政治权力。这种政治权力和经济权力的错位既蕴含着国家社会的不稳定风险，也使得贵族和暴发户们都心生怨恨和不满。这既是具体的现实生活中贵族和暴发户们的困境，也是沙皇政治制度和国家稳定所面临的困境。在当时的社会现实状态下，解决困境的唯一选择就是拥有政治权力的贵族阶级和掌控经济权力的工商资本家联姻。通过联姻这个最传统的方式，不仅使两个阶级各取所需，缓和彼此的对立和矛盾，而且也能够缓解两大社会权势之间的分裂和对抗，维护社会整体层面的稳定。这就是为什么 19 世纪以来，俄罗斯社会日益普遍的联姻现象，关注社会现实的文学艺术家当然会敏感地注意到这种俄罗斯社会生活的新现象，只是对这种现象的认识和理解评价有所不同而已。

作为最早关注社会现实的俄罗斯画家，费多托夫终生致力于以绘画真实地反映俄罗斯社会生活的方方面面，《少校求婚》就是他将社会新现象反映到艺术创作中的优秀作品。按照沙皇俄国的政治制度和军事制度，只有贵族才能成为军官。所以，画中的少校代表的就是当时的贵族阶级，少女是暴发户的女儿。作为两个阶级的年轻人，他们是没有多少机会相遇的，因而需要从中撮合的媒婆，就是画中的老年妇女，因为两个阶级生活状况大为不同，又少有交往，彼此之间的隔阂感和陌生感自然而然地产生。虽然彼此内心都是你情我愿的，但事到临头依然发生戏剧性变化。这就是少女的羞涩和意欲躲走，而少校也是不知所措地焦头烂额、干着急。结果就像是上演了一幕舞台轻喜剧。特别重要的是，作为早期的现实主义画家，费多托夫与后来的巡回展览画派的画家有明显差别。

19世纪中期以后，俄罗斯社会矛盾越来越激烈，各种社会政治思潮和运动随之而起。文学艺术在这之中扮演了推波助澜的角色，也使得广大的文学艺术家不得不站队选择，从而不可避免地放弃作为艺术家的独立判断，结果艺术作品带上某种思想观念的著名的巡回展览画派就在这种环境下产生发展并享有盛名了。

费多托夫时代有所不同，社会矛盾虽然出现，但并不激烈。社会相对稳定，文学艺术家也可以独立地观察和认识社会，独立地进行艺术表达与创作。所以，可以看到费多托夫在人物的塑造上并没有多少明显的个人态度，少女的单纯和天真，少校的不知所措，都极力符合现实，并没有明确的贬低批判态度。虽然具有强烈的社会现象色彩，但《少校求婚》还是真实地描绘了两个生活方式、思想情感完全不同的年轻人在彼此完全不了解的情况下的第一次相遇的戏剧性场景。无论是少女的欲就故推，还是少校的急不可耐，既符合人物的自然心理特征，也是社会生活真实的反映，并没有任何的褒贬之意。

六、《戴珍珠耳环的少女》

17世纪的荷兰，刚刚摆脱西班牙王国的管辖成为独立的资产阶级共和国，经济繁荣昌盛，社会秩序井然，文化艺术随之兴起。在传承中世纪和尼德兰美术传统的基础上，真实地反映荷兰独特的社会政治经济生活，形成了独具特色的荷兰美术，史称荷兰画派。与同时期意大利、西班牙和法国等地为宗教和王权大贵族服务的美术不同，荷兰画派植根于城市市民的审美趣味，不仅在题材和主题上与众不同，而且出于服务普通市民装饰家庭的需要，一般画幅尺寸偏小。所以，荷兰画派又被称为荷兰小画派。

最能够代表荷兰小画派之小特征的是画家维米尔，而最著名的小画也就是维米尔的《戴珍珠耳环的少女》。与当时大多数以卖画为生的职业画家不同，维米尔是一个业余画家，也不卖画，作品也很少。所以，不仅生前不为人所知，去世后更是被长时间埋没。其作品要么归于他人名下，要么被视为佚名画家之作。直到19世纪才被人经过细致深入的研究，确定其人其画。维米尔专家考证，其生前全部作品仅45幅，留传至今则是35幅。随着对维米尔研究的深入，他被美术史认定为堪与伦勃朗平分秋色的荷兰画派代表人物。有人根据史料结合虚构想象拍摄了与画同名的画家传记电影，不仅更进一步推高了画家的声誉，更是使《戴珍珠耳环的少女》闻名世界，家喻户晓，被媒体称之为"北方的蒙娜丽莎"或"小蒙娜丽莎"。就像很多人远涉重洋前往法国巴黎就是为了与蒙娜丽莎的微笑同在，越来越多的人为了看一眼戴珍珠耳环的少女则专程前往荷兰海牙。

这幅画不仅尺寸比蒙娜丽莎更小，而且视觉结构也更简洁。除了半身人像外，背景是抽象的深褐色。因为人物和背景形成强烈的对比，黑暗的背景烘托出少女形象的魅力，使她犹如黑暗中的一盏明灯，光彩夺目。少女头戴蓝色和柠檬黄交替的头巾，满头秀发被头巾盖得严严实实，这样更强化凸显了她的面容。黄褐色上衣和头巾的柠檬黄相呼应，而白色的内衣领被对比得分外耀眼，有如项链一般。从头巾和衣服而言，这是一个极普通平常的平民少女，既有农村少女的质朴，又有城市少女的灵性。这使画中的少女有某种非常与众不同的精神气质。素朴无华，但洁净清爽。画家别具匠心地构思创意了画中少女的体态。身体侧立，但头和脸却向左倾斜回望，呈标准的三分之二侧面像。

半被蓝色头巾遮住的耳垂缀有一颗闪闪发光的珍珠，成为朴素中的华丽点睛之笔。

画面的极度简洁和头巾完全盖住了少女的头发等视觉构思，使《戴珍珠耳环的少女》与其他肖像画相比强化了面部的视觉重要性，特别是眼睛和嘴唇，这幅画的无穷别意也就集中在这里。从少女的体态和眼神可以判断，她正向左前方走去，无意中瞥见或感觉到了什么，使她不自禁地停步转头回望。眼睛的熠熠光彩和不由自主微启的嘴唇告诉我们，她不仅是看到了什么，而且内心还因此泛起波澜。和蒙娜丽莎神秘的微笑完整地展示在她的五官和表情中不同，戴珍珠耳环少女心起波澜的刹那只集中在她回眸光彩和微启的嘴唇中，但整个面部表情却是淡定如水，与淡定如水的表情相对，眼神的光彩和微启的嘴唇意指突如其来的内心波澜，但这波澜也只是一阵轻风，虽然使少女怦然心动，但却非常有节制，其心动的感觉只轻轻地传递到眼光和嘴唇，还不足以使她花容变色。这就是《戴珍珠耳环少女》完全不同于《蒙娜丽莎》的艺术魅力之处。蒙娜丽莎的内在心智使她的面部表情丰富深邃有如一本厚厚的书，从而也使她的视觉形象不再是一个青春少女。《戴珍珠耳环的少女》则恰好相反，她不仅是一个青春少女，而且还是一个近乎懵懂无知的单纯女孩。如果说蒙娜丽莎有多么成熟智慧，戴珍珠耳环少女就有多么懵懂单纯。所以，蒙娜丽莎的表情丰富多彩、魅力无穷，而戴珍珠耳环的少女则表情平淡如水，眼神的光芒和微启的嘴唇既对比了表情的淡定虚无，更意指少女内心的单纯与宁静。就像一个刚刚跨过对外部世界完全无知无觉的童心状态，初次触摸外部世界而心动于内。她的少女模样，她的淡定表情，说明她还是第一次触摸外部的世界，似懂非懂，懵懵懂懂，这种人的精神与心灵状态一览无余地写在她的脸上。

据说《戴珍珠耳环的少女》在卢浮宫展出时，其轰动和关注比《蒙娜丽莎》有过之而无不及，究其原因，就是这两位女性的模样是从两个极端震撼着观众的心灵，使每个站在两幅画面前的人像站在两面无比清澈的镜子前第一次认识到自己的局限。在蒙娜丽莎面前看到的是自己智慧的不足和精神的贫乏，而在戴珍珠耳环的少女面前看到的却是自己丢失的单纯和宁静。而且，与《蒙娜丽莎》画面结构的丰富多彩相比，《戴珍珠耳环的少女》简洁到所有的魅力都集中在两眼和嘴唇上。眼神的魅力表现得如此不可抗拒和难以忘怀，不知其所云，却有摄人魂魄的震撼力量，如此种种，使这幅画具有某种神秘的诱惑。这样的表情和眼神，不仅成为美术史和心理学研究的课题，也是表演艺术教育的范本和经典。

蒙娜丽莎神秘的微笑和戴珍珠耳环少女神秘的眼神就这样成为从专家学者到普通民众的无解却想解的永恒话题。有比较才有鉴赏，我们比较《蒙娜丽莎》和《戴珍珠耳环的少女》这两幅女性经典肖像画，可能更有益于我们认知其经典性所在。

首先从年龄比较开始分析。《蒙娜丽莎》意在表现一个心智成熟的女性，而心智的成熟只能从人物的表情传递出来，是为人的气质和气象。因为是一个心智成熟的女性气象，这就决定了她不能太过青春美丽。《戴珍珠耳环的少女》则截然不同，她不仅青春美丽，更接近豆蔻年华，也就是，画家意在描绘一个介于少儿和成人之间的女性形象，她有少女的懵懂，也有成人女性的青春美丽。所以，蒙娜丽莎所描绘的女性美，是一种人类精神与智慧的美。黑格尔在他的《美学》中称之为显现理念的感性形象。而戴珍珠耳环的少女所描绘的女性美，则是单纯如清泉的虚无显示出的感性形象。如果说她的脸部表情只是无以言说的纯净，但她的眼神却告诉我们她有一颗近乎懵懂的赤子之心，但她的面容提示她并不是一个幼儿，她只是长着一对近乎幼儿的单纯与天真的眼睛。她不是一个真正未成年的儿童，而是一个未出嫁的少女，所以，她的眼神既有儿童的清澈与纯净，但又不仅仅是清澈与纯净。儿童眼睛的清澈与纯粹，源于其对自我以外的世界无知、无觉、无识和无心。这本质上是心智未发展造成的。而戴珍珠耳环的少女显然不是这样的四无儿童，但她又远远没有心智成熟到如蒙娜丽莎那样的状态。她更像是刚刚跨过无知、无觉、无识、无心的儿童阶段，介于不再一味单纯又心智严重不成熟之间，所以，她的眼神在清澈纯净中微微染上了一层薄薄的迷惘甚至惊慌的色彩。她的年龄使她有机会触摸和认识更丰富多彩的外部世界，她也不再可能完全对外部世界无知、无觉、无识、无心。所以，她的眼神所反映的内心就是近乎儿童般的单纯与天真在与外部世界对接期间必然会产生的迷惘、恐慌和不安。

现代心理学研究证明，这实际是个体生命在成长过程中必然要经历的人生经历，只是每个人经历的时间长短不同，来临的时间早晚有些不同而已。现代心理学研究更进一步证明：这个阶段在每个人的人生中具有举足轻重的作用和影响。一方面，童年的单纯天真一去不复返；另一方面，万千复杂和变幻莫测的外部世界不可拒绝地迎面而来。而个人的心智却难以相向而行，面对迎面而来的外部世界，惊慌失措中想象着回返童年的四无幸福，而越想象回返童年，对外部世界的恐慌则更严重。这几乎是一条不能回头的人生路，唯有以勇气和智慧面对迎面而来的世界，在认识和改造外部世界的过程中，发展自我，塑造自我，完善自我的人生使命和义务。然而，我们也需要反思，当我们别无选择地面对外部世界和自我塑造的过程中，除了变得心智成熟外，是否还要为自己、为他人保留几分儿童的单纯和天真？

达·芬奇的《蒙娜丽莎》和维米尔的《戴珍珠耳环的少女》创作时间相差百年，两位艺术家都以艺术的方式表达了他们各自的人生哲学。作为欧洲文艺复兴极盛时期的艺术家，达·芬奇高扬人文主义和人类智慧的旗帜，意在唤醒绝对神权下沉睡的人性和智慧。而作为资本主义工商业最早繁荣昌盛荷兰国的艺术家，维米尔则是大声疾呼人类在智慧和创造的同时，还应该守护内心角落的单纯和天真，对于一个成年人而言，在他或她面对纷乱复杂的外部世界，内心的迷惘、惊慌本质上就是童心未泯的正常流露，而这同样是一种与心智互补而存的美。我们在心智成熟的过程中，刻意守护自己的单纯和天真，常有内心的迷惘、慌乱和不安，这同样是人生的美好。

人类文明累积持续发展了数千年，现代社会的网络技术和交通工具更是将无限繁多复杂的外部世界推到每一个人的面前。这一方面极大地提升与丰富了我们认识外部世界的能力和智慧，另一方面也不可避免地使我们每一个人更早更多地远离自己的童年，远离曾经拥有的无知、无觉、无识、无心的天真与单纯。这是越来越全球一体化时代人类不得不面对的困境，这个困境就是个体生命越来越难以承受全球一体化时代外部世界的复杂和沉重。

这就是为什么那么多的人在《戴珍珠耳环的少女》迷惘的眼神前流连忘返的原因。

（李蒲星）

第四节　临床实景图片分析

前面三节初步介绍了视觉艺术训练的基本理论和方法，并以经典绘画艺术作品为素材进行了视觉艺术训练。本节则以临床实景图片为素材进行临床病人的观察、分析训练，通过艺术教育与健康评估教育的有机结合，促进护理专业研究生临床观察能力、诊断分析能力、思辨能力和交流能力的提升，最大程度地发挥艺术教育对护理专业研究生能力培养的重大作用。

一、观察与分析的实施及步骤

（一）主要教学工具

主要教学工具包括高清投影仪，借此投影出高分辨率的临床实景图片。

（二）具体实施方法

"视觉艺术训练"教学以小组授课的形式进行。为保证教学质量，一个小组的人数不宜超过 15 人。授课时医学生小组尽量靠近、聚集在一张临床实景图片前。指导老师通过提问的方式开始引导教学，典型的起始问题包括："描述你在画面中看到了哪些内容？""你觉得画面中的人物关系及人物表现如何？""根据画面内容，结合自身专业或非专业的知识，你认为有哪些护理诊断？""医疗诊断及诊断依据是什么？"每位学生通过思考后说出自己的想法，老师引导学生认识到每一张临床实景图片所提供信息的模糊性和多样性，并对临床实景图片进行多角度的解读和展开讨论。

（三）实施步骤

实际训练中，与鉴赏绘画艺术作品的方法步骤类似。

第一步：注意、观察。每个学生发言，讲述自己看到的内容，后面发言的同学不断补充前面同学未提到的细节，最后形成一个较完整的初步印象。

第二步：分析、判断。学生小组内部讨论，根据在临床实景图片中观察到的细节（如白大褂等无菌防护装备，护士在场，家属在场等）推断可能的护理诊断或医疗诊断。

第三步：总结、提升。学生们在讨论中达成共识后，指导老师进行总结，一方面教导学生如何更敏锐地发现在临床实景图片中所包含的内容，另一方面让学生认识到医学的发展如何体现在这些细节之中。

二、临床实景图片观察与分析

本节精选了五幅临床实景图片供大家学习。请仔细观察每一幅图片，注意观察要按一定的顺序进行，比如，从上到下或者从左到右进行观察，尽可能不遗漏，并详细描述出所有观察到的图片中的元素。在此基础上，筛选出有利于得出护理诊断或医疗诊断的信息，并根据这些信息，得出可能的护理诊断与医疗诊断。

（一）坐在轮椅上的人

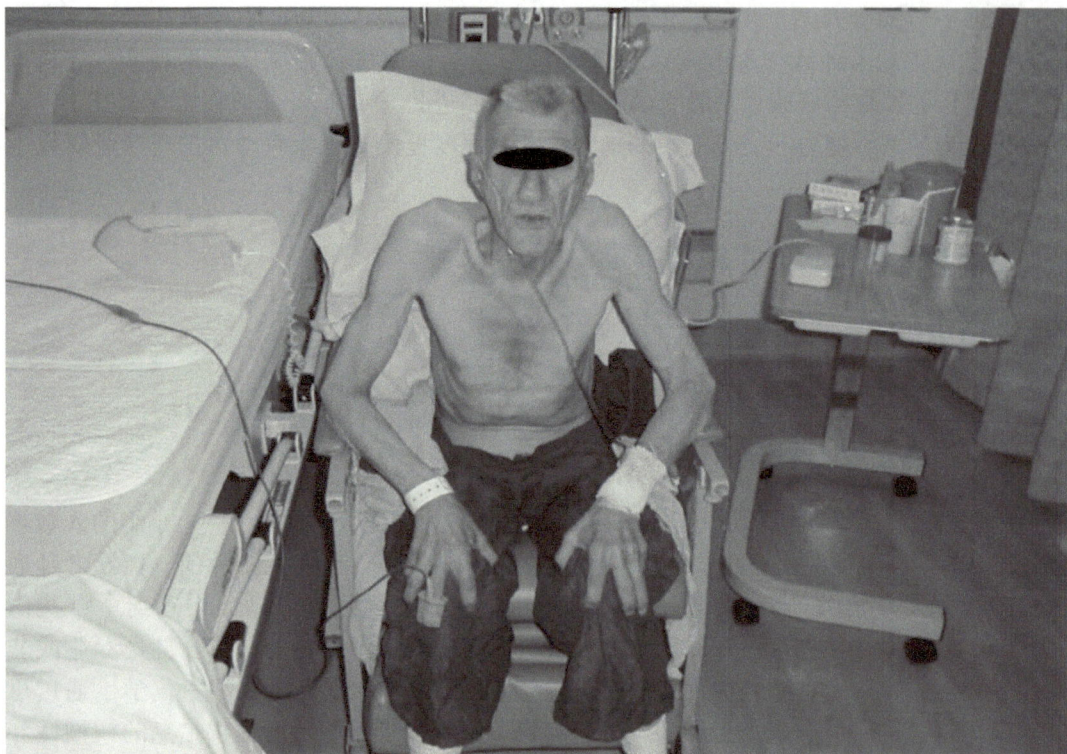

图 10-4-1 坐在轮椅上的人

内容诠释

图 10-4-1 中有一个人，板寸平头，头发和胡须花白，面部布满皱纹，嘴唇颜色深，脸颊凹陷，戴着氧气管，裸露上身，上身皮肤白，乳房扁平，两侧锁骨上窝、胸骨上窝及剑突下凹陷明显，两侧肋间隙明显凹陷，胸部前后径大于左右径，双上肢纤细、消瘦，右手手腕上有腕带、中指尖夹有血氧饱和仪探头，左手手腕处包扎有白色纱布，下身穿棕色长裤。

此人坐在床铺旁边的椅子上，椅子后靠有两个枕头，身后桌子上摆着拆过的药片、空药瓶、粉色水壶和插着吸管的纸水杯。图片左边是一张床，床上摆着一个尿壶，床单中下部垫着两张白色中单，床尾堆着被子。

1. 浅层分析 从床单位的设置来看，此人应该是在病房中接受治疗的病人，从面部皱纹和花白头发胡须来看，属于老年男性；病人消瘦明显，可能是营养状况不佳。

2.结合临床分析

(1)戴着氧气管、监测血氧饱和度、明显的三凹征、桶状胸、唇色深、端坐卧位等均说明该病人缺氧症状明显或者有呼吸困难。

(2)床上摆着尿壶、中下部垫有两个中单,推测该病人可能因病情需要在床上小便。

(3)病人右手手腕包扎着纱布,提示该病人此处皮肤完整性受损,应注意防护。

3.可能的医疗诊断 本图片摄自呼吸内科病房,病人可能的医疗诊断:喉(气管)恶性肿瘤、COPD、肺心病、心功能Ⅳ级。

4.护理诊断

(1)气体交换障碍:与气道阻塞、通气不足有关。

(2)活动无耐力:与心、肺功能减退有关。

(3)营养失调:低于机体需要量。与呼吸困难、疲乏等引起食欲减退有关。

(4)自理缺陷:与呼吸困难有关。

(5)皮肤完整性受损:与局部受伤、手术或治疗不良反应有关。

(6)潜在并发症:呼吸衰竭、肺性脑病、深静脉血栓。

(二)坐在床边的人

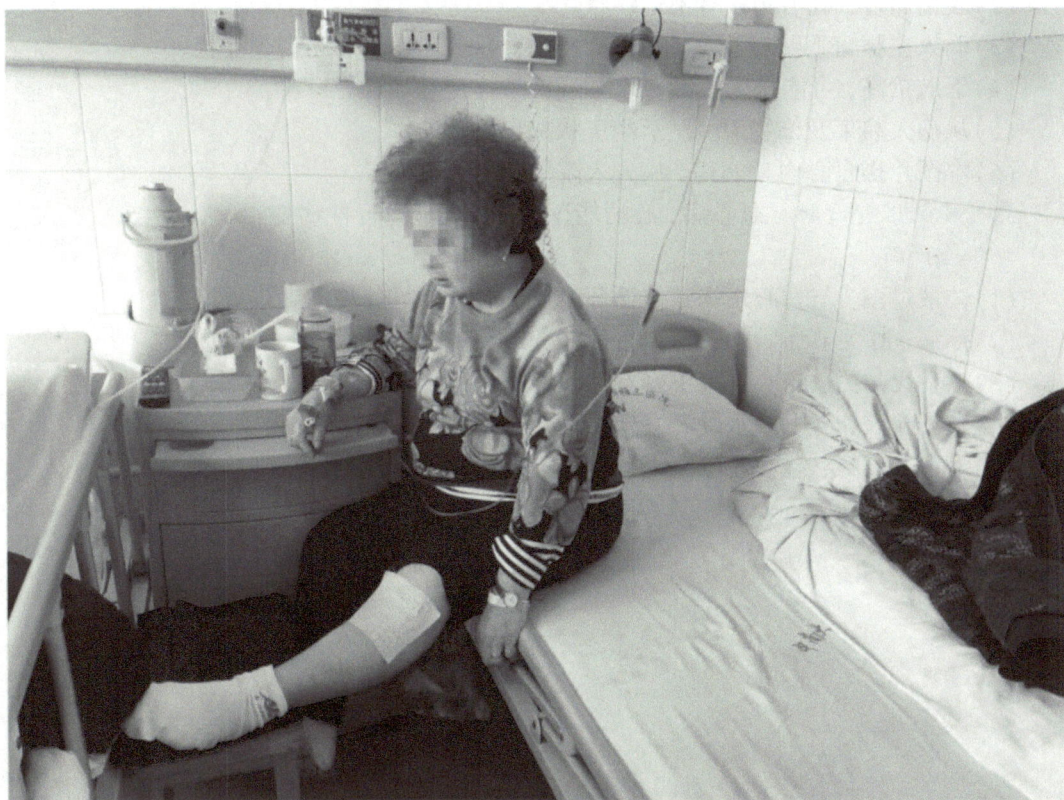

图 10-4-2　坐在床边的人

内容诠释

图 10-4-2 中有一个人，头发蓬松稍卷，嘴唇微张，稍微低着头、弓着背坐在床沿上；右腿下垂，左腿有椅子支撑，裤腿卷曲至膝盖，左腿膝盖下方贴有膏药，近踝关节处明显肿胀，脚上穿着白色的袜子；右手撑在床旁桌上，手背上有留置针，正在输液，输液器为避光输液器；左手手腕上有手表及腕带，手指带有金戒指，手撑在床栏上；床上靠墙处堆着被子，被子上有一件黑色的衣服；床下挂着存放垃圾的塑料袋；床旁桌上摆放着热水壶、一次性餐盒、筷子、遥控器、水杯及盛有茶水的茶杯，餐盒上有一次性塑料袋，装着未吃完的食物；床头有吸氧装置。

1. **浅层分析**　从床单位的设置来看，此人应该是在病房中接受治疗的病人，从面部皱纹和体态看，属于中老年女性；病人体态稍胖，面部表情显示痛苦。

2. **结合临床分析**

(1)床头有吸氧装置说明该病人可能存在缺氧症状或者有呼吸困难。

(2)表情痛苦，显示病人有不适症状。

(3)病人左膝盖下贴有胶贴，类似膏药贴，可能有膝关节疼痛等症状。

(4)下肢抬高，可能是为了减轻水肿或缓解疼痛。

(5)从病人装束及饰物看，显示经济状况良好。

(6)本图片摄自心内科病房，病人入院诊断为冠心病。

3. **可能的医疗诊断**　冠心病，心功能Ⅳ级，膝关节退行性病变。

4. **护理诊断**

(1)体液过多：与右心衰竭致体循环淤血、水钠潴留有关。

(2)疼痛：膝关节痛。与关节退行性病变或关节炎症有关。

(3)活动无耐力：与心排量下降有关。

(4)自理缺陷：与下肢水肿、关节疼痛、心功能下降等有关。

(5)潜在并发症：急性左心衰竭、猝死。

(三)一只足

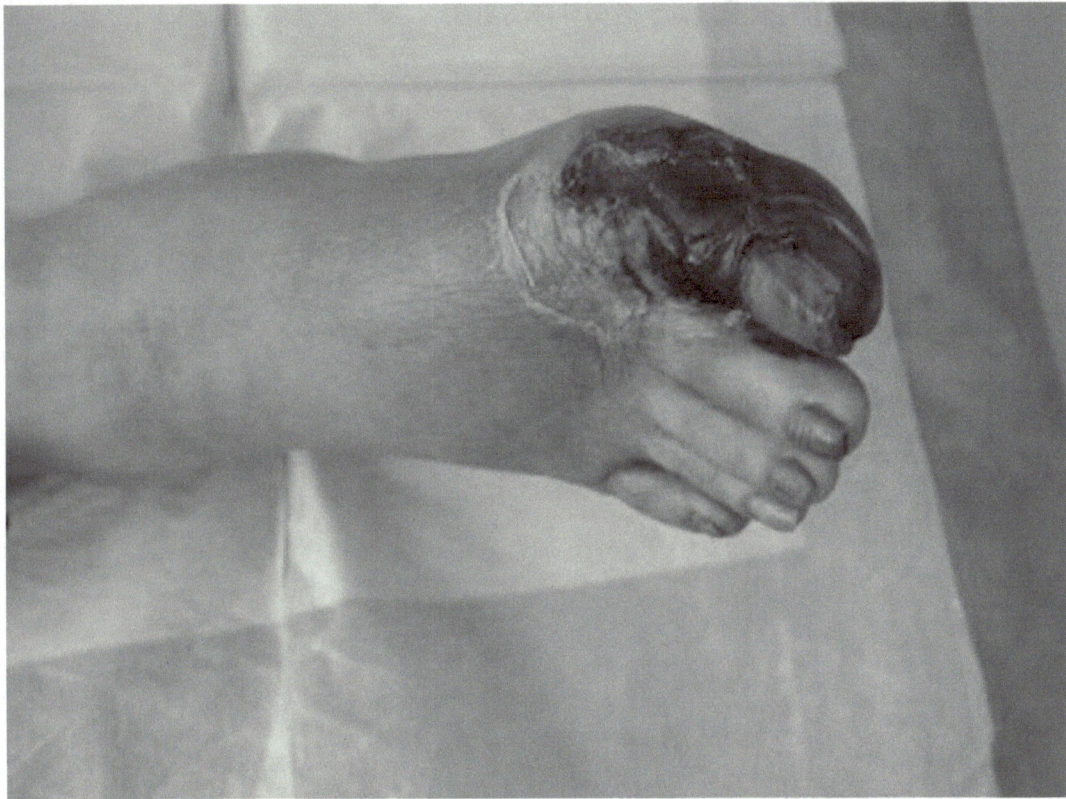

图 10-4-3　一只足

内容诠释

图 10-4-3 中是人的一只右脚，有 5 个脚趾头；大脚趾皮肤和指甲发黑，其他脚指甲颜色异常，为灰黄色；脚背皮肤发红、肿胀，脚下垫着一张一次性垫巾。

---

1. 结合临床分析
(1)大脚趾皮肤破溃、干燥，类似焦痂。
(2)干性坏疽可能性大。
(3)足背皮肤红肿，有炎症。
(4)本图片摄自内分泌科病房，病人入院诊断为糖尿病。

2. 可能的医疗诊断　糖尿病，糖尿病足。

3. 护理诊断

（1）疼痛：足部疼痛。与糖尿病足有关。

（2）知识缺乏：缺乏糖尿病自我管理知识。

（3）感染的危险：与血糖增高、微循环障碍有关。

（4）潜在并发症：酮症酸中毒。

（四）卧于病床的人

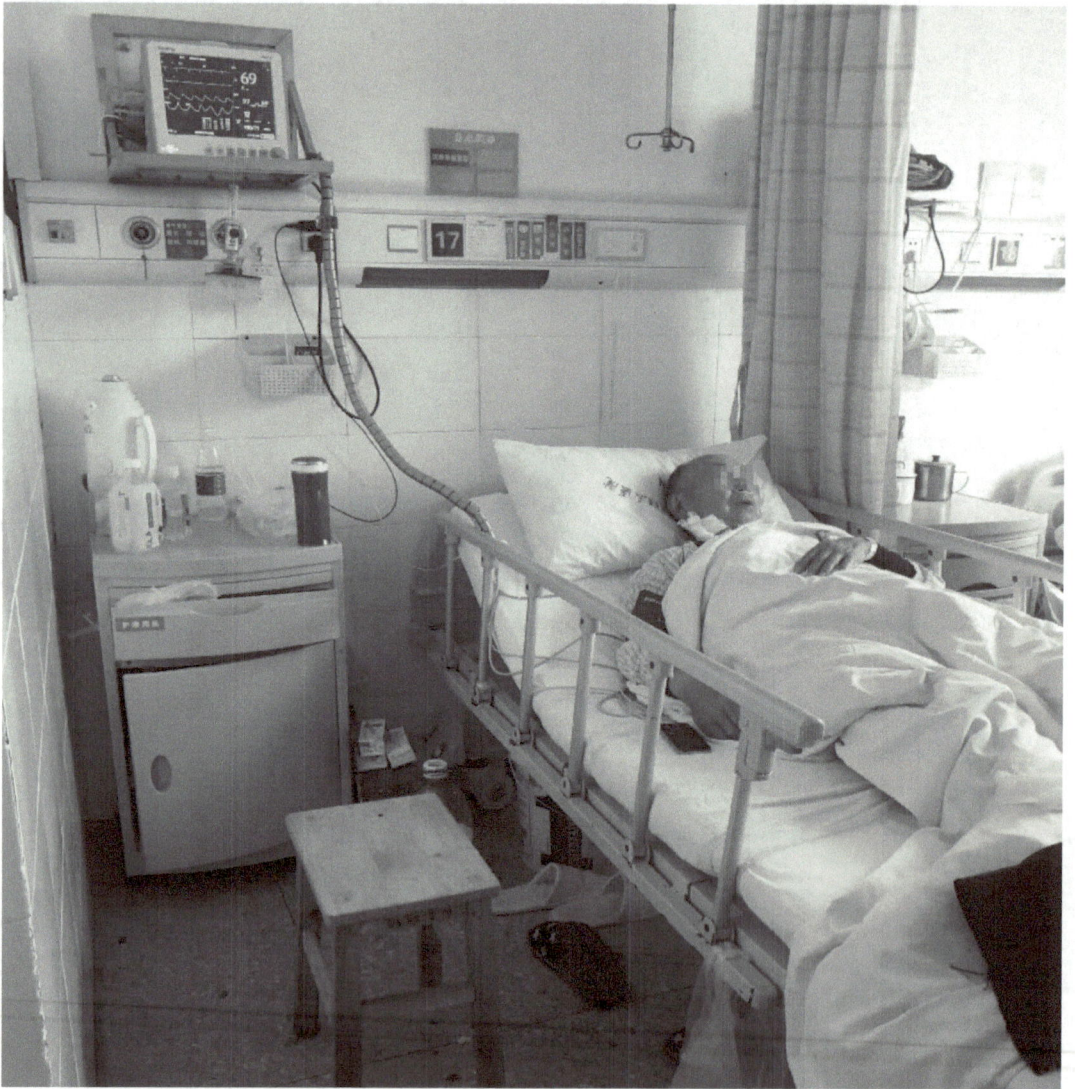

图 10-4-4　卧于病床的人

内容诠释

图 10-4-4 中一人头部垫白色枕头，仰卧于病床，双侧床栏拉起，床头摇高约 30 度，床帘未拉。输液架上未悬挂药瓶。病人腰臀部下垫有白色毛巾。头发稀疏，双眼微睁，双侧鼻孔插有鼻导管，嘴巴微张，颈部右侧用白色纱布包有管状物品。左手肘部弯曲置于胸前，手背上留有留置针，可见浅静脉置管标识。右上臂绑有袖带。床头上方有"17"号床头卡及深静脉置管、低盐低脂饮食、一级护理、压力性损伤、病重、防脱管、防跌倒、防坠床标识，床头卡上方有高危提示。病床右侧床旁桌上有热水瓶，水杯，饭菜。心电监护仪正在运行，显示心率 69 次/min，血氧 97%，脉搏 69 次/min，呼吸 17 次/min，血压 130/71 mmHg。心电监护仪下方有氧气装置，连着鼻导管，氧流量约 2 L/min，旁边悬挂有输氧卡及四防标志。

1. 浅层分析　从床单位的设置来看，此人应该是正在病房中接受心电监护的病人，从面部皱纹看，属于老年男性。

2. 结合临床分析

(1)根据床头上方有深静脉置管标识，颈部右侧用白色纱布包有管状物品可推测病人有颈内深静脉置管。

(2)根据双侧床栏拉起，双眼微睁，嘴巴微张，床头的病重、防脱管、防跌倒、防坠床标识，以及床头卡上方的"高危"提示，可推测病人有意识障碍。

(3)根据心电监护仪上所示，及悬挂式输液架上未悬挂药瓶，可推测目前病人生命体征较平稳。

(4)根据病人腰臀部下垫有白色毛巾，毛巾下垫有白色中单，可推测病人自理能力缺陷或有大小便失禁。

(5)本图片摄自呼吸内科病房，病人入院诊断为 COPD、肺心病、肺部感染。

3. 可能的医疗诊断　COPD、肺心病、肺性脑病、肺部感染、心功能Ⅳ级。

4. 护理诊断

(1)意识障碍：与脑缺氧有关。

(2)气体交换障碍：与肺淤血、肺血流减少、肺部感染有关。

(3)有皮肤完整性有损的危险：与长时间卧床、自理缺陷有关。

(4)营养失调：低于机体需要量。与意识障碍有关。

(5)自理缺陷：与意识障碍有关。

(6)有感染的危险：与颈内深静脉置管有关。

(7)潜在并发症：呼吸衰竭、急性左心衰竭、电解质及酸碱平衡紊乱。

(五)脸面

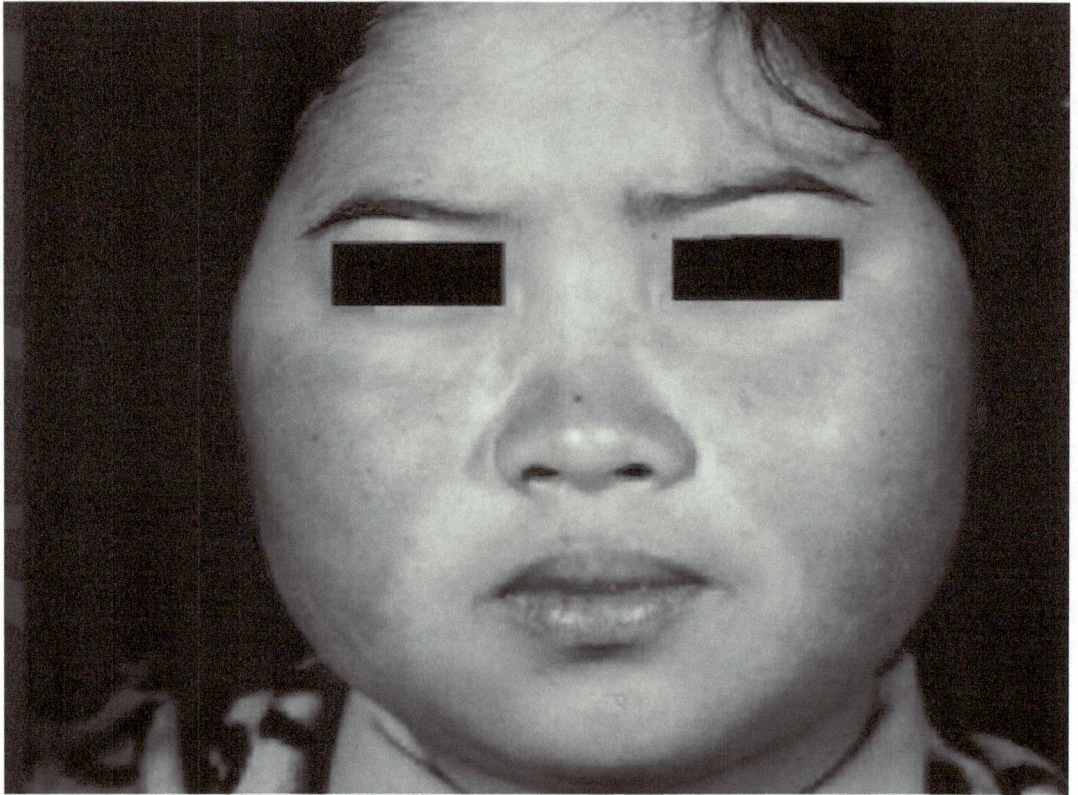

图 10-4-5　脸面

> **内容诠释**
>
> 　　图 10-4-5 中是人的一张脸,脸很圆,有双下巴;脸颊部皮肤及鼻尖颜色与其他部位颜色不同,为紫红色,像两个扇形;嘴唇很干,神情严肃。

1. 浅层分析　图片中人脸的形状似满月,根据五官形态推断为中年女性。
2. 结合临床分析
(1)面部鼻尖部蝶形红斑。
(2)满月脸,可能为激素治疗不良反应。
(3)此病人因系统性红斑狼疮入住风湿免疫科,给予糖皮质激素治疗。
3. 可能的医疗诊断　系统性红斑狼疮。
4. 护理诊断
(1)皮肤完整性受损:与疾病所致的血管炎性反应等因素有关。

（2）有感染的危险：与免疫功能缺陷引起机体抵抗力低下有关。

（3）潜在并发症：消化道溃疡、多器官衰竭。

（4）体像紊乱：与狼疮导致的面部皮肤损害及糖皮质激素治疗不良反应有关。

知识拓展：视觉艺术思维
需要眼、脑、手三位

本课小结

　　在护理病人的过程中，视诊是护士了解病人全身或局部状态有无异常的重要检查方法。视诊方法简单，适用范围广，可提供重要的病情资料，但这必须依赖护士细致的观察，丰富的医学知识和临床经验。本节课针对观察这一环节，系统介绍了视觉艺术训练相关理论、方法，同时以经典绘画艺术作品和临床实景图片为素材，进行了系统的视觉艺术训练教学指导，以提升护士临床观察能力，正确有效地观察病人及其所处的环境，进而正确判断病人护理问题，制定合理护理计划。然而，要真正实现自身临床观察能力的提高，还需要将在视觉艺术训练中学习到的观察方法融入平时学习和工作的临床观察中，以形成良好的临床观察思维。

目标检测

（郭佳）

第十一课
健康评估临床情景模拟

学习目标

知识要求：
1. 掌握临床情景模拟训练的基本原则。
2. 熟悉临床情景模拟训练在临床健康评估中的应用。
技能要求：
1. 具备对病人进行系统健康评估的综合临床思维能力。
2. 具备对病人快速、准确评估和处理的实践能力、心理素质及综合业务能力。

当下，全球护理学教育越来越强调对护理专业学生的健康评估能力进行全方位的培养，而传统的健康评估教学注重知识的传授，忽视了对临床综合能力的系统训练。在实践中，如何将健康评估知识传授、能力培养和职业情感滋养有机统一，实现在知识教育上的多学科知识渗透，素质教育上的综合素养培育，能力培养上的评判与探索并重的创新能力提升，是本课教学团队在推进临床健康评估教学改革探析中关注的核心问题。

本课介绍的情景模拟训练(scenario simulation training，SST)，主要通过设置特定的场景、人物、事件，让学生进入相应的角色，以临床实践中类似的场景为参照，按照设定的要求完成一个或一系列任务，以获得理论升华和能力提高。情景模拟训练对学生的理论知识掌握、临床分析能力、态度转变、人际沟通技巧、团队合作及知识记忆等方面的提升都具有显著效果，目前已被公认为是一种先进、有效的训练方法。

健康评估临床情景模拟以其高度仿真的临床实践场景，不对病人生命安全构成任何威胁的环境，锻炼学生在特定临床情景下对病人的全面评估能力及对病情变化的反应和处置能力，对提高学生临床应急能力、专科实践能力，提升护理专业内涵具有重要意义。

第一节　情景模拟概念及内涵

情景模拟法由美国心理学家茨霍恩等人提出。在教学中，它是指根据特定的教学大纲和教学内容，设置相关的情景，以直观、形象、生动的方式，让学生融入特定的情景中去，加深其对理论知识的理解和对操作技能的感性认知，设身处地地思考问题、解决问题，从而达到获取知识、提高临床处置能力、增进情感体验的多元教学目的。

情景模拟是任务驱动模式，通常以学生为主体，以案例为基础，以问题为中心，以解决问题和表达、交流观点为主线，提前将情景案例发放给学生，按照"形象—情感—意境"展开，以"情"为中介，通过"探究—乐趣—产生动机"的过程，将认知与情感、抽象思维与形象思维、教与学等整合在一起，促进学生主体角色的形成，并成为其积极主动投入学习的内在动力，极大地激发了学生学习的主动性，可促进其自我学习、自我发展、主动创新，有利于提高其实践能力、领悟能力、组织能力、团队合作能力、评判性思维能力等综合能力，从而提高其岗位胜任力。

第二节　情景模拟训练的具体步骤

情景模拟由五大要素组成，分别是模拟主体、模拟指导、模拟对象、模拟活动及模拟效果。其中，学生为模拟主体，模拟对象为逼真的临床护理情景，模拟活动后要对模拟的效果进行反思、总结、评价。护理情景模拟训练包括以下主要步骤。

一、情景模拟实施前准备

情景模拟实施前，首先要明确训练的目标及为实现该目标应做的各项准备。

1. 模拟环境准备

为达到场景的真实化，模拟病房环境设置最好与临床病房设置一致，营造出高度仿真的模拟病房单元。

2. 基本仪器设备准备

在健康评估情景模拟中，需要配备心电监护仪、体温计、血压计、听诊器、手电筒、叩诊锤、皮尺、记号笔等设备和用物；同时，还需要配置本情景模拟中需要使用的其他仪器设备，如输液器、心电图机、吸氧装置、抢救车等，便于展示学生对病人进行真实的评估过程及明确结局问题的过程和采取的措施，也利于模拟后反馈总结。

3. 人员准备

情景模拟训练需要团队协作，共同克服可能出现的突发状况。人员准备包括参与模拟的学生及其人数和人员角色分配，指导者、实验室预备人员、标准化病人（standardized patient，SP）。

4.具体情景准备

设计的情景应符合以下要求。①真实性：设定的模拟情景要尽可能地贴近临床实际情况，使学生得到与临床真实情景基本无差异的体验。②相关性：构建的情景要紧紧地围绕提前设定的教学目标或标的反应，在情景中做出具体要求。③启发性：要鼓励和引导学生进行思考和探索，并对其做出及时有效的评价。④具体性：所设定的情景应该是临床中的关键事件，而不仅仅是所假设的一个问题。⑤针对性：设计的情景需要是临床上有针对性的、实用的，或一些较为抽象、难以理解的部分。⑥可操作性：所模拟的情景必须能够使学生迅速进行训练，场景中必须要提供必要的器材、道具等。

5.课前解说

指导教师确认学生的先备知识，进行安全的心理引导，使学生摆脱"偶像包袱"，使其意识到训练过程中允许其犯错，创造安全的环境让学生思考。

二、情景模拟实施

根据情景的设置，参与情景模拟的不同角色迅速就位，模拟护士根据情景设置，主要针对模拟病人的主诉及病情变化进行评估和病情观察，并采取相应的护理措施。整个模拟过程需要排除外界干扰因素，连续进行。

三、情景模拟效果评价

情景模拟结束后，进行反馈讨论，首先，参加情景模拟的学生自我评价全程表现、参与感受，以及经验和教训；其次，标准化病人评价自身感受；再次，通过第三方志愿者即未参与情景模拟的其他同学、老师来评价各参与角色的具体表现；最后，指导者对各角色的具体行为一一点评，并进行知识点拓展，力求达到预先设置的标的反应，即各环节学习目标，或者通过问卷调查或考核的方式考查学生对知识技能的具体掌握情况。

第三节　情景模拟训练

根据以下情景设置，学生模拟临床护士对标准化病人进行相应的健康评估，实施相关护理技术操作，选择适宜的方式对病人及家属进行健康教育。情景模拟练习结束后组织学生讨论与反思模拟过程中存在的问题，提出正确的解决方案。

一、情景模拟前准备

情景模拟前准备包含场景、道具、角色分工、用物准备等，见表11-3-1。

表 11-3-1　情景模拟前准备

准备项目	准备措施
模拟情景描述	神经内科病房收治一位突发言语不清、右侧肢体活动不灵 1 小时的 65 岁男性病人，病人由女儿陪同平车入院
病房布景	神经内科病房，有中心吸氧管道，床旁配心电监护仪等
所需道具	体温计、护士挂表、血压计、听诊器、血氧饱和度检测仪、叩诊锤、输液用物、手电筒、医嘱单、护理记录单等
角色扮演分配	病人：标准化病人。 护士 A：负责询问病史、进行体格检查；做出初步护理诊断及相应的临床处置。 护士 B：协助护士 A 完成健康评估；向医生汇报病人病情，执行相关护理操作。 医生：负责查看病人，下达医嘱。 家属：负责补充交代病人病史，触发标的反应，推进剧情
实验室检查素材提供	头颅 CT：左侧大脑额叶大片低密度影。 TCD：双侧大脑中动脉、双侧颈内动脉虹吸部、双侧大脑后动脉，基底动脉狭窄。 血脂检查：LDC-C 2.01 mmol/L，TG 1.81 mmol/L，TC 6.20 mmol/L
医嘱	鼻导管吸氧 2 L/min。 持续心电、血氧、血压监测。 静脉滴注甘露醇（250 mL，30 分钟滴完）。 开塞露 20 mL 置肛
角色剧情对话	护士与家属：了解病情、健康教育。 护士与医生：汇报病情，执行医嘱

二、标准化病人资料

姓名：王×　　　　　　性别：男

年龄：65 岁　　　　　　语言：普通话

教育程度：初中　　　　职业：退休

家庭经济状况：一般　　婚姻：已婚

身高：172 cm　　　　　体重：90 kg

主诉：突发言语不清、右侧肢体偏瘫 1 天。

既往史：高血压 10 年，未规律服药，血压控制不详。

个人生活习惯：口味偏重，喜食偏油、偏咸食物，吸烟 30 余年，约 20 支/d；饮酒 20 余年，一日三餐每顿约 100 mL 高度白酒。

婚育史：26 岁结婚，育有 1 子。

家族史：母亲因脑出血去世，其兄妹 4 人均有高血压病史。

三、情景变化

情景 1

病人在家属陪同下平车入院，神志清楚，言语含糊，右侧肢体偏瘫。请对该病人进行健康评估。

(一)情景模拟实施

(1)护士 A 与护士 B 接诊病人，态度和蔼、亲切。

(2)护士 A 进行病情观察、收集病史、进行体格检查。重点评估病人意识和肌力，以及跌倒和坠床风险。

(3)护士 B 协助完成呼吸、体温、脉搏、血压及血氧饱和度等测量。

(4)护士 A 与 B 分别准备氧气吸入装置、建立静脉通道、进行心电监护、为病人设置床挡、安全保护，进行防跌倒、防坠床等宣教。

(5)正确书写护理记录，填写跌倒、压力性损伤风险评估单。

(二)考核目标

(1)能否系统全面评估病人病史与病情。

(2)能否准确识别脑卒中。

(3)安全防护措施是否到位。

情景 2

病人卧床 30 分钟后，突发头痛，喷射性呕吐，呼吸加深加快，双侧瞳孔不等大，左侧瞳孔直径 3 mm，右侧 2 mm，对光反射灵敏，呼吸加深加快，脉搏 90 次/min，呼吸 30 次/min，血压 200/100 mmHg，血氧饱和度 92%。判断病人出现何种情况？如何予以处理？

(一)情景模拟实施

(1)发现病人病情变化，护士 B 立即向医生汇报病情，护士 A 在病人床旁，密切观察病人意识、瞳孔及生命体征的变化。

(2)护士 B 遵医嘱予以氧气吸入 2 L/min，心电监护、血氧、血压监测。

(3)护士 A 遵医嘱予以脱水降颅压药物静脉输注，输液时注意事项：

1)输注时使用较大的针头及较粗的血管进行输液。

2)观察药物有无结晶。

3)在 30 分钟内输注完毕。

4)观察病人尿量。

(4)观察药物的作用和不良反应(15 分钟后再次评估病人意识状态、生命体征)。

(5)遵医嘱抽血送急诊检验，行床旁心电图。

(6)过程中保证病人的安全：加床挡保护，抢救过程中用过的物品及时处理。

(7)过程中关注病人及家属的心理反应并及时处理。

(二)考核目标

(1)病情观察、判断是否及时、准确。

(2)病情汇报是否条理、清晰、准确。

(3)能否配合医生正确及时救治病人。

▶ 情景3

第三日清晨查房，病人神志清楚，言语含糊，右面舌瘫，双侧瞳孔等大、等圆，对光反射灵敏，颈软无抵抗。右侧肢体肌力0级，肌张力减低，右髋部皮肤压红且拒绝向左侧翻身，主诉"向左边躺不舒服"。如何评估病人皮肤完整性受损的风险？

(一)情景模拟实施

(1)评估病人皮肤情况，给予翻身枕于右侧髋部，减轻局部压力，同时向病人家属解释定时翻身的重要性。

(2)协助病人更换体位。

1)向病人解释翻身的意义，注意保护病人隐私和室内温度。

2)向左侧翻转病人，在病人身后垫翻身枕；摆放良肢位，询问病人是否舒适。

3)加床挡保护病人。

(3)保持皮肤清洁、干燥，及时更换污染的脏被服。

(4)保持床单位平整。

(5)增加病人营养摄入量。

(二)考核目标

(1)能否正确评估病人压力性损伤风险。

(2)预防压力性损伤措施是否全面到位。

(3)评估沟通是否有效。

▶ 情景4

晨起查房，评估病人神志清楚，言语含糊。主诉3天未解大便，现有便意，但排便费力。如何评估病人排便情况及解决其排便问题？

(一)情景模拟实施

(1)评估病人便秘的情况，如有无腹胀、进食、活动、排便频次等。

(2)告知病人避免用力排便，用力排便可使颅内压一过性增高，有引起脑出血的危险。

(3)告知病人使用开塞露的方法，注意室内温度和保护病人隐私。

（4）正确使用开塞露。

（5）评价用药后排便效果。

（6）向病人做好预防便秘的知识宣教。

（二）考核目标

（1）能否全面评估病人便秘情况。

（2）病人便秘解决方案是否及时、有效。

（3）预防便秘的健康宣教是否全面准确。

▶ 情景 5

病人住院治疗 4 周后，病情平稳，神志清楚，言语欠清晰，右侧肢体肌力 3~4 级，可以坐于椅上，恢复良好，准备出院，询问护士出院后注意事项。如何给病人做出院指导？

（一）情景模拟实施

（1）评估病人对脑卒中的认知，自我管理知识储备、学习能力和学习需求。

（2）评估病人家庭支持情况，邀请病人主要照顾者参加宣教。

（3）向病人及家属讲解脑梗死二级预防。

1）监测血压要定时间、定体位、定部位、定血压计。

2）遵照医嘱服用药物，尤其是降压药物，切勿自行停减药。

3）指导病人进食低盐、低脂饮食。

4）康复指导，上肢康复 BOBATH 握手，下肢康复桥式运动。注意事项：BOBATH 握手用健侧带动患侧进行主动运动，要求上肢直上直下，肘部不能弯曲；桥式运动注意两腿平行屈曲，臀部抬高，身体呈一个斜坡，不要成为锐角，双下肢不要外展、外旋。

（4）向病人讲解日常生活安全宣教，预防跌倒、坠床等意外的发生。

（5）考核病人及家属的知识掌握程度。

（二）考核目标

（1）健康宣教内容是否全面、准确。

（2）评价病人及家属的学习效果。

四、讨论与反馈

（一）评估内容及考核要点

学生按照要求进行情景模拟，包括正确的病史采集、相应的体格检查，提出该病人应接受的实验室及辅助检查，综合病人的评估结果，建立临床思维，并提出可能的医疗诊断和护理诊断。指导教师同步观察学生的表现，对模拟评估过程进行考核并记录，同时，注意学生在评估过程中是否体现出对病人的人文关怀。健康评估内容及考核要点见表 11-3-2。

表 11-3-2　健康评估内容及考核要点

评估项目	考核标准	备注
人文素养	态度端正，体现人文关怀	注重与病人的沟通技巧及人文关怀
病史采集	问诊技巧	按照一定顺序提问，问诊熟练
		无重复、诱导性、暗示性提问
		尊重、信任及鼓励病人
	问诊内容	病因、诱因：有无明显诱因，安静时发病或强烈精神刺激后发病
		发病时间：缓起或急起
		主要症状：失语特点、肢体无力程度
		伴随症状：有无发热、意识障碍、视野缺损、肌力、肌张力、头晕、头痛、恶心、呕吐、大小便失禁等伴随症状
		病情进展
		既往史、个人史及家族史：有无高血压、糖尿病、冠心病、高脂血症等病史；有无吸烟、饮酒史；家族性脑血管病史；肿瘤、外伤、手术史
		心理社会资料
体格检查	一般状态	病人生命体征、意识及精神状态、皮肤评估、营养状态、大小便情况、跌倒和坠床风险评估
	专科检查	语言功能：判断病人失语特点
		脑神经：检查视野、眼球运动、瞳孔、眼球震颤、额纹、眼裂、鼻唇沟等
		运动系统：检查肌力、肌张力、共济运动、姿势和步态
		感觉系统：评估深浅感觉障碍及病理反射
实验室检查	辅助检查依据	血、尿、大便三大常规、肝肾功能、心电图、脑部 CT、凝血五项、水电解质分析、血气分析
评估结果	医疗护理诊断	主要的医疗诊断及护理诊断

（二）病人症状评估思维

在本情景模拟案例中，患者入院时的主要症状为失语和偏瘫，这两项症状同时出现提示有以下可能：脑血管疾病、颅内感染、颅内占位性疾病、癫痫样发作或内分泌及代谢异常，也要考虑某类精神疾病的可能，如癔症。为进行鉴别诊断，学生应从病史采集、体格检查、实验室检查及心理社会评估等方面结合最佳证据综合考量，做出循证诊断。病人症状评估思维导图示例见图 11-3-1。循证实践思维导图示例见图 11-3-2。

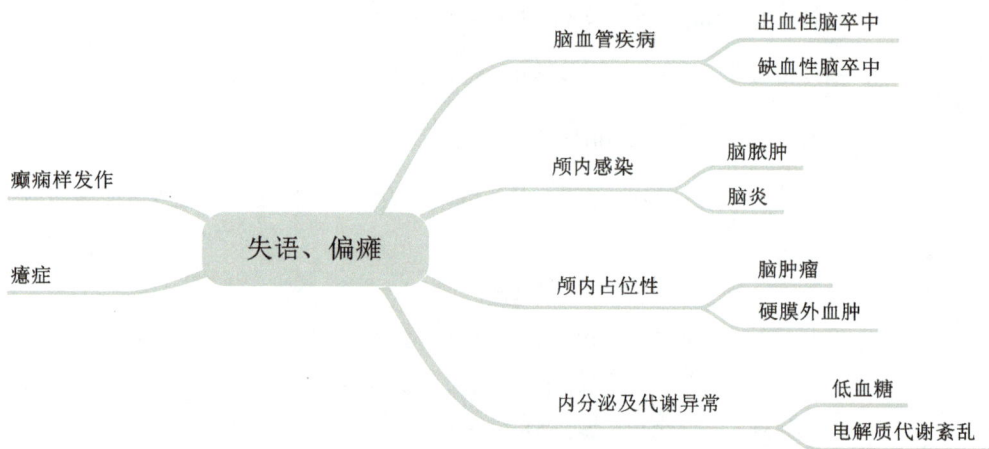

图 11-3-1　病人症状评估思维导图示例

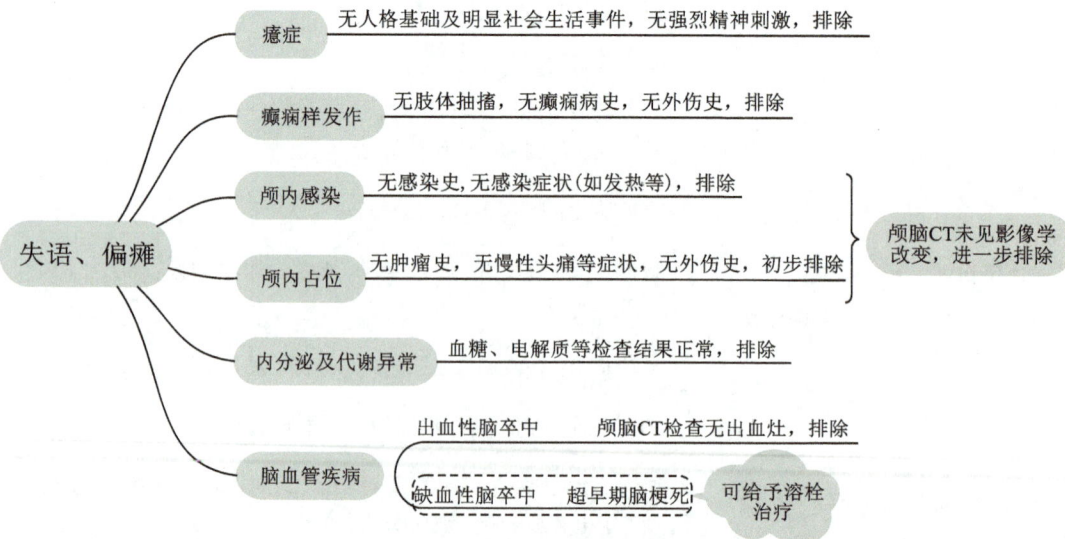

图 11-3-2　循证实践思维导图示例

五、护理情景变化中的健康评估思维

本情景模拟训练示例动态地模拟了一位脑梗死病人从入院、住院期间病情变化到出院的整个过程。以病人的病情进展和护理问题变化为主线，为学生设置了需要实施病史询问、体格检查、实验室检查等健康评估的多个场景，考查了学生的健康评估的知识和技能，以及人文关怀等职业素养；同时，引导学生建立系统的临床思维。脑梗死病人的护理情景变化中的健康评估思维导图见图 11-3-3。

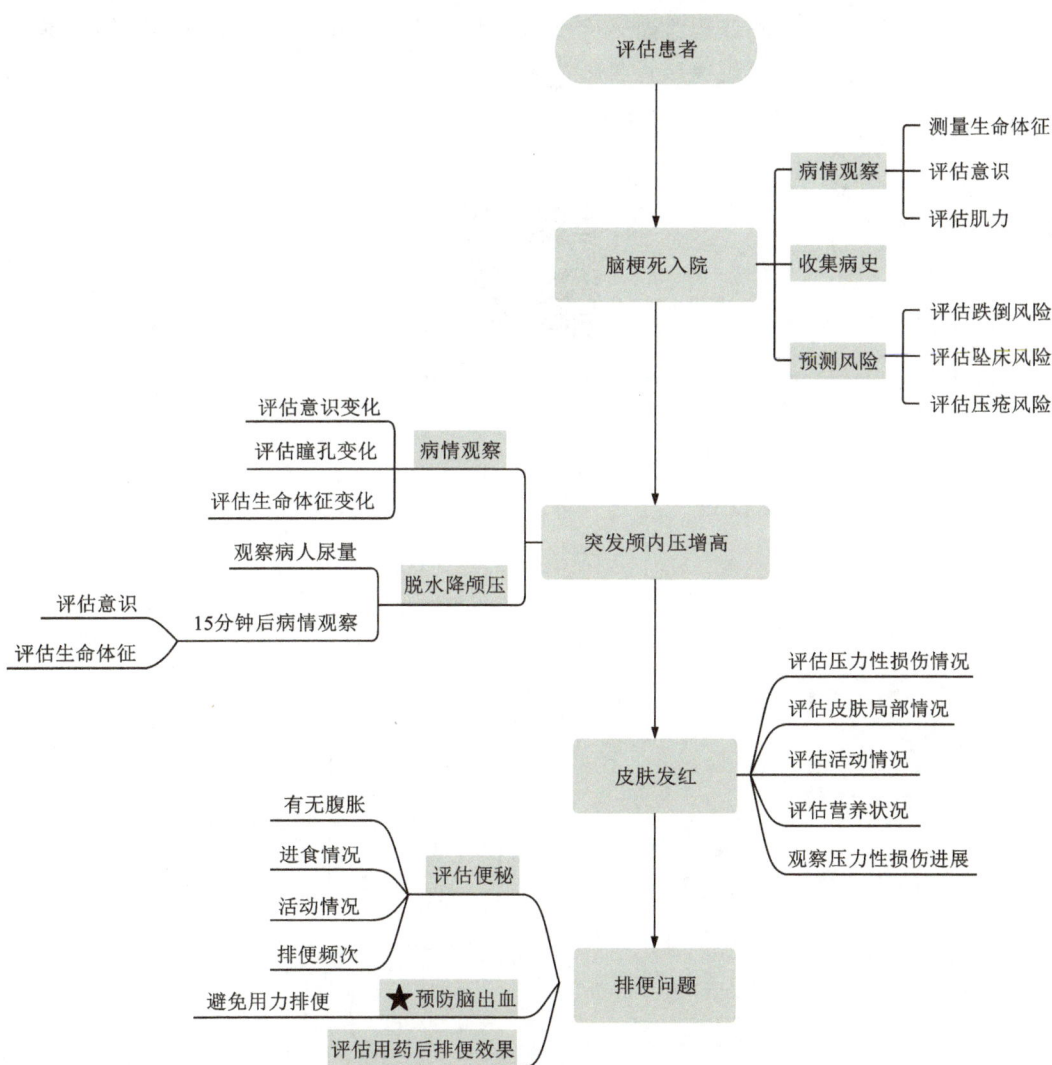

图 11-3-3　脑梗死病人的护理情景变化中的健康评估思维导图

本课小结

> 　　临床护理情景模拟作为一种有效的培训手段，在提高护生专业实践技能、护患沟通能力、岗位胜任力、评判性思维能力、健康教育效果，以及病人满意度方面效果突出。当前，临床护理情景模拟已得到较为广泛的应用，但由于学生的教育背景、学习能力和学习需求不同，其临床护理情景培训的培训目标和整体设计也不同。本课针对健康评估这一环节，着重介绍了如何通过临床情景模拟训练指导学生正确有效地评估病人健康状况及病情变化，将在情景模拟训练中学习到的临床思维融入专业学习和临床实践中，形成良好的评估思维，实现健康评估能力的提高。

目标检测

（孙玫）

附　录

附录 1　抑郁自评量表（SDS）

问题	没有或很少时间	小部分时间	相当多时间	绝大部分或全部时间
1. 我觉得闷闷不乐，情绪低沉				
2. 我觉得一天之中早晨最好				
3. 我一阵阵地哭出来或是想哭				
4. 我晚上睡眠不好				
5. 我吃的和平时一样多				
6. 我与异性接触时和以往一样感到愉快				
7. 我发觉我的体重在下降				
8. 我有便秘的苦恼				
9. 我心跳比平时快				
10. 我无缘无故感到疲乏				
11. 我的头脑和平时一样清楚				
12. 我觉得经常做的事情并没有困难				
13. 我觉得不安而平静不下来				
14. 我对将来抱有希望				
15. 我比平常容易激动				
16. 我觉得做出决定是容易的				
17. 我觉得自己是个有用的人，有人需要我				

续附录1

问题	没有或很少时间	小部分时间	相当多时间	绝大部分或全部时间
18. 我的生活过得很有意思				
19. 我认为如果我死了别人会生活得更好些				
20. 平常感兴趣的事我仍然照样感兴趣				

使用方法：抑郁自评量表（self-rating depression scale，SDS）由 W. K. Zung 编制，广泛用于有无抑郁的粗筛、情绪状态评定和抑郁症患者治疗效果评价等。SDS 共 20 个条目，采用 4 级评分，1 分表示"没有或很少时间"；2 分表示"小部分时间"，3 分表示"相当多时间"，4 分表示"绝大部分或全部时间"，其中条目 2、5、6、11、12、14、16、17、18 和 20 共 10 个条目为反向计分。总粗分乘以 1.25，取整数部分，即为标准分。标准分低于 53 分为正常，53~62 分为轻度抑郁，63~72 分为中度抑郁，高于 72 分为重度抑郁。测量时应明确告诉被测者根据自己"现在"或"过去一周"的主观精神状况进行填写。

附录2　焦虑自评量表（SAS）

评价内容	没有或 很少时间有	有时有	大部分 时间有	绝大部分或 全部时间都有
1. 我总是觉得容易紧张和着急				
2. 我无辜觉得害怕				
3. 我老是心里烦乱或觉得惊恐				
4. 我觉得我可能将要发疯				
5. 我认为一切都很好，不会发生什么不幸				
6. 我手脚经常发抖打颤				
7. 我因为头痛，头颈痛和背痛而苦恼				
8. 我容易衰弱和疲乏				
9. 我觉得心平气和，并且极易安静坐着				
10. 我觉得心跳得快				
11. 我因为头晕而苦恼				
12. 我有晕倒发作或觉得要晕倒似的				
13. 我吸气呼气都感到很容易				
14. 我的手脚麻木和刺痛				
15. 我因为胃痛和消化不良而苦恼				
16. 我常常要小便				
17. 我的手脚常常是干燥温暖的				
18. 我脸红发热				
19. 我容易入睡并且一夜睡得很好				
20. 我做噩梦				

　　使用方法：焦虑自评量表（self-rating anxiety scale，SAS）由 W. K. Zung 编制，用于评定患者焦虑的主观感受及其在治疗中的变化。SAS 共 20 个条目，采用 4 级评分，1 分表示"没有或很少时间有"；2 分表示"有时有"，3 分表示"大部分时间有"，4 分表示"绝大部分或全部时间都有"，其中条目 5、9、13、17、19 共 5 个条目为反向计分。总粗分乘以 1.25，取整数部分，即为标准分。标准分 50~59 分为轻度焦虑，60~69 分为中度焦虑，69 分以上为重度焦虑。测量时应明确告诉被测者根据自己"现在"或"过去一周"的主观精神状况进行填写。

附录3　社会支持评定量表(SSRS)

1.您有多少关系密切,可以得到支持和帮助的朋友?(只选一项)

(1)一个也没有。

(2)1~2个。

(3)3~5个。

(4)6个或6个以上。

2.近一年来您:(只选一项)

(1)远离家人,且独居一室。

(2)住处经常变动,多数时间和陌生人住在一起。

(3)和同学、同事或朋友住在一起。

(4)和家人住在一起。

3.您与邻居:(只选一项)

(1)相互之间从不关心,只是点头之交。

(2)遇到困难可能稍微关心。

(3)有些邻居都很关心您。

(4)大多数邻居都很关心您。

4.您与同事:(只选一项)

(1)相互之间从不关心,只是点头之交。

(2)遇到困难可能稍微关心。

(3)有些同事很关心您。

(4)大多数同事都很关心您。

5.从家庭成员得到的支持和照顾:(在合适的框内画"√")

	无	极少	一般	全力支持
A.夫妻				
B.父母				
C.儿女				
D.兄弟姐妹				
E.其他成员(如嫂子)				

6.过去,在您遇到急难情况时,曾经得到的经济支持和解决实际问题的帮助的来源有:

(1)无任何来源。

(2)下列来源:(可选多项)

A.配偶;B.其他家人;C.亲戚;D.朋友;E.同事;F.工作单位;G.党团工会等官方或半官方组织;H.宗教、社会团体等非官方组织;I.其他(请列出)

7.过去,在您遇到急难情况时,曾经得到的安慰和关心的来源有:

(1)无任何来源。

（2）下列来源：（可选多项）

A.配偶；B.其他家人；C.朋友 D.亲戚；E.同事；F.工作单位；G.党团工会等官方或半官方组织；H.宗教、社会团体等非官方组织；I.其他（请列出）

8.您遇到烦恼时的倾诉方式：（只选一项）

（1）从不向任何人诉述。

（2）只向关系极为密切的1~2个人诉述。

（3）如果朋友主动询问您会说出来。

（4）主动诉说自己的烦恼，以获得支持和理解。

9.您遇到烦恼时的求助方式：（只选一项）

（1）只靠自己，不接受别人帮助。

（2）很少请求别人帮助。

（3）有时请求别人帮助。

（4）有困难时经常向家人、亲友、组织求援。

10.对于团体（如党团组织、宗教组织、工会、学生会等）组织活动，您：（只选一项）

（1）从不参加。

（2）偶尔参加。

（3）经常参加。

（4）主动参加并积极活动。

使用方法：社会支持评定量表（social support rating scale，SSRS）由肖水源编制。SSRS 共有10个条目，包括客观支持（第2、6、7条）、主观支持（第1、3、4、5条）和对社会支持的利用度（第8、9、10条）三个维度。条目记分方法：第1~4条，第8~10条，每条只选一项，选择1、2、3、4项分别记1、2、3、4分；第5条分A、B、C、D、E 5项，记总分，每项从"无"到"全力支持"分别记1~4分，即"无"记1分，"极少"记2分，"一般"记3分，"全力支持"记4分；第6、7条如回答"无任何来源"则记0分，回答"下列来源"者，有几个来源就记几分。总得分越高，社会支持水平越高。

附录 4 医院焦虑抑郁量表 HADS

以下问题为单项选择，请选择最符合您自身情况的一项。

1. 我感到紧张(或痛苦)(A)：

根本没有——0 分

有时候——1 分

大多时候——2 分

几乎所有时候——3 分

2. 我对以往感兴趣的事情还是有兴趣(D)：

肯定一样——0 分

不像以前那样多——1 分

只有一点——2 分

基本上没有了——3 分

3. 我感到有点害怕好像预感到什么可怕的事情要发生(A)：

根本没有——0 分

有一点，但并不是使我苦恼——1 分

是有，不太严重——2 分

非常肯定和十分严重——3 分

4. 我能够哈哈大笑，并看到事物好的一面(D)：

我经常这样——0 分

现在已经不太这样了——1 分

现在肯定是不太多了——2 分

根本没有——3 分

5. 我的心中充满烦恼(A)：

偶然如此——0 分

时时，但并不轻松——1 分

时常如此——2 分

大多数时间——3 分

6. 我感到愉快(D)：

大多数时间——0 分

有时——1 分

并不经常——2 分

根本没有——3 分

7. 我能够安闲而轻松地坐着(A)：

肯定——0 分

经常——1 分

并不经常——2 分

根本没有——3 分

8. 我对自己的仪容失去兴趣(D)：

我仍然像以往一样关心——0 分

我可能不是非常关心——1 分

并不像我应该做的那样关心我——2分

肯定——3分

9. 我有点坐立不安,好像感到非要活动不可(A):

根本没有——0分

并不是很少——1分

是不少——2分

确实非常多——3分

10. 我对一切都是乐观地向前看(D):

差不多是这样做——0分

并不完全是这样做的——1分

很少这样做——2分

几乎从不这样做——3分

11. 我突然发现有点恐慌感(A):

根本没有——0分

并非经常——1分

非常肯定,十分严谨——2分

确实很经常——3分

12. 我好像感到情绪在渐渐低落(D):

根本没有——0分

有时——1分

很经常——2分

几乎所有时间——3分

13. 我感到有点害怕,好像某个内脏器官变坏了(A):

根本没有——0分

有时——1分

很经常——2分

非常经常——3分

14. 我能欣赏一本好书或一项好的广播或电视节目(D):

常常如此——0分

有时——1分

并非经常——2分

根本没有——3分

使用方法:医院焦虑抑郁量表(hospital anxiety and depression scale, HADS)由 Zigmond 等编制,主要应用于综合医院中患者焦虑和抑郁的筛查。HADS 包括焦虑和抑郁 2 个分量表,共 14 个条目,焦虑(A)和抑郁(D)各 7 个条目,均采用 4 级评分(0~3分),焦虑和抑郁总分范围各为 0~21 分,两个分量表的分值划分为:0~7 分表示无症状;8~10 分表示症状可疑;11~21 分表示肯定存在症状。量表评估总分≤7 分,表示不存在焦虑或抑郁;总分≥8 分,表示可能为焦虑抑郁状态。

附录 5　日常生活活动能力（ADL）量表（Barthel 指数）评分标准

项目		分类和评分
大便	0 分	失禁；或无失禁，但有昏迷
	5 分	偶尔失禁（每周≤1 次），或在需要帮助下使用灌肠剂或栓剂，或需要辅助器具
	10 分	能控制；如需要，能使用灌肠剂或栓剂
小便	0 分	失禁；或需要由他人导尿；或无失禁，但有昏迷
	5 分	偶尔失禁（每 24h≤1 次，每周 1 次），或需要器具帮助
	10 分	能控制；如果需要，能使用集尿器或其他用具，并清洗。如无须帮助，自行导尿，并清洗导尿管，视为能控制
（修饰性）	0 分	依赖或需要帮助
	5 分	自理：在提供器具的情况下，可能独立完成洗脸、梳头、刷牙、剃须（如需要用电则应会用插头）
用厕	0 分	依赖
	5 分	需要部分帮助：指在穿衣脱裤，使用卫生纸擦净会阴，保持平衡或便后清洁时需要帮助
	10 分	自理：指能独立地进出厕所，使用厕所或便盆，并能穿脱衣裤、使用卫生纸，擦净会阴和冲洗排泄物，或倒掉并清洗便盆
进食	0 分	依赖
	5 分	需要部分帮助：指能吃任何正常食物，但在切割、搅拌食物或夹菜、盛饭时需要帮助，或较长时间才能完成.
	10 分	自理：指能使用任何必要的装置，在适当的时间内独立完成包括夹菜、盛饭在内的进食过程
转移	0 分	依赖：不能坐起，需要 2 人以上帮助，或用提升机
	5 分	需要大量帮助：能坐，需要 2 人或 1 个强壮且动作熟练的人帮助或指导
	10 分	需要小量帮助：为保安全，需要 1 人搀扶或语言指导、监督
	15 分	自理：指能独立地从床上转移到椅子上并返回。能独立地从轮椅到床，再从床回到轮椅，包括从床上坐起，刹住轮椅，抬起脚踏板
平地步行	0 分	依赖：不能步行
	5 分	需要大量帮助：如果不能行走，能使用轮椅行走 45 m，并能向各方向移动以及进出厕所
	10 分	需要小量帮助：指在 1 人帮助下行走 45 m 以上，帮助可以是体力或语言指导、监督，如坐轮椅，必须是无须帮助，能使用轮椅行走 45m 以上，并能拐弯，任何帮助都应由未经特殊训练者提供
	15 分	自理：指能在家中或病房周围水平路面上独自行走 45 m 以上，可以用辅助装置，但不包括带轮的助行器

续附录5

项目		分类和评分
穿着	0分	依赖
	5分	需要帮助：指在适当的时间内至少做完一半的工作
	10分	自理：指在无人指导的情况下能独立穿脱适合自己身体的各类衣裤，包括穿鞋、系鞋带、扣纽扣、解纽扣、拉拉链、穿脱矫形器和各类护具等。
上下楼梯	0分	依赖：不能上下楼梯
	5分	需要帮助：在体力帮助或语言指导、监督下上、下一层楼
	10分	自理（包括使用辅助器）：指能独立地上、下一层楼，可以使用扶手或用手杖、腋仗等辅助用具
洗澡（池浴、盆浴或淋浴）	0分	依赖或需要帮助
	5分	自理：指无须指导和他人帮助能安全进出浴池，并完成洗澡全过程
ADL独立程度		评出分数后，可以按下列标准判断患者ADL独立程度
		>60分，良，虽有轻度残疾，但生活基本自理
		40~60分，中度残疾，生活需要帮助（40分以上者康复治疗效益最大）
		20~40分，重度残疾，生活依赖明显，需要很大帮助
		<20分，完全残疾，生活完全依赖
		100分，表示患者不需要照顾，ADL可以自理，但并不意味着能独立生活，他可能不能烹饪、料理家务和与他人接触

附录6　日常生活活动能力量表（ADL）

条目	自己完全可以做	有些困难	需要帮助	根本无法做
1. 使用公共车辆				
2. 行走				
3. 做饭菜				
4. 做家务				
5. 吃药				
6. 吃饭				
7. 穿衣				
8. 梳头、刷牙等				
9. 洗衣				
10. 洗澡				
11. 购物				
12. 定时上厕所				
13. 打电话				
14. 处理自己的钱财				

使用方法：日常生活活动能力量表（activity of daily living scale，ADL）由 Lawton 和 Brody 编制，用于评价老年人的日常生活活动能力。ADL 共 14 个条目，采用 4 级评分，1 分表示"自己完全可以做"，2 分表示"有些困难"，3 分表示"需要帮助"，4 分表示"根本无法做"。总分为 14~56 分，得分为 14 分表示老年人日常生活活动能力正常，得分高于 14 分，表示有不同程度的日常活动能力受损，且得分越高，受损程度越严重。

附录7　微型营养评定量表（MNA）

整体评价		得分
1.体重指数（kg/m²）	0＝BMI<19　1＝BMI 19~21　2＝BMI 21~23　3＝BMI≥23	
2.上臂肌围（cm）	0.0＝MAC<21　0.5＝21~22　1.0＝MAC>22	
3.小腿周径（cm）	0＝CC<31　1＝CC≥31	
4.近3个月来体重减少	0＝体重减少>3kg　1＝不知道　2＝体重减1~3 kg　3＝体重无减少	
总体评价		
5.生活自理	0＝否　1＝是	
6.每天服用3种以上处方药	0＝是　1＝否	
7.近3个月来心理疾患或急性疾病	0＝是　1＝否	
8.活动能力	0＝卧床或坐椅子　1＝能离床或离椅子但不能出门　2＝能出门	
9.神经心理问题	0＝严重痴呆或抑郁　1＝轻度痴呆　2＝无心理问题	
10.皮肤溃疡	0＝是　1＝否	
饮食评价		
11.每天几餐	0＝1餐　1＝2餐　2＝3餐	
12.蛋白质摄入的指标：是否每天至少一次摄入牛奶、奶酪或酸奶？是否每周2次或以上摄入豆类或蛋类食品？是否每天摄入肉、鱼、活禽类	0＝0-1个是　0.5＝2个是　1＝3个是	
13.每天2次或以上食用蔬菜或水果	0＝否　1＝是	
14.近3个月来是否因厌食、消化、咀嚼或吞咽困难致摄入减少	0＝严重食欲不振　1＝中度食欲不振　2＝轻度食欲不振	
15.每天饮水量（杯）	0＝≤3杯　0.5＝3~5杯　1＝≥5杯	
16.进食情况	0＝进食需要别人帮助　1＝进食需要帮助但较困难　2＝进食困难	
自身评价		
17.是否自认为有营养问题	0＝严重营养不良　1＝中度营养不良或不知道　2＝轻度营养不良	
18.与同龄人相比较自身的营养状况	0＝不很好　0.5＝不知道　1＝一样好　2＝更好	

　　MNA分级标准：总分≥24表示营养状况良好，17≤总分<24表示存在营养不良的危险，总分<17表示明确为营养不良。

附录 8　汉密尔顿焦虑量表(HAMA)

项目	说明	评分				
失眠	难以入睡、易醒、睡得不深、多梦、梦魇、夜惊、醒后感疲倦	0	1	2	3	4
紧张	紧张感、易疲劳、不能放松、易哭、颤抖、感到不安					
害怕	害怕黑暗、陌生人、一人独处、动物、乘车或旅行及人多的场合					
焦虑心境	担心、担忧,感到有最坏的事情将要发生,容易激惹					
认知功能	注意力不能集中,记忆力差,或称记忆、注意障碍					
抑郁心境	丧失兴趣、对以往爱好缺乏快感、忧郁、早醒、昼重夜轻					
感觉系统症状	感觉系统症状:视物模糊、发冷发热、软弱无力感、浑身刺痛					
肌肉系统症状	肌肉酸痛、活动不灵活、肌肉抽动、肢体抽动、牙齿打颤、声音发抖					
心血管系统症状	心动过速、心悸、胸痛、血管跳动感、昏倒感、心搏脱漏					
呼吸系统症状	胸闷、窒息感、叹息、呼吸困难					
胃肠道症状	吞咽困难、嗳气、消化不良(进食后腹痛、胃部烧灼痛、腹胀、恶心、胃部饱感)、肠鸣、腹泻、体重减轻、便秘					
生殖泌尿系统症状	尿意频数、尿急、停经、性冷淡、过早射精、勃起不能、阳痿					
自主神经系统症状	口干、潮红、苍白、易出汗、易起"鸡皮疙瘩"、紧张性头痛、毛发竖起					
会谈时行为表现	一般表现:紧张、不能松弛、忐忑不安、咬手指、紧紧握拳等。生理表现:吞咽、打呃、安静时心率快、呼吸快(20 次/min 以上)等					

使用方法:汉密尔顿焦虑量表(Hamilton anxiety scale,HAMA)由 Hamilton 编制,主要用于评定神经症及其他病人的焦虑症状严重程度,是一种他评量表。HAMA 共 14 个条目,采用 5 级评分,0 分表示"无症状",1 分表示"轻度",2 分表示"中度",3 分表示"重度",4 分表示"极重度"。量表可分为躯体性焦虑(第 7~13 项得分较高)和精神性焦虑(第 1~6 项和第 14 项得分较高)两大因子。总得分<7 分,表示没有焦虑症状,总得分≥7 分,表示可能有焦虑,总得分≥14 分,表示肯定有焦虑,总得分≥21 分,表示肯定有较为明显的焦虑,总得分≥29 分,表示可能有严重的焦虑。

附录 8　简易智能精神状态检查量表 (MMSE)

序号	评价项目	正确=1	错误=0
定向力	现在我要问您一些问题来检查您的记忆力和计算能力, 多数都很简单		
	请说出今年的年份	1□	0□
	现在是什么季节	1□	0□
	现在是几月份	1□	0□
	今天是几号	1□	0□
	今天是星期几	1□	0□
	这是什么城市 (城市名)	1□	0□
	这是什么区 (城区名)	1□	0□
	住在什么街道	1□	0□
	这是第几层楼	1□	0□
	这是什么地方 (地址、门牌号)	1□	0□
即刻记忆	现在我告诉您三种东西的名称 (皮球、国旗、树木), 我说话完后, 请您重复一遍。请您记住这三种东西, 过会我还要问您		
	皮球	1□	0□
	国旗	1□	0□
	树木	1□	0□
注意力和计算力	现在请您算一算, 从 100 中减去 7, 然后从所得的数算下去, 请您将每减一个 7 后的答案告诉我, 直到我说停为止		
	100−7=93	1□	0□
	93−7=86	1□	0□
	86−7=79	1□	0□
	79−7=72	1□	0□
	72−7=65	1□	0□
延迟回忆	现在请您说出刚才我让您记住的是哪三样东西		
	皮球	1□	0□
	国旗	1□	0□
	树木	1□	0□
命名能力	请问这是什么 (检查者出示手表)	1□	0□
	请问这是什么 (检查者出示铅笔)	1□	0□
复述能力	请您跟我说"四十四只石狮子"	1□	0□

续附录8

序号	评价项目	正确=1	错误=0
阅读能力	请您念一念这句话，并按这句话的意思去做 "请闭上您的眼睛"	1□	0□
执行命令能力	我给您一张纸，请您按照我说的去做		
	右手拿着这张纸	1□	0□
	用双手将纸对折	1□	0□
	将纸放在您的坐腿上	1□	0□
书写能力	请您写一个完整的句子	1□	0□
结构能力	请您照着这个样子把它画下来	1□	0□

使用方法：简易智能精神状态检查量表（mini-mental state examination，MMSE）由 Folstein 编制，是应用最广泛的认知障碍筛查工具之一。MMSE 的测试内容包括定向力、记忆力、注意力和计算力，以及语言能力（命名能力、阅读能力、书写能力等）等，共 30 个条目，回答正确记 1 分，回答错误记 0 分。量表满分为 30 分，得分低于 27 分表示存在认知功能障碍，21~26 分表示存在轻度认知功能障碍，10~20 分表示存在中度认知功能障碍，0~9 分表示存在重度认知功能障碍。

附录 9　社会功能活动问卷（FAQ）

序号	评价内容	评分		
		0	1	2
1	使用各种票证(交通卡、存折、老年证或其他证件等)			
2	按时支付各种票据(如房租、水电费等)			
3	自行购物(如购买衣、食及家庭用品等)			
4	参加需要技巧性的游戏或活动(如下棋、打麻将等)			
5	使用炉子(包括生炉子、熄灭炉子)			
6	准备和烧一顿饭(包括饭菜汤)			
7	关心和了解新鲜事物(国家或邻居中发生的重要事情)			
8	持续 1 小时以上注意力集中地看电视或小说或听收音机,并能理解评论或讨论其内容			
9	记得重要约会(如领退休金、朋友约会、接送幼儿)			
10	独自外出活动或去访友(指较远距离,如相当于 3 站公共汽车的距离)			

使用方法：社会功能活动问卷（functional assessment questionnaire，FAQ）由 Pfeffer 等编制，FAQ 共 10 个条目，采用 3 级评分，0 分表示"无任何困难，能独立完成"，1 分表示"有些困难，需要他人指导或帮助"，2 分表示"本人无法完成"。若该条目不适用，被测者从不从事这项活动，记为 0 分，从不从事且做起来有困难的记为 1 分。量表总分为 0~20 分，得分越高表示社会功能状况越差。

附录 10　Morse 跌倒风险评估量表（MFS）

评估内容	评分标准
1. 近 3 个月跌倒史	无＝0 分 有＝25 分
2. 超过一个医疗诊断	无＝0 分 有＝15 分
3. 使用行走辅助用具	不需要/完全卧床/需要协助＝0 分 拐杖/手杖/助行器＝15 分 依扶家具行走＝30 分
4. 静脉输液或使用肝素锁	无＝0 分 有＝20 分
5. 步态	正常/卧床/轮椅代步＝0 分 双下肢虚弱乏力＝10 分 功能障碍/残疾＝20 分
6. 认知状态	量力而行＝0 分 高估自己能力/忘记自己受限制＝15 分

　　使用方法：Morse 跌倒风险评估量表（morse fall scale，MFS）由美国学者 Janice Morse 编制，专门用于预测跌倒可能性。MFS 共 6 个条目，总分 125 分，得分>55 分表示存在高跌倒风险，得分越高表示跌倒风险越大。

附录11　SARC- CalF 量表

项目	问题	得分
肌肉力量	举起/搬运约 4.5kg 重物的难度	0=没有困难
		1=有一定困难
		2=难度较大、无法完成
辅助行走	步行穿越房间的难度	0=没有困难
		1=有一定困难
		2=难度较大、需要帮助、无法完成
座椅站立	从床或座椅站起的难度	0=没有困难
		1=有一定困难
		2=难度较大、没有帮助无法完成
攀爬楼梯	攀爬 10 级台阶的难度	0=没有困难
		1=有一定困难
		2=难度较大、无法完成
跌倒次数	过去 1 年中跌倒的次数	0=0 次
		1=1~3 次
		2=4 次及以上
小腿围度	测优势小腿围度	0=男>34 cm, 女>33 cm
	双脚间距 20 cm，腿部放松	10=男≤34 cm, 女≤33 cm

　　SARC-CalF（SARC-F combined with calf circumference）量表是一项被广泛使用的肌少症自我筛查工具，共包含 6 个评分项目，分别对肌肉力量 S（strength）、辅助行走 A（assistance in walking）、座椅起立 R（rise from a chair）、爬楼梯 C（climb stairs）、跌倒次数 F（falls）并结合小腿肌围（combined with calf circumference）进行评价，总分为 20 分，根据受试者完成每类项目的难易程度评分，当总分≥11 分时，提示肌少症风险较高，建议进一步检查。

附录 12　Braden 压力性损伤危险因素评估量表

项目	评估内容		分数
1. 感知能力	完全受限	对疼痛刺激无反应	1
	非常受限	对疼痛刺激有反应但不能用语言表达，只能用呻吟、烦躁不安表示	2
	轻微受限	对指令性语言有反应，但不能总是用语言表达不适，或部分肢体感受疼痛的能力或不适能力受损	3
	无损害	对指令性语言有反应，无感觉受损	4
2. 潮湿度	持续潮湿	每次移动或翻动病人时总是看到皮肤被分泌物、尿液浸湿	1
	非常潮湿	床单被服频繁受潮，至少每班更换一次	2
	偶尔潮湿	皮肤偶尔潮湿，床单约每日更换	3
	罕见潮湿	皮肤通常是干的，床单按常规时间更换	4
3. 活动能力	卧床不起	被限制在床上	1
	能坐轮椅	不能步行活动，必须借助椅子和轮椅活动	2
	扶助行走	白天偶尔步行，但距离非常短	3
	活动自如	能自主活动，经常步行	4
4. 移动能力	完全受限	在他人帮助下方能改变体位	1
	重度受限	偶尔能轻微改变身体或四肢的位置，但不能独立改变体位	2
	轻度受限	轻微改变身体或四肢位置，可经常移动且独立进行	3
	不受限	可独立进行随意体位的改变	4
5. 营养摄取能力	非常差	从未吃过完整一餐，或禁食和(或)进无渣流质饮食	1
	可能不足	每餐很少吃完，偶尔加餐或少量流质饮食或管饲饮食	2
	适当	每餐大部分能吃完，但会常常加餐；不能经口进食病人能通过鼻饲或静脉营养补充大部分营养	3
	良好	三餐基本正常	4

续附录12

项目	评估内容		分数
6.摩擦力和剪切力	有问题	需要协助才能移动病人，移动病人时皮肤与床单表面没有完全托起，病人坐床上或椅子上经常向下滑动	1
	潜在问题	很费力地移动病人，大部分时间能保持良好的体位，偶尔有向下滑动	2
	无明显问题	可以独自在床上或椅子上移动，肌肉的力量足以在移动时可以完全抬起身体	3

　　使用方法：Braden 评估量表由美国学者 Braden 和 Bergstrom 编制，是国际上应用最广泛的压力性损伤风险评估量表。该量表包括 6 项条目，除摩擦力和剪切力条目评分为 1~3 分，其余条目评分均为 1~4 分。量表总分为 6~23 分，得分越低，表明发生压力性损伤的风险越高。总分 15~18 分提示存在轻度压力性损伤危险，总分 13~14 分提示存在中度压力性损伤危险，总分 10~12 分提示存在高度压力性损伤危险，总分低于 9 分提示存在极高度压力性损伤危险。

附录 13　Tinetti 平衡与步态量表（POMA）

Ⅰ 平衡评估表（POMA-B）

评估内容	评分标准	
1. 坐位平衡	0 分	借助于上肢的帮助，或不是圆滑的动作
	1 分	稳定，安全
2. 站起	0 分	在没有帮助的情况下，不能站起来
	1 分	使用上肢帮助下，能够站起来
	2 分	不借助于上肢的帮助，就能够站起来
3. 试图起身	0 分	在没有帮助的情况下，不能站起来
	1 分	尝试的次数>1 次，可以站起来
	2 分	尝试 1 次就可以站起来
4. 瞬间的站立平衡（第一个 5 秒）	0 分	不稳定（摇晃、移动了脚、躯干摇摆）
	1 分	稳定，但借助于步行器或其他支持
	2 分	稳定，不借助于步行器或其他支持
5. 站立平衡	0 分	不稳定
	1 分	稳定，但步距宽，需要借助支撑物
	2 分	窄步距站立，无须支持
6. 轻推（患者双脚尽可能靠拢站立，用手轻推三次）	0 分	开始跌倒
	1 分	摇晃、抓
	2 分	稳定
7. 闭眼站立（患者双脚尽可能靠拢站立）	0 分	不稳定
	1 分	稳定
8. 转身 360°	0 分	脚步不连续
	1 分	脚步连续
	0 分	步态不稳定（抓物、摇晃）
	1 分	步态稳定
9. 坐下	0 分	不安全（距离判断错误，跌坐到椅子上）
	1 分	借助于上肢的帮助，或不是圆滑的动作
	2 分	安全圆滑的动作

Ⅱ 步态评估表（POMA-G）

评估内容	评分标准	
1. 起步	0分	有迟疑，或须尝试多次方能启动
	1分	正常启动
2. 步伐的长度或高度		
（左脚跨步）	0分	脚拖地，或抬高大于 2.5 cm
	1分	脚完全离地，但不超过 5 cm
（右脚跨步）	0分	脚拖地，或抬高大于 2.5 cm
	1分	脚完全离地，但不超过 5 cm
（左脚跨步）	0分	跨步的脚未超过站立的对侧脚
	1分	有超过站立的对侧脚
（右脚跨步）	0分	跨步的脚未超过站立的对侧脚
	1分	有超过站立的对侧脚
3. 步态对称性	0分	两脚步长不等
	1分	两脚步长相等
4. 步伐连续性	0分	步伐与步伐之间不连续或中断
	1分	步伐连续
5. 走路路径（行走大于 3 m）	0分	明显偏移到某一边
	1分	轻微/中度偏移或使用步行辅具
	2分	走直线，且不需要辅具
6. 躯干稳定	0分	身体有明显摇晃或需要使用步行辅具
	1分	身体不晃，但需要屈膝或有背痛或张开双臂以维持平衡
	2分	身体不晃，无屈膝，不需要张开双臂或使用辅具
7. 步宽（脚跟距离）	0分	脚跟分开（步宽大）
	1分	走路时两脚跟几乎靠在一起

　　使用方法：Tinetti 平衡与步态量表（Tinetti performance oriented mobility assessment, Tinetti POMA）由 Tinetti 最早编制，后经 Cobbs 等改良，是评估个体移动与平衡能力的常用工具。Tinetti POMA 包括平衡评估表（POMA-B）与步态评估表（POMA-G），共 16 个条目，总分 28 分。其中，POMA-B 包括 9 个条目，总分 16 分，POMA-G 包括 7 个条目，总分 12 分。总得分>24 分表示平衡功能较为良好，无跌倒风险，总得分 19~24 分表示有跌倒风险，<19 分表示有跌倒高风险。

附录 14　洼田饮水试验

分级	表现
1 级(优)	能在 5 秒内顺利地 1 次将水咽下，无呛咳
2 级(良)	饮水时间超过 5 秒，或分 2 次及以上次数喝完，不呛咳地咽下
3 级(中)	能 1 次咽下，但有呛咳
4 级(可)	分 2 次及以上次数咽下，且有呛咳
5 级(差)	频繁呛咳，10 秒内不能全部咽下

使用方法：蛙田饮水试验由日本学者洼田俊夫提出，可用于评定吞咽障碍。进行试验时，要求患者安静状态下端坐位，喝下 30 mL 温开水，观察饮水所需时长及有无呛咳。1 级表示正常，2 级表示轻度吞咽障碍，3 级和 4 级表示中度吞咽障碍，5 级表示重度吞咽障碍。

附录 15 照顾者负担量表（CBI）

照顾患者使您有这样的感觉	非常同意	有些同意	中立态度	有些不同意	非常不同意
1. 患者大部分日常生活需要我协助才能完成					
2. 患者对我很依赖					
3. 我不得不一直看护患者					
4. 我不得不帮助患者完成很多基本活动					
5. 以我的才智，我定能应付意料之外的情况					
6. 我感到不能享受自己的生活					
7. 我希望从目前的生活状态中摆脱出来					
8. 我的社交生活受到了影响					
9. 由于照顾患者，我的内心已精疲力竭					
10. 我原来所希望的生活不是现在这个样子					
11. 我睡眠不足					
12. 我的健康受到了影响					
13. 照顾患者使我身体不适					
14. 我觉得体力不支					
15. 我和家人的相处没有以前融洽					
16. 我辛苦照顾患者，没有得到家人的理解					
17. 我的工作没有以前做得那么好					
18. 我怨恨那些能帮忙但又不帮忙的亲戚					
19. 患者的行为使我感到尴尬					
20. 我因为有这样的患者而觉得丢脸					
21. 我讨厌我照顾的患者					
22. 有朋友来时，我会觉得不自在					
23. 我和患者打交道使我很生气					
24.（已婚）我觉得我的婚姻出了问题（未婚）我觉得我的终身大事受到影响					

使用方法：照顾者负担量表（caregiver burden inventory，CBI）由 Novak 等编制。CBI 共 24 个条目，包括时间依赖型负担（1~5 条目）、发展受限性负担（6~10 条目）、身体性负担（11~14 条目）、社交性负担（15~18 条目）和情感性负担（19~24 条目）5 个维度。

条目采用5级评分，0分代表"非常不同意"，1分代表"有些不同意"，2分代表"中立态度"，3分代表"有些同意"，4分代表"非常同意"。总分范围为0~96分，0~32分表示轻度负担，33~64分为中度负担，65~96分为重度负担，得分越高，家庭照顾者负担越重。

附录16　Kilifi 癫痫病人羞感量表（KKSE）

内容	完全没有	有时	总是
1. 你觉得自己和别人不一样吗？	0	1	2
2. 你觉得孤独吗？	0	1	2
3. 你会感到局促不安吗？	0	1	2
4. 你对自己感到失望吗？	0	1	2
5. 你觉得你的生活没有意义吗？	0	1	2
6. 你觉得你不能为社会做任何贡献吗？	0	1	2
7. 你觉得自己不能融入集体吗？	0	1	2
8. 你觉得自己令别人不舒服吗？	0	1	2
9. 你觉得别人不愿意你去某些场合吗？	0	1	2
10. 你觉得别人看你低人一等吗？	0	1	2
11. 你觉得别人会想避开你吗？	0	1	2
12. 你觉得别人会避免与你打招呼吗？	0	1	2
13. 你觉得不被别人善待了吗？	0	1	2
14. 你觉得别人歧视你吗？	0	1	2
15. 你觉得自己被当成异类吗？	0	1	2

　　使用方法：采用 Likert 3 级评分法，0~10 分表示病耻感处于低水平；11~20 分表示病耻感处于中等水平；21~30 分表示病耻感处于高水平。

附录 17　自我感受负担量表(SBPS)

项目	从不	偶尔	有时	经常	总是
1. 我担心照顾者的健康状况					
2. 我担心照顾者太过于劳累					
3. 我担心对我的照顾需要很多钱					
4. 我对自己所提出的要求感到内疚					
5. 我担心照顾者所提供的照顾已经超出他们的能力范围					
6. 我担心自己给照顾者添太多的麻烦					
7. 我担心照顾者做太多的事情					
8. 我相信照顾者能够承受照顾工作					
9. 我把事情变得更复杂					
10. 我觉得自己是个负担					

使用方法：自我感受负担量表(self-perceived burden scale，SPBS)由 Cousineau 等编制，用于评估慢性病患者自我感受负担水平。SPBS 共 10 个条目，包括身体负担(1、2、5、7、8 条目)，情感负担(4、5、9、10 条目)，经济负担(3 条目)3 个维度。采用 5 级计分法，1 分代表"从不"，2 分代表"偶尔"，3 分代表"有时"，4 分代表"经常"，5 分代表"总是"，条目 8 为反向计分，其余条目均正相计分。量表得分<20 分表示无明显自我感受负担，得分 20~29 分表示轻度自我感受负担，得分 30~39 分表示重度自我感受负担，得分≥40 分表示重度自我感受负担，得分越高，表示自我感受负担越重。

(刘莉)

参考文献

[1] 万学红, 卢雪峰. 诊断学[M]. 9 版. 北京：人民卫生出版社. 2018.

[2] 葛均波, 徐永建, 王辰. 内科学[M]. 9 版. 北京：人民卫生出版社, 2018.

[3] 王秀华, 丁萍. 全国普通高等医学院校护理学类专业"十三五"规划教材　健康评估[M]. 北京：中国医药科技出版社, 2016.

[4] 姚树坤, 张抒扬. 临床思维[M]. 北京：人民卫生出版社, 2020.

[5] 张俐, 何振华, 罗志刚. 医学生临床思维教程[M]. 2 版. 北京：人民卫生出版社, 2016.

[6] 廖玉华. 心血管疾病临床诊疗思维[M]. 北京：人民卫生出版社, 2013.

[7] 孙玉梅, 张立力, 张彩虹. 健康评估[M]. 5 版. 北京：人民卫生出版社, 2021.

[8] 赵水平. 心血管疾病规范化诊疗精要[M]. 长沙：湖南科学技术出版社, 2018.

[9] 钱家鸣. 消化内科疾病临床诊疗思维[M]. 北京：人民卫生出版社, 2012.

[10] 康健. 呼吸内科疾病临床诊疗思维[M]. 北京：人民卫生出版社, 2009.

[11] 陈翔, 吴静. 湘雅临床技能培训教程[M]. 北京：高等教育出版社, 2019.

[12] 孙玉梅, 章雅青. 高级健康评估[M]. 北京：人民卫生出版社, 2018.

[13] 尤黎明, 吴瑛. 内科护理学[M]. 北京：人民卫生出版社, 2012.

[14] 陈江华. 肾内科疾病临床诊疗思维[M]. 北京：人民卫生出版社, 2018.

[15] 陈垦, 朱亮. 健康评估[M]. 北京：科学出版社, 2019.

[16] 梅长林, 余学清. 内科学　肾脏内科分册[M]. 北京：人民卫生出版社, 2015.

[17] 陈文彬, 潘祥林. 诊断学[M]. 8 版. 北京：人民卫生出版社, 2016.

[18] 张之南, 郝玉书, 赵永强, 等. 血液病[M]. 2 版. 北京：人民卫生出版社, 2011.

[19] 曹小萍, 章皓. 血液系统疾病病人护理[M]. 杭州：浙江大学出版社, 2016.

图书在版编目（CIP）数据

高级健康评估教程／王秀华，王小清，李乐之主编.
—长沙：中南大学出版社，2024.1
ISBN 978-7-5487-5396-4

Ⅰ.①高… Ⅱ.①王… ②王… ③李… Ⅲ.①健康—
评估—研究生—教材 Ⅳ.①R471

中国国家版本馆 CIP 数据核字（2023）第 101814 号

高级健康评估教程
GAOJI JIANKANG PINGGU JIAOCHENG

王秀华　王小清　李乐之　主编

□出 版 人　林绵优
□责任编辑　陈　娜
□责任印制　唐　曦
□出版发行　中南大学出版社

　　　　　　社址：长沙市麓山南路　　　　邮编：410083
　　　　　　发行科电话：0731-88876770　　传真：0731-88710482
□印　　装　广东虎彩云印刷有限公司

□开　　本　787 mm×1092 mm　1/16　□印张 23.75　□字数 556 千字
□互联网+图书　二维码内容　字数 29 千字　图片 16 张
　　　　　　　　　　　视频 51 分钟 37 秒
□版　　次　2024 年 1 月第 1 版　□印次 2024 年 1 月第 1 次印刷
□书　　号　ISBN 978-7-5487-5396-4
□定　　价　89.00 元